MARION GRILLPARZER

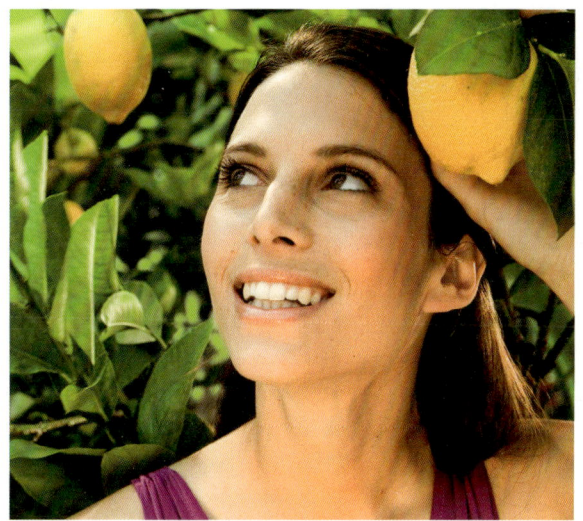

Die neue
GLYX-DIÄT

ABNEHMEN MIT GLÜCKS-GEFÜHL

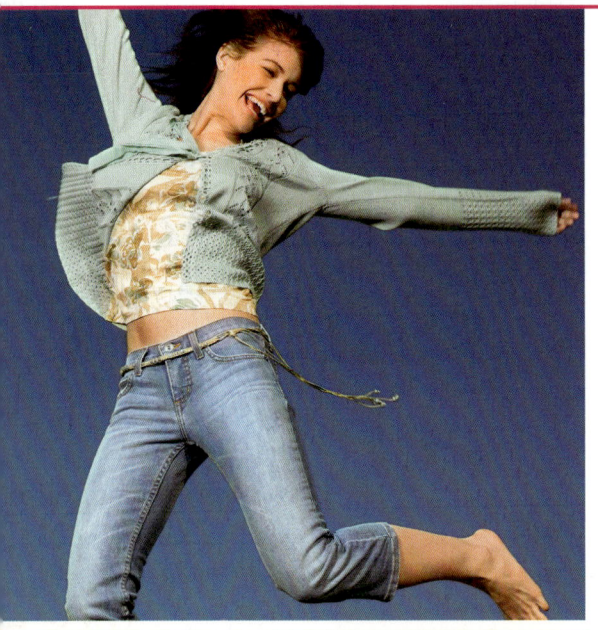

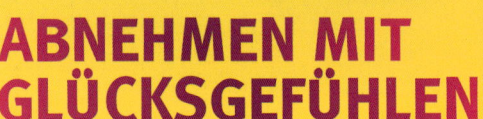

ABNEHMEN MIT GLÜCKSGEFÜHLEN

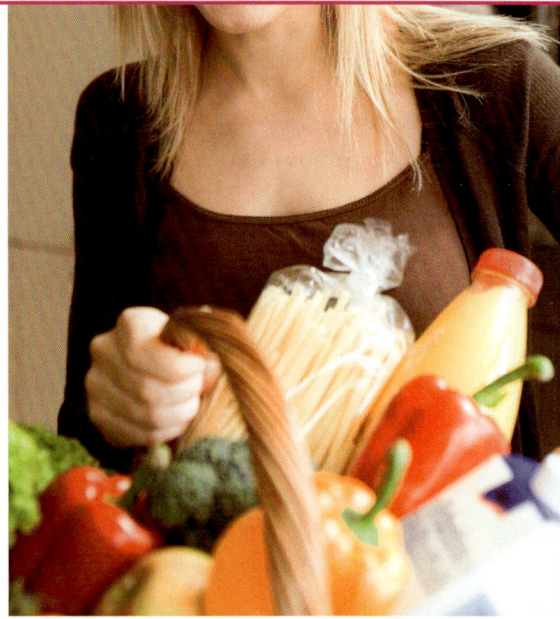

DER WEG VON DICK NACH DÜNN

INHALT

Tipp Vorratsliste, Tagebuch und
Maßtabelle einfach rauskopie-
ren. Oder in den Scanner legen
und ausdrucken. So können Sie
sie auch mehrfach verwenden.

DIE SCHLANK-& FIT-FAKTOR-TABELLE

Hier finden Sie Lebensmittel von A bis Z, die Ihnen im Gemüseladen oder Supermarkt begegnen. Wir haben sie nach ihrem GLYX bewertet, nach ihrem Fett-Faktor, dem Gute-Laune-Faktor und dem Plus-Faktor für viele Vitalstoffe. Daraus ergibt sich dann der Schlank-&-fit-Faktor. (Wenn Sie Genaueres über ein Lebensmittel wissen wollen, schauen Sie im Fatburner-ABC ab Seite 11 nach.)
Setzen Sie viel von den Fit-Lebensmittel auf Ihren Speiseplan – und Abnehmen wird zum Kinderspiel. Ein Spiel, bei dem Sie gewinnen, wenn Sie verlieren.

Gebrauchsanleitung

Der GLYX-Faktor

... zeigt an, ob der glykämische Index hoch, mittel oder niedrig ausfällt:

grün niedrig
gelb mittel
rot hoch

Der Fett-Faktor

... gibt Auskunft über den Fettgehalt und ob im Lebensmittel gute oder schlechte Fette stecken:

grün gutes Fett und/oder fettarm
gelb Fettsäurezusammensetzung nicht optimal oder mittlerer Fettgehalt
rot zu viele schlechte gesättigte Fette, Arachidonsäure

Der Gute-Laune-Faktor

... durchleuchtet die Lebensmittel auf ihre Fähigkeit, fröhlich zu stimmen. Notwendige Glücks-Ingredienzien: zum Beispiel Magnesium, Selen, Vitamin C, B-Vitamine, Eiweißbausteine (vor allem Tryptophan), DHA-Fett, gute Kohlenhydrate, Serotonin.

grün hoher Anteil an diesen Glücksstoffen
gelb mittlerer Anteil an Glücksstoffen
rot niedriger Anteil an Glücksstoffen

Der Plus-Faktor

... zeigt an, ob ein Lebensmittel weitere Plus- oder Minuspunkte für sich verbuchen kann.

Positiv wirkt sich der Vitalstoffgehalt aus. Negativ: leere Kalorien, starke Verarbeitung, viele Zusatzstoffe, Purine, trans-Fettsäuren, Acrylamid. Wir gehen davon aus, dass Sie biologisch kontrollierte Ware einkaufen. Deswegen gehen Masthilfsmittel und Umweltschadstoffe nicht mit in die Bewertung ein.

grün hoher Vitalstoffgehalt
gelb positive und negative Inhaltsstoffe
      halten sich die Waage
rot mehr negative Inhaltsstoffe

Der Schlank-&-fit-Faktor

… vereint alle Merkmale in sich. Er zeigt Ihnen, welche Lebensmittel Sie oft essen sollten, welche selten oder gar nicht. Da der GLYX-Faktor so wichtig ist für das Abnehmen, wird er höher gewichtet – deshalb haben manche Lebensmittel den Schlank-&-fit-Faktor »gelb«, obwohl sie sonst super abschneiden. In diese Bewertung geht auch ein, dass bestimmte Lebensmittel mit einem GLYX unter 55 zur GLYX-Falle werden können (GL/glykämische Last, Seite 38), wenn man viel davon isst oder trinkt, zum Beispiel Apfelsaft oder Trauben. Deshalb haben wir sie »gelb« bewertet.

grün davon dürfen Sie viel essen
gelb nicht zu viel davon essen und am besten
      mit GLYX-niedrig kombinieren
rot bitte aufpassen; wenn, dann nur in
      Quentchen genießen

A

	GLYX-Faktor	Fett-Faktor	Gute-Laune-Faktor	Plus-Faktor		SCHLANK-&-FIT-FAKTOR
Aal	grün	gelb	grün	grün	=	gelb
Akazienhonig	grün	grün	grün	grün	=	grün
Algen	grün	grün	grün	grün	=	grün
Amaranth	grün	grün	grün	grün	=	grün
Ananas	gelb	grün	grün	grün	=	gelb
Apfel	grün	grün	grün	grün	=	grün
Apfel-Hefekuchen	gelb	grün	gelb	grün	=	gelb
Apfelsaft, naturtrüb	gelb	grün	grün	grün	=	gelb
Apfelsaftschorle (1:3)	grün	grün	grün	grün	=	grün
Appenzeller 50 % Fett	grün	rot	gelb	grün	=	gelb
Aprikose	gelb	grün	grün	grün	=	gelb
Aprikose, getrocknet	grün	grün	grün	grün	=	grün
Artischocke	grün	grün	grün	grün	=	grün
Aubergine	grün	grün	grün	grün	=	grün
Austern	grün	grün	grün	grün	=	grün
Avocado	grün	grün	grün	grün	=	grün

B

	GLYX-Faktor	Fett-Faktor	Gute-Laune-Faktor	Plus-Faktor		SCHLANK-&-FIT-FAKTOR
Bagel (amerikanisches Kleingebäck)	rot	gelb	grün	grün	=	gelb
Ballaststoff-Flakes (All-Bran)	grün	grün	grün	rot	=	gelb
Banane, reif	rot	grün	grün	grün	=	gelb
Basmatireis	gelb	grün	gelb	gelb	=	gelb
Bavaria blu 70 % Fett	grün	rot	gelb	grün	=	gelb
Beeren	grün	grün	grün	grün	=	grün
Bergkäse 45 % Fett	grün	gelb	grün	grün	=	gelb
Bier	rot	grün	grün	grün	=	gelb
Birne	grün	grün	grün	grün	=	grün

	GLYX-Faktor	Fett-Faktor	Gute-Laune-Faktor	Plus-Faktor		SCHLANK-&-FIT-FAKTOR
Bismarckhering	🟢	🟢	🟢	🟡	=	🟠🧍
Bitterschokolade (> 70 % Kakaoanteil)	🟢	🟢	🟢	🟢	=	🟢🚶
Blätterteig	🔴	🔴	🟡	🔴	=	🔴🧍
Blattsalate	🟢	🟢	🟢	🟢	=	🟢🚶
Bohnen, grüne	🟢	🟢	🟢	🟢	=	🟢🚶
Bohnen, rote	🟢	🟢	🟢	🟢	=	🟢🚶
Brathering	🟢	🟢	🟢	🟡	=	🟠🧍
Bratkartoffeln	🔴	🔴	🟡	🟡	=	🔴🧍
Bratwurst	🟢	🔴	🟡	🔴	=	🔴🧍
Brauner Reis	🟢	🟢	🟢	🟢	=	🟢🚶
Brezel	🔴	🟢	🟡	🔴	=	🔴🧍
Brokkoli	🟢	🟢	🟢	🟢	=	🟢🚶
Buchweizen	🟢	🟢	🟢	🟡	=	🟢🚶
Bulgur	🟢	🟢	🟢	🟢	=	🟢🚶
Bündner Fleisch	🟢	🟢	🟢	🟢	=	🟢🚶
Butter	🟢	🟡	🟡	🟢	=	🟠🧍
Butterkekse	🔴	🔴	🟡	🔴	=	🔴🧍
Buttermilch	🟢	🟢	🟢	🟢	=	🟢🚶
Buttermilch mit Fruchtgeschmack	🟡	🟢	🟢	🟢	=	🟠🧍
Butterschmalz	🟢	🔴	🔴	🔴	=	🔴🧍

C

	GLYX-Faktor	Fett-Faktor	Gute-Laune-Faktor	Plus-Faktor		SCHLANK-&-FIT-FAKTOR
Cambozola 70 % Fett	🟢	🔴	🟡	🟢	=	🟠🧍
Camembert 60 % Fett	🟢	🔴	🟡	🟢	=	🟠🧍
Chapati (indisches Fladenbrot)	🟡	🟡	🟡	🟢	=	🟠🧍
Chicorée	🟢	🟢	🟢	🟢	=	🟢🚶

	GLYX-Faktor	Fett-Faktor	Gute-Laune-Faktor	Plus-Faktor		SCHLANK-&-FIT-FAKTOR
Chips, Kartoffel-	🔴	🔴	🔴	🔴	=	🔴🧍
Chips, Mais-	🔴	🔴	🟡	🔴	=	🔴🧍
Cola	🔴	🔴	🟢	🔴	=	🔴🧍
Corned Beef	🟢	🔴	🟡	🟡	=	🟠🧍
Cornflakes	🔴	🟢	🟡	🔴	=	🔴🧍
Couscous	🟡	🟢	🟡	🟡	=	🟠🧍
Crème fraîche	🟢	🔴	🟢	🟡	=	🟠🧍
Croissant	🔴	🔴	🟡	🔴	=	🔴🧍
Crunchies, Pops & Loops	🔴	🟢	🟡	🔴	=	🔴🧍

D

	GLYX-Faktor	Fett-Faktor	Gute-Laune-Faktor	Plus-Faktor		SCHLANK-&-FIT-FAKTOR
Datteln, getrocknet	🔴	🔴	🟢	🔴	=	🔴🧍
Dickmilch	🟢	🟢	🟢	🟢	=	🟢🚶
Dinkel/Grünkern	🟢	🟢	🟢	🟢	=	🟢🚶
Distelöl	🟢	🟡	🟢	🟡	=	🟠🧍
Donuts	🔴	🔴	🔴	🔴	=	🔴🧍

E

	GLYX-Faktor	Fett-Faktor	Gute-Laune-Faktor	Plus-Faktor		SCHLANK-&-FIT-FAKTOR
Edamer 30 % Fett	🟢	🟢	🟢	🟢	=	🟢🚶
Edelpilzkäse 50 % Fett	🟢	🔴	🟢	🟢	=	🟠🧍
Eier	🟢	🟢	🟢	🟢	=	🟠🧍
Eiernudeln	🟢	🟡	🟡	🟢	=	🟠🧍
Eiscreme	🔴	🔴	🔴	🔴	=	🔴🧍
Eiswaffeln	🔴	🟢	🟡	🔴	=	🔴🧍
Emmentaler 45 % Fett	🟢	🟢	🟢	🟢	=	🟠🧍
Ente	🟢	🟡	🟢	🟢	=	🟠🧍
Entenbrust ohne Haut	🟢	🟢	🟢	🟢	=	🟢🚶
Erbsen aus der Dose	🟡	🟢	🟡	🟡	=	🟠🧍
Erdnüsse ohne Salz	🟢	🟢	🟢	🟢	=	🟢🚶

	GLYX-Faktor	Fett-Faktor	Gute-Laune-Faktor	Plus-Faktor		SCHLANK-&-FIT-FAKTOR
Erdnussbutter	🟢	🟡	🟢	🟡	=	🔶
Erdnussflips	🔴	🔴	🔴	🔴	=	🔶
Erdnussmus	🟢	🟢	🟢	🟢	=	🟢🚶
Erdnussöl	🟢	🟢	🟢	🟢	=	🟢🚶
Esskastanien	🟡	🟢	🟢	🟢	=	🔶
Essiggurken	🟡	🟢	🟡	🟢	=	🔶

F

	GLYX-Faktor	Fett-Faktor	Gute-Laune-Faktor	Plus-Faktor		SCHLANK-&-FIT-FAKTOR
Feigen	🟢	🟢	🟢	🟢	=	🟢🚶
Fenchel	🟢	🟢	🟢	🟢	=	🟢🚶
Fertiggerichte	🔴	🔴	🔴	🔴	=	🔶
Feta 40 % Fett	🟢	🟡	🟢	🟢	=	🟢🚶
Fischstäbchen	🟡	🔴	🟢	🟡	=	🔶
Fleischkäse	🟢	🔴	🟢	🔴	=	🔶
Fleischwurst	🟢	🔴	🟢	🔴	=	🔶
Flussbarsch	🟢	🟢	🟢	🟢	=	🟢🚶
Forelle	🟢	🟢	🟢	🟢	=	🟢🚶
Fisch & Krustentiere	🟢	🟢	🟢	🟢	=	🟢🚶
Frischkäse, Doppelrahm	🟢	🔴	🟢	🟢	=	🔶
Frischkäse, körnig	🟢	🟢	🟢	🟢	=	🟢🚶
Frischkornbrei	🟢	🟢	🟢	🟢	=	🟢🚶
Fruchtaufstrich	🟡	🟢	🟢	🟢	=	🔶
Fruchtgummi	🔴	🟢	🟡	🔴	=	🔶
Fruchtjoghurt	🟡	🟢	🟢	🔴	=	🔶
Fruchtjoghurt, Bio, ohne Zucker	🟢	🟢	🟢	🟢	=	🟢🚶
Fruchtnektare	🔴	🟢	🟡	🟡	=	🔶
Fruchtsaftgetränke	🔴	🟢	🟡	🟡	=	🔶
Fruchtsaft, frisch gepresst	🟢	🟢	🟢	🟢	=	🟢🚶

	GLYX-Faktor	Fett-Faktor	Gute-Laune-Faktor	Plus-Faktor		SCHLANK-&-FIT-FAKTOR
Fruchtsaft-Schorle (1:3)	🟢	🟢	🟢	🟢	=	🟢🚶
Fructose, Fruchtzucker	🟢	🟢	🟡	🔴	=	🔶

G

	GLYX-Faktor	Fett-Faktor	Gute-Laune-Faktor	Plus-Faktor		SCHLANK-&-FIT-FAKTOR
Gans	🟢	🔴	🟢	🟢	=	🔶
Garnelen, Scampi	🟢	🟢	🟢	🟢	=	🟢🚶
Gebäck	🔴	🔴	🟡	🔴	=	🔶
Geflügelwurst	🟢	🟢	🟢	🟡	=	🟢🚶
Gemüsesäfte (außer Rote-Bete- u. Karottensaft)	🟢	🟢	🟢	🟢	=	🟢🚶
Gerste	🟢	🟢	🟢	🟢	=	🟢🚶
Gerstenvollkornbrot	🟢	🟢	🟢	🟢	=	🟢🚶
Getreidekörner/-schrot	🟢	🟢	🟢	🟢	=	🟢🚶
Glasnudeln aus Mungobohnen	🟢	🟢	🟢	🟢	=	🟢🚶
Gnocchi	🔴	🟢	🟢	🟡	=	🔶
Graham-Cracker	🔴	🟡	🟢	🔴	=	🔶
Grapefruit (auch Saft)	🟢	🟢	🟢	🟢	=	🟢🚶
Grieß	🟡	🟢	🟢	🟢	=	🔶
Grünkohl	🟢	🟢	🟢	🟢	=	🟢🚶
Gruyère 45 % Fett	🟢	🔴	🟡	🟢	=	🔶
Gurken	🟢	🟢	🟢	🟢	=	🟢🚶

H

	GLYX-Faktor	Fett-Faktor	Gute-Laune-Faktor	Plus-Faktor		SCHLANK-&-FIT-FAKTOR
Haferflocken	🟢	🟢	🟢	🟢	=	🟢🚶
Haferflocken, Instant-	🟡	🟢	🟢	🔴	=	🔶
Haferkleiebrot	🟢	🟢	🟢	🟢	=	🟢🚶
Hähnchenbrust ohne Haut	🟢	🟢	🟢	🟢	=	🟢🚶

	GLYX-Faktor	Fett-Faktor	Gute-Laune-Faktor	Plus-Faktor		SCHLANK-&-FIT-FAKTOR
Hähnchenbrust mit Haut	🟢	🟡	🟢	🟡	=	🟡
Handkäse	🟢	🟢	🟢	🟢	=	🟢
Hanföl	🟢	🟢	🟢	🟢	=	🟢
Harzer	🟢	🟢	🟢	🟢	=	🟢
Hase	🟢	🟢	🟢	🟢	=	🟢
Haselnuss	🟢	🟢	🟢	🟢	=	🟢
Haselnussöl	🟢	🟢	🟢	🟢	=	🟢
Hecht	🟢	🟢	🟢	🟢	=	🟢
Hering	🟢	🟢	🟢	🟢	=	🟢
Hirse	🔴	🟢	🟢	🟢	=	🟡
Honig	🟡	🟢	🟢	🟢	=	🟡
Honigmelone	🟡	🟢	🟢	🟢	=	🟡
Hummer	🟢	🟢	🟢	🟢	=	🟢

I

	GLYX-Faktor	Fett-Faktor	Gute-Laune-Faktor	Plus-Faktor		SCHLANK-&-FIT-FAKTOR
Innereien	🟢	🟡	🟡	🔴	=	🟡
Instant-Reis	🔴	🟢	🟡	🟢	=	🟡
Instant-Haferflocken	🟡	🟢	🟢	🟢	=	🟡

J

	GLYX-Faktor	Fett-Faktor	Gute-Laune-Faktor	Plus-Faktor		SCHLANK-&-FIT-FAKTOR
Jagdwurst	🟢	🟡	🟡	🔴	=	🟡
Joghurt 3,5 % Fett	🟢	🟢	🟢	🟢	=	🟢

K

	GLYX-Faktor	Fett-Faktor	Gute-Laune-Faktor	Plus-Faktor		SCHLANK-&-FIT-FAKTOR
Kabeljau	🟢	🟢	🟢	🟢	=	🟢
Kaffee ohne Zucker	🟢	🟢	🟢	🟡	=	🟢
Kakao, ungesüßt	🟢	🟢	🟡	🟢	=	🟡
Kalbsfilet	🟢	🟢	🟢	🟡	=	🟡
Kalbsschnitzel	🟢	🟢	🟢	🟡	=	🟡

	GLYX-Faktor	Fett-Faktor	Gute-Laune-Faktor	Plus-Faktor		SCHLANK-&-FIT-FAKTOR
Karotten, gekocht	🟢	🟢	🟢	🟢	=	🟡
Karotten, roh	🟢	🟢	🟢	🟢	=	🟢
Kartoffelchips	🔴	🔴	🟢	🟢	=	🟡
Kartoffelbrei, selbst gemacht	🔴	🟢	🟢	🟢	=	🟡
Kartoffelstärke	🔴	🟢	🔴	🟢	=	🟡
Käsetortellini	🟢	🔴	🟢	🟡	=	🟡
Kefir 3,5 % Fett	🟢	🟢	🟢	🟢	=	🟢
Kekse	🔴	🟡	🟢	🟢	=	🟡
Ketchup	🟡	🟢	🟢	🟢	=	🟡
Kichererbsen	🟢	🟢	🟢	🟢	=	🟢
Kidneybohnen, getrocknet	🟢	🟢	🟢	🟢	=	🟢
Kirsche, sauer	🟢	🟢	🟢	🟢	=	🟢
Kiwi	🟡	🟢	🟢		=	🟡
Kleieflocken	🟢	🟢	🟢	🟢	=	🟢
Knäckebrot	🔴	🟢	🟡	🟢	=	🟡
Knoblauch	🟢	🟢	🟢	🟢	=	🟢
Kohlgemüse aller Art	🟢	🟢	🟢	🟢	=	🟢
Kokosfett	🟢	🟢	🟢	🔴	=	🟡
Kokosnuss	🟢	🟢	🟢	🟢	=	🟢
Kokosriegel	🟡	🔴	🟢	🟢	=	🟡
Kondensmilch 10 % Fett, gezuckert	🟡	🟢	🔴	🟢	=	🟡
Konfitüre	🟡	🟢	🟢	🟢	=	🟡
Korbkäse	🟢	🟢	🟢	🟢	=	🟢
Kräuter	🟢	🟢	🟢	🟢	=	🟢
Kürbis	🔴	🟢	🟢	🟢	=	🟡
Kürbiskerne	🟢	🟢	🟢	🟢	=	🟢
Kürbiskernöl	🟢	🟢	🟢	🟢	=	🟢

L	GLYX-Faktor	Fett-Faktor	Gute-Laune-Faktor	Plus-Faktor		SCHLANK-&-FIT-FAKTOR
Lachs	🟢	🟢	🟢	🟢	=	🟢
Lammkeule	🟢	🟡	🟢	🟢	=	🟡
Lammkotelett	🟢	🔴	🟢	🟢	=	🟢
Languste	🟢	🟢	🟢	🟢	=	🟢
Leberwurst	🟢	🔴	🟡	🔴	=	🔴
Leinöl/Flachsöl	🟢	🟢	🟢	🟢	=	🟢
Leinsamen	🟢	🟢	🟢	🟢	=	🟢
Limburger 20 % Fett	🟢	🟢	🟢	🟢	=	🟢
Limonade	🔴	🟢	🔴	🔴	=	🔴
Linsen, getrocknet	🟢	🟢	🟢	🟢	=	🟢
Löffelbiskuits	🔴	🟢	🟡	🔴	=	🔴

M	GLYX-Faktor	Fett-Faktor	Gute-Laune-Faktor	Plus-Faktor		SCHLANK-&-FIT-FAKTOR
Macadamianüsse	🟢	🟢	🟢	🟢	=	🟢
Mais	🟡	🟢	🟢	🟢	=	🟡
Mais-Chips	🔴	🟢	🟢	🟢	=	🔴
Maiskeimöl	🟢	🟢	🟡	🟢	=	🟡
Maisstärke	🔴	🟢	🔴	🟢	=	🔴
Makrele, geräuchert	🟢	🟢	🟢	🟡	=	🟢
Maltodextrin (Kohlenhydratkonzentrat)	🔴	🟢	🟢	🟢	=	🔴
Maltose (Malzzucker)	🔴	🟢	🟡	🟢	=	🔴
Mandarinen	🟢	🟢	🟢	🟢	=	🟢
Mandeln	🟢	🟢	🟢	🟢	=	🟢
Mandelöl	🟢	🟢	🟢	🟢	=	🟢
Mango	🟡	🟢	🟢	🟢	=	🟡
Mangold	🟢	🟢	🟢	🟢	=	🟢
Margarine, billig	🟢	🔴	🔴	🔴	=	🔴
Margarine, gut	🟢	🟡	🟡	🟢	=	🟡

M	GLYX-Faktor	Fett-Faktor	Gute-Laune-Faktor	Plus-Faktor		SCHLANK-&-FIT-FAKTOR
Mascarpone	🟢	🔴	🔴	🟢	=	🟡
Mayonnaise	🟢	🔴	🔴	🔴	=	🔴
Mettwurst	🟢	🔴	🟢	🔴	=	🔴
Miesmuschel	🟢	🟢	🟢	🟢	=	🟢
Milch, 3,5 %	🟢	🟢	🟢	🟢	=	🟡
Milch, fettarm	🟢	🟢	🟢	🟢	=	🟡
Milchschokolade	🟡	🔴	🟢	🔴	=	🔴
Mineralwasser	🟢	🟢	🟢	🟢	=	🟢
Mischbrot	🟡	🟢	🟢	🟢	=	🟡
Molke, frisch	🟢	🟢	🟢	🟢	=	🟢
Molke mit Fruchtgeschmack, gezuckert	🔴	🟢	🟢	🔴	=	🔴
Mungobohnen	🟢	🟢	🟢	🟢	=	🟢
Münchner Weißwurst	🟢	🔴	🟢	🔴	=	🔴
Müsli mit Zuckerzusatz	🔴	🟢	🟢	🟢	=	🔴
Müsli, ungezuckert	🟡	🟢	🟢	🟢	=	🟡
Müsliriegel, Honig	🟡	🟢	🟢	🟢	=	🟢

N	GLYX-Faktor	Fett-Faktor	Gute-Laune-Faktor	Plus-Faktor		SCHLANK-&-FIT-FAKTOR
Nudeln, Hartweizengrieß, al dente	🟢	🟢	🟢	🟡	=	🟢
Nudeln, Hartweizengrieß, weich gekocht	🟡	🟢	🟡	🟡	=	🟡
Nusskuchen	🟡	🔴	🟡	🔴	=	🔴
Nussnougatcreme	🟢	🔴	🟡	🔴	=	🔴

O	GLYX-Faktor	Fett-Faktor	Gute-Laune-Faktor	Plus-Faktor		SCHLANK-&-FIT-FAKTOR
Obst, Dosen-	🟡	🟢	🟢	🔴	=	🔴
Oliven	🟢	🟢	🟢	🟢	=	🟢

	GLYX-Faktor	Fett-Faktor	Gute-Laune-Faktor	Plus-Faktor		SCHLANK-&-FIT-FAKTOR
Olivenöl	🟢	🟢	🟢	🟢	=	🟢
Orange	🟢	🟢	🟢	🟢	=	🟢
Orangensaft, frisch gepresst	🟢	🟢	🟢	🟢	=	🟡

P

	GLYX-Faktor	Fett-Faktor	Gute-Laune-Faktor	Plus-Faktor		SCHLANK-&-FIT-FAKTOR
Palmöl (Bratfett)	🟢	🔴	🔴	🔴	=	🔴
Papaya	🟡	🟢	🟢	🟢	=	🟡
Paprika	🟢	🟢	🟢	🟢	=	🟢
Parboiled Reis	🟢	🟢	🟢	🟢	=	🟢
Parmesan 32 % Fett	🟢	🟡	🟡	🟢	=	🟡
Pekannüsse	🟢	🟢	🟢	🟢	=	🟢
Petersilie	🟢	🟢	🟢	🟢	=	🟢
Pellkartoffeln	🟡	🟢	🟢	🟢	=	🟡
Pfirsich	🟢	🟢	🟢	🟢	=	🟢
Pflaume	🟢	🟢	🟢	🟢	=	🟢
Pilze	🟢	🟢	🟢	🟢	=	🟢
Pitabrot	🟡	🟢	🟡	🟢	=	🟡
Pizza mit Käse und Tomaten	🟡	🟡	🟢	🟡	=	🔴
Pizzabrot	🟡	🟡	🟢	🔴	=	🔴
Pommes frites	🔴	🔴	🟡	🔴	=	🔴
Porridge (Haferbrei)	🟡	🟢	🟢	🟢	=	🟡
Puffreis	🔴	🟢	🟢	🟢	=	🔴
Pumpernickel	🟢	🟢	🟢	🟢	=	🟢
Putenbrust, geräuchert	🟢	🟢	🟢	🟡	=	🟢
Putenbrustfilet	🟢	🟢	🟢	🟢	=	🟢

Q

	GLYX-Faktor	Fett-Faktor	Gute-Laune-Faktor	Plus-Faktor		SCHLANK-&-FIT-FAKTOR
Quinoa	🟢	🟢	🟢	🟢	=	🟢

R

	GLYX-Faktor	Fett-Faktor	Gute-Laune-Faktor	Plus-Faktor		SCHLANK-&-FIT-FAKTOR
Radieschen/Rettich	🟢	🟢	🟢	🟢	=	🟢
Rapsöl	🟢	🟢	🟢	🟢	=	🟢
Ravioli	🟢	🟡	🟢	🟢	=	🟡
Rehrücken	🟢	🟢	🟢	🟢	=	🟢
Reis (Langkorn)	🟡	🟢	🟢	🟢	=	🟡
Reis (Rundkorn)	🔴	🟢	🟢	🟡	=	🔴
Reis, Instant-	🔴	🟢	🟡	🟢	=	🔴
Reiscracker, Vollwert-	🟡	🟡	🟢	🟡	=	🟡
Rentierschinken	🟢	🟢	🟢	🟢	=	🟢
Rinderfilet	🟢	🟢	🟢	🟢	=	🟡
Rinderhack	🟢	🟢	🟢	🟡	=	🟡
Rinderhals	🟢	🟢	🟢	🟢	=	🟡
Rindertalg	🟢	🔴	🔴	🔴	=	🔴
Roastbeef, Rind	🟢	🟢	🟢	🟡	=	🟡
Roggen	🟢	🟢	🟢	🟢	=	🟢
Roggenschrotbrot, Sauerteig	🟢	🟢	🟢	🟢	=	🟢
Romadur 30 % Fett	🟢	🟢	🟢	🟢	=	🟢
Romadur 20% Fett	🟢	🟢	🟢	🟢	=	🟢
Rosinen	🟡	🟢	🟢	🟢	=	🟡
Rotbarsch	🟢	🟢	🟢	🟢	=	🟢
Rotbarsch, geräuchert	🟢	🟢	🟢	🟡	=	🟢
Rote Bete	🟡	🟢	🟢	🟢	=	🟡
Rotwein	🟢	🟢	🟢	🟢	=	🟡
Russisch-Brot	🔴	🔴	🟡	🔴	=	🔴

S	GLYX-Faktor	Fett-Faktor	Gute-Laune-Faktor	Plus-Faktor		SCHLANK-&-FIT-FAKTOR
Sahnetorte	🟡	🔴	🟡	🔴	=	🔴
Salami	🟢	🔴	🟡	🔴	=	🔴
Salzkartoffeln	🟡	🟢	🟢	🟢	=	🟡
Salzstangen	🔴	🟢	🟡	🟢	=	🔴
Sandgebäck	🟡	🟢	🟡	🟢	=	🔴
Sardinen	🟢	🟢	🟢	🟢	=	🟢
Saubohnen	🔴	🟢	🟢	🟢	=	🟡
Saure Sahne	🟢	🟢	🟡	🟢	=	🟢
Schichtkäse 10 % Fett	🟢	🟢	🟢	🟢	=	🟢
Schichtkäse 45 % Fett	🟢	🟡	🟡	🟢	=	🟢
Schillerlocken	🟢	🟡	🟢	🟡	=	🟡
Schinken, gekocht	🟢	🟢	🟢	🟡	=	🟡
Schinken, geräuchert, ohne Fettrand	🟢	🟢	🟢	🟢	=	🟡
Schlagsahne	🟢	🔴	🔴	🟢	=	🟡
Schmand	🟢	🟡	🟢	🟢	=	🟡
Schnellkochreis (Instant)	🔴	🟢	🟢	🟢	=	🔴
Schokokuss	🔴	🔴	🟡	🔴	=	🔴
Schokomüsli	🔴	🔴	🟢	🟢	=	🔴
Schokoriegel	🔴	🔴	🟢	🔴	=	🔴
Schokowaffeln	🔴	🔴	🟢	🔴	=	🔴
Scholle	🟢	🟢	🟢	🟢	=	🟢
Schweinebauch	🟢	🔴	🔴	🔴	=	🔴
Schweinefilet, -schnitzel	🟢	🟢	🟡	🟡	=	🟡
Schweinekotelett	🟢	🟡	🟡	🟢	=	🟡
Schweineschmalz	🔴	🔴	🔴	🔴	=	🔴
Seelachs	🟢	🟢	🟢	🟢	=	🟢
Seelachs, geräuchert	🟢	🟢	🟢	🟡	=	🟢
Seezunge	🟢	🟢	🟢	🟢	=	🟢

Sellerie	🟢	🟢	🟢	🟢	=	🟢
Senf, scharf	🟢	🟢	🟢	🟢	=	🟢
Senf, süß	🟡	🟢	🟢	🟢	=	🟡
Sesamöl	🟢	🟢	🟢	🟢	=	🟢
Sesamsaat	🟢	🟢	🟢	🟢	=	🟢
Soja	🟢	🟢	🟢	🟢	=	🟢
Sojabrot mit Leinsamen	🟢	🟢	🟢	🟢	=	🟢
Sojamilch	🟢	🟢	🟢	🟢	=	🟢
Sojasoße, ungezuckert	🟢	🟢	🟢	🟢	=	🟢
Sojaöl	🟢	🟡	🟢	🟡	=	🟡
Sonnenblumenkerne	🟢	🟡	🟢	🟢	=	🟢
Sonnenblumenöl	🟢	🟡	🟢	🟡	=	🟡
Speck, durchwachsen	🔴	🔴	🔴	🔴	=	🔴
Speisequark	🟢	🟢	🟢	🟢	=	🟢
Spinat	🟢	🟢	🟢	🟢	=	🟢
Sportgetränke, z. B. isotonische Drinks	🔴	🟢	🟡	🟡	=	🔴
Sprossen und Keime	🟢	🟢	🟢	🟢	=	🟢
Sultaninen	🟡	🟢	🟢	🟢	=	🟡
Suppenhuhn	🟢	🟡	🟢	🟡	=	🟡
Süßkartoffel, Batate	🟡	🟢	🟢	🟢	=	🟡
Süßstoffe	🟡	🟢	🔴	🔴	=	🔴

T	GLYX-Faktor	Fett-Faktor	Gute-Laune-Faktor	Plus-Faktor		SCHLANK-&-FIT-FAKTOR
Tee, schwarz und grün	🟢	🟢	🟢	🟢	=	🟢
Tacoschalen	🟡	🔴	🟢	🟡	=	🔴
Thunfisch	🟢	🟢	🟢	🟢	=	🟢
Thunfisch in Öl	🟡	🟢	🟢	🟢	=	🟡
Tiefkühlgemüse/-obst	🟢	🟢	🟢	🟢	=	🟢

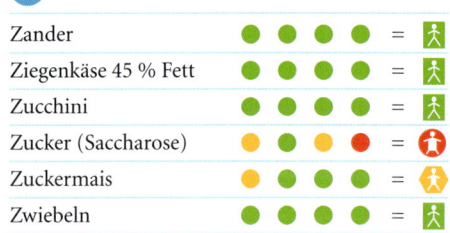

	GLYX-Faktor	Fett-Faktor	Gute-Laune-Faktor	Plus-Faktor		SCHLANK-&-FIT-FAKTOR
Tilsiter 30 %	🟢	🟢	🟢	🟢	=	🏃
Tintenfisch	🟢	🟢	🟢	🟢	=	🏃
Tofu	🟢	🟢	🟢	🟢	=	🏃
Tomaten	🟢	🟢	🟢	🟢	=	🏃
Tomatensaft	🟢	🟢	🟢	🟢	=	🏃
Trauben	🟢	🟢	🟢	🟢	=	🧍(orange)
Traubenzucker	🔴	🟢	🔴	🔴	=	🧍(rot)
Trockenbohnen	🟢	🟢	🟢	🟢	=	🏃
Trockenerbsen	🟢	🟢	🟢	🟢	=	🏃
Truthahnfleischpastete	🟢	🟢	🟡	🟡	=	🏃
Truthahnmortadella	🟢	🟢	🟡	🟡	=	🏃

V

	GLYX-Faktor	Fett-Faktor	Gute-Laune-Faktor	Plus-Faktor		SCHLANK-&-FIT-FAKTOR
Vollkornbrot mit Nüssen und Samen	🟢	🟢	🟢	🟢	=	🏃
Vollkornbrot (Weizen)	🟡	🟢	🟢	🟢	=	🧍(orange)
Vollkornbrot mit Trockenfrüchten	🟢	🟢	🟢	🟢	=	🏃
Vollkornhaferflocken	🟢	🟢	🟢	🟢	=	🏃
Vollkornknäckebrot	🟡	🟢	🟢	🟡	=	🧍(orange)
Vollkornmüsli ohne Zucker	🟢	🟢	🟢	🟢	=	🏃
Vollkornschrot- oder Kleiebrot	🟢	🟢	🟢	🟢	=	🏃
Vollkornteigwaren	🟢	🟢	🟢	🟢	=	🏃
Vollkorngebäck	🟡	🟡	🟢	🟡	=	🧍(orange)

W

	GLYX-Faktor	Fett-Faktor	Gute-Laune-Faktor	Plus-Faktor		SCHLANK-&-FIT-FAKTOR
Waffeln	🔴	🔴	🟡	🔴	=	🧍(rot)
Walnüsse	🟢	🟢	🟢	🟢	=	🏃
Walnussöl	🟢	🟢	🟡	🟢	=	🏃
Wassermelone	🔴	🟢	🟢	🟢	=	🧍(orange)
Weißbrot (Hamburger, Baguette)	🔴	🔴	🟢	🔴	=	🧍(rot)
Weiße Bohnen	🟢	🟢	🟢	🟢	=	🏃
Weißwein, trocken	🟢	🟢	🟢	🟢	=	🧍(orange)
Weizen	🟢	🟢	🟢	🟢	=	🏃
Weizenkeimöl	🟢	🟡	🟢	🟢	=	🧍(orange)
Wiener Würstchen	🟢	🔴	🟢	🔴	=	🧍(rot)
Wildreis	🟢	🟢	🟢	🟢	=	🏃

Z

	GLYX-Faktor	Fett-Faktor	Gute-Laune-Faktor	Plus-Faktor		SCHLANK-&-FIT-FAKTOR
Zander	🟢	🟢	🟢	🟢	=	🏃
Ziegenkäse 45 % Fett	🟢	🟢	🟢	🟢	=	🏃
Zucchini	🟢	🟢	🟢	🟢	=	🏃
Zucker (Saccharose)	🟡	🟢	🔴	🔴	=	🧍(rot)
Zuckermais	🟡	🟡	🟢	🟢	=	🧍(orange)
Zwiebeln	🟢	🟢	🟢	🟢	=	🏃

KLEINES FATBURNER-ABC

ACEROLA Vitamin-C-Überflieger. Die Tropenfrucht liefert 3 g pro 100 g des Anti-Aging-Vitamins. Gibt's als Saft oder als Konzentrat im Reformhaus.

AGAR-AGAR Geliermittel aus Neptuns Reich. Hält lange satt, regt die Verdauung an, senkt Cholesterin. Pflanzliche Alternative zu Gelatine.

AHORNSIRUP Kostbare Süße. Ahornsirup liefert nicht nur Zucker, sondern auch hautstraffende Fruchtsäuren und Mineralien. Er besticht mit seinem mildwürzigen Aroma und passt in die schlanke Küche. Nur ist er nicht ganz billig.

ALGEN Kein Lebensmittel ist so reich an Vitalstoffen – und so arm an Kalorien. 100 Gramm liefern nur 35 Kalorien. Sie helfen gegen Übergewicht, Stress, beschleunigen die Wundheilung, schützen vor Herzinfarkt und Krebs. Grund dafür: Ballaststoffe, hochwertiges Eiweiß, Eisen, Jod, Folsäure, Chlorophyll, Vitamin B12. Phenylalanin und L-Arabinose zügeln den Appetit.

AMARANTH Die kleinen Perlen aus den Anden liefern alle lebenswichtigen Eiweißbausteine und viel vom Knochenmineral Kalzium. Das Getreide der Inkas ist zudem GLYX-niedrig.

ANANAS Liefert Bromelain. Das Ferment sorgt dafür, dass Eiweiß schon zerkleinert zur Zelle kommt und dort schneller in Muskelfasern eingebaut wird. Ananas schenkt uns Mineralien, die positiv auf den Fettstoffwechsel wirken. Leider hat sie einen mittleren GLYX – also nur frisch, in kleiner Portion, ohne Sahne genießen.

APFEL Lassen Sie sich täglich in Versuchung führen: Äpfel helfen durch appetithemmende Stoffe, die Pfunde loszuwerden. Apfelpektin heißt der Zauberstoff, der lange satt hält und unerwünschte Fette bindet. Besonders viel Vitamin C steckt in den Sorten Berlepsch, Idared und Boskop. Noch besser: alte Sorten (Schleswiger Renette, Mecklenburger Krummstiel, Pfaffenhofer Schmelzling, Berner Rosenapfel) vom Bauern. Sie strotzen vor sekundären Pflanzenstoffen, die die Vitaminwirkung multiplizieren.

APFELDICKSAFT & CO. Natürliche Fruchtsüße, die man teelöffelweise in Quarkspeisen, Getränke und Salate mixen kann. Neben Apfel-

und Birnendicksaft gibt es auch noch den relativ geschmacksneutralen Agavendicksaft. Finger weg von mit Zucker gesüßten Dicksaft.

APFELESSIG Er gilt als natürlicher Appetitzügler, weil er den Blutzuckerspiegel stabil hält. 1 EL Apfelessig mit Wasser vermischt gegen Heißhunger trinken.

APRIKOSEN Die »Früchte der ewigen Jugend« sollten Sie ohne Sahne genießen, weil sie einen mittleren GLYX haben. Das Beta-Carotin der Aprikose schützt die Zellen vor Krebs und vorzeitigem Altern. Noch besser für die Abnehmzeit: Getrocknete Aprikosen haben einen niedrigeren GLYX und dafür mehr vom Zellschutzstoff Beta-Carotin. Klein würfeln oder feinstreifig schneiden und damit süßen.

ARGANÖL Das marokkanische Öl enthält 60-mal mehr alpha-Tocopherol – sprich wertvolles Vitamin E – als Olivenöl. Es fördert die Durchblutung, strafft die Haut und wirkt zellverjüngend über die Immunreparaturmechanismen. Spinasterole und Schottenole wirken direkt gegen Brust- und Prostatakrebs.

ARTISCHOCKEN Artischocken essen – und schlank werden! Ihr Inulin senkt erhöhte Blutzuckerspiegel. Und Cynarin senkt die Cholesterinwerte im Blut. Sie wirken harntreibend und kurbeln die Verdauung an.

AUBERGINEN Blaue Farbstoffe aus der Frucht senken den Cholesterinspiegel und liefern Serotonin gegen schlechte Laune. Damit die Aubergine beim Braten nicht zum Fettschwamm wird: Scheiben leicht mit Salz bestreuen, aufeinander-

legen und etwa 20 Minuten Wasser ziehen lassen. Dann leicht ausdrücken und trockentupfen.

AVOCADO Ihr haftet zu Unrecht das Image der »dicken« Frucht an. Avocados liefern nur gesundes Fett wie Ölsäure und die mehrfach ungesättigten Fettsäuren, die nicht auf die Hüften wandern. Ihre Mannoheptulose ist ein Gegenspieler von Insulin. Avocado passt gut statt Butter aufs Brot oder in den Salat.

BANANEN Das Kraftpaket ist gut für Sportler, weil es viele schnelle Kohlenhydrate, B-Vitamine und Mineralien liefert. Aber der GLYX von Bananen ist hoch, also lieber nur eine halbe essen. Leicht grün heißt niedrigerer GLYX.

BÉCHAMELSOSSE Mehl und Butter machen die Soße zum Schwerstgewicht. Die Kombination GLYX-hoch plus Fett schlägt sich als Pölsterchen auf Ihren Hüften nieder.

BEEREN Ob tiefgekühlt oder frisch, bei Beeren darf man gerne zugreifen. Brombeeren verführen mit wertvollen Mineralstoffen wie Kalzium und Kalium. Fruchtsäuren regen die Verdauungsdrüsen zur Produktion von Enzymen an. Erdbeeren entwässern und versorgen mit dem Fatburner Vitamin C. Mit Folsäure und Eisen aus Erdbeeren klappt der Sauerstofftransport im Blut wie am Schnürchen. GLYX niedrigst! Und farbige Anthozyane aus Heidelbeeren senken den Blutzuckerspiegel.

BIER Auch wenn Mönche einst ihre Fastenzeit mit Bier bestritten, sollte es auf dem modernen

Abnehmplan nicht auftauchen. Gar nicht. Denn die Bier-Maltose hat den höchsten GLYX: 110.

BIRNE Ideales Dessert für Süßmäuler. In der Birne steckt neben vielen Vitalstoffen Fruchtzucker, der weniger Insulin lockt: GLYX 38.

BITTERSCHOKOLADE Die süße Alternative für Schokofans. Sie sollte mindestens 70 Prozent Kakaoanteil haben. Seit es GLYX gibt, können Sie auch in Bitterschokolade schwelgen – ob mit oder ohne Chili oder Orangengeschmack. Mit 20 GLYX-niedrigst. Bitte ausprobieren! Da gewöhnt sich der Gaumen schnell dran.

BLÄTTERTEIG Fatal. Fett plus leere Kohlenhydrate führen zur wundersamen Vermehrung auf Ihrer Hüfte.

BLUMENKOHL Der Eleganteste in der Kohlfamilie. Wegen seiner feinen Zellstruktur liegt er niemandem lange im Magen. GLYX-niedrig: Da dürfen Sie gerne oft zugreifen.

BOHNEN Fatburner aus der Schote. Viel Eiweiß, kaum Fett, niedriger GLYX. Die ideale Schlank-Kombination. Rote Bohnen haben einen GLYX von 40, grüne Bohnen sogar nur 30. Die grüne Variante liefert zudem ein Glykoprotein, das den Blutzucker niedrig und das Insulin in Schach hält. Bohnen verjüngen auch das Herz, weil Ballaststoffe aus der Bohne den Cholesterinspiegel im Blut senken. Außerdem schützen Bohnen-Saponine vor Krebs.

BONBONS Nähren den Süßhunger. Mit Bonbons kommen Sie nicht aus der Süßspirale. Lieber einen Tee trinken oder Nüsse knabbern.

BOUILLON Verjagt den Kater nach durchzechter Nacht. Vor dem Essen genossen, besänftigt ein Tässchen Suppe den knurrenden Magen, lockt das »Ich-bin-satt-Hormon« Cholezystokinin und liefert Mineralien (Phosphor), die der Körper für die Fettverbrennung braucht.

BROKKOLI Ohne Zweifel der Star in der Kohlfamilie. Brokkoli liefert wertvolles pflanzliches Eiweiß, Eisen und die Vitamine A und C in Überfliegermengen. Einfach ein Großangriff auf die Fettdepots.

BROT Weißbrot ist der traurige König des GLYX. Also lieber die Finger von Brezeln, Baguette, Croissants und Knäckebrot lassen, denn die treiben den Blutzuckerspiegel in die Höhe. Mischbrote und Weizenvollkornbrot haben einen mittleren GLYX. Wer darauf nicht verzichten mag, sollte fettarme Aufstriche wählen.
Brotfans dürfen bei Vollkornbrotsorten zulangen, die mit ganzen Körnern, Schrot oder Kleie gebacken wurden. Ideal: Roggensauerteigbrot, Pumpernickel.

BUCHWEIZEN Wird meist zu Mehl verarbeitet. Gibt französischen Galettes (Pfannkuchen) ein herzhaftes Aroma. In der GLYX-Küche besser als ganzes Korn kochen, oder die Pfannkuchen mit fettarmer Gemüsefüllung zubereiten, da Mehl immer einen höheren GLYX hat als das ganze Korn.

BULGUR Wenn man Weizen kocht, trocknet, schält und grob zerkleinert, erhält man Bulgur. Eine Beilage, die im Nahen Osten häufig serviert wird. Bulgur ist trotz starker Behandlung vollwertig, weil der Keim erhalten bleibt. In ihm stecken viel Ballaststoffe, Eiweiß, Vitamine und Mineralstoffe: alles, was eine Schlankbeilage braucht. GLYX 48.

BUTTER Sparsam aufs Brot. Gesättigte Fette belasten Herz und Blutgefäße. Konjugierte Linolsäure (CLA) schützt aber vor Krebs und lässt im Tierversuch Fettdepots schmelzen. Industriell mit Luft und Wasser aufgepumpte Butter (Halbfettversion) liefert nur den halben Geschmack.

BUTTERMILCH Fettarm, eiweißreich, viel Kalzium, Kalium, Magnesium, Zink – was will man mehr? Das gibt Ihren Muskeln Power. Buttermilch also ruhig täglich als Shake mit Früchten genießen.

BUTTERSCHMALZ Behandelte Butter, die sehr starke Hitze aushält. Macht Bratkartoffeln knusprig, aber landet direkt auf den Hüften. Also: besser auf Olivenöl umsteigen.

CASHEWNUSS Eiweißstar unter den Nüssen. Eine Handvoll (30 Gramm) liefert 5 Gramm wertvolles Eiweiß. Dazu kommt das nusseigene Spurenelement Kupfer, das für einen perfekten Sauerstofftransport im Blut sorgt – macht fit und fröhlich.

CHICORÉE Schlanksalat, der mit gesunden Bitterstoffen auch Giftstoffe aus dem Körper leitet.

CHILI Das Paprikagewächs enthält scharf machendes Capsaicin, das Glücksstoffe lockt, den Fettstoffwechsel ankurbelt und den Blutzuckerspiegel senkt.

CHINAKOHL Etwas für Kohlverächter, denn er hat den typischen Geschmack und die blähenden Eigenschaften wohl bei einem seiner Vorfahren zurückgelassen. Liefert viel vom schlank machenden Vitamin C und Folsäure. In den Fatburner-Salat schnippeln.

COLA Der Flüssigzucker – 5 Zuckerwürfel pro 200-ml-Glas. Auch in seiner Light-Version nicht besser. Zu süß, nichts für die GLYX-Diät.

CORNFLAKES & CO. In der Früh mit Cornflakes oder anderen industriell hergestellten Cerealien zu starten, ist beim Abnehmen nicht drin. Die Flakes liefern viel Stärke, viel Salz und Zucker (GLYX 85). Auch die anderen Pops, Loops und Crunchies haben einen hohen GLYX, da sie immer mit Zucker versetzt werden. Ausnahme: Ballaststoff-Flakes wie All-Bran oder Ballastoos haben einen GLYX von 51. Ab und an genießen, am besten mit Joghurt und Obst.

COUSCOUS Das Mahl der Berber findet man als Tabulé oder Beilage zu Geflügel, Fisch oder Gemüse im Restaurant. Wer Couscous zu Hause zubereitet, sollte es genauso machen. Nämlich nicht mit Fettem kombinieren, weil das Getreide einen relativ hohen GLYX hat (65).

DATTELN Der hohe Zuckergehalt getrockneter Datteln wappnet für Wüstengänge, ist aber für Stubenhocker nicht geeignet. Während der Diät lieber darauf verzichten. GLYX 103. Wer mag, kann stattdessen frische Datteln oder getrocknete Aprikosen essen. Beide lassen den Blutzucker in ruhigeren Bahnen gleiten.

DICKMILCH Mit Laktobazillen angesäuerte Milch. Gut bei Milchunverträglichkeit, weil Laktose zu Milchsäure abgebaut wird.

DINKEL Urgetreide und Schlankbeilage. Dinkel ist besonders eiweißreich, liefert viele essenzielle Aminosäuren. Ballaststoffe aus Dinkel blockieren das Fettspeicherhormon Insulin. Dinkel ist mit dem Weizen verwandt. Halbreif geerntet und dann geröstet, wird Dinkel zu Grünkern. Beide haben einen GLYX von 40.

DÖNER KEBAB Fleisch, Salat und Joghurt liefern zwar Eiweiß und andere Gesundstoffe für den Muskelaufbau, aber die Weißmehlhülle passt nicht in die GLYX-Diät.

DOSENGEMÜSE & -FRÜCHTE Fad und vitaminarm. Ist vielleicht für Expeditionen geeignet. Wer zu Hause den Gemüsemann vor der Nase hat, braucht keine Dosen. Ausnahmen: Erbsen, Bohnen und Mais leiden nicht im Weißblechgefängnis, sonnengereifte Tomaten bringen Gesundheit und Geschmack in die schnelle Soße.

EIER Sie mutierten von der Cholesterinbombe zum Schlank-Lebensmittel. Im Eiklar steckt reichlich hochwertiges Eiweiß, und das Eigelb liefert den Fatburner Cholin. Der Eiweißbaustein Methionin dient als Bausubstanz für Adrenalin, das den gesamten Stoffwechsel ankurbelt. Besser ein Frühstücksei essen als ein Marmeladenbrötchen, denn das Ei lockt weniger Insulin.

EIS Schlank durch die Eiszeit mit Wissen: Milcheis hat einen hohen GLYX von 61. Die Bezeichnungen Sahne-, Schoko-, Nuss- und Karamell- zeigen einen hohen Fettgehalt an. Fatale Mischung, lieber verzichten. Wem das schwerfällt, der kann Buttermilcheis essen oder Mischungen aus Sorbet und Milcheis. Die liefern immerhin nur halb so viel Energie wie die Cremebomben. Leichter haben es Fruchtsorbet-Fans. Fruchtsorbets liefern kaum Fett, dafür manchmal viel Farbchemie – und Zucker. Wenn zu viele E's in der Zutatenliste auftauchen, sollten Sie etwas anderes schlecken: das GLYX-Eis (im Buch Seite 176).

ERBSEN Tristes Dosenfutter? Nein. Denn Erbsen ackern für Ihre Gesundheit: Ballaststoffe und Saponine aus der Erbse senken schlechte Blutfette. Zudem liefern sie viel Eiweiß und Nukleinsäuren, die Zellen schützen und Muskeln aufbauen. Wer Erbsen mag, ist seltener krank und hat mehr Spaß im Bett. Grund: eine Extraportion Zink. Und wer keine Lust zum Puhlen hat, der greift ganz einfach ins Tiefkühlregal.

ERDNÜSSE Wenn die Nuss nicht geröstet und gesalzen aus der Dose kommt, können Sie ruhig davon knabbern: viel Vitamin E, Kalium und Magnesium für schlanke Hüften. Mehr als die Hälfte der Nuss besteht aus der für die Gesundheit so wertvollen Ölsäure. Allerdings gilt auch hier: in Maßen genießen.

ESSIG 5000 Jahre altes Würzmittel. Ob Balsamo- oder Himbeeressig: Essigsäure regt den Speichelfluss an und wirkt damit verdauungsfördernd. Obstessig werden zudem zahlreiche Heilwirkungen zugeschrieben. Übrigens: Essig reguliert den Insulinspiegel. Auch darum macht der Salat vor dem Essen schlank.

FEIGEN Wer klug war, bediente sich aus den hängenden Gärten Babylons. Schon dort wuchsen Feigen, die schlank halten – und fit. Jod aus Feigen gibt dem Stoffwechsel einen Kick. Der niedrige GLYX von 35 lässt Fettpolster schmelzen. Getrocknete Feigen haben allerdings 61.

FENCHEL Die Ballaststoffe der tollen Knolle binden Fett im Darm, sodass es gar nicht erst zu den Fettpölsterchen wandern kann. Die Aromastoffe Kampferol und Eugenol kurbeln den Zellstoffwechsel an, wecken fettabbauende Enzyme aus der Lethargie.

FISCH Fette Seefische – wie Hering, Thunfisch und Makrele – liefern allesamt schlank machende Omega-3-Fettsäuren, viel Eiweiß, Selen, Zink und Jod. Diese Kombination lässt Muskeln wachsen, zaubert Fette von Ihren Hüften und schützt Ihr Herz. Aber auch der fettarme Kabeljau darf Ihnen gerne mal ins Einkaufsnetz gehen. Er liefert ebenfalls hochwertiges Eiweiß und eine Extraportion Jod. Jod bringt den Stoffwechsel auf Hochtouren. Mit 100 Gramm Kabeljau oder Schellfisch deckt man bereits seinen Tagesbedarf von 180 bis 200 Mikrogramm.
Es muss nicht immer Kabeljau sein. Angeln Sie lieber auch mal Süßwasserfische. Karpfen, Zander, Lachs und Forelle bringen gesunde Abwechslung auf den Fatburner-Teller und sind nicht von Überfischung bedroht. Zudem speichern sie weniger Umweltgifte. Nachteil: Süßwasserfische liefern kaum Jod.

FISCHSTÄBCHEN Knuspergutes Kinderessen – das leider vom Industriekoch stammt. Und der würzt gerne mit chemischen Stoffen. Die Panade hat einen hohen GLYX und wird beim Braten zum Fettschwamm. Wenn Ihre Kinder Fisch nur in dieser Verkleidung mögen, dann machen Sie die Panade selbst – wie, das verrät Starkoch Kolja Kleeberg im Buch auf Seite 103.

FRUCHTSAFT Frisch gepresste Säfte versorgen den Körper mit Vitaminen und sekundären Pflanzenstoffen. Säfte aus dem Supermarkt sollten »ungesüßt« sein oder »ohne Zuckerzusatz«. Fruchtzucker belastet den Insulinhaushalt weniger, macht aber auch dick. Der GLYX liegt um 40. Wer abnehmen will, trinkt besser Saftschorle im Verhältnis zwei Drittel Wasser zu einem Drittel Saft. Gut ist Direktsaft. Von Fruchtnektaren sollten Sie die Lippen lassen.

FRUKTOSE Eine süße Alternative. Fruchtzucker trickst das Insulin aus. GLYX 20. Allerdings sollten Sie auch Fruchtzucker nur in Maßen genießen, weil sonst die Leber verfettet.

FRUTILOSE Eine flüssige, goldbraune Obstsüße aus dem Reformhaus. Nur sparsam, teelöffelweise verwenden.

GARNELEN Klein, aber fein. Ob man sie Crevette, Shrimps, Prawn, Nordsee- oder Riesengarnele nennt – ihr Eiweißgehalt ist hoch, der GLYX niedrig. Essen und schlank werden.

GEFLÜGELFLEISCH Zählt zu den Fatburnern. Geflügel ist fettarm und eiweißreich, liefert den Baustoff, aus dem Muskeln sind. Das Fleisch von Hühnern, Puten und Straußen sowie den meisten wilden Geflügeln (Fasan, Wachtel und Rebhuhn) ist besonders fettarm. Gans und Ente liefern hingegen satt Fett, taugen nur zum Festtagsbraten. Abnehmwillige sollten auf die knusprige Haut von Enten- oder Hühnerbrustfilet verzichten: Darin versteckt sich viel Arachidonsäure, die schlechte Eicos lockt und außerdem dick macht.

GELATINE Sie kam durch BSE in Verruf. Wird aus Tierknochen hergestellt. Gelatine hilft nicht bei Arthritis (wie lange angenommen wurde) und auch nicht beim Schlankwerden. Besser ist → Agar-Agar.

GEMÜSESÄFTE Prassen mit Vitalstoffen, geizen mit Kalorien. Trinken Sie täglich ein bis zwei Gläser Gemüsesaft. Rote-Bete- und Möhrensaft sollten Sie nur mit Wasser oder Sauerkrautsaft verdünnt genießen, weil der hohe GLYX von Roten Beten und Möhren das Insulin lockt.

GERSTE Ultra-niedrig-GLYX-Getreide: 32. Tocotrienol aus Gerste blockiert zudem die Bildung des Cholesterins in der Leber. Die Blutgefäße bleiben sauber und jung, das Herz gesund. Der Fatburner Chrom aus Gerste senkt Insulin und befreit Fett aus Ihren Depots. Versuchen Sie es mal mit Gerste als Beilage – statt Reis. Achtung: Bei Graupen wurden die Ballaststoffe weggeschliffen, das erhöht den GLYX.

GETREIDEKAFFEE In der Nachkriegszeit genossen und als koffeinfreie Alternative von Naturköstlern angepriesen. Heute kennt man unzählige Gesundwirkungen von echtem Kaffee. Nur wer Koffein nicht verträgt, muss auf Getreidekaffee umsteigen.

GEWÜRZGURKEN Die Gürkchen im Essigbad würzen Salatsoßen und verjagen den Kater. Beim Kauf aufs Etikett gucken: In manchen Produkten stecken zu viel Zucker oder Zusatzstoffe, die nicht in den GLYX-Fahrplan passen.

GEWÜRZMISCHUNGEN In Lebkuchengewürz und anderen Mischungen finden Sie ausschließlich Gewürze. »Gewürzzubereitungen« dagegen müssen nur zu 60 Prozent aus Gewürzen bestehen, der Rest können Salz, Geschmacksverstärker, Bierhefe und andere Zutaten sein. Die kommen besser nicht in die Fatburner-Pfanne.

GNOCCHI Die italienische Teigware besteht aus Kartoffeln, Mehl und Eiern. Der GLYX ist hoch: 67. Deshalb lieber mit Tomatensoße als mit Sahnesoße genießen.

GRAPEFRUIT Wenn Sie vor dem Essen eine halbe Grapefruit löffeln, senken Sie die Fettwerte im Blut, weisen das Insulin in seine Schranken, heizen mit Vitamin C den Fettpolstern ein und wehren mit den Farb- und Bitterstoffen Krebs ab. Wichtig: Auf bestimmte Medikamente wirkt sich Grapefruit negativ aus. Chronisch Kranke sollten mit ihrem Arzt sprechen.

GRIESS Wer's mag, isst Grießbrei statt Marmeladenbrötchen zum Frühstück. Weißer Grieß hat einen mittleren GLYX von 55. Leider fehlen ihm viele Vitalstoffe, die im ganzen Korn stecken. Besser: Vollkorngrieß.

GRÜNER TEE Models trinken täglich vier Tassen. Sie wissen, warum. Das Wissen um die Heilkraft des asiatischen Lebenselixiers ist 4000 Jahre alt. Heute forschen Wissenschaftler dem hinterher. Studien zeigen, dass grüner Tee jung hält und vor Krebs schützt. Und: Trinkt man eine Tasse vor dem Essen, verbrennt man um vier Prozent mehr Kalorien.

GRÜNKOHL Ernährungsphysiologische Schatztruhe für den Winter. Die krausen Grünkohlblätter liefern wertvolles Eiweiß, Kalzium und Eisen in großen Mengen sowie Beta-Carotin und Vitamin C. Wer den grünen Überflieger liebt, hat keine Gewichtsprobleme.

GUMMIBÄRCHEN Lieben alle Kinder, aber sind fürs Abnehmen tabu. Der Kaloriengehalt der bunten Bären ist zwar niedrig, aber dafür ist der GLYX hoch (80). Gummibärchen trösten über Süßhunger hinweg, machen aber später umso heißhungriger.

GURKE Für die Schönheit von innen: kaum Kalorien, dafür aber reichlich Mineralstoffe wie Kalium, Kalzium und Eisen. Ein großer Teil davon sitzt übrigens direkt unter der Schale. Gurken schwemmen Wasser aus dem Körper und fördern die Durchblutung.

HAFERFLOCKEN Hafer sorgt für Leistungskraft und niedrigen Cholesterinspiegel. Hafer hat einen »grünen« GLYX von 40. Denn die Zuckermoleküle sind in den Haferzellen eingesperrt, und Enzyme im Körper setzen sie nur teilweise frei. Der Zuckerspiegel im Blut bleibt niedrig. Und: Haferflocken liefern mehr Eiweiß, Kalzium und Schlank-Fettsäuren als andere Getreidesorten. Ballaststoffe aus Hafer sättigen lange und sorgen für einen gleichmäßig hohen Blutzucker-spiegel. Wer wie die Engländer gern Porridge isst, sollte wissen: Beim Abnehmen ist der Frühstücksbrei eher ungeeignet, weil er viel Insulin lockt: GLYX 61.

HASELNUSS Nur her damit: 78 % gesunde Ölsäure, dazu Faserstoffe, das Zellschutz-Vitamin E und Mangan, das den Energiehaushalt steuert!

HEFEFLOCKEN Die ideale GLYX-Würze. B-Vitamine machen geistig fit, Vitamin E schützt Zellen. Tipp: mit einem Esslöffel Hefeflocken den Salat oder die Fatburner-Suppe würzen.

HIRSE Liefert viel hochwertiges Eiweiß und Eisen, aber auch einen hohen GLYX: 71. Deshalb während der Diät nur sparsam verwenden.

HONIG Haben Sie Honig schon mal auf eine Wunde gestrichen? Gesehen, wie sie schneller als mit jeder Salbe verheilt? Dann wissen Sie, wie Honig Ihrem Körper Gutes tun kann. Er süßt mit Mineralien, Vitaminen, Enzymen und antibiotischen Stoffen. Sein GLYX ist mittel: 59 (Akazienhonig 32). Er lockt das Insulin nicht so stark wie Zucker und hält das LDL-Cholesterin in Schach. Kaltgeschleuderte Sorten wählen.

INGWER Die asiatische Heilwurzel verbessert die Durchblutung, kräftigt das Herz und heilt Entzündungen. Ingwer hilft Magen und Darm bei der Verdauung und wirkt auf beide beruhigend. Schlank-Tipp: Heißes Ingwerwasser trinkt man in der Ayurveda-Medizin.

ISOTONISCHE GETRÄNKE → Sportgetränke.

JOGHURT Milchsäurebakterien spalten Eiweiß-bausteine und Milchzucker, darum verträgt man den Joghurt besser. Die entstehende Milchsäure schafft im Darm ein saures Milieu, das viele krank machende Keime nicht überleben. Joghurt hat einen niedrigen GLYX, liefert viel Eiweiß – für mehr Muskeln und weniger Fett. »Probiotische« Joghurts enthalten besonders tatkräftige Milchsäurebakterien, die das Immunsystem stärken sollen. Sind aber auch teurer. Fruchtjoghurts haben oft einen hohen GLYX und enthalten Aromastoffe, lieber frische Früchte in den Naturjoghurt schnipseln.

JOHANNISBROTKERNMEHL (BIOBIN) Bindet Soßen. Gibt's in Reformhäusern und Supermärkten und ist GLYX-tauglich.

KAFFEE Zwei Tassen pro Tag – auch als Capuccino und Milchkaffee: kein Problem. Studien zeigen, dass Koffein die Fettverbrennung antreibt. Trinken Sie immer die doppelte Menge Wasser dazu (obwohl Kaffee nicht entwässert). Vorsicht: Bei manchen Menschen steigert Kaffee den Appetit, bei anderen gehört zum Kaffee das süße Stückchen.

KAKAO Wer Schokolade wie die Mayas trinkt, der bleibt schlank: Das ursprüngliche Getränk war nämlich gar nicht süß. Und schon gar nicht so süß wie heutige Fertigkakaogetränke. Trotzdem darf während der Schlankzeit Kakao getrunken werden, einfach nach der Regel: möglichst aus reinem Kakaopulver und möglichst

ohne Zucker. Dann sinkt der glykämische Index auf wenige 34. Und Flavonoide aus der Kakaobohne schützen das Herz.

KARTOFFELCHIPS Knuspern – und dabei dick und krank werden. Daran schuld ist der hohe Stärkeanteil plus minderwertiges Frittierfett, in dem beim Erhitzen Acrylamid und Trans-Fettsäuren entstehen. Kohlenhydrate aus der Kartoffel jagen das Insulin im Blut hoch und sperren das Fett in den Zellen ein.

KARTOFFELN Kaut man die Kartoffel, zerfällt sie in lauter kleine Zuckermoleküle. Deswegen hat die Kartoffel einen hohen GLYX. Besonders fatal ist die Mischung mit Fett: Pommes frites haben einen hohen GLYX (75) und liefern zusätzlich ungesunde trans-Fette und krebserregendes Acrylamid und Glycidamid. Bratkartoffeln und gebackene Kartoffeln locken auch viel vom Dickmacherhormon Insulin und passen daher nicht so richtig in die GLYX-Diät. Eine kleine Portion Kartoffelpüree (70), Salz- (70) oder Pellkartoffeln (62) schlagen nicht so leicht auf der Hüfte auf, wenn Sie sie statt mit Butter oder Soße mit Gemüse oder Quark kombinieren. Festkochende Kartoffeln (besonders die Sorte Nicola) haben einen niedrigeren GLYX als mehligkochende Kartoffeln.

KÄSE … zum Rotwein – Gaumenfreude pur. Auch Diätler müssen nicht darben: In Käse stecken viel Kalzium und Eiweiß, der Muskelbaustoff. Probieren Sie die Sorten durch, und wählen Sie in der Abnehmphase vor allem fettarmen Käse, am besten Bio wegen gesünderer Fettsäuren. Gegen ein Stückchen rahmigen Genuss nach dem Essen ist nichts einzuwenden. Besonders viel schlank machendes Kalzium steckt in Bergkäse, Parmesan, Emmentaler, Mozzarella.

KASTANIEN Winterliches Schlankmittel vom Maroni-Mann. Ess- oder Edelkastanien liefern viel Eiweiß und gesundes Kastanienöl. Dazu gibt's eine Extraportion Vitamin C und Folsäure, die schlank und gute Laune machen. Über den GLYX-Wert weiß man bisher nichts, daher vorsichtshalber nicht zu viel davon naschen. Übrigens: Schon Hildegard von Bingen verschrieb Kastanien als Universalkräftigungsmittel, weil sie voller Gesundstoffe stecken und die Zellen schützen.

KEFIR Ein Geschenk aus dem Kaukasus. »Kefirknöllchen« verwandeln Milch in ein sämiges, moussierendes Getränk. Kefir liefert viel Kalzium und kurbelt die Verdauung an. Wird Kefir mit Wasser, Honig und Zitrone angesetzt, entsteht ein limonadenartiges Getränk. Beides passt gut in die GLYX-Diät.

KEKSE Krümelmonster, aufgepasst: Kekse sind zwar superlecker, aber leider nicht gesund. Viele Kekse enthalten gehärtete Fette, die sofort auf die Hüfte wandern. Reichlich Zucker peitscht das Dickmacherhormon Insulin hoch. Lebensmittelkontrolleure fanden zudem das Gift Acrylamid auch in Gebäck. Wer nicht vom Keks lassen kann, knabbert einen Haferkeks oder Sandgebäck zum Kaffee. Beides hat einen mittleren GLYX von 55.

KETCHUP Nur kleckschenweise in Soßen mischen. In Ketchup stecken zwar Radikale-fangende Farbstoffe, aber dafür auch eine Menge Zucker. Besser: Aus frischen Tomaten und/oder Tomatenmark und Gewürzen eine eigene Würzsoße kreieren (Buch Seite 174).

KIRSCHEN Sie müssten eigentlich in der Apotheke verkauft werden: Rote Farbstoffe straffen die Haut. Vitamin C, Folsäure, Kalium, Kalzium und Eisen helfen beim Entschlacken. Der kirscheigene Aromastoff Perillylalkohol hilft beim Abnehmen. Er blockiert Verdauungsenzyme. Und der GLYX? Sauerkirschen: 22, süße Kirschen: 63.

KIWI Wer eine Kiwi löffelt, deckt bereits seinen halben Tagesbedarf an Vitamin C. Unser Körper braucht das Vitamin, um fettabbauende Hormone produzieren zu können. Zum Super-Fatburner wird die Kiwi, weil ihre Pflanzenfarbstoffe die Wirkung des Vitamin C verzwanzigfachen. Was den GLYX betrifft, ist die Kiwi ein Mittelgewicht. Also: Lieber zu den Mahlzeiten essen und nicht zwischendurch.

KNÄCKEBROT Dickmacher mit Schlank-Image. Das knusprige Brot hat zwar wenig Kalorien, aber dafür einen hohen GLYX (81). Zudem können beim Backvorgang krebserregende Acrylamide entstehen – nur nicht in allen Sorten, es kommt auf den Herstellungsprozess an. Wer Knäcke liebt, sollte darauf achten, dass es aus Vollkornschrot hergestellt wurde.

KNOBLAUCH Verjagt Vampire – und Blutgerinnsel. Adenosin aus Knoblauch macht das Blut dünnflüssig, und seine Aromastoffe fangen freie Radikale im Blut ab, die schlechte LDL-Cholesterin oxidieren. Knoblauchliebhaber haben also gesunde Herzen. Zudem brauchen sie keine Angst vor Prostatakrebs zu haben. Duft und Geschmack vom Knoblauch regen den Appetit und die Verdauung an – ein Kick für den Stoffwechsel. Dill neutralisiert übrigens den Atem nach Knoblauchgenuss.

KOHL Egal ob grün, weiß, rot, Brokkoli, Blumen- oder Rosenkohl, das medizinische und kulinarische Allroundtalent passt wunderbar in die GLYX-Küche. Kohl hält schlank und schützt vor Krebs – mit Vitamin C und Senfölen. Dafür sollten Sie ihn etwa zweimal pro Woche auf Ihren Speiseplan setzen.

KOHLRABI Besticht durch seinen mildwürzigen, nussartigen Geschmack und macht das GLYX-niedrig-Leben angenehm.

KOKOSFETT Man vermutet, seine kurzkettigen Fettsäuren schlank halten. Aber: Nur ein qualitativ hochwertiges Kokosöl passt ab und zu in die GLYX-Küche. Nicht das gehärtete Kokosfett.

KOKOSNUSS Ein Stück deckt bereits den Tagesbedarf am Anti-Aging-Spurenelement Selen. Das schützt vor Krebs und lockt Psychohormone, die fröhlich und so auch schlank machen.

KOMBUCHA Der leicht säuerlich schmeckende Schwarzteeaufguss aus dem Fernen Osten enthält eine winzige Menge Alkohol – und entgiftet den Körper. Er stärkt das Immunsystem, fördert die Verdauung – und macht vielleicht sogar schlank. Tierstudien zeigen: Kombucha bannt den Heißhunger, und die Maus nimmt ab.

KONDENSMILCH Relikt aus den 1960er-Jahren. Gehört nicht in die Schlankküche. Gesüßte Kondensmilch hat einen GLYX von 61. Besser: Cappuccino mit Milch und wenig Zucker.

KRABBEN Meerestiere wie Shrimps und Krabben sind Eiweißbomben, haben wenig Fett und einen niedrigen GLYX. 100 Gramm enthalten 100 Kalorien und 18 Gramm Eiweiß. Außerdem liefern die Meeresbewohner die Aminosäuren Glycin und Taurin. Wer zu wenig Glycin hat, der lagert Fett ein und bekommt ein schwaches Bindegewebe. Taurin regt die Hirnanhangsdrüse an, ausreichend Wachstumshormon zu produzieren. Und das verbrennt die Fettpölsterchen einfach im Schlaf.

KRÄCKER Oft werden salzige Kräcker, Salzstangen & Co. als Snack-Alternative zu Schoko & Co. feilgeboten, weil sie wenig Kalorien liefern. Dabei sind sie Gift für den Blutzucker: GLYX 74. Also lieber Nüsse, Samen, einen Apfel oder ein Rippchen Zartbitterschokolade knabbern.

KRÄUTER Gehören in die GLYX-Küche. Warum? Das lesen Sie im Buch auf Seite 106.

KÜRBIS Hat einen hohen GLYX von 75. Daher lieber sparsam verwenden. Sein phänomenaler Gehalt an natürlichen Farbstoffen und Ballaststoffen macht das Herbstgemüse aber trotzdem zu einem Gesund-Star. Es gilt: nicht mit fetten Speisen kombinieren. Und zur Kürbissuppe nur einen Hauch Sauerrahm.

KÜRBISKERNE Kürbiskerne schützen vor Prostatabeschwerden und halten Ihr Herz jung. Gesunde Fette putzen die Gefäße durch, und Zink rundumerneuert Immunzellen. Das dunkelgrüne, stark aromatische Kürbiskernöl liefert Ölsäure, Linol- und Linolensäure in einem guten Verhältnis. Am besten dunkel und kühl lagern und nicht hoch erhitzen.

LACHS Er darf auf dem GLYX-Speiseplan nicht fehlen. Lachs liefert viel gesunde Fettsäuren, die das Herz schützen und den Fettabbau ankurbeln, außerdem reichlich schlank machendes Eiweiß. Kaufen Sie am besten Wildlachs, weil der qualitativ hochwertiger ist.

LAMMFLEISCH Wer abnehmen will, muss nicht auf Fleisch verzichten. Lammfleisch liefert die Fatburner Carnitin und CLA, die Wunderfettsäure. Carnitin transportiert das Fett in die Muskelzellen. CLA lässt Fettpolster schmelzen und soll sogar vor Krebs schützen. Außerdem ist Lammfleisch arm an Arachidonsäure, und das lockt die guten Eicos. Die halten das Dickhormon Insulin in Schach. Lammkoteletts liefern viel Fett. Besser ist Lammfilet.

LEBKUCHEN Stecken voller Glücksbringer und GLYX-Bringer. Die Gewürze wie Zimt, Nelken, Muskat und die Schokolade locken Serotonin, das an dunklen Wintertagen die Stimmung aufhellt. Aber Zucker und Mehl machen leider dick: Wenn, dann nur einen naschen.

LEINSAMEN/-ÖL Niedriger GLYX, dafür viele Ballaststoffe. Täglich 1 Esslöffel Leinsamen über Müsli oder Joghurt streuen. Der Ballaststoff Lignan feit vor Krebs. Magnesium entstresst. Omega-3-Fettsäuren senken schädliche Blutfette, machen fröhlich. Und: Nehmen Sie täglich einen Teelöffel Leinöl zu sich – in Salate, Gemüserohkost, Drinks oder pikante Quarkspeisen gerührt.

LIGHT-PRODUKTE Das Hirn lässt sich nicht foppen. Dass die Zucker- und Fettsatzstoffe nicht schlank machen, beweist ein Blick über den Teich ins Land der XXL-Größen. Der Körper lässt sich mit fettarm nicht austricksen, gewöhnt sich an den Süßgeschmack und hat Lust auf mehr. Fazit: »Light«-Chemie ist unnötig.

LIMONADE → Softdrinks.

MAIS Versorgt viele Südamerikaner mit wichtigen Nährstoffen, ist aber zum Abnehmen eher ungeeignet – GLYX 55. Wer auf die süßen Körner nicht verzichten mag, kann sie im Salat genießen (clever kombiniert mit GLYX-niedrig). Carotinoide aus Mais entschärfen Radikale. Sie verjüngen Zellen, vor allem im Augengewebe.

MANDEL 80 Prozent gesunde Ölsäure und 15 Prozent Linolensäure machen die Mandel zum idealen Schlank-Snack. Mandelmus ist eine hervorragende Alternative zu Butter: unter süße Brotaufstriche streichen. → Nüsse

MANGO Für Obst besitzt die Tropenfrucht einen relativ hohen GLYX (55). Nicht zu viel davon und nicht zwischendurch snacken.

MARGARINE Bei der Herstellung einer billigen Margarine verwandelt sich ein Großteil der aktiven Fettsäuren in träge, gesättigte Fette. Dazu kommen die gefährlichen Trans-Fettsäuren, die unsere Gefäße noch stärker schädigen. Wenn Margarine, dann nur sehr gute Diätmargarine aus dem Reformhaus kaufen.

MARIONADE Eine Karaffe mit Wasser, Saft von einer Zitrone, Zitronenscheibchen. Im Sommer mit Eiswürfeln. Ab und zu mit etwas Akazienhonig gesüßt. Stündlich ein Glas davon trinken. Meine Lieblingsempfehlung – daher der Name.

MARMELADE Ein Brötchen mit Butter und Marmelade ist der denkbar schlechteste Start in einen Schlanktag. Die Kombination lässt den Blutzuckerspiegel schnell ansteigen, und Insulin transportiert das Fett der Butter direkt in die Depots. Nach zwei Stunden knurrt der Magen wieder. Denn herkömmliche Konfitüre hat einen hohen GLYX von 65. Alternative: Fruchtaufstriche, die mit Honig oder Fruchtkonzentraten gesüßt sind (Buch Seite 171).

MATE-TEE Die Wirkstoffe der südamerikanischen Mate-Baum-Blätter kurbeln den Stoffwechsel an – und die Konzentration. Mate-Tee soll sättigend wirken und kann so mit seinen Flavonoiden und Saponinen beim Abnehmen helfen. Schmeckt rauchig, krautig, mild-bitter, liefert etwas weniger Koffein als Schwarztee.

MAYONNAISE Hat einen schlechten Ruf, aber nur, weil sie in Massen zu Pommes gereicht wird. Mayonnaise besteht aus Öl und Eiern. In der GLYX-Küche darf man mit selbst gemachter Mayonnaise Speisen würzen – teelöffelweise.

MEHL, WEISSES Industriepulver. Wie Zucker. Jagt den Blutzuckerspiegel in die Höhe und macht deshalb dick und krank. Liefert keine essenziellen Nährstoffe, nur leere Kalorien. Besser ist: Vollkornmehl. Am besten: Schrot.

MELASSE Zuckersüß, aber beim Abnehmen nicht verboten. Melasse enthält neben Zucker viele wertvolle Mineralien wie Eisen und unzählige Spurenelemente. Die helfen Ihnen, Ihren Körper zu entgiften, und schützen ihn außerdem vor Übersäuerung.

MELONE Das Sommerobst zählt leider zu den Früchten mit hohem GLYX. Wassermelone hat einen GLYX von 75, Honigmelone 65. Adenosin aus der Honigmelone verflüssigt das Blut und schützt vor Herzinfarkt. Während der Abnehmzeit trotzdem selten genießen – wenn, dann mit GLYX-niedrig-Obst kombinieren.

MILCH Was so alles in einem Milchglas steckt: Eiweiß, wichtige Vitamine, das Schlank- und Knochenmineral Kalzium. Der GLYX von fettarmer Milch beträgt 32, der von Vollmilch 27. Fünfmal pro Tag Milch, Milchprodukte oder Käse schützten übergewichtige Jugendliche in einer US-Studie vor einem zu hohem Insulinspiegel und dem metabolischen Syndrom. Wer Milch nicht verträgt (Laktoseintoleranz), isst besser vergorene Milchprodukte und Käse. Im Supermarkt gibt's inzwischen lactosefreie oder -reduzierte Milch (Minus-L-Milch). Oder steigen Sie um auf Sojamilch.

MILCHSCHAUM Prima Nascherei für den Süßhunger: Heiße oder kalte Milch aufschäumen, mit Zimt, Kakao oder Vanille würzen und wie ein Dessert löffeln.

MINERALWASSER Super Schlankgetränk – mit null Kalorien. Allerdings sollten Sie in der Abnehmphase Wasser ohne Sprudel wählen. Kohlensäure bremst die Entgiftung.

MÖHREN Gekochte Möhren liefern zellschützendes Beta-Carotin, haben aber leider auch einen mittleren GLYX von 61. Also kein Kilo davon genießen! Roh genossen, bleibt der Blutzucker unten (GLYX 16), die Fettdepots schmelzen. Auch rohe Möhren mit ein paar Tropfen Öl genießen, damit das Carotin zur Körperzelle wandert. Der Möhren-Ballaststoff Pektin hält uns lange satt, ihre Folsäure bei guter Laune.

MOLKE Fettarm und vitaminreich. Als Abfallprodukt der Milchindustrie landet Molke als Pulver in allerlei Lebensmitteln. Frische Molke kann beim Entschlacken helfen.

MÜSLI Wer mit Power in den Tag starten will, tut das mit ungezuckertem Müsli. Denn Ballaststoffe und der niedrige GLYX (40) blockieren Heißhunger. In der Einkaufstüte sollten aber nur Müslisorten ohne Zucker oder Schokolade landen. Am besten machen Sie Ihr Müsli selbst – wie, steht auf Seite 170. Oder Sie bestellen das fertige GLYX-Müsli: www.feinkostagentur.de

MÜSLIRIEGEL Gute Idee der Industrie, wertvolles Getreide in den Schokoriegel zu zaubern, aber leider zum Abnehmen nicht geeignet. Müsliriegel haben einen GLYX von 61, weil Zucker und Mehl viel Insulin ins Blut locken.

NEKTARINE GLYX-niedrig-Obst. Lässt das Dickmacherhormon Insulin in Ruhe. Kalium aus dem Fruchtfleisch schwemmt Gewebswasser aus, Beta-Carotin schützt die Zellen.

NOUGAT Leider mit Zucker im Schmelz nicht geeignet für die Fatburner-Tage. An Weihnachten wieder.

NÜSSE Helfen beim Schlankbleiben. Sie liefern vor allem herzschützende Fette. Ihr Kaloriengehalt sollte Sie nicht abschrecken. Ein Teil der Fette bleibt in den Nusszellen wie in einer Schatulle verschlossen und gelangt nicht in die Blutbahnen. Zudem enthalten Nüsse Eiweiß, besonders → Cashewnüsse, Erdnüsse, Mandeln und Pistazienkerne. Täglich 20 bis 30 g Nüsse knabbern.

NUSSMUS Das können Sie ruhig mal ausprobieren: anstatt Butter. Gesunde Fette aus → Haselnuss, Mandelkern & Co. schützen Herz und Hüften.

NUSSNOUGATCREME Die sollten auch große Kinder nicht zum Frühstück essen. Zucker am Morgen setzt die Zucker-Insulin-Spirale in Gang. Das Fett auf den Hüften bleibt eingesperrt.

OLIVE Olive und Wein – in Mittelmeerländern alltägliche Medizin fürs Herz. Schwarze Oliven haben etwas weniger Kalorien als die grünen.

OLIVENÖL Schutz für Herz und Hüften. Denn Olivenöl besteht zu 75 Prozent aus der einfach ungesättigten Ölsäure. Die verschont die Fettdepots, senkt schlechtes Cholesterin im Blut und macht das Blut flüssig. Daher haben Südeuropäer geringe Herzinfarktraten, obwohl sie es gern heiß und fettig mögen. Die beste Wahl: Natives Olivenöl extra, auf deutsch Jungfernöl. Das kann auch in die Pfanne, zum Dünsten oder Braten, solange kein Rauch entsteht. Raffiniertes Olivenöl, ohne Geruch und Geschmack, passt nicht in die GLYX-Küche.

OOLONG-TEE Traditionsreicher Fatburner aus dem Fernen Osten. Der Oolong-Tee ist ein halbfermentierter Tee, der Fettpölsterchen schmelzen lassen kann. Das beweisen Studien, in denen täglich vier Tassen von dem malzig-nussigen Getränk getrunken wurden. Drei Oolong-eigene Stoffe lehren die Fettzellen und Blutfette das Fürchten: Tannine, Koffein und Saponine.

PALMIN Gehört nicht in die Schlankküche. Die Kokosnuss verliert beim Raffinieren, Desodorieren und Bleichen ihre hochwertigen Inhaltsstoffe. Der hohe Gehalt an gesättigten Fetten schlägt sich mächtig auf den Hüften nieder.

PAPAYA Wegen ihres mittleren GLYX sollten Sie die Tropenfrucht mit GLYX-niedrig-Obst kombinieren. Sie liefert die Schlankstoffe Vitamin C und Magnesium sowie Beta-Carotin für gesunde Zellen. Enzyme aus der Papaya helfen bei der Eiweißverdauung.

PAPRIKA Das Nachtschattengewächs muss sich nicht verstecken. Paprika liefert Vitamin C für schlanke Hüften und Serotonin fürs Gemüt. Wem die Paprika schwer im Magen liegt, der kann vorher die Schale entfernen (im Backofen bei 200° bräunen, abkühlen lassen, Schale abziehen). Rote Paprika lindert die Lust auf Süßes.

PARANUSS Dicke Nuss mit Schlankqualitäten. Sie liefert gesundes Fett und viel schlank machendes Eiweiß. Zudem steckt Magnesium in der Nuss, das für die Sauerstoffversorgung der Muskeln und für den Fettabbau dringend gebraucht wird.

PEKANNUSS Sieht aus wie die Walnuss – und schmeckt auch so. Denn es handelt sich bei der Pekannuss um eine amerikanische Verwandte unserer Walnuss. Die Pekannuss hat aber leider nicht so viel Omega-3-Fett in sich. Trotzdem sind gesunde Fette sanft zu den Ringen um Bauch und Po. Nusseigenes Chrom senkt Insulin, und Zink lockt Schlankhormone.

PFIRSICH Auch diese köstliche Sommerfrucht fällt in die Kategorie GLYX niedrig (42). Pfirsichsaft allerdings sollten Sie während der Abnehmphase mit Kefir, Buttermilch oder Mineralwasser strecken. Kalium und Fruchtsäuren aus dem Pfirsich glätten die Haut.

PFLANZENÖLE Die ungesättigten Fettsäuren aus Pflanzenfetten sind Fit-Fett, sie landen nicht in Vorratslagern auf der Hüfte. Sie senken Blutzucker und Cholesterin im Blut und versorgen uns mit dem Zellschutzstoff Vitamin E. Wer abnehmen will, sollte auf das Verhältnis der verschiedenen Fettsäuren im Öl achten. Als Formel gilt: je mehr Ölsäure oder Linolensäure, desto besser (→ Olivenöl, Hanföl, Rapsöl, Erdnussöl, Sesamöl, → Leinöl). Nicht mehr als ein Esslöffel pro Tag gilt für: Distelöl, → Sonnenblumenöl, Weizenkeimöl, Maiskeimöl, Sojaöl. Raffinierte Öle passen nicht in die GLYX-Küche.

PFLAUME Im Herbst locken Pflaumen Glück. Der Grund: viel Fruchtzucker. Der GLYX liegt bei 39. Fünf Stück sind kein Problem.

PINIENKERNE Machen die Pestosoße zum nussigen Gourmet-Essen. Pinienkerne sind teuer, weil die Kerne einzeln eingeschlossen in den Pinienzapfen stecken. Trotzdem sollten Sie sich die

Nüsse manchmal gönnen: Eisen und Magnesium helfen beim Abnehmen.

PISTAZIEN Machen Sie es wie die Südländer. Snacken Sie Pistazienkerne (besser ungesalzen). Die sind eiweißreich und liefern B-Vitamine und Magnesium.

PROBIOTISCHE MILCHPRODUKTE Industrie trifft Natur. Das Produkt: Probiotischer Joghurt, der robuste Milchsäurebakterien in den Darm schleust. Die verdrängen dort Krankheitserreger, sind gut fürs Immunsystem, gut gegen Durchfall, senken Cholesterin. (Das ist bewiesen!) Leider sind diese Produkte teurer als herkömmliche – und wenn sie auch noch viel Zucker enthalten, dann sollten Sie den normalen Joghurt vorziehen.

PU-ERH-TEE Er ist ein Bruder des schwarzen und grünen Tees. Alle stammen vom Teestrauch Camellia sinensis ab. Pu-erh-Tee gilt als Fettkiller, weil er Heißhunger dämpft und die Energiegewinnung in den Zellen ankurbelt. Außerdem erhöht der Tee gutes HDL-Cholesterin. Koffein und Saponine kurbeln die Fettverbrennung an. Tee-eigenes Mangan macht wach, schlank, fit und entgiftet den Körper. Kritiker sagen: Wirkt nicht wesentlich anders als schwarzer Tee – außer auf den Geldbeutel.

QUINOA Geschenk der Inkas. Sein hochwertiges Eiweiß liefert alles, was der Körper braucht. Das Schlankgetreide hat einen niedrigen GLYX von 35. Und es ist eine glutenfreie Getreidealternative für Menschen, die an Zöliakie leiden.

REIS Den Balinesen ist er heilig – Ihnen auch? Recht so. Reis ist bekömmlich, enthält kaum Fett und viel Eiweiß. Seine B-Vitamine, sein Mangan, sein Magnesium trimmen den Energiestoffwechsel auf schlank. Aber welche Sorte? Bevorzugen Sie Naturreis und Parboiled-Reis. Ihre Inhaltsstoffe sind wertvoller als die im geschliffenen weißen Reis, und sie haben einen niedrigeren GLYX. Ab und zu können Sie auch den aromatischen, indischen Basmati genießen. Am niedrigsten ist der GLYX von Wildreis.

REISNUDELN Schlanke asiatische Suppeneinlage: GLYX-niedrig (40).

RETTICH Reinbeißen und schlank werden. Er strotzt vor Kalzium, Vitamin C, Kalium, Magnesium, Eisen und Enzymen. Seine ätherischen Öle bringen die Verdauung in Schwung und schwemmen Wasser aus dem Körper. Das Gleiche gilt für seine botanische Schwester, das Radieschen. Schlank-Tipp: Schnippeln Sie viel Rettich und Radieschen in Ihren Fatburner-Salat.

RHABARBER Geizt mit Kalorien: 14 pro 100 g. Lässt den Blutzuckerspiegel in Ruhe, schwemmt überschüssiges Gewebswasser aus. Mit wenig Zucker kochen – und schlank werden.

RINDFLEISCH Nur am Sonntag. Es schenkt zwar hochwertiges Eiweiß und hat einen niedrigen GLYX. Aber aus Arachidonsäure, die in Rind steckt, baut sich der Körper Gewebshormone, die den Blutdruck hochtreiben und sich negativ auf unseren Insulinhaushalt auswirken. Doch gegen ein schönes Steak, ein zartes Tafelfleisch ab und zu sagt auch der Arzt nichts. Wählen Sie fettarme Stücke: Filet, Hals und Keule. Auch zarte Schnitzel vom Kalb (aus der Oberschale geschnitten) sind mager.

ROGGENBROT Sauerteig-Roggenbrot ist ein Schlankbrot, weil es einen niedrigen GLYX hat. Roggenbrot heißen Brote, die aus über 50 Prozent Roggen bestehen. Sie sind meist aromatischer und bekömmlicher als andere Brote, weil sie fast immer mithilfe von Natursauerteig hergestellt werden. Zudem verzichtet der Bäcker dabei auf Backhilfsmittel wie Enzyme, Trennmittel und so weiter. Beispiele: Korbbrot, Frankenlaib, Paderborner Brot, Berliner Landbrot, Schlüterbrot, Pumpernickel.

ROSENKOHL Wertvoll wie seine Kohlgeschwister. Liefert besonders viel Vitamin C und Ballaststoffe. Die Röschen machen nicht nur satt, sondern auch gertenschlank.

ROSINEN Gut zum Süßen. Rosinen-eigener Fruchtzucker macht Müsli oder Quarkspeisen süß. Aber nicht zu viel verwenden, denn der Rosinen-GLYX ist hoch (65).

ROTE BETE Lieber in der Abnehmphase nur kleine Portionen genießen. Denn der mittlere GLYX macht, dass Insulin das Fett in den Zellen einsperrt. Weil die Rübe aber ein Mineralstoffpaket ist, wird ihr eine blutreinigende Wirkung zugesprochen. Folsäure macht gute Laune.

ROTKOHL Mit violetten Anthozyanen und mit Ballaststoffen schützt uns der Rotkohl vor Übergewicht, Krebs, vorzeitigem Altern und gibt unserem Immunsystem Power.

ROTWEIN Resveratrol heißt der Zauberstoff, der die Gefäße von Weintrinkern jung hält. Deshalb dürfen Sie auch während der Diät ein Glas Wein pro Tag genießen – aber bitte nur trockene Sorten wählen. → Weißwein

SALZ Verwenden Sie Meer- oder Kristallsalz, weil diese über 80 Mineralien enthalten. Auch Jod – damit Ihr Stoffwechselmotor, die Schilddrüse, gute Arbeit leisten kann und Fette schnell verbrannt werden.

SAMEN → Kürbiskerne, Leinsamen, Sesam und Sonnenblumenkerne.

SANDDORN Führt die Hitliste der Vitamin-C-Lieferanten an: Sie enthält bis zu 20-mal mehr als Zitronen. Die Schlankmedizin gibt's im Reformhaus als Sanddornmark oder Sanddornsaft.

SAUERKRAUT Das Vitamin C aus Sauerkraut schützte ehemals Seefahrer vor Skorbut. Heute hält das mild-sauer-vergorene Gemüse Hüften schlank, das Herz jung und bringt gute Laune in kalte Wintertage. Am meisten Vitamin C liefert »offenes« Kraut.

SCHMALZ Ob von Schwein, Rind oder Gans – es ist randvoll mit gesättigten Fettsäuren, die darauf brennen, sich in Ihren Fettdepots niederzulassen. Darauf können Sie gut verzichten.

SCHWEINEFLEISCH Mastmethoden, gestresste Tiere, Schweinepest können einem wirklich den Appetit verderben. Arachidonsäure aus Schweinefleisch lockt die schlechten Eicosanoide. Die setzen den gesamten Organismus auf Alarmstufe: Der Blutdruck steigt, Insulin sperrt Fett auf den Hüften ein. Ganz tabu: Innereien. Schweinefilet oder Schinken sind mager und dürfen auf dem Teller liegen – aber nur als Ausnahme, nicht als Regel.

SELLERIE Ein beliebter Gast in der Schlankküche. Egal, ob Knolle oder Stange, die Wirkstoffe (Bitterstoffe, Hormone, ätherische Öle) regen Verdauung und Stoffwechsel an und treiben überschüssiges Wasser aus dem Körper.

SENF Sorgt für eine unbeschwerte Grillparty: Senfeigene Stoffe neutralisieren die krebserregenden Benzpyrene, die beim Fleischgrillen entstehen. Nehmen Sie ruhig zwei Teelöffel auf Ihr Putensteak. Die süße, bayerische Variante nur sparsam verwenden. Sie enthält mehr Zucker als Senfsaaten.

SESAM Suleikas Schlankgeheimnis: viel Eiweiß, Eisen, Zink. Reichlich auf den Salat und ins Müsli streuen.

SOFTDRINKS Cola, Limo & Co: purer Flüssigzucker mit künstlichen Farb- und Aromastoffen. Ein Drink pro Tag erhöht das Diabetesrisiko um 80 Prozent. Die zuckersüßen Kalorienbomben locken Insulin und sorgen so den ganzen Tag für Heißhunger auf Süßes. GLYX 75. Der hohe Zuckeranteil von zwölf Prozent verlangsamt zudem die Flüssigkeitsaufnahme ins Blut.

SOJABOHNEN Der Schatz der Asiaten liefert Unmengen vom Fatburner Eiweiß und Enzyme für das Immunsystem. Phytoöstrogene beugen Brustkrebs vor – und halten schlank. Saponine hemmen Eiweiß abbauende Enzyme, senken den Cholesterinspiegel. Cholin transportiert Stresshormone zu den Fettzellen, sorgt für schnellere Fettverbrennung. Der GLYX liegt gerade mal bei 15. Setzen Sie mehr Soja auf den Speiseplan in Form von Sojasoße, Sojaöl, Sojamehl, Tofu, Tempeh, Miso, Fleischersatz (→ Buch Seite 96).

SOJAMILCH Ein Glas schützt vor Krebs und Osteoporose. Wer keine Kuhmilch verträgt, hat in Sojamilch einen idealen Ersatz. Aber Achtung: Wer unter einem hormonabhängigen Krebs (Brust, Prostata) leidet, muss mit Soja vorsichtig sein (→ Buch Seite 96).

SONNENBLUMENKERNE Löffelweise über das Müsli oder den Salat streuen. Phytosterine aus den Kernen greifen bei hohen Blutfettwerten ein, blockieren die Cholesterinaufnahme vom Darm in die Blutbahnen, und der Cholesterinspiegel sinkt. Zudem bieten sie mit Vitamin E und Folsäure Zellschutz.

SONNENBLUMENÖL Liefert viel Linolsäure (64 Prozent), aber auch etwas Ölsäure (24 Prozent). Verwenden Sie es sparsam, denn zu viel davon lockt schlechte Eicos. Und wenn, dann kaltgepresstes Öl nehmen. Das »High oleic«-Sonnenblumenöl enthält durch Züchtung mehr Ölsäure und darf ohne Bedenken stark erhitzt werden. Auf raffiniertes Sonnenblumenöl bitte ganz verzichten.

SOSSEN Mit Vorsicht zu genießen. Fertigsoßen strotzen meist nur so vor Stärke, die die Zutaten binden soll. Geschmacklich abgerundet wird das Ganze mit künstlichen Aromen, gesättigten Fetten, Zucker … Auch selbst gemachte Soßen sind nicht immer Gold für die Hüften: Statt einer Béchamelsoße oder Sauce hollandaise lieber eine leichte Sahnesoße oder einfach erwärmtes Olivenöl verwenden. Auch gut: Tomatensoße oder Soße aus püriertem Gemüse. GLYX-Soßen finden Sie ab Seite 204.

SPARGEL Ihn liebten schon die alten Griechen und Römer. Heute weiß man: Spargel ist nicht nur eine Delikatesse, sondern auch ein Gesundgemüse. Asparagin und Mineralien entwässern das Gewebe. Und: Spargel liefert nur 18 Kalorien pro 100 Gramm.

SPIRULINA Die Mikroalge mit Makrowirkung besteht zu 60 bis 70 Prozent aus hochwertigstem Eiweiß – Baustoff für die fettverbrennenden Muskeln. Natürlicher Appetitzügler: Essenzielle Aminosäuren aus der Meerestiefe signalisieren dem Gehirn »satt«. Zusätzlich: Vitamin B12, Beta-Carotin und Vitamin E für gesunde Zellen. Gibt's auch als Kapseln in der Apotheke.

SPORTGETRÄNK/ISODRINKS Die kann man sich sparen. Isotonische Getränke lassen den Insulinspiegel im Blut ansteigen. GLYX: 78. Schlaue Sportler mischen Apfelsaft mit der doppelten Menge Wasser.

SPROSSEN & KEIME Enzyme aus Getreidekörnern vermehren bei der Keimung die enthaltenen Vitalstoffe: 20 Prozent mehr Eiweiß, die doppelte Menge an Vitamin C. Zudem sinkt der Stärkegehalt, was dem Blutzuckerspiegel guttut und Sie schlank macht. So oft wie möglich verwenden, aber auf frische Ware achten, denn Mikroben mögen Sprossen auch. Warum nicht selbst ziehen?

SURIMI Krebsfleischimitat und Abfallprodukt. Finger weg: Die rot-orange-weiße Fischmasse in Pressform wird aus Fischfleisch des Alaska-Pollucks gewonnen. Der pürierte Fisch wird mit Polyphosphat und Sorbitol vermengt und in Klötzchen tiefgefroren. Gewürze, Stärke und Geschmacksstoffe »verfeinern« das zweifelhafte Endprodukt.

SÜSSKARTOFFEL Alternative zur Kartoffel. Sie hat einen GLYX von 51. Was die Vitalstoffe angeht, hat die süße Variante genauso viel zu bieten wie die herkömmliche Kartoffel.

SÜSSSTOFF Macht nicht schlank. Süßstoffe sind zwar kalorienarm, aber der Süßgeschmack trimmt den Körper über Botenstoffe im Gehirn auf »gib mir mehr« – und macht den Ausstieg aus der Süßsucht unmöglich.

TEE, SCHWARZER Nichts enthält mehr vom Fatburner Chrom als schwarzer Tee. Außer die → Pekannuss. Knabbern Sie eine zur gemütlichen Tasse – und das Spurenelement sorgt dafür, dass die Pfunde schmelzen. Tee-Saponine und Koffein helfen dabei. Sie machen die Tea-Time zur »Lean«-Time. → Grüner Tee, Mate-, Oolong- und Pu-Erh-Tee.

TIEFKÜHLGEMÜSE UND -OBST Keine Angst vor der Tiefkühlfee: Die behandelt Gemüse und Obst sanft. Tiefgefrorenes, wenig verarbeitetes Gemüse enthält noch viele Vitalstoffe und ist eine gute Alternative, wenn es schnell gehen muss. Besser als frisches Obst oder Gemüse, das lange herumliegt.

TINTENFISCH Ein idealer Eiweißlieferant. Enthält reichlich Rohstoffe für Muskulatur, Hormone und Enzyme – liefert dafür kaum Fett. Man unterscheidet Sepia, Kalmar und Oktopus.

TOFU Eiweißreich, fettarm und reich an Pflanzenstoffen, lässt Tofu Fettpolster verschwinden und wehrt Krebszellen ab. So oft es geht in die GLYX-Diät integrieren.

TOMATEN Schlankfrüchtchen aus der mediterranen Küche. Ihr GLYX ist niedrig. Der rote Pflanzenfarbstoff Lycopin beugt Krebs vor. Laut aktuellen Studien sind Cocktailtomaten besonders lycopinreich. Tomaten liefern zudem die Stimmungsmacher Tyrosin und Folsäure. Aromareiche Freilandtomaten bevorzugen.

TOPINAMBUR Kennen Sie nicht? Dann sollten Sie gleich ein paar Knollen beim Gemüsemann holen. Topinambur liefert das Kohlenhydrat Inulin, das den Blutzucker senkt und beim Abnehmen hilft. Im Herbst statt Kartoffeln servieren, zubereitet werden sie genauso.

VANILLE Egal, ob als Duftöl oder als Gewürz: Vanille lockt die Libido und vertreibt die Lust auf Schokolade. Aber nicht als künstlicher Vanillinzucker.

VOLLKORNSCHROTBROT In jeder Scheibe steckt der Powerstoff Chrom, der die Fettverbrennung in den Muskeln anfacht. Außerdem regt das Spurenelement die Produktion des Wohlfühlhormons Serotonin an. Dann kommt die Schokolust erst gar nicht auf.

WALNUSS Drei Walnüsse täglich knabbern! Die Nuss schützt mit ihren gesunden Fettsäuren vor einem Herzinfarkt. Vitamin E und Phenolsäuren machen freie Radikale unschädlich.

WEISSWEIN Darf auf dem Fatburner-Speiseplan stehen. Weißwein putzt fast so gut wie Rotwein die Blutgefäße durch, erhöht das gesunde HDL-Cholesterin im Blut und killt Bakterien. Seine Wunderstoffe heißen Katechine und Hydroxyzimtsäuren. Trockener Weißwein enthält weniger Kalorien als Rotwein. Allerdings enthält er nicht so viele wertvolle Polyphenole wie → Rotwein.

WEIZENBROT Passt nicht in die Fatburner-Diät. Alle Weizenbrote haben einen hohen GLYX. Zudem werden Weizenbroten Backmittel zugesetzt, die dem Bäcker das Backen erleichtern, von denen der Verbraucher aber nichts weiß (es besteht keine Kennzeichnungspflicht). Also: auf Brötchen, Weißbrote, Knäckebrote mit hohem Weizenanteil, Toastbrot, Kasseler Brot oder Schwäbisches Bauernbrot während der Diätwochen verzichten.

WEIZENKEIME Die Rekordhalter im Vitalstoff-Wettbewerb. Sie liefern Vitamin E, B-Vitamine, auch Folsäure. Mangan stärkt Abwehrkräfte und Potenz. Selen schützt die Zellen vor schnellem Altern und vor Krebs. Die Keime über Salate, Gemüse und Müsli streuen.

WILDFLEISCH Enthält viel weniger ungesundes Fett, etwa gesättigte Arachidonsäure, als anderes Fleisch, dafür mehr von den schlank machenden

Omega-3-Fettsäuren (Hirsch: 60 bis 70 Prozent ungesättigte Fettsäuren). Auch bei Hase und Kaninchen dürfen Sie gerne zugreifen.

WURSTWAREN Nirgendwo sonst gibt es so viele Wurstsorten wie bei deutschen Metzgern – nämlich satte 1500 Sorten. In der Wurst darf zwar nichts anderes stecken als Fleisch und Gewürze, trotzdem liefert die Wurst auf dem Brot viele gesättigte, ungesunde Fette. Weniger dick tragen Geflügelwurst und Sülzen auf, Corned Beef, Bündner Fleisch und Schinken (roh oder gekocht). Mittelgewichte: Bierschinken, Blutwurst, Gelbwurst, Mortadella, Schinkenwurst, Wiener Würstchen (enthalten weniger als 35 Prozent Fett). Der Fettgehalt von Streichwurstsorten und Salami schwankt zwischen 35 und 65 Prozent Fett – also lieber in winzigen Portionen genießen und das am besten auf Vollkornbrot.

ZIMT Heizt dem Stoffwechsel ein und vertreibt Lust auf Süßes. Zimt beugt außerdem nachweislich zu hohem Insulinspiegel, Übergewicht und Diabetes vor.

ZITRUSFRÜCHTE Die Super-Fatburner unter den Früchten. Grund: Sie liefern nicht nur das Schlankvitamin C, sondern auch jede Menge Flavonoide. Diese Pflanzenstoffe verstärken die Wirkung des Vitamin C um das 20-fache. Die Kombi sorgt dafür, dass Eisen (Sauerstofftransport) und Kalzium (Knochenstärker) besser aus dem Essen aufgenommen und verwertet werden, wappnet Ihr Immunsystem und heizt den Fettzellen ein. Auch kräftigt die Superkombi das Bindegewebe, strafft die Haut. Der Wirkstoff D-

Limonen ist ein natürlicher Appetitzügler, der vor allem in Zitronenschale und frisch gepresstem Orangensaft steckt. Orangen haben zwar einen niedrigen GLYX von 44. Doch den Saft sollte man nicht literweise trinken. Tipp: Wasser oder Buttermilch mindert den GLYX im Saft.

ZITRONENGRAS Ersetzt die Abnehmpille: Das asiatische Gewürz regt den Stoffwechsel an. Der Aromastoff Limonen macht schlank.

ZUCCHINI Geizt mit Kalorien, prasst mit Vitaminen und Mineralstoffen. Das mediterrane Gemüse darf also oft und viel gegessen werden. Vitamin C, Kalium, Magnesium und Eisen aus der Zucchini lassen die Speckringe schmelzen.

ZUCKER Weißer, kristalliner Haushaltszucker sollte wie ein Gewürz verwendet werden, zum Verfeinern oder Konservieren von Speisen. Sein dunkler Bruder, der Rohzucker, liefert neben Saccharose einige Mineralstoffe und schmeckt karamellartig. Noch würziger und mineralstoffreicher ist Vollrohrzucker (Ursüße). Super zu Tee oder zu Gewürzkuchen. Beim Abnehmen gilt aber: so wenig wie möglich, denn alle Zuckersorten haben einen hohen GLYX von 70.

ZWIEBELN Schicht für Schicht ein Fatburner. Allicin und schwefelhaltige Säuren beschleunigen den Blutfluss und damit die Nährstoffversorgung der Zellen. Schon nach einer Stunde erhöhen sich Zellatmung und Fettverbrennung. Ein niedriger GLYX und insulinähnliche Hormone (Glukokinine) aus der Zwiebel senken einen hohen Blutzuckerspiegel. Aspirinähnliche Wirkstoffe halten das Blut flüssig, senken den Blutdruck und schützen das Herz.

DIE EIWEISS-TABELLE

Sie finden hier jeweils eine Portionsgröße mit ihrem Eiweißgehalt in Gramm.

Gemüse & Obst

Artischocke (150 g)	4
Avocado (200 g)	4
Brokkoli (150 g)	5
Grünkohl (150 g)	6
Rosenkohl (150 g)	7
Sonstiges Gemüse und Obst pro Portion	1 – 2

Pilze

Austernpilze* (200 g)	5
Champignons* (200 g)	5
Morcheln, getrocknet (2 EL , 10 g)	1
Pfifferlinge* (100 g)	2
Shiitake* (100 g)	2
Steinpilze* (100 g)	4

geputzt

Hülsenfrüchte & Sprossen

Alfalfasprossen (30 g)	1
Bambussprossen (Dose; 75 g)	2
Bohnen, grün, gegart (125 g)	3
Bohnen, weiß (125 g)	11
Erbsen (TK), grün, gegart (125 g)	7
Kichererbsen, getrocknet (40 g)	9
Kidney-Bohnen (Dose, 125 g)	7
Linsen, getrocknet (40 g)	11
Mungobohnensprossen (30 g)	1
Sojabohnen, getrocknet (40 g)	15
Zuckerschoten (125 g)	5

Kartoffeln

Kartoffelkloß, roh, selbst gemacht (100 g)	2
Teller Kartoffelpüree, selbst gemacht (200 g)	5
Pell-/Salzkartoffeln (80 g)	2
2 Pellkartoffeln mit 100 g Kräuterquark (180 g)	11

Sojaprodukte

Misopaste (1 TL, 10 g)	1
Sojadrink, natur (200 ml)	7
Sojajoghurt, natur (125 g)	6
Sojamehl, vollfett (1 EL, 15 g)	6
Sojaschnetzel (15 g)	7
Sojasoße (1 TL, 5 g)	1
Tempeh (100 g)	20
Tofu, natur (100 g)	15
Tofu-Würstchen (125 g)	17

Nüsse & Samen

Cashewnüsse (25 g)	1
Erdnüsse (25 g)	3
Haselnüsse (25 g)	3
Kürbiskerne (15 g)	4
Leinsamen (15 g)	4
Mandeln (25 g)	5
Pinienkerne (15 g)	4
Sonnenblumenkerne, geschält (15 g)	3
Walnüsse (25 g)	4

Eier

Ei, gekocht (60 g)	8
Eigelb oder Eiweiß (22/38 g)	4
2 Rühreier mit Schinken und Käse (185 g)	26

Milch und Milchprodukte

Buttermilch (200 ml)	7
Dickmilch (3,5 %; 200 g)	7
Joghurt (3,5 %; 150 g)	5
Kefir (3,5 %; 200 ml)	7
Frischmilch (3,5 %; 200 ml)	7
Molke (200 ml)	2
saure Sahne (10 %; 1 EL/15 g)	1

Käse & Quark

Appenzeller (30 g)	8
Bergkäse (30 g)	9
Brie (30 g)	6
Butterkäse (30 %; 30 g)	8
Cambozola (30 g)	4
Camembert (45 %; 30 g)	6
Edamer (30 %; 30 g)	8
Emmentaler (45 %; 30 g)	9
Feta (45 %; 30 g)	5
Frischkäsezubereitung (21 %; 1 EL/15 g)	2
Gorgonzola (30 g)	6
Gouda (40 %; 30 g)	7
Gryerzer (50 %; 30 g)	9
Korbkäse, Handkäse (30 g)	9

Körniger Frischkäse (30 g)	4
Mascarpone (30 g)	1
Mozzarella (60 g)	11
Parmesan (10 g)	4
Quark, mager (125 g)	17
Ricotta (20 %; 30 g)	3
Tilsiter (30 %; 30 g)	9
Ziegenweichkäse (45 %; 30 g)	6

Fisch

Aalfilet, geräuchert (100 g)	16
Bismarckheringe (Dose; 125 g)	17
Brasse (Dorade; 350 g/200 g*)	32
Forelle (350 g/180 g*)	43
Forellenfilet geräuchert (75 g)	16
Heringsfilets (150 g)	31
Kabeljaufilet (150 g)	31
Lachssteak (200 g/150 g*)	30
Lachs, geräuchert (75 g)	21
Makrelenfilet, geräuchert, mit Haut (120 g/100 g*)	20
Matjesfilets (Dose; 150 g)	27
Rotbarschfilet (150 g)	32
Russischer Kaviar (1 TL/5 g)	1
Seelachsfilet (150 g)	32
Seeteufel (180 g/150 g*)	25
Thunfisch (120 g)	24
Thunfisch naturell (Dose, 60 g)	12
Tintenfisch (150 g)	28
Zanderfilet (200 g)	45

Muscheln & Krustentiere

Garnelen (100 g*)	20
Hummer (100 g*)	19
Krabben, Nordsee (50 g*)	9
Krebse (Edel-, Fluss-; 100 g*)	19
Meeresfrüchtecocktail (150 g)	15
Miesmuscheln (750 g/225 g*)	23

Fleisch

Frikadellen (150 g)	31
Kalbsmedaillons (180 g)	36
Kalbsschnitzel (150 g)	31
Lammfilets (180 g)	37
Lammkotletts (180 g)	27
Rinderfilet-Tournedo (120 g)	25
Rindergulasch (Hals; Kamm; 200 g)	38
Rinderhackfleisch (150 g)	29
Roastbeef (180 g)	41
Schweinebauch (180 g)	32
Schweinemedaillons (150 g)	33
Schweinehackfleisch (150 g)	27
Schweinehaxe (180 g)	37
Schweinekotelett (240 g/200 g*)	43
Schweineschnitzel (180 g)	40

Geflügel & Wild

Ente (550 g/200 g*)	53
Fasan (450 g/200 g*)	44
Gans (630 g/200 g*)	47
Hasenkeule (350 g/220 g*)	66

Hirschmedaillons (150 g)	31
Huhn (600 g/300 g*)	60
Hühnerbrustfilet ohne Haut (150 g)	35
Kaninchenkeule (250 g/ 200 g*)	42
Putenschnitzel (150 g)	36
Rehrücken (150 g)	34
Wildschweinmedaillons (160 g)	31

Wurst

Bierschinken (30 g)	6
Bündner Fleisch (30 g)	11
Geflügelwurst, mager (30 g)	6
Kochschinken (30 g)	7
Lachsschinken (30 g)	10
Mortadella, fettarm (30 g)	5
Rindfleischsülze (30 g)	8
Schinken, roh, mit Fettrand (30 g)	10
Truthahnfleischpastete, mager (30 g)	5

Müsli, Flocken & Co.

Frischkornbrei (30 g Getreide- schrot und 120 ml Vollmilch; 150 g)	7
Früchtemüsli ohne Zucker (30 g)	3
Müsli ohne Zucker mit Nüssen (30 g)	4
Haferflocken (30 g)	4

* verzehrbarer Anteil

Haferkleie mit Keim (20 g)	4
Roggenflocken (30 g)	3
Weizenkeime (10 g)	3
Weizenkleie (10 g)	2

Getreide & Mehl

Amaranth (15 g)	2
Bulgur (40 g)	5
Couscous (10 g)	1
Dinkelvollkornmehl (15 g)	1
Quinoa (15 g)	2
Roggenvollkornmehl (15 g)	2
Seitan (100 g)	31
Weizenvollkornmehl (15 g)	2

Brot & Brötchen

GLYX-Brot (40 g)	3
Mehrkornbrötchen (60 g)	4
Pumpernickel (40 g)	3
Roggen-Sauerteigbrot, Vollkorn (40 g)	3
Vollkornbrot mit Nüssen/ Samen (40 g)	3
Weizenschrotbrötchen (45 g)	3

Nudeln

Buchweizennudeln, roh (40 g)	10
Dinkelnudeln, roh (40 g)	13
Glasnudeln aus Mungo- bohnen (40 g)	0
Hartweizennudeln, roh (40 g)	8
Sojateigwaren, roh (40 g)	7
Vollkornnudeln, roh (40 g)	7

Reis

Naturreis, parboiled, roh (40 g)	4
Reis, parboiled, roh (40 g)	4
Wildreis, roh (40 g)	5

Süßes

Apfelstrudel (150 g)	4
Bratapfel mit Nussfüllung, Honig (180 g)	6
Dinkelvollkornkekse (30 g)	3
Fruchteis ohne Zucker (1 große Kugel, 75 g)	3
Gummibärchen (6 Stück/14 g)	0
Käsekuchen (150 g)	13
Bitterschokolade (mind. 70 % Kakao; 20 g)	2
Erdnussmus (15 g)	4

Knabbereien

Kartoffelchips (50 g)	3
Popcorn, salzig (40 g)	4
Reiswaffeln mit Salz (20 g)	2
Salzstangen (30 g)	3

Getränke

Haferdrink (200 ml)	2
Kakaotrunk (Magermilch, ungezuckert; 200 ml)	7
Sauerkrautsaft (200 ml)	2
Tomatensaft (200 ml)	2

DIE HÄUFIGSTEN GLYX-FRAGEN

ABENDESSEN, SPÄTES Ich komme berufsbedingt immer erst sehr spät nach Hause und schaffe es nicht, vor 21 Uhr zu essen. Ist das erlaubt?

Das Schöne am Glyxen ist, dass nichts verboten ist. Es gibt auch keine festen Zeiten, zu denen Sie essen müssen oder nach denen man nichts mehr essen darf. Hören Sie einfach auf Ihren Bauch. Wenn er »Hunger« meldet, dann essen Sie. Ob das um 16, 19 oder 21 Uhr ist, bleibt Ihnen überlassen. Bauen Sie GLYX in Ihren Alltag ein, und stricken Sie den Alltag nicht um Ihre Diät herum. Das nervt – und die Motivation bleibt auf der Strecke.

ABENDS KOHLENHYDRATFREI Warum soll man nur drei- bis viermal die Woche abends Kohlenhydrate weglassen?

Der Gaumen braucht Abwechslung. Die Seele braucht Abwechslung. Der Körper braucht Abwechslung. Bekommt er immer das Gleiche, gewöhnt er sich daran – das vermindert den Effekt, dass einen das Wachstumshormon schlank im Schlaf macht, wenn man dem Körper eine insulinfreie Nacht beschert.

ABENDS OBST Stimmt es eigentlich, dass man nach 17 Uhr kein rohes Obst und Gemüse mehr essen soll?

Das kann man nicht pauschalisieren. Jeder reagiert anders. In südlichen Ländern fragt man sich nicht, ob das Essen abends schwer im Magen liegt, dort isst man oft erst um 22 Uhr. Man kann deshalb auch nicht behaupten, dass niemand nach 17 Uhr rohes Obst oder Gemüse essen darf. Wer Probleme damit hat, wer das nicht verträgt, der sollte darauf verzichten. Wichtig ist auch, wie lange man nach dem Abendessen noch wach ist. Wenn man abends um 19 Uhr Obst oder einen Salat isst und zwischen 22 und 23 Uhr ins Bett geht, ist das längst verdaut. Allerdings: Wer abends kohlenhydratfrei essen will, sollte dann auch kein Obst naschen.

ALLERGIE Was mache ich, wenn ich gegen Zitrusfrüchte/Nüsse/Milch allergisch bin. Kann ich dann überhaupt glyxen?

Natürlich. Lassen Sie das Lebensmittel weg – und suchen Sie eine grüne Alternative aus dem GLYX-Kompass, oder fragen Sie danach im Forum (www.die-glyx-diät.de). Wenn Sie das Lebensmittel, auf das Sie allergisch sind, etwa ein Jahr lang meiden, dann verschwindet die Allergie meistens.

ALTLASTEN Kann man auch abnehmen, wenn man schon als Kind pummelig war?

Ja. Im Forum tummeln sich viele, die abgenommen haben, obwohl sie ihre Kilos schon lange mit sich tragen und schon viele Diäten probiert haben. Allerdings sollten Sie sich viel Zeit lassen – und realistisch bleiben, zu Ihren natürlichen Rundungen stehen.

DIABETES Kann ich mich auch als Diabetiker nach dem GLYX-Prinzip ernähren. Worauf muss ich achten?

Die GLYX-Empfehlungen weichen im Grunde nicht sehr von denen der Diabetes-Ernährungsberatung ab. Traurig ist nur, dass viele Diätberater/innen den GLYX nicht in ihre Empfehlungen einbeziehen. Damit könnten sie nämlich das Leben des Diabetikers auch etwas lockerer gestalten. In der Beratung ist leider oft schon vieles veraltet. Es gibt zahlreiche Diabetiker, die sich nach den GLYX-Regeln ernähren und die ihren Blutzucker gut im Griff haben.

EINLADUNG Im Alltag funktioniert das Glyxen wunderbar. Doch, wenn ich am Wochenende bei Freunden eingeladen bin, weiß ich nicht, wie ich mich verhalten soll. Ich hab schon überlegt, ob ich eine Allergie vortäusche …

Ich würde schlicht und ergreifend bei der Wahrheit bleiben und sagen, dass ich eine Ernährungsumstellung mache. Und wenn dann jemand interessiert nachfragt, kann man ihm die Philosophie, die dahintersteckt, ja erklären. Wer eingeweiht ist, wird das nächste Mal vielleicht

eher an Sie denken und das Büfett mit ein paar glyxlicheren Dingen aufstocken. Wenn etwas Unglyxliches dabei ist, das Sie verführerisch anlacht, dann ist das auch mal eine Sünde wert.

EIWEISSPULVER Muss ich ein Eiweißpulver nehmen?

Nein. Müssen tut sowieso keiner. Die Natur liefert genug Eiweiß. Ist man allerdings arg übergewichtig, wiegt mehr als 100 Kilo, dann kann es schwierig sein, den Bedarf von 1,5 Gramm pro Kilogramm Körpergewicht zu decken. Wenn Sie keine Zeit haben, sich etwas mit Eiweiß zuzubereiten, ist ein Shake oder ein Löffel im Joghurt eine praktische Lösung.

EIWEISSPULVERQUALITÄT Woran kann ich ein gutes Eiweißpulver erkennen?

Am Preis. An der biologischen Wertigkeit (über 100). Kaum Kohlenhydrate (unter 10 Prozent), dafür Ballaststoffe, kein Süßstoff, keine Aromastoffe. Und am Proteinlieferanten: Gut ist eine Mischung aus Hülsenfrucht (Soja oder Erbse) plus Milch oder Hühnerei. Nun gibt es viele, viele Eiweißpulver auf dem Markt – und die sind oft Müll. Dann könnte man gleich mit Süßstoff gesüßte Marshmellows essen. Aber wenn man von einem Pulver nur einen Löffel braucht und vom anderen fünf, dann versteht sich auch der Preis von 10 oder 50 Euro.

ENTGIFTUNGSSYMPTOME Seit zwei Wochen glyxe ich. Allerdings habe ich seitdem Mundgeruch und sehr unreine Haut. Sind das Entgiftungssymptome? Verschwindet das wieder?

Mundgeruch und unreine Haut sind Reaktionen eines entgiftenden Körpers. Das geht auch wieder vorüber. Wenn es schnell gehen soll, planen

Sie ein Entgiftungswochenende ein: Nehmen Sie ein Salzbad, und massieren Sie Ihren ganzen Körper mit gereiftem Sesamöl. Spülen Sie außerdem Ihre Mundschleimhaut täglich nach einem alten ayurvedischen Rezept mit gereiftem Sesamöl (Ölziehen). All das hilft, die Gifte aus dem Körper auszuleiten.

Ölziehen: Morgens noch vor dem Zähneputzen einen großen Teelöffel Öl in den Mund nehmen und 5 bis 10 Minuten im Mund hin und her bewegen. Durch die Zähne ziehen, kauen – so lange, bis das Öl weißlich ist. Ausspucken. Danach den Mund gut ausspülen und gründlich die Zähne putzen.

So stellt man gereiftes Sesamöl her: Sesamöl in einen Topf gießen und sofort ein paar Tropfen Wasser dazugeben (später spritzt es heiß!). Erhitzen, bis die Wassertropfen platzen, dann hat das Öl 100 °C. Abkühlen lassen, dann wieder in die Flasche zurückfüllen. Die Haut kann das Sesamöl nach dem Reifen besser aufnehmen und fettlösliche Giftstoffe aus dem Körper lösen.

FINANZEN Ich habe gerade erst mit dem Glyxen begonnen und finde, dass es ganz schön ins Geld geht, bis man seine Ausstattung zusammenhat. Muss ich jetzt immer so viel Geld für die Lebensmittel ausgeben?

Keine Angst. Am Anfang stehen zwar etwas höhere Ausgaben, bis man sich seinen Grundvorrat angelegt hat. Gute Öle sind relativ teuer, dafür hat man von einer Flasche ja relativ lange etwas. Sie müssen auch nicht alles im Bioladen oder Reformhaus einkaufen. In vielen Supermärkten und Drogerien gibt es inzwischen sehr gut sortierte und preiswerte Bio-Ecken. Und: Man isst ja nicht mehr die Masse wie vorher, weil man nicht mehr so viel Hunger hat.

FISCHKASPAR Was mache ich, um ausreichend Omega-3-Fettsäuren aufzunehmen, wenn ich weder Fisch noch Nahrungsergänzungsmittel mag?

Wenn Sie keinen Fisch mögen, können Sie ihn durch Geflügel, Wild und mageres Fleisch ersetzen. Wenn Sie Bio wählen, stecken auch Omega-3-Fettsäuren drin. Leinöl, Biokäse, Nüsse, Nussöle und Hanföl sind ebenfalls gute Omega-3-Quellen. Auch Rapsöl enthält ein kleines Quantum Omega-3-Fettsäuren.

GEWICHTSSTILLSTAND In den letzten sechs Monaten habe ich dank GLYX und viel Sport 20 Kilo abgenommen – 15 fehlen noch. Im Moment geht nichts mehr weiter. Was kann ich tun?

1. Keine Sorgen machen. Die Waage verbannen. Maßband benutzen. Die Pfunde werden schon wieder purzeln. Der Körper muss sich erst an das neue Gewicht gewöhnen, außerdem baut man sportelnd Muskelmasse auf. Muskeln wiegen mehr – und haben ein um elf Prozent geringeres Volumen. Das heißt: Die Waage steht still, der Hosenbund wird weiter. Und nichts ist besser als das! Der Grundumsatz steigt nämlich, weil jedes Gramm Muskeln mehr auch mehr Fett verbrennt.

2. Entgiften. Manchmal drosselt der Körper den Fettabbau, weil er seine Entgiftungsorgane, Leber und Niere schonen muss. Ein Naturheilarzt hilft hier weiter.

Man hat immer mal wieder einen Stillstand, immer dann, wenn sich der Stoffwechsel anpassen muss. Das Schlimmste wäre Hungern, dann verlieren Sie Muskeln – und dann geht erst recht nichts mehr. Und setzen Sie sich kleine Ziele in Fünf-Kilo-Schritten. Das hilft vielen, ihr großes Ziel zu erreichen.

GL – GLYKÄMISCHE LAST Soll ich mich eher am glykämischen Index (GLYX) oder an der glykämischen Last (GL) orientieren?

Um die glykämische Last (GL) zu bestimmen, entwickelten Forscher eine Formel, die den Kohlenhydratgehalt eines Nahrungsmittels pro Portion mit seinem GLYX verknüpft. Im Grunde eine ziemlich clevere Idee.

Leider taugt sie nicht für die Einteilung in »gesunde« und »ungesunde« Lebensmittel. Denn durch die GL-Formel verwandeln sich beispielsweise GLYX-Fallen wie Weißbrot, Eis & Co. in kleinen Portionen zu Schlanklebensmitteln.

In wenigen Fällen macht die GL wirklich Sinn. Dann nämlich, wenn ein Lebensmittel trotz niedrigem GLYX zur Insulinfalle wird. Wenn man zu viel davon isst. Dazu gehören zum Beispiel Trauben oder Fruchtsäfte.

Darum fließt in all meinen Büchern die GL in die Gesamtbewertung des Lebensmittels ein – sodass man nicht zählen, sondern nur nach der Farbe gucken muss. Die Zählerei hat sich schon bei der Kalorie nicht bewährt. Und die GL funktioniert nur mit Wiegen und Zählen.

HAUPTMAHLZEIT Ist es in Ordnung, wenn ich mittags meine warme Hauptmahlzeit esse und abends einen kalten Snack?

Wer glyxt, soll seine Gewohnheiten nicht komplett umschmeißen. Es gibt Menschen, die mittags etwas Warmes im Bauch brauchen, andere genießen es, erst am Abend warm zu essen. Machen Sie das so, wie Sie es gerne haben und wie es in Ihren Tagesablauf passt. Es gibt keine Regeln, die zu jedem Menschen gleichermaßen passen. Das gilt übrigens auch für Sport. Bewegen Sie sich dann, wenn es Ihnen damit gutgeht, wann es in Ihr Leben passt.

KINDERERNÄHRUNG Können meine Kinder unbesorgt mitglyxen?

Auch Kinder fahren mit der GLYX-Philosophie gesünder, so eine Auswertung der DONALD-Studie. Das Ergebnis: Kinder, die ihre Ernährung GLYX-niedrig gestalten, ernähren sich tendenziell gesünder. Auch weil immer häufiger Allergien auftreten, ist das GLYX-Prinzip für Kinder ein Segen. Denn wer sich möglichst natürlich und vielseitig ernährt, mindert sein Risiko, eine Allergie zu entwickeln. Kinder, die nach der GLYX-Philosophie essen und trinken, bekommen zudem alle wichtigen Nähr- und Vitalstoffe, die sie zum Wachsen brauchen. Und es schmeckt ihnen.

KOCHEN ERHÖHT DEN GLYX Warum steigt der GLYX von Möhre, Kartoffel, Nudeln und Reis, wenn man sie kocht?

Wenn stärkehaltige Lebensmittel erhitzt werden, verändert sich die Struktur der enthaltenen Stärke. Sie gelatiniert durch die Aufnahme von Wasser und Wärme. Je mehr die Stärke aber gelatiniert, desto besser kann sie von den Verdauungsenzymen namens Alpha-Amylasen zerkleinert werden und desto schneller gelangt sie als Zuckermoleküle ins Blut. Deswegen steigt der GLYX an.

KOHLENHYDRAT-VERZICHT Ich würde am liebsten komplett auf Kohlenhydrate verzichten, um schneller abzunehmen beziehungsweise nicht wieder zuzunehmen. Ist das möglich?

Wenn Sie schlechte Laune und Konzentrationsschwäche in Kauf nehmen wollen. Kohlenhydrate an sich sind nicht böse. Im Gegenteil: Das Gehirn braucht sie, um arbeiten zu können. Bekommt es zu wenig, lässt auch die Konzentration nach. Es kommt eben darauf an, welche Kohlenhydrate man isst. Hält man sich an Vollkornprodukte und andere natürliche Kohlenhydrate (wie Honig oder Obst), dann tut man seinem Körper Gutes. GLYX-grün ist kein Problem. → Abends kohlenhydratfrei.

PORTIONSGRÖSSE Wenn Vollkornbrot und Bitterschokolade GLYX-grün sind, darf ich dann wirklich so viel davon essen, wie ich möchte?

Ja. Mit ein bisschen Menschenverstand gewürzt. Sie dürfen sich an »Grün« satt essen. Das heißt, auf den Körper hören: Wie viele Vollkornbrot braucht er, um satt zu sein? Wenn man außerdem die Regel einhält: als Beilage eine doppelte Portion Gemüse, und Eiweiß nicht vergessen – dann reichen dem einen ein Brot, dem anderen zwei, dem dritten drei. Auf den Körper hören heißt außerdem: Bewusst genießen, schmecken, nicht nebenher essen. Dann verschwindet in der Regel auch nicht die ganze Tafel Schokolade.

Grün heißt: Keine Angst haben. Grün ist immer die beste Alternative. Grün ist gesund. Und Grün macht schlank, während man isst.

PMS-SÜSSHUNGER An den Tagen vor den Tagen packt mich eine wahnsinnige Lust auf Süßes. Wie kann ich dem widerstehen? Gibt es glyxliche Alternativen?

Der Monat hat 30 Tage, und an diesen beiden Tagen darf man ruhig – ohne schlechtes Gewissen – etwas für die Seele tun. Ja, man muss sogar. Man kann alles, aber auch wirklich alles am nächsten Tag wieder ausgleichen. Zumindest, was das Essen betrifft. Wer auf dem GLYX-Weg seinen Süßhunger stillen möchte, greift zu Trockenfrüchten (warum nicht selbst gedörrt?) oder zu Bitterschokolade.

LEINÖL Ein gutes Leinöl ist leider nur wenige Wochen haltbar. Und ich schaffe es nicht, eine Flasche in dieser Zeit zu verbrauchen. Was tun?

Leinöl sollte kühl und dunkel stehen, aber nicht im Kühlschrank, sonst kann es auch bitter werden. Lagert man es zu warm und zu hell, verdirbt es ebenfalls schneller und bekommt einen bitteren Geschmack. Leinöl kann man aber wunderbar einfrieren und so die Haltbarkeit verlängern. Umfüllen in kleine Fläschchen, nach und nach aus dem Tiefkühler holen.

REZEPTE Muss ich mich unbedingt an die Rezepte im Buch halten? Oder kann ich selbst experimentieren und die Rezepte nach meinem Geschmack abwandeln?

Seien Sie ruhig kreativ. Die Rezepte in den Büchern sind für Menschen, die unbedingt eine Vorlage brauchen. Experimentieren ist in der GLYX-Philosophie mehr als erwünscht. Denn das zeigt, dass Sie es schaffen, Ihre Ernährung alleine umzustellen. Wunderbar.

SCHWANGERSCHAFT Kann ich auch in der Schwangerschaft weiterglyxen?

Früher galt in der Schwangerschaft die Regel: Essen für zwei. Die ist längst überholt. Viel wichtiger ist, dass Sie ausgewogen, vitamin- und vitalstoffreich essen. Dazu ist die GLYX-Ernährung ideal. Das Baby bekommt alles, was es für seine Entwicklung braucht. Lassen Sie einfach nur die Lebensmittel weg, die die Gefahr einer Infektion mit Toxoplasmen oder Listerien bergen, also Rohmilchkäse, rohes Fleisch und rohen Fisch. Das Ziel abzunehmen vergessen Sie natürlich. Essen Sie einfach gesund. Dann tun Sie was für zwei.

SCHWINDELGEFÜHL Ich mache gerade die Suppentage. Eigentlich fühle ich mich fit und gut dabei, doch manchmal überkommt mich ein Schwindelgefühl. Woran liegt das?

Ihr Körper ist vermutlich daran gewöhnt, ständig schnelle Energie aus einfachen Kohlenhydraten zu bekommen. Der Schwindel ist ein Symptom leichten Unterzuckers. Probieren Sie, ob ein Löffel Honig hilft. Sollte der Schwindel nicht verschwinden, dann brechen Sie die Suppentage ab, und steigen Sie direkt in die GLYX-Ernährung ein. Und lassen Sie beim Arzt Ihren Blutzuckerspiegel checken.

SOSSEN À LA GLYX Ich möchte trotz GLYX-Diät nicht auf sämige Soßen verzichten. Gibt es glyxliche Kochmethoden für sämige Soßen?

Für sämige Soßen gibt's verschiedene Möglichkeiten:

✖ GLYX-niedriges Gemüse wie Brokkoli, Blumenkohl, Fenchel, Kohlrabi, Lauch in wenig Gemüsebrühe bissfestweich dünsten. Fein pürieren, mit etwas Schmand oder saurer Sahne verfeinern.

✖ Flüssige Soßen, zum Beispiel Schmorsud, kann man gut mit Johannisbrotkernmehl (Biobin) aus dem Reformhaus binden. Sparsam und nach Angabe verwenden!

✖ Für eine GLYX-Mehlschwitze: Etwas Öl erhitzen, darin 2 EL feines Weizen- oder Dinkelvollkornmehl anschwitzen, mit Flüssigkeit (Gemüsebrühe und/oder Milch) aufgießen, 5 Minuten köcheln lassen, abschmecken. Schmeckt zu gedünstetem oder blanchiertem Gemüse.

✖ Außerdem eignen sich folgende Zutaten wunderbar zum glyxlichen Binden: Tomatenmark, fein geriebene Nüsse (etwa Cashewkerne oder Mandeln), Currypulver, edelsüßes Paprikapulver und ungesüßte Kokosmilch (Dose) geben Soßen Fülle.

STILLZEIT Auf was muss ich speziell beim Stillen achten?

Natürlich können Sie auch in der Stillzeit ganz normal weiterglyxen. Nicht mit dem Ziel abzunehmen, sondern gesund zu leben. Achten Sie nur darauf, dass Sie die Lebensmittel meiden, die dem Kleinen Blähungen bereiten – wie Kohl, Lauchgewächse (Lauch, Knoblauch, Zwiebeln), Spargel, Fruchtsäfte (Orangensaft, Apfelsaft), Hülsenfrüchte (Bohnen, Erbsen). Oder die es wund machen – wie zu viele Zitrusfrüchte.

SUPPENTAGE Muss ich wirklich zwei bis drei Tage lang Suppe essen, um in die GLYX-Ernährung einzusteigen?

Natürlich müssen Sie nicht mit den Suppentagen beginnen. Sie können auch direkt einsteigen. Viele nutzen die Suppentage, um aus der Süßhungerfalle herauszukommen. Nach zwei bis drei Suppentagen ist der Heißhunger auf Süßes so gut wie weg. Angenehmer Nebeneffekt: Die ersten ein bis drei Kilo purzeln auch gleich mit. Das motiviert. Ab und an ein Suppentag zwischendurch hilft dem Körper auch, immer wieder zu entgiften – und das Festtagskilo loszuwerden.

UNFRUCHTBARKEIT Stimmt es, dass Glyxen sogar den Babywunsch erfüllt?

Zu hohe Insulinspiegel sind auch ganz häufig der Grund, warum es mit dem Babywunsch nicht klappt. Sie gelten als eine Ursache für das PCO-Syndrom (hoher Androgenspiegel, Zysten in den Eierstöcken), das unfruchtbar macht. Im GLYX-Forum hat sich gezeigt: Nach einer Zeit lang Glyxen klappt es oft schließlich auch mit dem Babywunsch.

VEGETARIER Ist man als Vegetarier beim Glyxen ausreichend mit allen Nährstoffen versorgt?

Wie wird ein Elefant so groß? Er brät sich nicht jeden Tag ein Steak. Natürlich kann man auch als Vegetarier glyxen. Viele Rezepte lassen sich abwandeln. Tofu, Käse, Pilze, Hülsenfrüchte und Eier sind sehr gute Eiweißlieferanten. Gegrillter Schafkäse passt zum Beispiel wunderbar zu Ratatouille, Mozzarella peppt jeden Salat mit einer Extraportion Eiweiß auf. Pilze, Kichererbsen, Bohnen oder Linsen machen sich ebenfalls toll in Salaten, aber auch in Eintöpfen. Und Eier kann man in den verschiedensten Varianten zubereiten, vom Frühstücksei über Rührei (mit Pilzen) bis hin zur Tortilla. Sojaschnitzel kann man in jedem Rezept anstelle von Hackfleisch verwenden.

WUNSCHGEWICHT ERREICHT Kann ich auch weiterglyxen, wenn ich mein Wunschgewicht schon erreicht habe?

Wenn man die GLYX-Philosophie verinnerlicht hat, lernt man, auf seinen Körper zu hören. Der sagt einem, was er braucht. Und wenn man dann einfach weiterhin nach den Regeln der GLYX-Philosophie isst, auf seinen Körper hört, Sport treibt, nimmt man weder zu noch ab, sondern hält sein Gewicht. Die GLYX-Philosophie ist eben keine Diät, die man mal vier Wochen lang durchzieht, und nach der man dann so weitermacht wie zuvor. Sie ist eine Ernährungsumstellung, die man sein ganzes Leben lang leben kann.

ZEIT SPAREN Ich bin berufstätig und koche nicht besonders gerne. Gibt es Tipps, wie ich Zeit sparen kann?

Ab Seite 211 in diesem Buch sowie in den anderen GLYX-Büchern (Tipps auf Seite 218) finden Sie jede Menge Blitzrezepte, die sehr schnell gekocht sind. Nutzen Sie Tiefkühlgemüse (ohne Würzzutaten), das bereits gewaschen, geputzt und kleingeschnippelt ist – das spart jede Menge Zeit. Und wenn Sie mal richtig Ruhe zum Kochen haben, dann kochen Sie einfach mehr und frieren den Rest portionsweise ein. So ist für Zeiten, in denen es mal schnell gehen muss, immer etwas im Vorrat.

ZÖLIAKIE Ich leide an Zöliakie. Kann ich trotzdem glyxen?

Ja. Ersetzen Sie die Getreidesorten, die Sie nicht vertragen, durch die GLYX-niedrigen Alternativen wie → Amaranth, Buchweizen, Reis und Quinoa. Verschiedene Getreidehersteller haben sich darauf spezialisiert, glutenfreie Vollkornmehle herzustellen. Auch auf Pasta müssen Zöliakiekranke nicht verzichten. Essen Sie aber nur eine kleine Portion – mit viel Gemüse dazu plus Fisch oder Fleisch. Nudeln, die Sie gut vertragen sollten, sind Glasnudeln (aus Mungobohnen) und Buchweizennudeln. Werfen Sie aber immer vorsichtshalber noch einen Blick auf die Zutatenliste. Und achten Sie bei glutenfreien Broten darauf, dass sie frei von E-Nummern (Aroma, Konservierungs- und Süßstoffen) sind.

Im Fatburner-Drink können Sie die Haferkleie durch geschroteten Leinsamen ersetzen oder sie einfach weglassen. Ihre Ballaststoffration holen Sie sich einfach aus einer Extraportion Gemüse.

DIE GLYX-VORRATSLISTE

Zum Teil ist Kochen eine logistische Kunst. Planen entstresst. Einfach kopieren, eintragen, was im GLYX-Vorrat fehlt

Aus dem Gemüseladen

Fruchtgemüse

- ☐ Auberginen
- ☐ Avocados
- ☐ Chilischoten, rot
- ☐ Gurken
- ☐ Minigurken
- ☐ Paprikaschoten, rot und gelb
- ☐ Spitzpaprika
- ☐ Peperoni
- ☐ Tomaten
- ☐ Kirschtomaten
- ☐ Zucchini

Kohl-, Knollen-, Wurzel- und Zwiebelgemüse

- ☐ Brokkoli
- ☐ Kohlrabi
- ☐ Sauerkraut
- ☐ Weißkohl
- ☐ Radieschen
- ☐ Lauch
- ☐ Suppengrün
- ☐ Kartoffeln
- ☐ Möhren
- ☐ Navets (weiße Rübchen)
- ☐ Meerettich
- ☐ Ingwer
- ☐ Knoblauch
- ☐ Frühlingszwiebeln
- ☐ Schalotten
- ☐ Haushaltszwiebeln
- ☐ weiße Zwiebeln

Sprossen- und Blattgemüse

- ☐ Blattspinat
- ☐ Fenchel
- ☐ Staudensellerie
- ☐ Mungobohnensprossen
- ☐ grüner Spargel
- ☐ weißer Spargel

Hülsenfrüchte

- ☐ Grüne Bohnen
- ☐ Zuckerschoten

Pilze

- ☐ Champignons
- ☐ Egerlinge
- ☐ Austernpilze

Salate

- ☐ Friséesalat
- ☐ Kopfsalat
- ☐ Mini-Romanasalat
- ☐ Rucola
- ☐ Radicchio

Zitrusfrüchte

- ☐ Grapefruits
- ☐ Orangen
- ☐ Limetten
- ☐ Mandarinen
- ☐ Zitronen (unbehandelt)

Beeren

- ☐ Blaubeeren
- ☐ Erdbeeren
- ☐ Himbeeren
- ☐ Johannisbeeren

Kernobst

- ☐ Äpfel
- ☐ Birnen
- ☐ Feigen
- ☐ Weintrauben, grün
- ☐ Weintrauben, blau

Steinobst

- ☐ Aprikosen
- ☐ Pfirsiche
- ☐ Pflaumen
- ☐ Nektarinen

Exoten

- ☐ Bananen
- ☐ Mango
- ☐ Kiwis
- ☐ Papaya

Von der Fensterbank

- ☐ Basilikum
- ☐ Dill
- ☐ Koriandergrün
- ☐ Kresse
- ☐ Minze
- ☐ Oregano
- ☐ Petersilie
- ☐ Rosmarin
- ☐ Salbei
- ☐ Schnittlauch
- ☐ Thymian
- ☐ Zitronenmelisse

Aus dem Supermarkt

Konserven

- ☐ Artischockenherzen
- ☐ Cornichons
- ☐ Kapern
- ☐ Kichererbsen
- ☐ Kidneybohnen
- ☐ weiße Riesenbohnen
- ☐ Linsen mit Suppengrün
- ☐ schwarze Oliven
- ☐ Sardellen (Anchovis)
- ☐ Tomaten geschält
- ☐ Tomaten getrocknet
- ☐ Tomatenmark
- ☐ ungesüßte Kokosmilch

- ☐ Thunfisch im eigenen Saft
- ☐ Gemüsebrühe

Getränke

- ☐ Gemüsesäfte
- ☐ Obstsäfte
- ☐ Sherry Fino (trocken)
- ☐ Weißwein (trocken)
- ☐ Rotwein (trocken)
- ☐ Kräuter- und Früchtetee
- ☐ Mineralwasser

Milch und Milchprodukte

- ☐ Buttermilch
- ☐ Crème fraîche
- ☐ Crème légère
- ☐ Dickmilch
- ☐ Frischkäse
- ☐ Hüttenkäse
- ☐ Joghurt natur
- ☐ Milch
- ☐ Kefir
- ☐ Molke
- ☐ Quark
- ☐ Quarkcreme
- ☐ Ricotta
- ☐ Saure Sahne
- ☐ Schmand (Sauerrahm)
- ☐ Süße Sahne

Käse und Eier

- [ ] Emmentaler
- [ ] Feta
- [ ] Gorgonzola
- [ ] Greyerzer
- [ ] Parmesan
- [ ] Pecorino
- [ ] Roquefort
- [ ] Mozzarella
- [ ] Ziegen-Weichkäse
- [ ] Eier

Tiefkühlprodukte

- [ ] Gemischte Beeren
- [ ] Asia-Pfannengemüse
- [ ] Erbsen
- [ ] Spinat
- [ ] gemischtes Gemüse
- [ ] Suppengemüse
- [ ] Fisch

Getreideprodukte

- [ ] Bulgur
- [ ] Couscous
- [ ] Haferkleie
- [ ] Vollkorn-Haferflocken, kernig
- [ ] Vollkorn-Haferflocken, zart
- [ ] Weizen-Vollkornmehl
- [ ] Weizenmehl (Type 1050)
- [ ] Weizenkeime

- [ ] Weizenkleie
- [ ] Roggen-Vollkornmehl
- [ ] Roggen, geschrotet
- [ ] Dinkel, geschrotet
- [ ] Dinkel-Vollkorngrieß
- [ ] Dinkel-Vollkornmehl
- [ ] Spaghetti aus Hartweizen
- [ ] Pasta aus Vollkorn
- [ ] Fadennudeln aus Hartweizen
- [ ] Parboiled Naturreis
- [ ] Basmati-Naturreis

Kerne und Nüsse

- [ ] Cashewkerne
- [ ] Haselnüsse
- [ ] Kürbiskerne
- [ ] Leinsamen
- [ ] Mandeln, gehackt
- [ ] Pinienkerne
- [ ] Pistazienkerne
- [ ] Sesam
- [ ] Sonnenblumenkerne
- [ ] Walnüsse

Gewürze und Würzmittel

- [ ] Bourbon-Vanille
- [ ] rote Chilis, getrocknet
- [ ] Curry
- [ ] Ingwer, gemahlen
- [ ] Kreuzkümmel
- [ ] Muskatnuss

- [ ] Oregano
- [ ] Paprikapulver, edelsüß
- [ ] Paprikapulver, rosenscharf
- [ ] Pfeffer
- [ ] Safran
- [ ] Salz/Meersalz
- [ ] Wacholderbeeren
- [ ] Zimt
- [ ] Pesto
- [ ] Senf
- [ ] Sambal oelek
- [ ] Tabasco

Öle und Essige

- [ ] Leinöl
- [ ] Olivenöl
- [ ] Rapsöl
- [ ] Walnussöl
- [ ] Rotweinessig
- [ ] Weißweinessig
- [ ] Aceto balsamico

Dörrobst, Süß- und Backmittel

- [ ] Ahornsirup
- [ ] Bitterschokolade mind. 70 % Kakao
- [ ] brauner Rohrzucker
- [ ] Fruchtzucker
- [ ] Honig
- [ ] Rosinen
- [ ] Trockenfrüchte

- Fruchtschnitten
- Trockenhefe
- Sauerteigextrakt

Vom Bäcker

- Roggenschrotbrot
- Roggenvollkornbrötchen

Von der Fischtheke

- Dorade
- Forelle
- Garnelen, roh geschält
- Heilbuttfilet
- Lachsfilet
- Matjesfilet
- Miesmuscheln
- Shrimps
- Thunfisch
- Tintenfische
- Viktoriabarschfilet
- Zanderfilet
- Räucherforelle
- Räucherlachs

Vom Metzger

Fleisch, Geflügel, Wild

- Kalbsschnitzel
- Lammlende

- Lammfilet
- Tatar
- Hähnchenbrustfilet
- Putenbrustfilet
- Putenschnitzel
- Entenbrustfilet
- Rehkeule
- Rehrücken

Aufschnitt

- gekochter Schinken
- Lachsschinken
- Parmaschinken
- Putenbrust, gegart
- Roastbeef

Aus dem Naturkostladen

- Apfeldicksaft
- Birnendicksaft
- Frutilose
- Melasse
- Sanddorn-Vollfrucht mit Honig
- Amaranth
- Hefeflocken
- Quinoa
- Agar-Agar
- Apfelpektin
- pflanzliches Bindemittel
- Sojadrink, ungesüßt

- Sojajoghurt
- Sojamehl
- Tofu
- Räuchertofu
- Bio-Ketchup
- Vanille, gemahlen
- Erdnussmus
- Sojasoße (Shoyu)
- Instant-Gemüsebrühe (ohne Glutamat)
- Instant-Hühnerbrühe
- Gemüsefond (ohne Glutamat)

Aus dem Asienladen

- Wasabi-Paste
- helle Sojasoße
- Currypaste, grün und rot
- Fischsoße
- Chilisoße
- Zitronengras
- Glasnudeln

Sonstiges

ERFOLGS-Tagebuch von _____

Woche ____	Sa	So	Mo	Di	Mi	Do	Fr

Zellschutz — Stand das heute auf Ihrem Tagesplan? Geben Sie sich einen dicken roten Bonuspunkt für alles Erreichte ...

	Sa	So	Mo	Di	Mi	Do	Fr
3 Liter getrunken							
Vollkorn statt Weißmehl							
Keine Wurst, kein fetter Braten							
Kein viereckiges Essen							
Auf 3-mal Eiweiß geachtet							
Seefisch gegessen							
Olivenöl & Co. verwendet							
1 Teelöffel Leinöl getankt							
1 Glas Gemüsesaft getrunken							
2 Portionen Obst genossen							
3-mal Gemüse gegessen							

Fitness — Wie steht es heute um Ihre Vitalität? Bitte ausfüllen ...

	Sa	So	Mo	Di	Mi	Do	Fr
Ruhepuls							
Belastungspuls							
Trainingsdauer							
Laune*							
Vitalität*							
Gefühl der Leichtigkeit*							

* Skala: 1 = gut, 2 = mittel, 3 = schlecht

Wie viel Gewicht (Fettprozente) haben Sie in dieser Woche verloren? _____

Eigene Notizen

Notieren Sie Ihre Erfolgsmomente, Ihre Aha-Erlebnisse und die Hürden, die Sie in dieser Woche nehmen mussten.

GLYX-Maße

von _____ bis _____

Woche	vor der Diät	1	2	3	4	gesamt
Umfang Das Maßband zeigt am besten, wie die Pfunde schwinden. Messen Sie am ersten Tag der Diät und dann einmal pro Woche …						
Busen						
Brustkorb						
Taille						
Hüften						
Oberschenkel gesamt						
Oberschenkel links/rechts						
Wade links/rechts						
Fessel links/rechts						
Oberarm links/rechts						

Minus-Zentimeter nach 4 GLYX-Wochen insgesamt _____

Gewicht   **Und was sagt die (Fett-)Waage?**

Kilo					
Körperfettanteil-Prozente					

Nach 4 GLYX-Wochen insgesamt in kg _____   **Fettanteil in %** _____

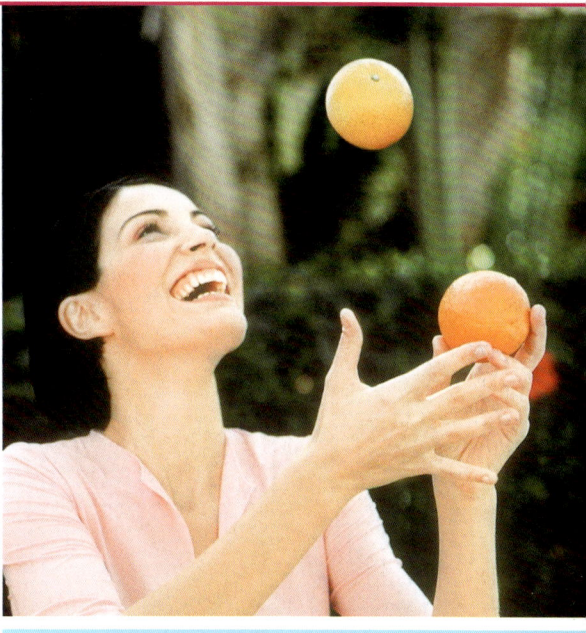

DAS GLYX-SPIEL KANN BEGINNEN

ABNEHMEN MIT GLÜCKSGEFÜHLEN?

»Was für ein Versprechen! Diät und Glück? Passt doch gar nicht zusammen. Kennt man doch ganz anders: Diät heißt Disziplin. Verzicht. Hunger. Frust. Enttäuschung. Abbrechen. Schlechtes Gewissen.«

Als ich damals diese Zeilen schrieb und die GLYX-Diät entwickelte, ahnte ich nur, wie wichtig Glücksgefühle beim Abnehmen sind. Heute bestätigt das die Gehirnforschung: Ohne Glück, Zufriedenheit, Selbstwertgefühl funktioniert gar keine Diät. Negative Gefühle blockieren über die Stresshormone den Fettabbau. Lesen Sie dazu das spannende Interview mit Prof. Achim Peters ab Seite 124.

GLYX-Diät ist eine Lebensweise

Diät heißt, aus dem Griechischen übersetzt, »Lebensweise«. Kohlsuppe löffeln, Fettaugen oder Punkte zählen, verzichten – das ist keine Lebensweise. Aber die GLYX-Diät ist eine Lebensweise. Sie verbietet nichts, weder Fett noch Kohlenhydrate noch Proteine.

Die GLYX-Diät ist eine rundum gesunde Stoffwechseldiät – die jeder machen kann: jung und alt, Mann und Frau, Singles oder die ganze Familie, Vegetarier und Diabetiker, um abzunehmen oder einfach nur gesund zu leben. Die GLYX-Diät gibt ganz simple Regeln an die Hand. Die wichtigste: das Leben und das Essen genießen.

GLYX heißt: Essen & Trinken ist mehr ...

Das Glück hängt nicht am Waagenzeiger. Es geht nicht nur darum, abzunehmen. Essen und Trinken sind mehr als Füllstoff für Fettzellen, mehr als Kalorien – und alles andere als der Grund für ein schlechtes Gewissen. Weil genau das uns dick macht.

... es ist Vergnügen

Essen – richtig verstanden – ist Vergnügen. Es ist Gemeinsamkeit, es ist Gesellschaft, es ist Kultur. Essen macht Spaß. Das soll es auch. Gucken Sie einfach mal ins GLYX-Forum (www.die-glyx-diät.de). Dort erzählen sich die Menschen, wie sie bis zu 50 Kilo verloren haben, und sagen: »Mir geht es viel besser. Ich bin nicht mehr müde. Ich hab so richtig gute Laune ...« Essen ist aber noch mehr.

... es ist Leben und Fühlen

Essen und Trinken ist das, was Leben überhaupt möglich macht – Körperfunktionen genauso wie Gedanken, Gefühle, auch Glück. Da gibt es den immer wieder gern zitierten Spruch: »Der Mensch ist, was er isst.« Nur geht es nicht um dick oder dünn. Es geht um »fröhlicher, wacher, ausgeglichener, energievoller«. Um das zu werden, dürfen wir nicht nur unsere Geschmacksknospen zufriedenstellen oder unseren momentanen Seelenzustand ausgleichen – und schon gar nicht ständig auf Sparflamme essen.

Wir müssen uns vielmehr um alle 70 Billionen Körperzellen kümmern. Denn wenn diese zufriedengestellt sind, dann klammert der Körper auch nicht mehr an seinen Pfunden. Im Gegenteil. Er braucht dann den Fettballast nicht mehr.

Man muss essen, um abzunehmen

Fehlen dem Körper Nährstoffe, drosselt er seinen Stoffwechsel: Er verbrennt einfach weniger Energie. Ein Schutzmechanismus, den wir unseren Ur-Genen verdanken. Heute noch. Wir dürfen also keinen Hunger haben, wenn wir abnehmen wollen.

Und wie viel darf man essen?

Viel. Sie werden staunen, wie viel. Denn die Natur stellt für uns viele kleine Wunder bereit: Lebensmittel, die uns dabei helfen, Fett zu verbrennen. Die machen schlank, während Sie sie essen, außerdem satt, zufrieden und glücklich.

GLYX-Diät heißt also in erster Linie ...

... essen, ohne zu hungern, ohne Angst. Lebensmittel klug kombinieren, damit der Genuss bleibt und das Fett verschwindet. Dann ist Abnehmen ganz einfach, tut richtig gut – und ist erfolgreich. Sie bleiben schlank. Nur wer spürt, wie gut etwas tut, ist auch bereit, in seinem Leben etwas zu ändern.

Dazu braucht man noch ein paar Tricks gegen Stress und negative Gefühle – damit man überhaupt abnehmen kann. Auch eine Anleitung zur Entgiftung – wenn nichts mehr geht. Und natürlich eine kleine Portion Bewegung, die man leicht ins Leben einbauen kann. Für den Sprung in die Leichtigkeit des Seins gibt es nichts Effektiveres, Fröhlicheres, Zeitsparenderes als das Trampolin.

Warum eine »Neue GLYX-Diät«?

Seit ich den Begriff »GLYX« erfunden habe, ist viel passiert. Die GLYX-Diät ist mittlerweile vielen ein Begriff, Ärzte empfehlen sie, Verbrauchermagazine bewerten sie mit »gut«, mehr als eine Million Menschen hat damit abgenommen, die ersten GLYXaurants tauchen auf ...

Wieso braucht es dann eine »Neue GLYX-Diät«? Weil ich fünf Jahre mehr weiß: Wichtiges aus der Gehirnforschung; warum uns negative Gefühle am Abnehmen hindern; warum Aromastoffe, Glutamat, Weichmacher aus Plastikverpackungen dick machen; oder warum Fruchtzucker (in Mengen) keine so gute Alternative ist; wie Vibrationstraining in nur zehn Minuten Muskeln aufbaut.

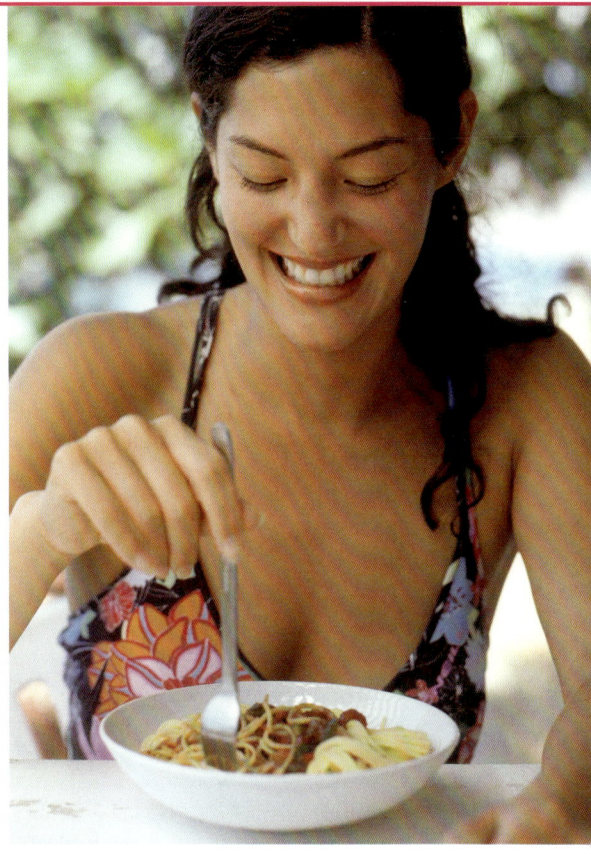

GLYX heißt: Mit Liebe genießen, was einem guttut – nur die Fettzellen rümpfen die Nase.

Außerdem haben mir viele Menschen von ihren Erfahrungen mit dem Glyxen berichtet: Wie nimmt zum Beispiel eine Frau mit drei Kindern und einem anstrengenden Beruf 50 Kilo ab – und ihr Körper bleibt auch noch in Form? Die Antwort finden Sie auf Seite 25.

Dieses Buch hat ein Rundum-Lifting bekommen. Inhaltlich natürlich nur, wo es sinnvoll war. Sogar die Rezepte sind neu – einfach, köstlich und schnell –, denn auch Martinas Kochkunst ist um fünf Jahre gereift.

Ich wünsche Ihnen viel Erfolg und viel Vergnügen mit der GLYX-Diät! Und wenn Sie Lust haben, erzählen Sie im Forum www.die-glyx-diät.de von Ihren Erfahrungen.

Ihre Marion Grillparzer

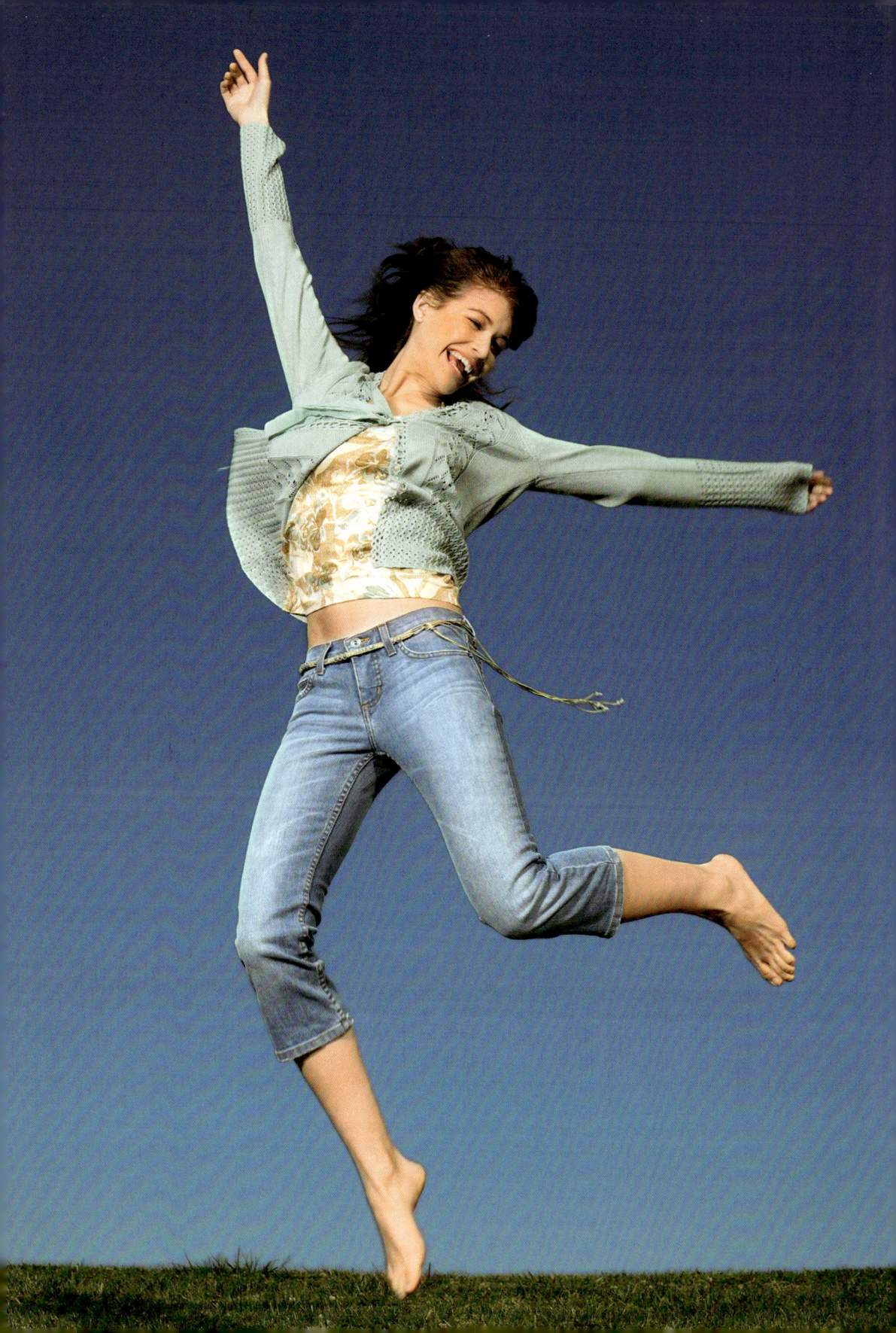

ABNEHMEN MIT GLYX-GEFÜHLEN

DIE GLYX-DIÄT IST DIE ANTWORT auf den 50 Jahre
währenden Glaubenskrieg der Ernährungsexperten,
was uns dick macht. Die einen sagen: Kalorien;
die anderen: Fett; wieder andere: Kohlenhydrate.
Sollen sie streiten. Hier lesen Sie, was wirklich
dick macht – und was dünn.

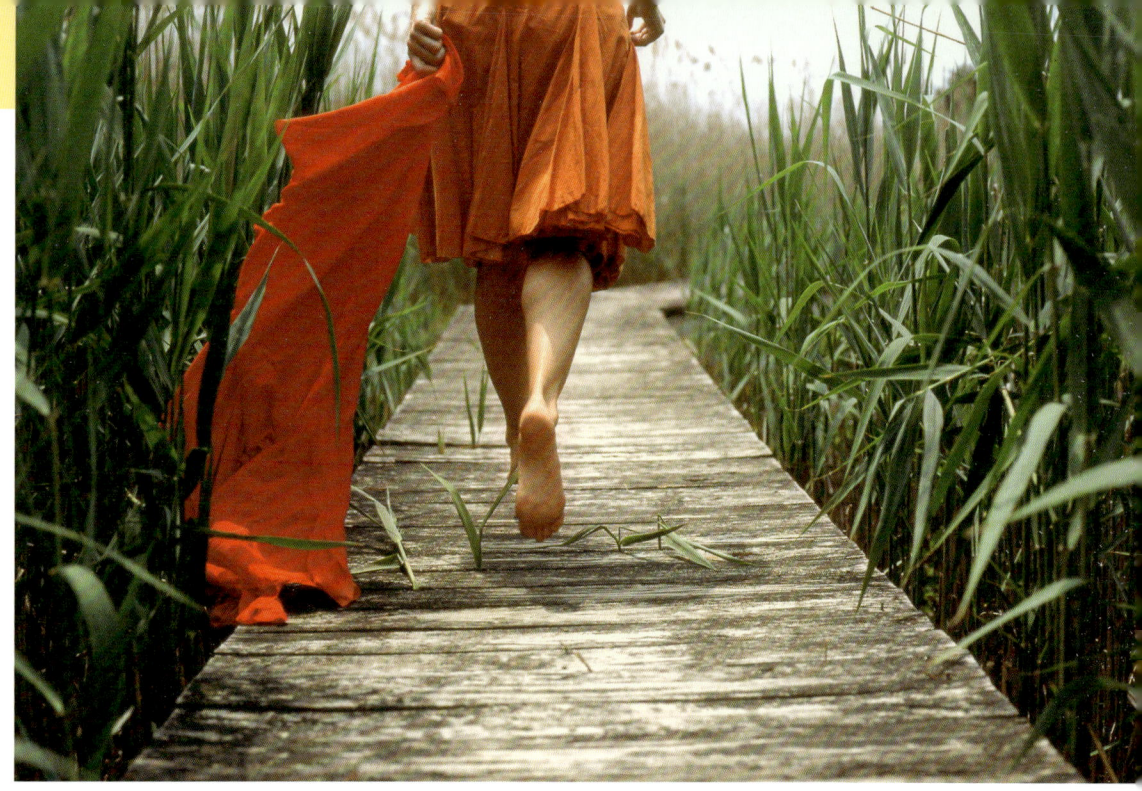

DER WEG ZUM ERFOLG

Kürzlich aß ich einen Becher Joghurt. Mit nur 0,1 Prozent Fett und »ohne Zuckerzusatz«. 80 kcal. Eine Stunde später aß ich noch einen Joghurt. Mit natürlichem Fettgehalt und Honig. 142 kcal. Macht 222. Der Körper lässt sich nicht foppen. Schmeckt er süß, will er Zucker. Kriegt er »light«, will er eine doppelte Portion. Nun wissen Sie, warum viele Diäten nicht funktionieren. Der Weg zum Erfolg führt nicht über Kalorienzählen, Fettaugenmeiden, Kohlenhydrateverdammen. Der Weg zum Erfolg führt über den Menschen, über Körper und Seele. Wir brauchen:

* täglich eine halbe Stunde Bewegung
* Tricks, wie man Stress begegnet
* viel Eiweiß, die richtigen Fette, ausreichend Vitalstoffe
* jede Menge Genuss
* und viel rote Farbe – für die Nahrungsmittel, die uns noch dicker machen als Zucker. Diese rote Farbe finden Sie in den Tabellen dieses Buches.

Wer weiß, der tut

Hinter der GLYX-Diät stecken 25 Jahre Erfahrung. Vor allem meine – aber nicht nur.

Ein bisschen was lernt man an der Uni

Unter anderem, dass man nicht alles glauben darf, was dort erzählt wird. Und auch, dass es 15 Jahre dauert, bis sich neue Erkenntnisse der Forschung in der Praxis etablieren. Zum Beispiel: Fett macht gar nicht fett – zumindest nicht jedes. Seit zehn Jahren weiß man:

Wir brauchen Fett, um abzunehmen. Trotzdem kaufen Viele noch immer Light-Produkte und leben nach Low-Fat-Regeln. Fatal. Für die Figur – und für die Gesundheit.

Viel habe ich von Menschen gelernt

… von Autoren, die ich las, von Experten, mit denen ich Interviews führte, von Lesern, die mir ihre Fragen stellten, ihre Probleme erzählten. Leser, die selbst 50 Kilo auf der Strecke ließen (siehe Interview Seite 25). Auch Frank brachte mir jede Menge bei. Ihn begleitete ich das ganze letzte Jahr täglich auf seinem Abnehmmarathon: Er verlor 30 Kilo. Einfach ist das nicht. Vor allem, wenn man unter Stress steht, keine Zeit hat und wie Frank die bunten Packungen liebt – mit chemischen Stoffen, die stärker sind als jeder Abnehmwille. Auch das muss man wissen.

Eine gute Diät sieht den ganzen Menschen

Ein paar Regeln, Rezepte mit Kalorien drunter – das macht noch lange keine Lebensweise aus. Wie aber könnte die aussehen?

Die Basis ist der Stoffwechsel

Die GLYX-Diät ist eine Stoffwechseldiät, auf neudeutsch »Metabolic Diät«. Stoffwechsel (Metabolismus) heißt: All das, was auf dem Teller liegt, wechselt in den Körper – in den Muskel für Energie, ins Gehirn für gute Gedanken, in die Nervenzelle, ins Immunsystem, ins Auge, ins Herz, in die Fettzelle.
Eine Hauptrolle im Stoffwechsel spielt das Hormon Insulin. Das macht unter anderem Heißhunger und sperrt Fett in den Fettzellen ein. Wir locken es mit Zucker, mit der Kartoffel, mit Bier … Aber auch andere Hormone wie das Wachstumshormon, Testosteron, Noradrenalin, Cortisol spielen im Fettstoffwechsel eine wichtige Rolle. Damit der in

Richtung schlank läuft, muss man genügend Eiweiß essen, essentielle Fettsäuren, Vitalstoffe aus Obst und Gemüse … All das fließt selbstverständlich ins GLYX-Prinzip ein.

Man muss satt und fröhlich sein

Eiweiß macht satt. Gute Fette locken Schlankhormone. Durch die richtigen Lebensmittel wird die Insulinproduktion reguliert, sodass kein Heißhunger aufkommt. Durch die richtigen Lebensmittel wird Fett verbrannt, statt gebunkert, Körper und Geist ernten Energie im Überschuss. Bewegung kurbelt die Fettverbrennung an – ja, und sie macht gute Laune. Ohne funktioniert keine Diät.

Der Kopf isst mit

Da ich selbst einmal Übergewicht hatte, kann ich nachempfinden, was einen da bedrückt und wie schwer es ist, aus dem Teufelskreis »Waage – Frust – Essen« herauszukommen. Man muss das Gehirn mit in die Diät einbeziehen. Wir sollten nicht leben, um zu essen, sondern essen, um zu leben. Um gut und glücklich zu leben.

Wissen ist wichtig

Essen ist kompliziert geworden. Früher hat man gegessen, was Frühling, Sommer und Herbst im Garten haben sprießen lassen. Das, was die Oma oder Mutter aus dem überschaubaren Angebot im überschaubaren Topf gekocht hat. Heute locken unzählige bunte Verpackungen im Supermarkt, und kaum einer weiß, was in seinem Essen drinsteckt, was es im Körper anrichtet.
Light: Klingt mager, macht Hunger. Hefeextrakt: Klingt gesund, ist Glutamat, macht dick. Naturidentisches Aroma: Klingt gut, entsteht im Labor, macht hungrig und dick. Fruchtsüße: Klingt – na wie? Lässt die Leber verfetten. Unser Körper ist gutmütig. Er verträgt all das – aber nur in kleinen Dosen.

Die Zeit ist kostbar

Da ich selbst keine Zeit habe, weiß ich, dass Gesundheitsrezepte einfach sein müssen, weil sie sonst nicht ins Leben einziehen. So einfach wie das Wunderspringtuch namens Trampolin und so einfach wie Martina Kittlers schnelle Rezepte (ich hab gerade das 10-Minuten-Brot von Seite 173 im Bauch – und im Herzen, so gut hat mir schon lange keins mehr geschmeckt).

Trampolin heißt: Ausreden unnötig

Ohne Bewegung funktioniert keine Diät. Man muss Muskeln aktivieren, denn die verbrennen das Fett. Es gibt ein kleines Gerät, das keine Ausrede mehr zulässt: Das Mini-Trampolin mit einem Meter Durchmesser können Sie ins Schlafzimmer, neben den Schreibtisch oder vor den Fernseher stellen. Einfach zwischendurch Fett wegschmelzen,

TIPP Der Arzt, Ihr Freund und Abnehmhelfer

Ich möchte Ihnen ans Herz legen, Ihren Arzt mit in die Diät einzubeziehen. Er kann den Erfolg messen und kontrollieren, darauf achten, dass Sie keine Muskelmasse verlieren, sondern nur Fett. Er untersucht Sie und Ihr Herz auf Fitness-Tauglichkeit. Er findet heraus, ob Ihr Insulinspiegel okay ist. Er kann, wenn nötig, individuell dosierte Vitamine und Mineralstoffe empfehlen. Er kann Sie motivieren und beraten. Übergewicht ist leider nicht nur ein lästiges Schönheitsproblem, sondern lastet mitunter schwer auf der Gesundheit. Genau so einen Arzt finden Sie übrigens auf Seite 88. Stefan Breit verlor mit der GLYX-Diät selbst 45 Kilo – und hält Kurse: Abnehmen mit dem Hausarzt.

den Körper entgiften, Verspannungen abbauen, relaxen, Kondition und gute Laune tanken. Wer darauf hüpft, startet munter in den Tag, tankt Kreativität und weckt das Kind in sich. Die Moleküle der Gefühle namens Endorphine und Serotonin locken Fröhlichkeit. Und die beste Nachricht: 20 Minuten auf dem Trampolin wirken genauso effektiv wie 30 Minuten Joggen. Mehr ab Seite 54.

Individuell und flexibel

Es gibt keine Diät für alle. Jeder hat einen anderen Stoffwechsel, andere Vorlieben, Gewohnheiten, Lieblingsessen, Lebensmittelunverträglichkeiten … Darum arbeite ich mit Tabellen – aus diesen kann man rauspicken, was einem schmeckt. Ich setze auf Ampelfarben: Grün tut gut. Gelb darf man ruhig in Maßen genießen. Rot ist Genuss, eine kleine Portion für die Seele schadet nicht. Und ich verwende das Baukastensystem: Auch hier suchen Sie sich einfach die Rezepte aus, die Ihnen persönlich schmecken und guttun. Noch mehr Auswahl finden Sie in einem der GLYX-Kochbücher (Seite 218). Sie lernen auch ganz schnell, Ihre eigenen Rezepte auf GLYX-tauglich umzuswitchen.

Die Familie kann einfach mitessen

Der Partner nölt »Ich mach keine Diät«, den Kindern schmeckt's nicht. Das kann ja nur scheitern. Martina Kittlers Rezepte und das GLYX-Prinzip sind familientauglich. Kindern tun sie genauso gut wie Erwachsenen. Denn die GLYX-Diät ist rundum gesund. Auch wer nicht abnehmen will, tankt – egal in welchem Alter – Gesundheit und Energie.

Eine gute Diät muss all das berücksichtigen. Tut das die GLYX-Diät? Lesen Sie die Meinungen auf Seite 132/133. Aber es gibt natürlich auch viele andere gute Diäten – jeder muss seine Lebensweise für sich finden.

DER GLYX UND DAS INSULIN

Was ist GLYX?

✖ **GLYX ist die Abkürzung für »Glykämischer Index«.** Der besagt, wie stark ein Lebensmittel die Bauchspeicheldrüse anregt, Insulin auszuschütten – damit es den Blutzucker reguliert. Insulin ist unser wichtigstes Speicherhormon. Es schickt den Zucker zum Muskel und das Fett in die Fettzellen. Und es sperrt das Fett dort ein. Solange Insulin im Blut schwimmt, können fettabbauende Enzyme und Schlankhormone ihre Wirkung nicht entfalten. Man kann gar nicht abnehmen (Seite 72).
Die Abkürzung GLYX ist mir übrigens vor einigen Jahren in Anlehnung an den DAX für das Buch »Fatburner« eingefallen. Sie hat sich als griffig durchgesetzt – man findet sie mittlerweile auch auf Produkten (leider auch auf dubiosen Abnehmpräparaten).

✖ **GLYX ist eine Zahl von 1 bis 110.** Ist sie niedrig, wie bei Joghurt, lockt das Lebensmittel wenig Insulin und hält schlank. Ist sie hoch, wie bei Bier, lockt es viel Insulin und macht dick. Vor allem stärke- und zuckerreiche Nahrungsmittel locken viel Insulin, haben also einen hohen GLYX (Seite 16). Will man abnehmen, sollte man sie minimieren. Hier im Buch ist GLYX eine Ampelfarbe – rot, gelb oder grün –, an der Sie sich orientieren können. Wie in der Tabelle auf Seite 80.

✖ **Ist GL (Glykämische Last) nicht besser?**
Forscher entwickelten eine Formel, in der die Menge der Kohlenhydrate eines Lebensmittels mit dem GLYX verquickt wird. Heraus kommt GL. Das ist sinnvoll für Menschen, die jede Portion abwiegen und zählen. Der GL fließt auch in der GLYX-Diät in die Bewertung der Lebensmittel nach dem Ampelprinzip ein.

Insulin, Übergewicht und Diabetes

✖ **Insulin ist der Schlüssel zum Übergewicht.** Einerseits ist Insulin lebenswichtig. Es sorgt dafür, dass wir im Körper etwas aufbauen, zum Beispiel Muskeln – leider auch Fett. Je mehr wir wiegen, desto mehr Insulin produziert die Bauchspeicheldrüse. Desto dicker werden wir. Das Risiko für Diabetes (Zuckerkrankheit) steigt und steigt. Irgendwann stellt die Bauchspeicheldrüse die Insulinproduktion ein, man muss Insulin spritzen.
Wie immer ist es die Dosis: Zu viel Insulin macht dick. Insulin heißt der Grund, warum Menschen sagen: »Ich esse doch kaum etwas und nehme trotzdem zu.« Das ist wahr. Diese Menschen essen wenig, aber das Falsche: Lebensmittel mit hohem GLYX, die den Blutzucker hochtreiben und Heißhunger auslösen. Wenn man alle zwei bis vier Stunden etwas mit hohem GLYX isst oder trinkt, steht den ganzen Tag der Wächter Insulin vor der Fettzelle und lässt die ungeliebten Moleküle nicht mehr raus – man kann nicht abnehmen. Daraus entwickelt sich Übergewicht, die Vorstufe zu Diabetes (Seite 79). Schätzungsweise jeder vierte Deutsche hat einen zu hohen Insulinspiegel – häufig, ohne dass er es weiß. Und er wundert sich, warum er dicker und dicker wird. Unter »Insulin hoch«, Übergewicht und der Folge, Diabetes Typ 2 (dem Altersdiabetes), leiden heute auch Kinder (Seite 16).

✖ **Können auch Diabetiker glyxen?** Natürlich. In Absprache mit ihrem Arzt. Noch besser wäre: Man fängt damit an, bevor die Zuckerkrankheit in den Körper einzieht. Kennen Sie Ihren Nüchtern-Insulinspiegel? Haben Sie einen Glukosetoleranz-Test gemacht? Fragen Sie Ihren Arzt.

Express-Fahrplan durch die GLYX-Diät

So einfach ist das Programm

1. Wissen tanken: Lernen Sie ab Seite 20, Ihren Körper zu verstehen. Dann wissen Sie, warum der Mensch ist, was er isst. Werfen Sie auch mal einen Blick in das Fatburner-ABC im kleinen Extra-Guide. Dort finden Sie Lebensmittel, die Sie schlank machen, während Sie essen. Und halten Sie sich an die vielen Tabellen in diesem Buch: Sie bieten Wissen auf einen Blick.

2. Mit zwei Fatburner-Suppentagen kommen Sie raus aus der Heißhungerfalle, entschlacken den Körper, verlieren die ersten zwei motivierenden Kilos. Macht nichts, wenn Sie nur einen Tag durchhalten! Sie können aber auch drei Suppentage machen.

3. Das Fatburner-Bewegungsprogramm kostet wenig Zeit, verbrennt Fett, baut Muskeln auf. Haben Sie dafür 20 bis 30 Minuten? Auf Seite 54 machen Sie sich mit dem Trampolin bekannt. Und ab Seite 152 finden Sie die Trainingsprogramme für Anfänger, Fortgeschrittene und Experten. Oder vielleicht haben Sie ja Lust auf einen der anderen Hometrainer von Seite 60.

4. Die Fatburner-GLYX-Woche schmilzt nach den Suppentagen täglich etwa ein Pfund Fett weg. Sie spüren schon mal, wie gut Ihnen die Umstellung tut, lernen ein bisschen – und dann sind Sie so weit für das …

5. GLYX-Baukastensystem: Hier tauchen Sie weitere 20 Tage ein, picken die Rezepte und Restaurant-Tipps heraus, die Ihnen gut bekommen, verlieren weiter Kilo um Kilo und gewinnen ein Gefühl: das Gefühl, wie gut Ihnen Essen und Trinken und Bewegung tun – Ihrer Seele, Ihrem Körper.

6. Das Anti-Stress-Programm sollten Sie unbedingt mit in Ihr neues Leben nehmen. We-

nigstens lesend. Stress ist der schlimmste Dickmacher, den es gibt. Ab Seite 120 finden Sie Wege, wie Sie ihn ausbremsen.

Und was brauchen Sie dafür?

✖ **Eine Vision.** Nichts motiviert mehr als ein individuelles Ziel – und eine Vision. Wie Sie Ihr Ziel formulieren, wie Ihr Wunschbild Sie zum Ziel trägt, steht ab Seite 129.

✖ **Rituale:** Rituale haben die Kraft, alte Gewohnheiten zu brechen. Ein Ritual ist das bewusste Zelebrieren einer Tätigkeit: dessen, was einem wichtig ist. Sie sind wichtig. Ihre Gesundheit ist wichtig. Ihre schlanke Linie. Bauen Sie neue Rituale in Ihr Leben ein – welche sich lohnen, finden Sie ab Seite 126.

✖ **Zubehör:** Ans Herz legen möchte ich Ihnen ein Trampolin, das auf Ihr Gewicht zugeschnitten ist. Außerdem: Flexbänder für ein kleines Muskeltraining. Eine Zitruspresse für Ihr Zitronenwasser. Einen Mixer für den morgendlichen Fatburner-Shake. Und eine große Kiste, in die Sie Ihr altes Leben packen. Zu all dem später mehr. Und wenn es Ihnen dann mit dieser Lebensweise gut geht, dann besorgen Sie sich noch den kleinen GLYX-Kompass, in dem über 800 Lebensmittel bewertet sind.

✖ **Nahrungsergänzung?** Da werde ich immer kritisiert, dass ich das empfehle. Darum sage ich es an dieser Stelle noch einmal ganz deutlich: Ich empfehle Nahrungsergänzung eindeutig nur den Menschen, die sie brauchen – und die sich diese vom Arzt verordnen lassen. Als *Ergänzung* zum gesunden Essen.

✖ **Expertenrat** – vom Diabetologen, Sterne-Koch, Lifebalance-Experten: Wie man den Stoffwechsel in Richtung schlank trimmt. Über den idealen Fatburner namens Fisch. Warum das Gehirn selbstsüchtig ist. Wie ein effektives Bewegungsprogramm aussieht. Wie man mehr Wohlfühlzeit gewinnt. Und überzeugende Rezepte für mehr Essgenuss.

JEDER KANN ANDERS GLYXEN

✖ **Der Ampel nach:** Manche Glyxler halten sich einfach nur an die Ampelfarben – und essen ohne großes Programm alles, was »grün« ist. Weil ihnen das auch schmeckt. Auch wenn sie fünf Äpfel essen, einen 500-Gramm-Becher Naturjoghurt löffeln, bei der Hühnerbrust dreimal zulangen – die Pfunde schwinden. Die Tabelle finden Sie im beiliegenden Guide.

✖ **Schwächen fröhlich ausleben:** Andere Glyxler möchten weder auf »gelbe« Bananen noch auf »rotes« Weißbrot verzichten. Sie brauchen ein paar Regeln, wie man das innerhalb der Mahlzeit oder im Laufe des Tages ausgleicht. Ein Croissant ist keine Katastrophe. Sie finden die Spielregeln auf Seite 142.

✖ **Kreativität am Herd einsetzen:** Wieder andere brauchen Inspiration. Sie leben ein paar

GLYX-Diät heißt: nicht lange suchen ... Nach vier Wochen hat jeder seine eigene Lebensweise.

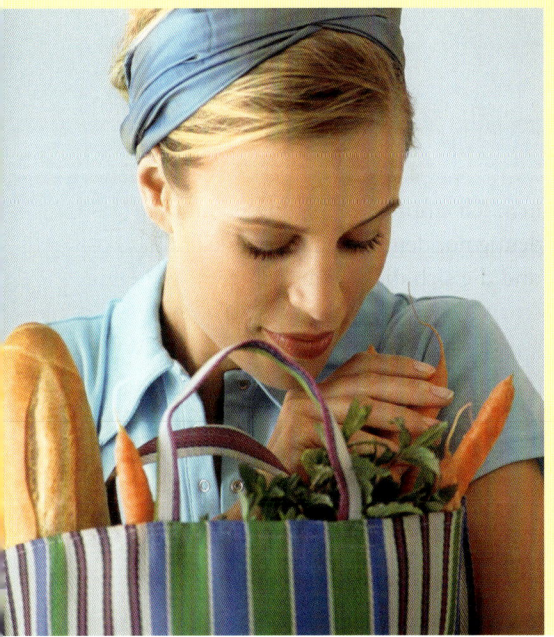

Wochen nach den Rezepten (ab Seite 170) – und switchen dann ihre persönlichen Rezepte in Richtung GLYX um.

✖ **Die Freiheit, zu wählen:** Dem einen macht es nichts aus, abends Fisch ohne Kartoffeln und nur mit Gemüse zu essen. Für den anderen ist ein Abend ohne Pasta, ohne Brot kein Leben. Beide sind hier gut aufgehoben. Die Spielregeln finden Sie ab Seite 142.

✖ **Dreimal oder fünfmal am Tag essen:** Es gibt verschiedene Stoffwechseltypen – und entsprechend unterschiedliche Essbedürfnisse. Machen Sie den Test auf Seite 45.
Die Kohlenhydrattypen – selten dick, und wenn, dann gleichmäßig verteilt über den ganzen Körper – brauchen mehrere kleine Mahlzeiten am Tag. GLYX-niedrig-Snacks setzen nicht an. Passende Rezeptideen finden Sie auf Seite 192.
Die Eiweißtypen – die meisten Übergewichtigen, häufig mit dickem Bauch – sind mit drei Mahlzeiten satt. Und sie sind damit viel besser bedient, weil ihr Stoffwechsel die insulinfreien Fastenphasen braucht.

✖ **Die Carb-100-Formel für Zähler:** Dann gibt es auch die Menschen, die gerne zählen. Für sie habe ich die Carb-100-Formel entwickelt. Sie können dieses Buch mit dem kleinen GU-Kompass »Meine GLYX-Zahlen« ergänzen (Seite 218) und damit Carbs-Punkte zählen.

✖ **Das Gewicht einfach nur halten:** Mit der GLYX-Philosophie leben Sie gesund. Wenn Sie nicht mehr abnehmen wollen, dann essen Sie nach Hunger und Appetit. Ihr Körper sagt Ihnen, was er braucht. Sie werden sehen ...

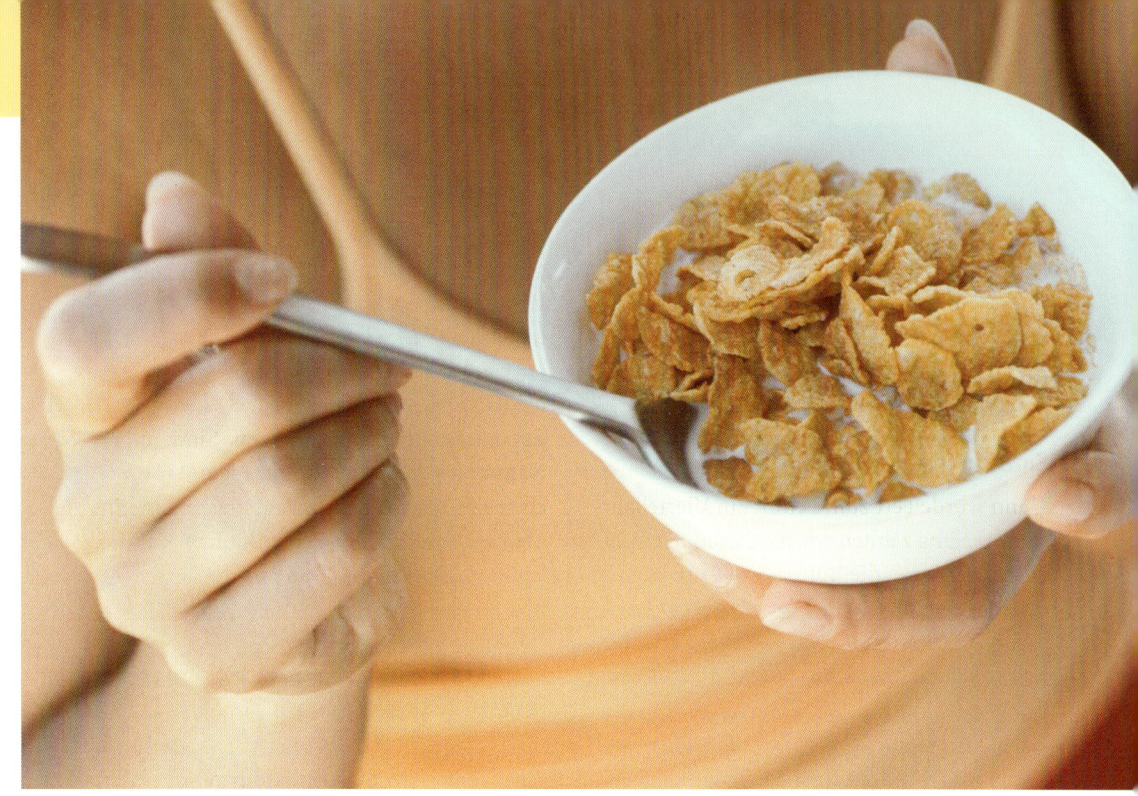

DAS ENDE DER
KOHLENHYDRAT MAST

Was Diäten betrifft, haben wir im Laufe der Jahre einiges mitgemacht …

50 Jahre auf Diät

Seit den 1960ern war die Kalorie der Feind. Ohne Tabelle traute sich keiner mehr ins Restaurant oder zum Einkaufen. Wir aßen nicht eine Praline, sondern 45 Kalorien. Bis Studien zeigten: Wer Kalorien zählt, wird dick. Die Disziplin verdirbt die Lust am Leben. Wer Kalorien spart, nimmt weniger Vitalstoffe auf. Es fehlen Arbeiter im Energiestoffwechsel, das Fett bleibt auf den Hüften.

Wenn wir keine Kalorien zählten, dann quälten wir uns mit der Ananasdiät, der Eierdiät, der Brotdiät, der Kartoffeldiät. Einzelne Lebensmittel versprachen Heilung von der Misere mit den Pfunden. Auch dafür musste der Körper bezahlen. Einseitige Crash-Diäten leeren die Vitalstofftanks – und der Körper schaltet auf sein Notprogramm, schraubt den Stoffwechsel runter. Man verbrennt weniger Energie. Die Pfunde kommen schneller wieder, als sie gegangen sind. Mit Zuwachs.

Rundum Feinde und Verzicht

Ein Feind der 1970er hieß »voller Teller«. FdH, friss die Hälfte, lautete die Parole. Der eine aß die falsche Hälfte, der andere stand mit knurrendem Magen vom Tisch auf.

Dr. Robert C. Atkins stellte 1972 mit »Die Diät-Revolution« alle bestehenden Ernährungsrichtlinien auf den Kopf. Er verordnete

Fett und Eiweiß. Von Steak, Butter, Wurst, Sahne, Quark könne man so viel essen, wie man wolle – nur auf Brot, Nudeln, Kartoffeln und Reis müsse man verzichten. Die Diät wirkte, man wurde ihrer aber sehr schnell überdrüssig. Gesund – und vor allem lebbar – kann man sie nicht unbedingt nennen.

Eine dicke, fette Lüge?

Dann wurde Fett zum Feind. Ein Vierteljahrhundert lang zählten wir die Fettaugen in der Suppe. Kratzten die Butter vom Brot, tupften das Öl vom Salat, zahlten für Luft im Quark. Wir reduzierten unser täglich Fett auf magere 30 Prozent und weniger. Dafür griffen wir kräftig in den Brotkorb. Kohlenhydrate – also Kartoffeln, Nudeln, Reis, Brot, Fruchtnektar und Softdrinks – dürfe man, weil fettfrei, essen »ad libitum«, ohne Einschränkung, rieten uns die Ernährungsexperten.

Nicht nur US-Amerikaner, auch Deutsche wurden dicker und dicker. Man las vom »fetten Planet«, von einer Epidemie der Übergewichtigen und immer wieder von »Kohlenhydratmast«. Mehr und mehr Menschen erkrankten an der Zuckerkrankheit Diabetes Typ 2, dem Altersdiabetes.

Anfang 2000 stellt die New York Times die Fett-Frage: »Was, wenn das alles eine dicke, fette Lüge war?« War es.

Walter Willet, Chef des Department of Nutrition (Fachbereich Ernährung) an der Harvard-Universität leitete die weltweit größte Studie mit rund 300 000 Testpersonen. Daten aus dieser Studie widerlegen, dass Fett schlecht für den Menschen ist. Im Gegenteil, sagt er: Die Low-Fat-Ratschläge haben zur Fettsucht-Epidemie beigetragen.

Von »Low Fat« zu »Low Carb«

Plötzlich fürchtete man in Amerika die Kohlenhydrate so sehr wie einst die Kommunisten …»Low Carb« hieß die neue Devise.

Low-Carb-Produkte (wenig *Carbohydrates* = Kohlenhydrate) füllten die Regale, lösten die Light-Produkte ab. Denn so richtig gelernt hatte keiner etwas. Auch diese Fertigprodukte mit dem »Low Carb«-Stempel machen uns eher dick und krank als schlank. Low Carb bringt nicht mehr als Low Fat.

Es macht überhaupt keinen Sinn, einen Nährstoff generell zu verdammen. Wir brauchen alle Nährstoffe. Verzicht macht dick. Ein Leben ohne Kohlenhydrate – ohne Nudeln, Brot und Zucker – ist kein Leben.

GLYX – die moderne Kalorie

Der glykämische Index (heute: GLYX) tauchte bereits in den späten 1970ern auf. Dr. David Jenkins, Professor für Ernährungswissenschaften an der Universität Toronto, entwickelte das Konzept. Er gab Lebensmitteln von Apfel bis Zucker eine Zahl zwischen 1 und 100 – je nachdem, wie stark sie die Insulinproduktion der Bauchspeicheldrüse ankurbeln. Dann empfahl er seinen Patienten, nur die Lebensmittel mit einer Zahl unter 55 zu essen. Und siehe da: Die Menschen nahmen schnell ab.

INFO Viel Eiweiß, mehr Fett, weniger Kohlenhydrate!

Heute wissen wir: Wir brauchen Fettsäuren, um abzunehmen. Die falschen Kohlenhydrate machen uns dick und krank, verkürzen unser Leben. Viele Studien belegen, dass das genetische Programm des Menschen eingestellt ist auf wenig Kohlenhydrate, mehr Fett und Eiweiß mit viel Gemüse und täglich ein bis zwei Portionen Obst. In der Geschichte der Menschheit gab es nie eine zucker- und stärkereiche Ernährungsweise.

Jenkins wurde in der Fachwelt nicht ernst genug genommen. Erst zwei Jahrzehnte später griffen australische Forscher das Jenkins-Konzept auf: Professor Jennie Brand-Miller von der Universität Sidney und ihre Kollegen vom Prince of Wales Hospital in New South Wales. Sie bewerteten in mühevoller Kleinarbeit Hunderte von Lebensmitteln nach ihrem glykämischen Index und schrieben ein Buch darüber, »The Glucose Revolution«. Sie schufen damit die Grundlage für ein völlig neues Denken. Doch es dauert manchmal noch länger als 15 Jahre, bis Wissen zur gängigen Praxis mutiert …

Was haben uns die falschen Ernährungsratschläge gebracht?

✖ In Deutschland sind 75 Prozent der Männer und 59 Prozent der Frauen zu schwer.

✖ 200 000-mal im Jahr saugt der Schönheitschirurg hierzulande Fett ab.

✖ Es herrscht ein Goldenes Zeitalter für die Hersteller von Schlankpillen – für die Menschen ein gefährliches. Präparate wie Orlistat oder Sibutramin haben teils massive Nebenwirkungen. Und die neue Wunderpille namens Ribonabant hat Menschen in den Selbstmord getrieben.

✖ Die Anzahl der stark übergewichtigen Kinder verdoppelte sich in den letzten 20 Jahren. In Deutschland hat jedes fünfte Kind Kummer mit den Pfunden. Und 80 Prozent dieser Kinder, so schätzen Experten, werden dicke Erwachsene, erkranken an Stoffwechsel- oder Herz-Kreislauf-Störungen.

✖ 183 000 Menschen sterben pro Jahr in Deutschland am Herzinfarkt – durch Messer und Gabel.

✖ Jedes Jahr hören 350 000 Deutsche die Diagnose: Diabetes Typ 2. Unter der Alterszuckerkrankheit leiden bereits 6,3 Millionen – darunter immer häufiger Kinder.

✖ Metabolisches Syndrom nennt man das Zusammentreffen von Übergewicht, erhöhtem Blutzucker, Bluthochdruck und Störungen im Fettstoffwechsel. Die Folgen: Herzinfarkt und Schlaganfall. Jeder vierte Deutsche leidet unter dem Syndrom. Ursachen: Bewegungsmangel, GLYX-hoch-Ernährung.

Die Ernährungsrevolution

Jahrelang habe ich mich gewundert, warum Ernährungsexperten immer noch Gummibärchen empfehlen, weil die ja kein Fett ent-

---

INFO Gute und schlechte Kohlenhydrate

Nicht nur die Zuckerdose liefert Kohlenhydrate, das tun auch Bier, Milch, Früchte, Brot, Nudeln … **Gute Kohlenhydrate** sind Zuckerarten, die den Blutzucker gemütlich ansteigen lassen, wenig Insulin locken – weil sie wie Gemüse oder Vollkorn viele Ballaststoffe enthalten oder weil ihre langen Kohlehydratketten erst mal in die Blutzuckerbausteinchen (Glukose) abgebaut werden müssen. Oder weil sie, wie im Fall von Obst, in der Leber erst in Glukose umgebaut werden müssen. Cornflakes, Bier, Weißmehl, Süßes und Softdrinks liefern »**schlechte« Kohlenhydrate.** Die Zuckermoleküle können sofort vom Darm ins Blut wandern und lassen den Blutzucker rasch in die Höhe schnellen. Das lockt viel Insulin. Vor allem gilt das für Stärke (Kartoffeln, Weißmehlprodukte, Reis, Mais, »modifizierte Stärke« in Fertigprodukten). Diese lange Zuckerkette können die Verdauungsenzyme schnell zerlegen. Der Blutzucker steigt, das lockt viel Insulin. Mitunter mehr als Zucker aus der Dose.

halten. Warum sie immer noch raten, tief in den Brotkorb zu greifen, die Kartoffel hoch loben – und das Fett verteufeln.

Es sollte noch bis zum Jahr 2008 dauern, bis unsere oberste Ernährungsbehörde an das glaubte, was längst bewiesen ist: Die falschen Kohlenhydrate mästen den Menschen.

400 Kalorien mehr Hunger

Seit dem Tag, an dem Fett der Stempel »ungesund« aufgedrückt wurde, essen wir um 400 kcal mehr pro Tag. Mehr Kohlenhydrate. Seit Ende der 1970er-Jahre ist der Getreideverzehr um etwa 60 Prozent gestiegen, der Glukosesirupverzehr (steckt in Getränken und Fertigprodukten) um etwa 30 Prozent. Die Zahl der Übergewichtigen hat sich verdoppelt – und das Herz leidet. Obwohl wir weniger Fett essen, niedrigere Cholesterinspiegel haben, weniger rauchen, ist die Herzinfarktrate nicht gesunken. Zu viele Kohlenhydrate sorgen dafür, dass die Blutfettwerte steigen und damit das Herzinfarktrisiko.

Warum essen wir alle mehr? Weil Insulin Hunger macht. Das ist eigentlich nichts Neues, das weiß die Wissenschaft seit Jahrzehnten: Fett und Eiweiß schützen davor, zu viel zu essen, weil sie sättigen. Und Kohlenhydrate machen uns immer hungriger. Kohlenhydrate locken Insulin. Insulin macht heißhungrig. Und je dicker wir werden, desto mehr Insulin schuttet der Korper aus.

Endlich eine Einsicht

Endlich, im April 2008 stand im Ärztefachblatt »Der Kassenarzt«: Der Kohlenhydratverfechter Prof. Volker Pudel einigt sich mit Dr. Nicolai Worm (Low-Carb-Verfechter) auf »Less Carb«. Weniger Kohlenhydrate wären ja doch mehr: mehr für die Gesundheit – und mehr für weniger Gewicht.

Und das dürfen jetzt auch die Ernährungsberater in Deutschland sagen. Im »Gemeinsa-

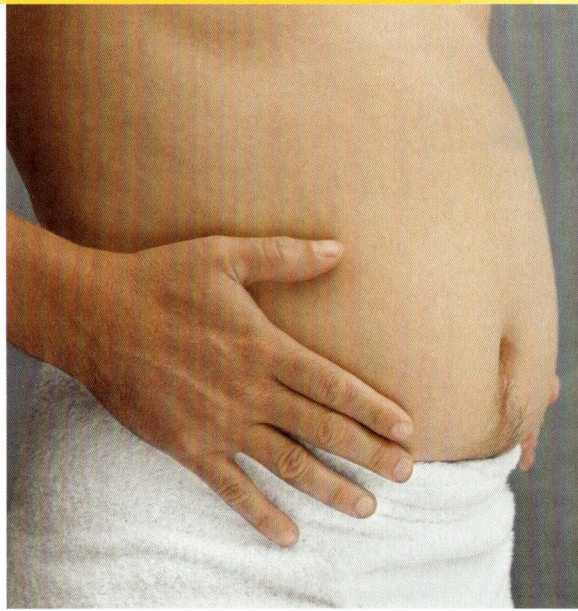

Oje: Kohlenhydrate machen einen Bauch. Und Bauchfett regt über Hormone den Hunger an ...

men Konsensuspapier Ernährung 2008« raten sie dazu, die Kohlenhydratzufuhr zu senken und dafür die Eiweißzufuhr zu erhöhen. Sprich: Gesund isst, wer seinen täglichen Kalorienbedarf aus 20–30 Prozent Eiweiß (früher 15) und 30–40 Prozent Fett (früher 30) und 30–40 Prozent Kohlenhydraten (früher 55) zu sich nimmt.

Natürlich sollen die Kohlenhydrate wegen des Blutzuckerspiegels einen niedrigen GLYX haben. Zudem rät man den vielen übergewichtigen Patienten mit metabolischem Syndrom oder Typ-2-Diabetes, die Kohlenhydrate noch mehr zu reduzieren zugunsten eines Fettanteils von bis zu 50 Prozent der Energiezufuhr. 50 Prozent! Also das nenne ich Revolution. Nur wird es halt wieder 15 Jahre dauern, bis …

Kohlenhydrate sind billig

Warum hat man an der Kohlenhydratmast so lange nicht gerüttelt? Könnte es vielleicht auch ökonomische Gründe haben? Kohlenhydrate sind billig zu produzieren. Brot, Zucker, Kartoffeln, Kekse, Süßwaren, Getränke sind ein gigantischer Absatzmarkt. Auch Low-Fat-Produktvielfalt brachte schließlich ziemlich viel Profit. Und kranke Menschen brauchen viele, viele Tabletten.

Künftig müssen einige Professoren und jede Menge Ernährungsberater umdenken. Und dafür ist es höchste Zeit: Inzwischen leiden rund 20 Millionen Deutsche unter Stoffwechselstörungen. Weitere 6,3 Millionen sind bereits Typ-2-Diabetiker.

Es gibt einen Mittelweg – der heißt GLYX

Egal, wo ich hinkomme, immer gibt es einen Menschen oder seinen Freund, seinen Bruder, seine Nichte, seine Schwester, die mit GLYX abgenommen hat. Ich treffe auf Begeisterung und leuchtende Augen. Ganz einfach, weil es diesen Menschen gut geht. Nicht nur, weil sie Kilos verloren haben.

✖ Es gibt heute keine seriöse Diät, die nicht den glykämischen Index in ihre Empfehlungen einbezieht.

✖ Studien zeigen: Wer auf den GLYX achtet, nimmt nicht nur ab, sondern beugt auch Schlaganfall, Herzinfarkt und Krebs vor, kriegt keinen Diabetes Typ 2.

✖ Das GLYX-Prinzip verhindert schwelende Entzündungen im Körper, von denen man heute weiß, dass sie zu Herzinfarkt führen, zu Alzheimer, und dass sie Auslöser sind für viele chronische Krankheiten.

✖ Viele Menschen haben das Trampolin für zu Hause entdeckt. Und das Beste: Sie benutzen es auch.

✖ Es entstehen die ersten GLYX-Restaurants, die es einem auch außer Haus ermöglichen, fröhlich und leicht vom Tisch aufzustehen. Mehr Info im Internet (Seite 219).

✖ Die Deutsche Gesellschaft für Ernährung (DGE) hat ihre Regeln geändert. Langsam nähern wir uns so richtig an.

Man muss essen, um abzunehmen!

Immer noch erzählt man: Die Kalorien, die man aufnimmt und nicht im Muskel verbrennt, machen uns dick. Energieaufnahme minus Energieverbrauch = Hüftpolster.

Das stimmt einfach nicht. Der Mensch, sein Stoffwechsel, ist wunderbar kompliziert. Nur ein paar Beispiele: Fetter Seefisch müsste eigentlich dick machen. Tut er nicht. Er liefert Omega-3-Fettsäuren. Die braucht das Gehirn. Unser Gehirn besteht zum Großteil (zu 60 Prozent) aus Fett. Omega-3 braucht jede Körperzelle, das hält sie jung und geschmeidig. All das, was der Fisch liefert – sein Eiweiß, sein Fett –, baut der Körper ein. Nur nicht in die Fettzelle. Und sein Jod kurbelt

INFO Kalorie ist nicht gleich Kalorie

Der Körper reagiert nicht wie der Ofen, in dem die Chemiker Lebensmittel verbrennen, um den Kalorienwert zu bestimmen. Der Körper hat seine eigenen Gesetze: Die eine Kalorie, die er kriegt, nutzt er mehr aus, die andere weniger. Und auch das ist von Mensch zu Mensch verschieden.

✖ Eiweiß und essentielle Fettsäuren erhöhen die Thermogenese: Kalorien verpuffen als Wärme über die Haut.

✖ Manche Kalorien machen schlank. Kohl braucht so viel Verdauungsenergie, dass man dessen Kalorien gleich verbrennt.

✖ Mixt man Zucker oder Stärke mit Fett, schlagen sich Kalorien fast doppelt nieder. Und die 400 Kalorien, die wir im Durchschnitt zu viel essen, stammen vor allem von Zucker und Weißmehl. Von Glukosesirup und Stärke, die garantiert zum Großteil auf der Hüfte landen.

den Stoffwechsel an. Darum macht uns die Fischkalorie eher schlank als dick.

Quark mit Leinöl: Eiweiß und essentielle Fettsäuren. Das regt die Thermogenese an, Kalorien verpuffen als Wärme über die Haut. Oder Olivenöl: Das hat mehr Kalorien als Butter. Die Kreter trinken ein Gläschen am Morgen. Müsste eigentlich dick machen. Tut es nicht. Zügelt, so neue Studien, sogar den Appetit. Es gibt also durchaus Lebensmittel, die uns schlank machen, weil wir sie essen.

Hitliste der Schlankmacher

1. Fisch
2. Hühner- oder Putenbrust
3. Milchprodukte
4. Hüttenkäse
5. Tofu
6. Nüsse & Samen
7. Öle wie Olivenöl, Leinöl, Rapsöl

Gibt es Minuskalorien?

Ja. Zumindest für Wasser hat man das gemessen. Sie trinken ein Glas Wasser – und tanken 20 Minuskalorien (mehr dazu ab Seite 113). Eine Stunde Kauen macht minus 11 kcal. Nun kann man davon ausgehen, dass all die Lebensmittel, die selbst wenig Kalorien haben, aber viel Wasser und viele Ballaststoffe enthalten, schlank machen, während man sie isst. Sprich: Minuskalorien enthalten.

Nehmen wir den Kohl. Er hat nur 20 kcal pro 100 Gramm. Eine Stunde Kauen verbraucht 11. Und Kohl liefert zu 94 Prozent Wasser. Macht bei 100 Gramm 9 Minuskalorien. Er hebt sich also theoretisch, ließe man sich eine Stunde Zeit beim Essen, schon mal selbst auf. Dazu kommen die Kalorien, die man verbraucht, um ihn aus der Suppe zu löffeln, die Verdauungsarbeit, die der Körper reinsteckt (dafür gibt es leider keine Zahlen), der Stoffwechsel frisst ein paar Kalorien – der Umbau von Kohleiweiß in Körpereiweiß, der Anstieg

der Körpertemperatur … Der Darm bewegt sich, verbraucht Energie … All das verbraucht Energie. Frisst Kalorien.

Und welche Lebensmittel sind das, die so clever schlank machen, weil sie – neben wichtigen Vitalstoffen – Minuskalorien liefern? Gemüse. Und vielleicht noch Beeren.

Hitliste der Minuskalorien

1. **Kohl:** 20 kcal | 90 % Wasser | 5 g Ballaststoffe – Kohlsuppe ist natürlich noch besser, weil noch mehr Wasser drin ist.
2. **Artischocke:** 20 kcal | 80 % Wasser | 11 g Ballaststoffe
3. **Radieschen:** 14 kcal | 94 % Wasser | 2 g Ballaststoffe,
4. **Gurke:** 12 kcal | 97 % Wasser | 1 g Ballaststoff
5. **Spargel:** 17 kcal | 94 % Wasser | 1,5 g Ballaststoffe
6. **Erdbeeren:** 20 kcal | 90 % Wasser | 2,5 g Ballaststoffe
7. **Sauerkraut:** 18 kcal | 84 % Wasser | 2 g Ballaststoffe

INFO Nur noch Essen im Kopf?

Jeder zehnte Deutsche leidet unter einer Essstörung. Es könnte sein, dass Sie, der/die Sie dieses Buch gerade in der Hand halten, unter Esssucht, Magersucht oder Bulimie leiden. Die Themen »Essen«, »Figur«, »Abnehmen«, »Kalorien« kreisen in Ihrem Kopf, kreisen, kreisen, kreisen und lassen Sie nicht mehr los? Irgendetwas in Ihrem Innersten hat Ihr Glück, Ihr Leben von dem abhängig gemacht, was auf dem Teller liegt. Lassen Sie das nicht zu. Sie brauchen mehr als dieses Buch. Websites, die Ihnen weiterhelfen, finden Sie auf Seite 219.

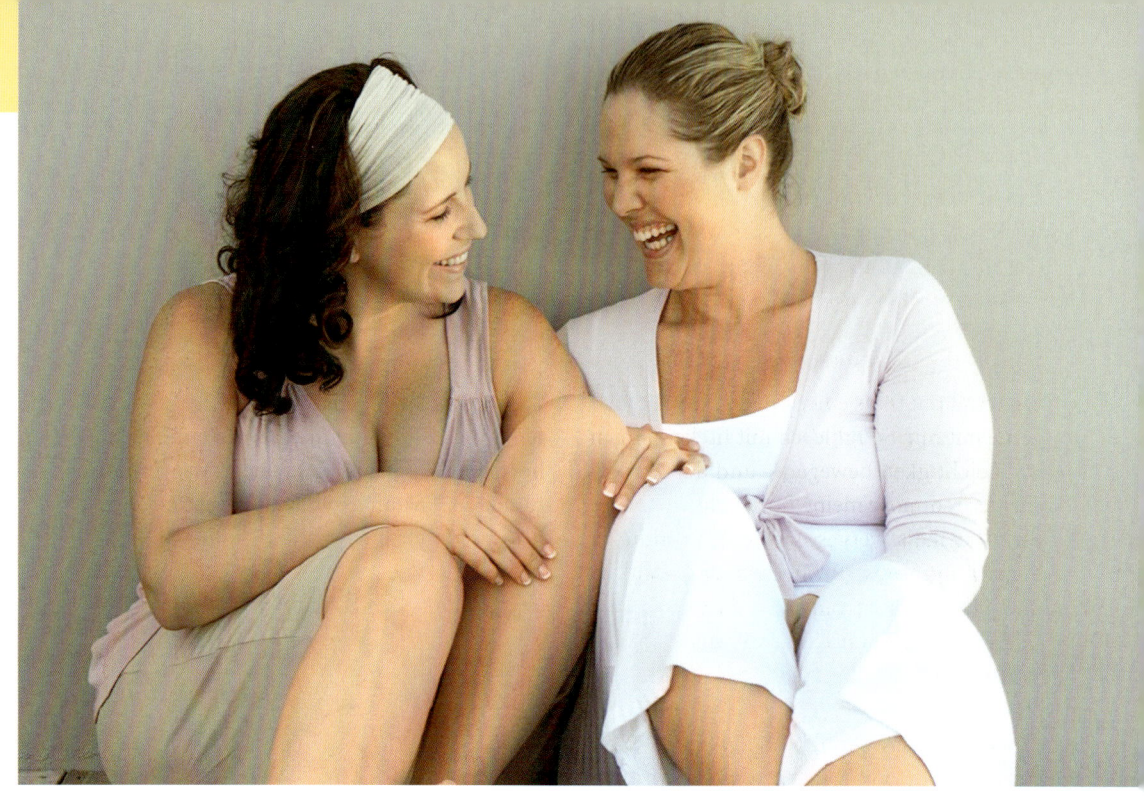

VON DICK NACH DÜNN

Was ist eigentlich dick? Als Titanic-Star Kate Winslet die Pressekritik an ihrem Gewicht satthatte, sagte sie: »Ich finde mich verdammt noch mal nicht fett.« Bewundernswert, wenn eine Frau zu ihrem Gewicht steht. Und richtig. Das fand auch Gesundheitsministerin Ulla Schmidt, als sie mit der Modeindustrie die Kampagne »Leben hat Gewicht – gemeinsam gegen den Schlankheitswahn« startete. Models mit gesunden Kurven sollen dazu beitragen, jungen Menschen ein positives Körperbild zu vermitteln und ihr Selbstwertgefühl zu stärken. Höchste Zeit! 1,6 Millionen Deutsche wiegen viel zu wenig. Laut Bundesgesundheitsministerium leidet bereits jedes fünfte Kind zwischen elf und 17 Jahren an Essstörungen, insgesamt fast 1,4 Millio-

nen. Mitschuld trägt die Modeindustrie. Sie verordnet den Models Mager-Diäten mit gerade mal 309 Kalorien. Das brauchen Sie nicht. Sie sind sich mehr wert als einen Designerfetzen auf knochigen Hüften.

Liebenswerte Kurven

Drei von vier Frauen sind mit ihrer Figur unzufrieden. Sogar dann, wenn sie Kleidergröße 38 tragen, hungern sie nach Mager-Model-Maßen, nach den Formen von Hungerhaken. Warum eigentlich?
Studien zeigen: Männer finden die Frauen am attraktivsten, die mehr Figur und weniger Knochen zeigen. Und ich finde: Jede Frau ist schön, solange sie von innen heraus strahlt. Solange sie ihr Glück nicht von der Waage

abhängig macht. Es gibt auch kein Idealgewicht. Es gibt nur eine Wohlfühlfigur. Und wie viel diese wiegt, muss man ganz langsam für sich selbst herausfinden.

Die Wohlfühlfigur kennt keine Formeln

Sie besteht nur aus einem Gefühl: So lebe ich gerne mit mir. So fühle ich mit fit, kann mich mit Leichtigkeit bewegen – und der Arzt lächelt erfreut über meine Blutwerte.

Bitte niemals vergessen: Jeder rundliche Mensch mit Selbstbewusstsein lebt gesünder und länger und fröhlicher als ein ständig hungernder, ab- und zunehmender, an sich zweifelnder und an seiner Figur verzweifelnder Mensch.

Der Weg zur Wohlfühlfigur führt nicht über Crash-Diäten, über Verzicht, über Angst vor dem Essen. Er führt über ein klein wenig Vernunft – und über sehr viel Gefühl: »Das Essen tut mir gut. So fühle ich mich leicht. Diesen Weg zur Wohlfühlfigur kann ich fliegen.« Und dann darf er auch zwei Jahre dauern.

Lesen Sie das Interview mit Bianca und Christian ab Seite 25. Wie sie 50 Kilo abgenommen hat und er 25. Bianca ist eine Frau, die strahlt. Kilos bedrücken sie nicht (mehr).

Was heißt »dick«?

Wer wissen will, ob und wie viel Übergewicht er hat und ob es vielleicht gesundheitlich bedenklich ist, darf ruhig ein bisschen messen – nur richtig. Das Gewicht allein sagt nichts darüber, ob wir dralle Fettzellen oder Muskeln haben. Das aber ist entscheidend.

Ungenau: der Body-Mass-Index

Er dient vielen XXL-Experten immer noch als Maßeinheit für gewichtigen Überfluss, obwohl er Muskelmasse und Fettanteil nicht berücksichtigt. Vielleicht haben Sie 2008 die Olympischen Spiele geschaut: Da gab es eine nette Geschichte zu einem deutschen Bahnradfahrer. An diesen Sportlern ist wirklich kein Gramm Fett. Aber weil sie vor allem sprinten, haben sie dicke, muskulöse Oberschenkel und bringen entsprechend viel Gewicht auf die Waage. Besagter Bahnradfahrer hat sich bei der Polizei beworben. Die wollten ihn erst nicht nehmen, weil sein BMI zu hoch war. Das zeigt mal wieder, was Zahlen für einen Unsinn erzählen können. Zu Ihrer Information hier trotzdem die Formel:

$$BMI = \frac{\text{Körpergewicht (kg)}}{\text{Körpergröße (m)}^2}$$

Beispiel: Für eine 1,70 m große und 65 kg schwere Frau beträgt der BMI:
$65 : (1{,}7 \cdot 1{,}7) = 22{,}5$

So bewerten Mediziner den BMI

unter 19   Untergewicht
19 bis 25   idealer Bereich
25 bis 30   leichtes Übergewicht
über 31   starkes Übergewicht

Nach dieser Formel gelten rund 41 Millionen Deutsche als übergewichtig. Mehr als 50 Prozent der Erwachsenen haben einen BMI über 25. Davon liegen 22 Prozent zwischen 30 und 40 und 3 Prozent sogar über 40.

Der »Waist to Hip Ratio« misst das Risiko

Pölsterchen sind nicht immer gefährlich, es kommt darauf an, wo sie sitzen. Eine wichtigere Rolle als der BMI spielt die Fettverteilung, der »Waist to Hip Ratio (WHR)«. Er zeigt den Apfel- oder Birnentyp.

Unter Frauen findet man meistens den ungefährlichen **Birnentyp** mit Fettdepots an den Hüften und Oberschenkeln. Leider taucht aber der gefährliche männertypische **Apfeltyp** auch bei Frauen immer häufiger auf. Stress baut das Fett rund um den Bauch auf.

Bauchfett ist gefährlich

✖ Es macht schlechte Laune. Denn Bauchfett drosselt die Produktion von Serotonin.

✖ Es fördert schwelende Entzündungen im Körper, gilt als Risikofaktor für Krebs, Diabetes, Schlaganfall, Herzinfarkt und Alzheimer.

✖ Bauchfett macht Hunger, es stört appetitbremsende Hormone wie Serotonin, Leptin, Adiponectin. Blutzucker und Fettstoffwechsel laufen aus dem Ruder.

✖ Bauchfett unterdrückt Wachstumshormone: Man altert schneller, die Knochen schwinden, Muskeln und Bindegewebe erschlaffen.

So berechnen Sie Ihr Risiko:

$$WHR = \frac{Taillenumfang}{Hüftumfang}$$

Idealerweise ist der WHR bei Frauen kleiner als 0,85 und bei Männern kleiner als 1,0.

INFO Ein Schlank-Gen, eine Pille?

Nein, die Forscher finden ständig ein neues Gen, das unseren Stoffwechsel in Richtung dick oder dünn steuert. Und weil so viele mitwirken, wird es die eine Schlankpille nie geben. Darum träumen Pharmafirmen davon, irgendwann einen Blutstropfen auf einen Gen-Chip zu legen, die aktuelle Stoffwechsellage zu bestimmen und daraus individuelle Medizin- und Ernährungstipps für den Tag zu gewinnen. Nutrigenomic nennt sich das. Sollen sie träumen. Im Grunde muss man kein Blut lassen, sondern nur auf seinen Körper hören – der ist ziemlich intelligent. Wie Sie die Intelligenz wecken? Durch Bewegung und vier Wochen GLYX-Diät. Denn dann spüren Sie, was Ihnen guttut.

Das wahre Übergewicht

Das sehen Sie erst nicht, das zeigt die Waage erst nicht an. Es heißt: Fett im Körper. Bis zum Alter von 16 sind wir ziemlich aktiv. Dann stellt sich Trägheit ein. Wir sitzen im Hörsaal, im Büro, im Auto, vor dem Fernseher. Wir verbrauchen weniger Kalorien, benutzen unsere Muskeln nicht mehr. Muskeln schwinden. Dafür lagert sich Fett ein.

Entscheidend ist der Fettanteil

Dass sich Fett einlagert, merkt man erst gar nicht. Denn Muskeln sind schwerer als Fett. Erst wenn keine Muskeln mehr übrig sind, die Platz für Fett machen, lagert sich das Fett sichtbar im Unterhautfettgewebe ein. Dann ist man schon längst überfettet.

Nehmen wir als Beispiel eine Frau, 22 Jahre alt, sie wiegt 60 Kilo. Ihr Fettanteil liegt in ihrem Alter idealerweise bei 22 Prozent. Sie hat also 13 Kilo Fett im Körper und 47 Kilo magere Körpermasse. Mit 30 hat sie nur zwei Waagen-Kilo zugenommen, aber: Weil sie sich nicht bewegt, hat sie 19 Kilo Fett im Körper und nur noch 43 Kilo Magermasse. 4 Kilo weniger Masse, die Fett verbrennt. Denn das tun die Muskeln. Wenn die Frau nun versucht, hungernd abzunehmen, und keinen Sport treibt, verliert sie noch mehr Muskeln. Dann geht gar nichts mehr.

Franks Kilofrust

Ich habe Frank (43), 150 Kilo Selbstbewusstsein, ein Jahr lang beim Abnehmen begleitet und dabei ständig seine Muskelmasse kontrolliert. Nach vier Monaten – ich war im Urlaub – wollte er seine 20-Kilo-Marke erreichen. Und die wollte er unbedingt erreichen. Deshalb fing er an zu hungern und vernachlässigte seine Nordic-Walking-Stöcke. Er verlor 4 Kilo. Zwei davon Muskulatur. Danach ging gar nichts mehr.

Es dauerte drei Monate, bis er seine Muskeln wieder hatte – und bis sein Stoffwechsel so stark war, dass er wieder sein Fett verbrennen konnte. Oje, war Frank frustriert. Diesen Fehler macht er aber nie, nie wieder. Und Sie machen ihn erst recht nicht.

Wie verändert sich das Gewicht beim langfristigen Abnehmen?

Mit der GLYX-Diät – und der dazugehörigen Bewegung – nimmt man erst einmal leicht und relativ viel ab. In dieser Zeit ist es wichtig, den Körper beim Entgiften zu unterstützen (Seite 115). Dann tut sich eine Zeit lang nichts – auf der normalen Haushaltswaage. Allerdings verändert sich der Körper. Das spürt man und sieht es an den Klamotten. Der Körper modelliert sich. Mitunter auch in kleinere Kleidungsgrößen.

Dann geht es langsam, aber stetig wieder bergab. Etwa ein Kilo schwindet in der Woche – weil mehr Muskeln auch mehr Fett verbrennen. Wer viel abnehmen muss, gerät irgendwann nach ein paar Monaten aufs Plateau. Nichts geht mehr.

Dann ist es Zeit, den Körper noch mal zu entgiften. Und den Kopf gleich mit. Hier ergreifen viel zu häufig negative Gedanken das Ruder. Nun muss man dem Körper Zeit geben. Nur nicht den Fehler machen und weniger essen! Das Einzige, was produktiv ist: Muskeltraining intensivieren. Mehr Muskeln verbrennen auch wieder mehr Fett.

Der Setpoint

Darm, Fettgewebe und Gehirn kommunizieren mit vielen Botenstoffen, um den Körper ein Leben lang im energetischen Gleichgewicht zu halten. 30 Kandidaten an Hormonen – wie Leptin, Insulin, Ghrelin – signalisieren dem Gehirn: Hunger oder satt.

Man geht davon aus, dass jeder Mensch einen individuellen Setpoint hat, ein Gewicht, das

---

TIPP Die Fettwaage

Es gibt Waagen, die messen über Leichtstrom (Bio-Impedanz-Analyse) den Fettanteil und den Anteil an Magermasse im Körper. Diese Waagen gibt es zum Draufstellen und zum In-die-Hand-Nehmen. Sie sind zwar nicht supergenau, können aber dabei helfen, den Diäterfolg zu kontrollieren. Sicher, am besten sind die ausgeklügelten Bio-Impedanz-Messgeräte beim Arzt.

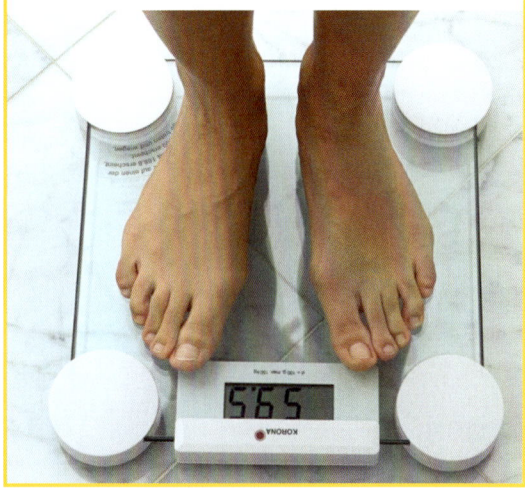

---

der Körper, das Gehirn anstrebt. Und wenn das Gewicht kurzfristig stark absinkt, dann schickt das Gehirn all die Botenstoffe los, die uns zum Kühlschrank treiben. Und gegen die ist jeder noch so starke Wille machtlos.

Kann man denn den Setpoint überhaupt nach unten verschieben? Ja. Langsam und clever. Man darf mit den Kalorien langfristig nicht unter den Grundumsatz (GU) gehen: GU (pi mal Daumen) = Körpergewicht · 25. Und es dürfen keine Nährstoffe fehlen.

Wie lange dauert es, bis man sein neues Gewicht sicher behalten kann? Die Erfahrung spricht von etwa neun Monaten. Dann hat sich der neue Setpoint gefestigt.

Der eine nimmt schnell ab, der andere nicht – warum?

Die einen schaffen locker ein Kilo am Tag. Andere brauchen eine Woche. Woran kann das liegen?

Sportlichkeit

Ein Mensch, der viel Ausdauersport betreibt, hat auch viele fettverbrennende Enzyme. Das kann man übrigens beim Arzt messen lassen: mit der Spiroergometrie. Sie strampeln auf dem Fahrrad-Ergometer, und eine Maske misst den Sauerstoff, den Sie einatmen, das Kohlendioxid, das Sie ausatmen. Daraus errechnet der Arzt, wie viel Fett Sie verbrennen. Stellt ein sportlicher Übergewichtiger die Ernährung auf GLYX-niedrig um, nimmt er ganz schnell ab.

Bewegungsdrang

Wer Lust hat, sich zu bewegen, verbrennt sein Fett natürlich viel schneller als jemand, der im magischen Bannkreis der Couch festhängt. Diese Lust weckt das Trampolin.

Wasserspeicher

Wer sich ungesund ernährt, übersäuert seinen Körper. Es bilden sich saure Ablagerungen, und diese machen müde, stören die Durchblutung, lösen Rheuma, Gicht und Arthrose aus. Der Körper speichert Unmengen Wasser, um die sauren Stoffe zu neutralisieren. Wer ihn nun entgiftet, nimmt schnell ab. Allerdings ist das zum Großteil Wasser. Aber das will man ja auch loswerden. Wer sieht schon gern aufgedunsen aus?

Alter der Kilos

Der US-Schauspieler Tom Hanks hat für seinen Robinson-Film »Cast away« 30 Kilo zugespeckt und gleich wieder abgespeckt. Ging schnell. Was schnell raufkommt, geht auch schnell wieder runter. Wer schon lange unter Übergewicht leidet, braucht etwas länger, um diese Kilos wieder zu verlieren.

Jo-Jo-Effekt

Wer sein Gewicht über viele, viele Hungerkuren nach oben geschaukelt hat, muss auch eine Portion Geduld mitbringen, um es wieder zu verlieren. Denn er hat sicher den Stoffwechsel runtergeschraubt. Der Körper ist auf Notzeiten programmiert, verbrennt möglichst wenig Kalorien. Mitunter verbraucht er in Ruhe bis zu 1000 Kalorien weniger am Tag. Dann ganz wichtig: Bewegung, viel Eiweiß und alle Vitalstoffe. Wenn der Körper merkt, dass er wieder kriegt, was er braucht, lässt er auch von seinen Fettdepots los.

Selbstbewusstsein

Jemand, der sich in seinem Körper grundsätzlich wohlfühlt, nimmt viel leichter ab als jemand, der sein Selbstwertgefühl vom Gewicht abhängig macht. Neue Ergebnisse aus der Gehirnforschung zeigen: Negative Gefühle wie »Ich bin unglücklich, ich fühle mich zu schwer« bremsen über die Stresshormone den Fettabbau.

Stoffwechseltyp

Es gibt Menschen, die verbrennen einfach mehr Energie, weil sie einen aktiveren Stoffwechsel haben oder weil sie sich hibbelig viel mehr bewegen. Die werden ihre Festtagskilos auch viel schneller wieder los.

Abnehmbremse: Sondermüll

Fett ist eine Sondermülldeponie. Manchmal ist der Körper überlastet mit den vielen Giften, die der Hüftspeck in den Stoffwechsel schickt. Der Körper stoppt also den Fettabbau, um die Entgiftungsorgane zu schützen. Ein guter Heilpraktiker oder Naturheilarzt hilft dann weiter.

Der gemeinsame Weg zum Erfolg: 75 KILO LEICHTER

Bianca (30) und Christian (32) leben in Niederbayern und haben drei Töchter im Alter von einem bis elf Jahren. Beide sind berufstätig. Bianca verlor 50 Kilo (von 134 auf 84) und Christian 25 Kilo (von 150 auf 125) mit der GLYX-Diät. Ein Interview.

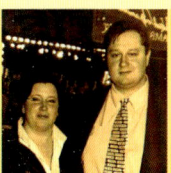

Ein Bild von Bianca und Christian aus wesentlich dickeren Tagen. Inzwischen haben sie viele Kilos verloren und eine glücklichere Lebensweise gewonnen.

Bianca, wie reagieren die Menschen auf deinen 50-Kilo-Erfolg? Was war das verblüffendste Erlebnis für dich?

Bianca: Die Frage meines Arztes, ob ich an einer Bauchdeckenstraffung Interesse hätte. Ich hab ihm dann mein Kind in die Hand gedrückt, die Hose runtergelassen und gefragt, ob er meint, dass ich das nötig habe. Er hat verblüfft geguckt und »Nein!« gesagt.

Wie hast du das hinbekommen?

Bianca: Trainieren. Dann funktioniert das auch nach drei Kindern noch. Ideal ist das Trampolin. Es steht zu Hause, die Kinder hat man im Blick. Die haben damit auch Freude. Die beiden Größeren toben sich drauf aus, die Kleine benutzt es als Aufstehhilfe. Und es ist ja ein Muskel- und Ausdauertraining gleichzeitig. Es strafft den ganzen Körper. Da bleiben keine Hautfalten, wenn man es regelmäßig macht.
Christian: Erzähl doch von dem ersten, von dem für zehn Euro ...
Bianca: Oh ja, da habe ich Rückenschmerzen gekriegt. Und dann ein teures gekauft, daneben gestellt und beide ausprobiert. Ein Unterschied wie Tag und Nacht. Das gute ist viel elastischer, stabiler ... Das macht mir so viel Spaß, dass ich bei der Fußball-WM 2006 vor dem Fernseher beide Halbzeiten trainiert habe. Dort habe ich wahrscheinlich mehr Fett gelassen als die auf dem Fußballplatz.

Dein Körper hat sich verändert.

Bianca: Das Hautbild ist viel feiner. Der Körper hat sich definiert. Wir haben eine Kamera mit Bewegungssensor an der Haustür. Die hat mich anderthalb Jahre lang jeden Tag fotografiert. Das ist wie Daumenkino. Vom Fass zum »Latino-Po« – das schönste Kompliment von Christian ... Na ja, ein bisschen fehlt schon noch. Darum habe ich mir in mein Abendkleid eine Schnürung schneidern lassen. Da geht noch was ... Mein Fettwert ist übrigens runter von 48 auf 32 Prozent. Und meine Anzüge habe ich mir von Größe 50 auf 42 runter schneidern lassen. Heute früh stand ich in der Küche und hielt mir den Bauch. Und plötzlich dachte ich: Oh, da sind ja Muskeln. Das ist ein Wahnsinnsgefühl, wenn man das erste Mal seine Bauchmuskeln spürt.

Und was ist im Kopf passiert?

Bianca: Ich bin viel aktiver. Alles fällt mir so viel leichter. Job, Haushalt, Kinder, Garten ... Ich arbeite selbstständig in der Arbeitsvermittlung, mache Motivations- und Persönlichkeitstrainings, habe drei Kinder. Ich koche für

die Familie, gehe einkaufen, pflege den großen Garten. Das bring ich plötzlich alles unter
einen Hut. Früher war alles anstrengend. Ich
war müde, tranig, nicht nur nach dem Essen.
Christian: Und heute weiß sie gar nicht mehr
wohin mit der ganzen Energie.

Trotz drei Kindern?

Bianca: Wo ein Wille ist, ist immer ein Weg.
Alles reine Kopfsache. Für mein Trampolintrai-
ning finde ich immer Zeit, zum Beispiel beim
Fernsehen. Die Kinder schlafen ja auch mal.

**War es nicht anstrengend und zeitraubend,
die Ernährung umzustellen?**

Bianca: Früher haben wir Schnitzel und Pommes aus der Tiefkühltruhe in die Pfanne getan. Heute schnippeln wir Obst, Gemüse und
Kräuter, backen mal ein eigenes Brot oder
Obstschnitten. Es ist schon etwas aufwendi-
ger. Obwohl: Morgens gibt's Rühr- oder Spie-
geleier mit Schinken, Tomaten, Garnelen oder
Thunfisch. Das mögen die Kinder gerne. Oder
den GLYX-Fruchtshake. Ich mach den Kühlschrank auf, kippe alles zusammen. Das geht
flotter, als für alle Semmeln zu schmieren.
Christian: Man organisiert sich auch schnell,
kocht mehr, friert mal was ein. Wir haben uns
eine Küchenmaschine angeschafft, die das
Gemüse schneidet. All das lohnt sich, weil es
so viel besser schmeckt.
Bianca: Anfangs hab ich mich motiviert mit:
Wunderbar, du verbrennst beim Machen
schon Kalorien, die du vorher nicht verbrannt
hast. Und wenn man erst mal organisiert ist,
braucht man vielleicht insgesamt zehn Minuten mehr als für die Fix-und-hopp-Küche.

**Ist es nicht traurig, alte Gewohnheiten auf-
geben zu müssen?**

Christian: Nein. Im Gegenteil. Es schmeckt ja
viel besser, und es gibt viel mehr Abwechs-

lung. Früher gab's immer Schweinebraten,
Rouladen, Frikadellen … Salat war Beilage und
blieb meist übrig. Heute gibt's Lachs mit Gemüse und Trockenfrüchten, Geflügel mit Tomaten und Gorgonzolasoße … Salat ist Hauptsache. Dazu gibt's mal ein Stück Pizza. Sicher,
man muss im Kopf erst mal einen Schalter kip-
pen, was jetzt zur Beilage wird. Wir haben
auch plötzlich Sachen gegessen, die wir früher nicht probiert hätten: Dal zum Beispiel.
Bianca: Früher hatte ich Kümmel, Salz, Pfeffer,
Curry und Zimt. Aus. Heute ist mein Gewürz-
regal 1,5 Meter breit. Und wir haben immer frische Kräuter – für den Winter eingefroren.

Ist Glyxen kompliziert?

Bianca: Nein. Steht ja alles übersichtlich im
GLYX-Kompass. Den habe ich immer dabei.
Christian: Man muss ja nur wissen, welche Le-
bensmittel den Blutzucker hochtreiben.
Bianca: Heute kann ich frei Hand GLYX-kochen.
Das erste halbe Jahr hielten wir uns nur an die
Rezepte im GLYX-Kochbuch. Irgendwo aufge-
schlagen: Das kochen wir heute. Oder die Kin-
der haben sich etwas ausgesucht.

Was sagen die Kinder zur GLYX-Küche?

Christian: Die essen das richtig gerne. Die gla-
sierten Karotten sind der Hit. Die mögen auch
Fisch und Garnelen – nur den Tintenfisch, den
lassen sie stehen.
Bianca: Die Große ist viel ausgeglichener und
entspannter, seit sie den ganzen Zucker, das
Phosphat nicht mehr kriegt. Für die Schule
gibt's Obst, Gemüse, Nüsse und Vollkornbrot
mit Gemüse und Käse oder Schinken.

**Ihr lebt auf dem Land, habt ihr nicht Proble-
me mit den Zutaten?**

Bianca: Was ist besser, fünf Asienshops um
die Ecke oder 15 Biobauern? Man kann sich ja
auch mal was übers Internet bestellen. Mein

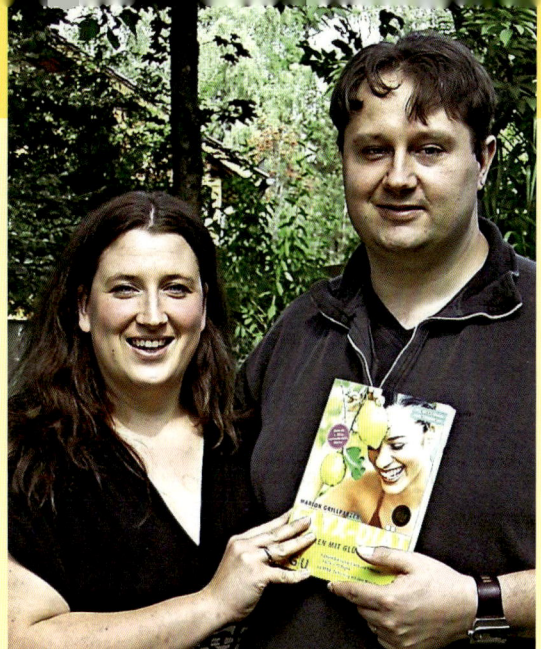

Bianca: »Das Leben ist heute bunter. Man kann wirklich abnehmen mit Glücksgefühlen.«

Bäcker macht mir Dinkelbrezen, weil ich ihm gesagt habe, dass ich Weißmehl nicht vertrage. Die sind jetzt der Renner bei ihm. Mein Metzger macht mir Wiener Würste ohne Glutamat und Phosphat. Ich habe ihn einfach gefragt. Man muss nur mit den Leuten reden.
Christian: Wir kaufen auf dem Wochenmarkt. Das ist für sich schon ein Erlebnis. Man kann riechen, probieren, alles ist natürlich, nicht künstlich – und das schmeckst du.
Bianca: Man kriegt auch nur Saisonales. Das Umweltbewusstsein verändert sich. Sicher nimmt man mal eine Flugananas. Aber die Kartoffeln möchte ich vom Bauern nebenan. Ich hab mir übrigens meterlang Balkonkästen aufgehängt. Dort ziehe ich Kräuter, Radieschen, Salat, Cocktailtomaten. Das schult auch die Kinder. Die Kleine pflückt sich die Tomaten, wenn sie reif sind. Eine natürliche Süßigkeit.

Gab es Rückfälle ins alte Leben?

Bianca: Ja, natürlich. Da hab ich dann gleich wieder Panikattacken gekriegt. Ausgelöst durch zu viel Kohlenhydrate. Das wusste ich früher nicht. Ein Rückfall ist für mich gleich-

zeitig ein Motivationskick, weil ich merke, wie es mir wieder schlechter geht.
Christian: Anfangs hatten wir einen Tag in der Woche, an dem wir all das essen durften, was wir anfangs vermisst haben: Schnitzel mit Pommes und Rahmsoße, Nutella, Kuchen. Weil wir uns aber nicht wohlgefühlt haben an dem Tag, haben wir ihn abgeschafft.

Was ist mit Sport?

Bianca: Darauf kann ich gar nicht mehr verzichten. Den brauch ich. Früher war ich bequem, bin jeden Meter mit dem Auto gefahren. Heute bringe ich die Kinder zu Fuß zum Kindergarten. Ich guck mir eine DVD auf Englisch an, während ich meine 45 Minuten auf dem Trampolin trainiere. Diese Zeit gehört mir. Das ist mir ganz wichtig. Es ist auch gut, das den Kindern vorzuleben. Sonst werden sie zu Stubenhockern. Unsere drei haben, Gott sei Dank, keine Probleme mit dem Gewicht.
Christian: Ich kann wegen eines Schleudertraumas seit einiger Zeit keinen Sport treiben. Aber in unserer Firma gibt es fünf Stockwerke. Ich benutze nur noch die Treppe. Da kommt auch was zusammen. Wir gehen mehr spazieren, ich arbeite viel im Garten. Und ich liege längst nicht so viel herum wie früher. Man wird einfach aktiver.

Wie hältst du es in der Arbeit mit Essen?

Christian: Nach einem großen Frühstück reicht mir mittags Gemüse mit Quark. Das nehme ich mit. Oder ich esse in der Kantine ein Stück Fleisch mit zwei Beilagensalaten.

Kommt Ihr mit drei Mahlzeiten pro Tag klar?

Bianca: Ja. Anfangs habe ich noch mit Bitterschokolade überbrückt. Aber nicht lange. Denn wenn man sich an GLYX hält, ist das Verlangen, zwischendurch etwas zu essen, nicht mehr da. Auch unsere Große ist länger satt, nicht mehr so reizbar. Ruft nicht mehr eine Stunde nach einer Semmel: Gibt's irgendwo eine Milchschnitte, ein Eis …

Und was tut ihr vor dem Fernseher?

Christian: Ja, der ist tödlich. Wenn man gewöhnt ist, Chips zu essen, braucht man irgendetwas. Wir haben den größten Teller genommen, türmten in die Mitte Kräuterquark und legten drum herum Rohkost. Oder: eine Schüssel mit Obst und Joghurt mit Honig. Oder: eine Käseplatte mit Gemüse. Das hat uns bald sogar besser geschmeckt.

Wie hat die Familie reagiert?

Bianca: Mit »Iss doch!«. Ich hab zum Beispiel, als wir mit der Familie essen waren, einen Fisch bestellt. Der kam paniert. Dann ließ ich ihn zurückgehen. Der Koch konnte keinen ohne Panade machen – der Fisch kommt schon so aus der Tiefkühltruhe. Alle haben den Kopf geschüttelt: »Kind, iss doch!« Aber irgendwann haben sie es akzeptiert, dass wir auch kein Marmeladenbrot zum Frühstück wollen, dass uns Buttermilch lieber ist.

Und die Freunde?

Christian: Die essen das, was wir kochen, gern. Wenn wir heute grillen, gibt es Gemüsestreifen und vier Salate dazu. Das wird genauso gegessen, keiner fragt nach Chips, keiner fragt nach Pommes.
Bianca: Ich habe niemandem erzählt, dass wir Diät machen. Wir haben das auch nie als Diät gesehen, sondern als Ernährungsumstellung. Irgendwann kamen die Komplimente und Fragen: »Mensch, wie hast du so abgenommen?«

Habt Ihr manchmal Hunger?

Bianca: Nie. Es gibt Tage, da bist du nach drei Bissen satt. An anderen Tagen braucht man das zweite Fischfilet. Man muss sich mal klar-

machen: Der erste Bissen schmeckt immer am besten. Beim letzten Gummibärchen weißt du gar nicht mehr, welche Farbe es hatte. Das hilft einem dabei zu entscheiden, ob man noch einen Nachschlag braucht oder nicht.
Christian: Hungern tu ich mehr, wenn ich mich wie früher ernähre. Dann kannst du nicht aufhören zu essen, kommst nicht am Kühlschrank, an der Schokolade vorbei.

Kommt das Glyxen zu teuer, mit drei Kindern …?

Bianca: Anfangs kostet es schon ein bisschen was. Man braucht einige neue Zutaten. Aber wenn man den ganzen Tag über Schund isst, kommt das im Endeffekt teurer.
Christian: Man isst nicht mehr die Masse, sondern viel weniger, weil man schneller satt und zufrieden ist.

Hast du in der Schwangerschaft weiter geglyxt?

Bianca: Klar. Da habe ich nur vier Kilo zugenommen. Ich hatte super Blutwerte, keine Probleme mit Schwangerschaftsdiabetes. Die Geburt war leicht – und ich war am nächsten Tag schon wieder voll fit.

Was waren die größten Hürden für euch?

Christian: Anfangs zu spüren, dass man nicht essen muss, wenn es die Uhr diktiert. Dann an einer gut riechenden Schnitzelsemmel vorbeizugehen. Und dann die Stillstände.
Bianca: Ja, die kommen so alle zwei bis drei Monate. Aber das dauert maximal sechs bis acht Wochen. Und der Stillstand betrifft nur das Gewicht. Aber mit Zentimetern passiert was. Der Körper modelliert sich.

Wie haben sich die Kilos davongemacht?

Christian: Anfangs geht es schnell. Dann muss man Geduld haben – wie für alles im

Leben. Ich war als Bub schon übergewichtig. Als ich IT-ler wurde, hab ich mich am Computer über acht Jahre hinweg von 112 auf 150 Kilo hochgearbeitet. Da darf man sich dann auch Zeit lassen, das wieder zu verlieren.

Bianca: Die ersten 20 Kilo kriegt man in den ersten sechs Monaten locker weg. Dann schafft man so zwei pro Monat. Aber man kriegt ganz schnell ein neues Lebens- und Körpergefühl. Ich habe 50 geschafft. Die restlichen zwölf kriege ich auch noch runter. Man muss den Sport intensivieren. Ich mache jetzt zusätzlich Pilates und fahre mit dem Rad.

Hat sich was an euren Essportionen geändert?

Bianca: Die waren anfangs sehr groß, wir waren ja viel gewohnt. Und trotzdem haben wir abgenommen. Die Portionen wurden mit der Zeit automatisch etwas kleiner. Das wird einem gar nicht so bewusst. Man isst automatisch, bis man satt ist. Heute teilen wir uns die Vorspeise. Eine ganze Pizza schaff ich gar nicht mehr, weil ich viel Salat dazu esse.

Christian: Steht im Buch »1 Putenschnitzel«, esse ich schon noch zwei. Die brauche ich auch für mein Eiweiß. Eiweiß als Nahrungsergänzung gibt's bei uns nur, wenn wir keine Zeit zum Kochen haben.

Was macht ihr im Restaurant?

Bianca: Mit dem Wirt sprechen. Ihm sagen, dass wir keine Soße wollen, lieber etwas vom Grill. Viel Gemüse statt Pommes ... Salat mit Putenstreifen kriegt man überall. Wir sind Sushi-Fans – die gibt es bei uns all-you-can-eat für 6,90 Euro. Und selbst Pizza-Hut hat ein riesiges Salatbuffet – da bedienen wir uns alle vorher und teilen uns eine große Pizza.

Christian: Beim Chinesen esse ich doch gleich lieber das teure Hauptgericht und nehme nur zwei Löffel Reis.

Hast du auch eine neue Einstellung zum Leben?

Bianca: Natürlich. Du hast dir das ja nicht angefuttert, weil du gerne Schweinebraten isst, sondern weil man etwas kompensieren will. Frust. Trauer. Langeweile. Nur: Das Glück über das Essen hat vor dem Spiegel aufgehört. Mein Vater ist kürzlich gestorben. Früher hätte ich den ganzen Tag gegessen. Heute weiß ich, dass mir die Schokolade nicht über die Trauer helfen kann. Gute Gespräche aber wohl.

Was hat dir geholfen, das zu erkennen?

Bianca: Ich habe mich immer gefragt: Wie geht es mir, wenn ich etwas gegessen habe ... Das Schöne war, dass ich mit jedem Kilo weniger stärker geworden bin. Ich brauchte den Schutzpanzer nicht mehr. Dann habe ich mich gefragt: Wer ist Energieräuber, wer Energiegeber? Die Energieräuber unter den Menschen habe ich ausgesondert – und mich auch zu Hause von Altlasten befreit. Alles, was sinn-los war, habe ich entmüllt, es verschenkt, bei Ebay verkauft.

Christian: Vergiss nicht, wir haben auch zwei Container gefüllt.

Ein Wort zum Schluss?

Christian: Das Gewicht hängt an vielen Dingen. Es gibt so vieles, das einen lähmt, das die Energie wegfließen lässt. Und je weniger Baustellen man im Leben hat, desto leichter geht alles. Man muss einfach Unerledigtes erledigen, mit sich selbst ins Reine kommen, dann geht es wie von selbst.

Bianca: Ich hatte unzählige Diäten hinter mir. Keine hat geholfen. Gut, dass ich heute weiß: Man kann wirklich abnehmen mit Glücksgefühlen. Das Leben ist abwechslungsreicher, geschmacksintensiver und bunter geworden. Fröhlicher. Man merkt, dass man dem Körper gibt, was er braucht.

Die Schwergewichte: Was macht uns dick?

1. Angst

Wer Angst vor dem Essen hat, kontrolliert ständig, was er isst. Diese Kontrolle führt nicht nur zu einseitigem Essen, sondern zu einem ständig schlechten Gewissen. Und beides macht dick. Angst vor dem Essen hat in der GLYX-Philosophie nichts verloren.

2. Hunger

Jedes Hungergefühl aktiviert unser Eiszeit-Genprogramm: Bunkern, jede Kalorie in Form von Fett anlegen! Diese Einrichtung der Natur hat den Menschen früher das Überleben garantiert. Heute garantiert sie das vorzeitige Ableben: durch Fettansetzen, Schlaganfall oder Herzinfarkt. Nur wer satt ist, nimmt ab.

3. Die Thrifty-Gene

Aus der Eiszeit haben wir noch Thrifty-Gene, so richtige Geiz-Gene. Denn eine höhere Überlebenschance hatte, wer viel und rasch Fett speichern konnte. Auch unter uns tummeln sich noch gute Futterverwerter mit aktiven Thrifty-Genen. Sie bunkern ihr Fett und geben es ungern wieder her. Als Ausrede taugen diese Gene aber nicht. Sie erhöhen den BMI (Seite 21) gerade mal um einen Punkt. Und nur fünf Prozent der Übergewichtigen dürfen sich auf Gene berufen, etwa auf das kürzlich entdeckte FTO: Es erhöht das Übergewichtrisiko um 70 Prozent. Gene bestimmen auch, ob wir einen hohen Grundumsatz haben, also 3500 kcal am Tag verbrennen oder nur 1000 kcal. Doch dick wird in der Regel nur, wer übermäßig isst – und zwar das Falsche. Auch Gene kann man austricksen. Mit der GLYX-Diät und dem Trampolin.

4. Fernseher

US-Forscher haben festgestellt: Das Gewicht wächst mit der Zahl der vor dem Fernseher verbrachten Stunden. Künftig nicht mehr. Davor steht das Trampolin.

5. Hoher GLYX

Stärke- und zuckerreiche Nahrungsmittel und Getränke haben einen hohen glykämischen Index (GLYX). Sie locken viel Insulin. Und das macht Heißhunger – und dick. Insulin ist unser Speicherhormon. Es bunkert das Fett auf den Hüften. Die Lösung: Greifen Sie zu Lebensmitteln mit niedrigem GLYX. Leicht-, Mittel- und Schwergewichte finden Sie in der Tabelle auf Seite 80.

6. Die Kalorie

Wer akribisch Kalorien zählt, nimmt zu. Denn Kaloriensparmaßnahmen führen unweigerlich zu Vitalstoffmangel, und dieser führt zu Übergewicht. Halten Sie sich künftig an die GLYX-Tabelle im Extra-Guide. Damit bekommen Sie ein Gefühl für die Lebensmittel, die Ihnen guttun. Dann lässt der Körper auch von seinen Pfunden.

7. Die Waage

Sie ist für viele ein Folterinstrument, das schnell die Laune verdirbt – und Frust macht dick. Der Waagenzeiger zeigt nämlich nicht nur Fett an, sondern Hormonschwankungen, ein gesalzenes Abendessen. Oder Muskelaufbau. Muskeln sind schwerer als Fett. Fühlen Sie lieber in sich hinein. Wie geht es mir? Mit jedem Tag, den Sie sich schlanker fühlen, nehmen Sie auch leichter ab. Wiegen Sie sich einmal die Woche, am besten auf einer Körperfettwaage (Bio-Impedanz-Methode). Sie bestimmt Fett und Muskelmasse. Sie wollen ja keine Muskeln verlieren, sondern Fett. Außerdem: Wie schnell man abnimmt, ist individuell verschieden. Einer schafft ein

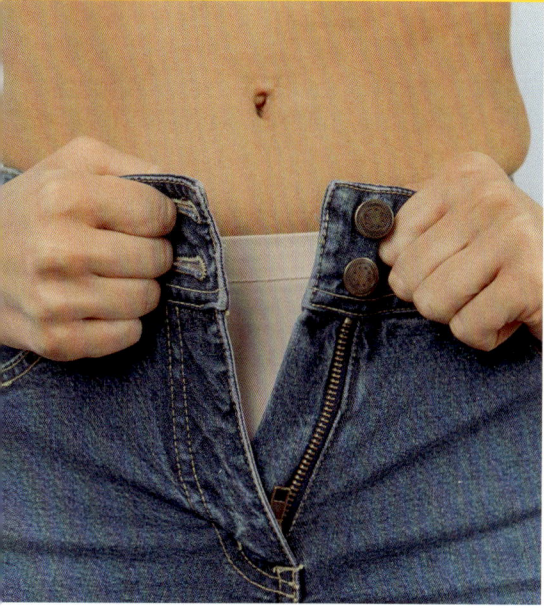

Auch die vielen falschen Diätratschläge haben Menschen Probleme mit den Pfunden beschert.

Kilo pro Tag, der andere braucht dafür eine Woche. Warum? Das steht auf Seite 24.

8. Kurzfristige Diäten

Diät heißt »Lebensweise«, nicht »Verzicht« oder Ähnliches. Sie sollte für ein ganzes Leben taugen. Wer an seiner Ernährung, an seiner Liebe zu seinem Körper nichts dauerhaft ändert, der wird nur zum Opfer des Jo-Jo-Effekts: Nach dem Abwärts der Pfunde kommt dann unweigerlich ein Aufwärts.

9. Stress

Einer der stärksten Dickmacher, die wir kennen. Stress greift in unseren Hormonhaushalt und in den Stoffwechsel ein – und steuert in Richtung dick. Wie Sie der Stressfalle entkommen, steht auf Seite 58 und 120.

10. Trägheit

Aus der Schule kennen Sie den Energieerhaltungssatz. Energie vergeht nicht einfach. Und jedes Kilo Fett ist eine Ansammlung von Energie. Genau: 7000 Kalorien. Die müssen Sie verbrennen. Durch die richtigen Lebensmittel – und durch Bewegung.

11. Nährstoffmangel

Fehlen dem Körper gewisse Nährstoffe, dann fehlen ihm Zahnräder im Getriebe namens Stoffwechsel. Er kann kein Fett verbrennen, keine Energie gewinnen. Lesen Sie weiter über die Fatburner der Natur ab Seite 104.

12. Träge Fette

Die falschen Fette machen dick, in Kombination mit den falschen Kohlenhydraten. Was sind die falschen Fette? Tierische Fette in der Wurst, im Braten. Gefährliche Fette aus Fertigprodukten (trans-Fettsäuren) – aber auch ein Zuviel an falschen pflanzlichen Ölen. Mehr über Dick- und Schlank-Fette lesen Sie ab Seite 62.

13. Viereckiges Essen

Warum machen Fertigprodukte dick? Weil Tütensuppen und Schlemmermenüs nicht auf den Bäumen wachsen. Chemie in Fertigprodukten bringt die fein justierten hormonellen Abläufe im Körper durcheinander. Sie wirken auf das Gehirn ein. Nicht so gut für die Linie: Weichmacher in Plastik, der Geschmacksverstärker Glutamat, Aromastoffe, Süßstoffe, modifizierte Stärke. Die Natur kennt keine chemischen Stoffe, die Lebensmittel schnell kochbar und ewig haltbar machen. Was lebt, verdirbt. Und nur das Lebendige schenkt uns all die Wirkstoffe, die den Stoffwechsel reibungslos laufen lassen – in Richtung schlank.

14. Schleichender Muskelverlust

Mit schwindenden Muskeln (durch zu strenge Diät, zu wenig Sport) sinkt der Grundumsatz, also der Kalorienverbrauch in Ruhe. Der Stoffwechsel läuft träge, verbrennt weniger. Dann geht auf der Waage gar nichts mehr.

Die Leichtgewichte: Was macht uns dünn?

1. Niedriger GLYX

Lebensmittel mit niedrigem GLYX halten den Blutzucker konstant. Das beugt Heißhungerattacken vor, hält fit, bei Laune, leistungsfähig – und gesund. Die Bauchspeicheldrüse schüttet weniger Insulin aus. Schlankhormone und Enzyme haben freie Bahn und können die Fettmoleküle von Hüfte und Po wegschaufeln. Lebensmittel mit niedrigem GLYX finden Sie auf Seite 80 und im Guide.

2. Fatburner

Die Natur hält Lebensmittel parat, die Sie schlank machen, während Sie essen. Sie enthalten Vitalstoffe, die den Stoffwechsel aufrechterhalten: bestimmte Fettsäuren, Eiweiß und/oder pflanzliche Faserstoffe. Um diese Lebensmittel zu verdauen oder in Körpersubstanz umzuwandeln, schießt der Körper Energie zu. Er bedient sich aus den Fettdepots, verbrennt also Fett. Sogar Fett macht schlank. Bestimmte Lebensmittel regen auch die Thermogenese an: Kalorien verpuffen als Wärme über die Haut. Siehe »Kleines Fatburner-ABC« im GLYX-Guide.

3. Eiweiß (Protein)

Die einzigen Diäten, die wirklich funktionieren, achten auf eine ausreichende Proteinzufuhr. Die Gründe: Eiweiß macht satt. Und es verhindert, dass der Körper beim Abnehmen seine Muskeln angreift. Mit jedem Gramm weniger Muskeln verbrennt man auch weniger Fett. Eiweiß hat außerdem eine sogenannte spezifische dynamische Wirkung: Der Umbau von Nahrungs- in Körpereiweiß verschlingt Kalorien. Das heißt: Sie bauen Ihr Immunsystem, Ihre Muskeln, Ihre Blutkörperchen auf, während das Fettdepot schmilzt.

4. Serotonin

In Ihrem Gehirn, genauer, im synaptischen Spalt zwischen den Nervenzellen, tummeln sich unter anderem kleine Moleküle namens Serotonin, Botenstoffe des Glücks. Zumindest sollten sie sich da tummeln, denn dann geht es Ihnen gut. Serotonin bremst den Appetit aus, macht gute Laune. Und gute Laune macht schlank. Viele chemische Appetitzügler tun übrigens auch nichts anderes, als auf den Serotoninhaushalt im Gehirn einzuwirken. Die brauchen Sie nicht. Sie machen Ihr Serotonin selbst: indem Sie trampolinspringen, Licht tanken und das Richtige essen.

5. Selbstbewusstsein

Sich wohlzufühlen mit sich und seinem Körper ist Voraussetzung für den Abnehmerfolg. Wer ständig auf die Pölsterchen schielt, sich von der Waage das Leben vermiesen lässt,

---

INFO Entgiften

Wenn man abnimmt, schwimmen nicht nur die freien Fettsäuren von der Hüfte im Blut, sondern auch all das, was wir so im Laufe des Lebens im Speckgürtel angesammelt haben. Pestizide. Schwermetalle. Medikamentenrückstände ... Fett ist eine Sondermülldeponie. Kein Problem. Dafür haben wir Leber und Niere, die das Ganze entsorgen. Nur manchmal sind sie überfordert. Und dann stagniert das Gewicht. Aus dem einfachen Grund: Der Körper ist klug. Er schützt sich selbst. Er will nicht noch mehr Gifte aus den Fettdepots in seinen Kreislauf aufnehmen. Er will der Leber und der Niere eine Verschnaufpause geben. Darum drosselt er den Fettabbau. Mehr über Entgiftung ab Seite 114.

produziert negative Gefühle – und die machen, wie die Gehirnforschung weiß, dick.

6. Eine Vision

Alle Menschen, die wirklich Erfolg haben, wissen ziemlich genau, was sie wollen, setzen sich ein konkretes Ziel, malen es sich aus – und verfolgen es unbeirrt. Auf Seite 129 finden Sie den Weg, wie Sie Ihr Ziel über eine Vision zur Wunschfigur bringt.

7. Das Trampolin

Um abzunehmen, sollten Sie sich jeden Tag bewegen. Die Regelmäßigkeit ist wichtig, nicht die Intensität. Bewegung kurbelt den Stoffwechsel an, und Sie verbrennen mehr Kalorien, den ganzen Tag über. Bewegung macht die Zellen sensibler für Insulin, holt Sie aus der GLYX-Falle. Wie Sie hüpfend Ihr Fett wegschmelzen, steht ab Seite 54 und 152.

8. Rituale

Heute versteht man unter einem Ritual, eine Tätigkeit zu zelebrieren, die einem wichtig ist. Rituale verankern Sinnvolles im Tag, vermitteln Freude und Sicherheit, entspannen, laden unsere Batterie auf. Ein Ritual ruft eine Verwandlung hervor, macht Sie zum schlankeren, gesünderen, bewussteren Menschen. Rituale bringen Glück in den Diätalltag und halten Sie bei der Stange. Mehr ab Seite 126.

9. Entspannung & leichte Gedanken

Das Gehirn weiß: Gegen Stress helfen Süßigkeiten. Auch negative Gefühle machen Stress. Süßes versorgt das Gehirn mit schnellen Kohlenhydraten und verhindert den Abbau von Zucker in der Leber – und damit die Ausschüttung weiterer Stresshormone. Leider nur kurzfristig, denn: Der hoch angestiegene Blutzucker sinkt ganz schnell ganz tief ab – und das Gehirn pocht auf Nachschub. Sie brauchen noch mehr Süßes. Darum

Im GLYX-Forum gucken wir uns die Zutatenliste von Lieblings-Lebensmitteln an. Ist eines GLYX-tauglich, verleihen wir die Zitrone.

macht Stress dick. Gut für die Linie: Das Entspannungsprogramm ab Seite 120.

10. Biostoffe

Fehlen dem Körper Chrom, Jod, Magnesium, Vitamin C und andere Biostoffe, die im Stoffwechsel eine Rolle spielen, dann bleibt das Fett auf den Hüften liegen. Die wichtigsten Fatburner-Vitalstoffe finden Sie ab Seite 104.

11. Trinken

Der Basisschritt in Ihr neues, schlankes Leben: Sie müssen (das ist wirklich wichtig) pro Stunde ein Glas Wasser trinken, um abzunehmen. Jedes Glas liefert 20 Minuskalorien (Seite 113). Und: Sehen Sie Wasser als einen klaren Bach, der alle Gifte aus Ihrem Körper spült und ihm hilft, sein Fett loszulassen.

12. Schlankfette

Fett macht fett? Nein. Manche Fette regen die Thermogenese an, Kalorien verpuffen als Wärme über die Haut. Man braucht sie auch zur Bildung von Schlankhormonen. Fett kann also schlank machen (Seite 62).

13. Zeit

Wenn Sie wieder mehr Zeit in Ihr Essen stecken, lernen Sie auch, es mit allen Sinnen zu genießen. Und Sie gehen einen Garantievertrag mit Ihrem Körper ein: Zeit ins Essen zu stecken heißt, auf Qualität und Frische zu achten – auf das Mehr an Nährstoffen, die Ihr Körper braucht, um seinen Ballast, sein Fett loszulassen. Wie Sie Zeit sparen, um sie ins Essen zu investieren, steht auf Seite 129.

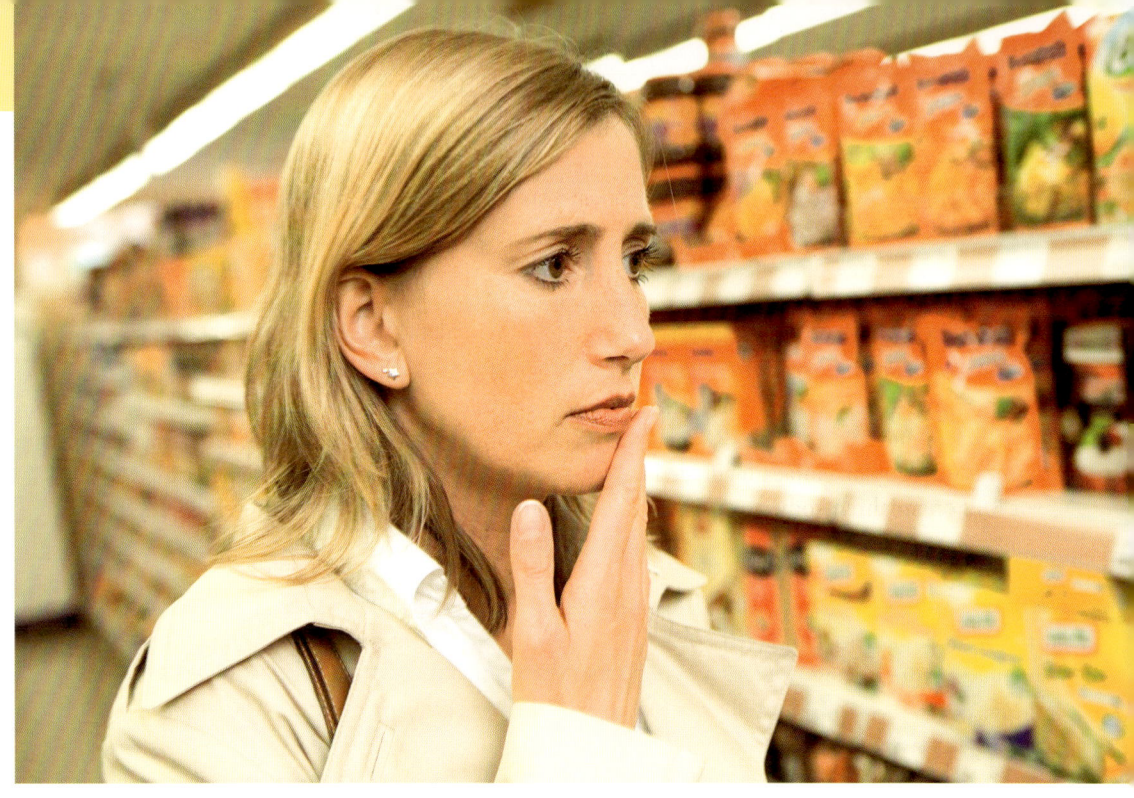

UNSER URALTES ESSPROGRAMM

Viele Menschen, die mir ihre Sorgen mit den Pfunden anvertrauen, haben Angst vor dem Essen und lauter Verbote im Kopf. Vor allem die Menschen, die schon länger unter Gewichtsproblemen leiden.

Wenn sie vor einem Teller voller Pasta mit Garnelen sitzen, fragen sie ungläubig: »Darf ich das wirklich alles essen?« und sind erst beruhigt, wenn ich ihnen genau erkläre, warum sie essen müssen, um abzunehmen.

Wenn ich sage: »Du magst Avocado? Dann iss sie doch«, kommt die Frage: »Aber hat die nicht viel zu viele Kalorien?« Und ich sage: »Du darfst nicht nur, du musst.« Oder sie fragen: »Wie viel Olivenöl darf ich denn in meinen Salat tun?« Und ich antworte: »So viel, wie du magst.« Verblüfft wandern die Augen-

brauen hoch: »Das ist doch Fett!« »Na und? Auch Fett macht schlank – das richtige.«

Was die Darf-ich-Fragen zeigen

Darf-ich-Fragen sind Kinderfragen. Die Darf-ich-das-wirklich-Fragen zeigen die kindliche Unsicherheit, mit der wir heutzutage mit der natürlichsten Sache der Welt umgehen: mit unserem Essen.

Woran liegt das? An vielen Dingen. Aber der Hauptgrund ist: Wir stehen als zeitlose Neandertaler im modernen Schlaraffenland – die Gene, unsere instinktive Esslust, das Stoffwechselprogramm sind Jahrmillionen alt, und um uns herum lockt Hightech-Konsum. Zu 70 Prozent ernährt uns die Industrie mit ihren E-Nummern-gewürzten Nahrungsmitteln vom Fließband. Von der Werbung angepriesen als Seelentröster, Freundemacher, Kinderglück, Partnerfänger, Schlankmacher, Energiespender … als einfach alles, was sich das Herz so wünscht. Nur eines verschweigt die Werbung: Für industrielle Fertigprodukte haben wir kein genetisches Programm. Die künstlichen und denaturierten Zutaten kennt unser Naturbauplan einfach nicht, denn er ist vor Millionen Jahren kodiert worden.

Wie Neandertaler im Supermarkt

Vor vier Millionen Jahren schlich Australopithecus durch die Steppen Afrikas. Er hatte einen Kiefer wie ein Gorilla. Mit dem zermalmte er Wurzeln, Samen und Blätter. Und er hatte ein kleines Hirn. Zwei Millionen Jahre später schritt Homo erectus etwas aufrechter durch die Welt. Mit einem kleineren Kiefer – und einem größeren Hirn. Und etwa 400 000 Jahre ist es her, dass die ersten Vertreter der Art Homo sapiens die Welt betraten – mit einem kleinen Kiefer und einem stetig wachsenden Hirn. Als Jäger und Sammler aßen sie mehr Fleisch und Fisch, zerkleinerten nicht mehr so viele Pflanzen und Samen, die Mahlzähne bildeten sich zurück, und die Stirn wuchs. Fleisch und Fisch enthalten zwei Fettsäuren, die nicht in Pflanzen stecken, und die für die Entwicklung des Gehirns eine große Rolle spielen.

Unser genetisches Programm hat sich nicht verändert

Noch heute gibt es Jäger-und-Sammler-Gesellschaften. Diese untersuchte eine Gruppe US-Wissenschaftler um Professor Loren Cordain von der Colorado State University. Und sie fanden Erstaunliches heraus: Sie essen mehr Fett, mehr Eiweiß, weniger Kohlenhy-

drate als zivilisierte Völker. Und sie kennen kein Übergewicht, keinen Herzinfarkt.

Zurück zur Steinzeitkost, raten die Wissenschaftler – und es gäbe keine Zivilisationskrankheiten mehr. 99,5 Prozent unserer Entwicklungsgeschichte haben wir als Jäger und Sammler gelebt, uns von Fleisch und Fisch ernährt, von Eiern, Früchten, Wurzeln, Beeren und Samen. Und unser genetisches Programm hat sich seither kaum verändert.

Wie die Jäger und Sammler der Steinzeit

Vor etwa 400 000 Jahren wurde unserem Körper ein optimaler Speiseplan einprogrammiert. Wir haben also das Steinzeitprogramm der Jäger und Sammler. Aus dieser Zeit stammen beispielsweise so schützende Einrichtungen wie: dass es einer Schwangeren in den ersten drei Monaten übel ist. Schützend für den Fötus. Denn in dieser Zeit aß die werdende Mutter nichts, was auch nur annähernd verdorben sein und ihrem Kind schaden könnte.

Die Jäger und Sammler aßen Fleisch vom Wild, sammelten Gemüse und Früchte. Sie ernährten sich ziemlich abwechslungsreich, wesentlich besser als ihre sesshaften Nachkommen, die vor 10 000 Jahren mit Viehzucht und Ackerbau begannen.

Der Beweis: Die Jäger und Sammler waren viel größer, hatten kräftigere Knochen und kein Karies, Säuglinge und Kinder starben nicht so häufig – und der Gesundheitszustand war insgesamt viel besser.

Der Ernährungshistoriker Kenneth F. Kiple schreibt in GEO-Wissen: »Paradoxerweise führte eine ausreichende Nahrungsmittelproduktion zu Mangelerscheinungen, und die ›landwirtschaftliche Revolution‹, die im Allgemeinen als der wichtigste Entwicklungsschritt der Menschheitsgeschichte gilt, zu einem Rückschritt der Gesundheit.« Aha. Da klingelt es doch – oder? Ersetzen Sie das Wörtchen »landwirtschaftliche« durch »industrielle«, und dann wissen Sie, warum wir Neandertaler im Supermarkt verhungern.

Warum so viele Menschen Milch und Getreide nicht vertragen

Vor 10 000 Jahren kamen also verschiedene Lebensmittel auf den Speiseplan, die unserem genetischen Programm fremd waren.

✖ **Milch** gibt's seit 6000 Jahren. Wir haben ein paar tausend Jahre gebraucht, um uns daran zu gewöhnen, um uns genetisch anzupassen. Nicht jeder hat es geschafft. Die Laktose-(Milchzucker)-Unverträglichkeit ist nicht selten. Und Kinder reagieren auf Kuhmilch häufig allergisch.

✖ **Getreide** steht seit etwa 10 000 Jahren auf dem Speiseplan. Weil uns Getreide schmeckte und satt machte, gaben wir das Nomadenleben auf und ließen uns am Getreidefeld

nieder. Doch was die Nährstoffversorgung betrifft, war Getreide nicht optimal: Es lieferte zu wenig Eisen, zu wenig Eiweiß. Gluten, das Klebereiweiß von Weizen, Roggen, Gerste und Hafer, vertragen noch heute manche Menschen nicht. Zöliakie, die Allergie auf Gluten in Weizen, ist mitunter genetisch bedingt. Dass Getreide zum Hauptnahrungsmittel wurde, liegt nur daran, dass es billig war und in rauen Mengen verfügbar.

✖ **Salz** steht uns etwa seit 1000 Jahren zur Verfügung. Kein anderes Wesen auf unserem Planeten würde sich seine Lebensmittel mit Natriumchlorid konservieren, es in den Kochtopf schütten und dann noch am Tisch nachsalzen. Nun, unser Stoffwechsel hat sich da wenigstens ein bisschen angepasst. Wir entsalzen teilweise über den Schweiß und den Urin. Das kann ein Afroamerikaner nicht. Viel Salz in Form von Natriumchlorid ist Gift für seinen Körper.

✖ **Kalorienbomben:** Unsere Nahrung enthält dreimal so viele Kalorien wie die der Jäger und Sammler. Wir haben aber noch die Eiszeit-Geiz-Gene: Wer nach der Jagd die Keule am effektivsten als Fett speichern konnte, hatte die größte Überlebenschance. Leider haben wir keine Bewegungsdrang-Gene. Darum werden wir dick und dicker.

Was können wir daraus lernen?

Der Mensch hat also Tausende von Jahren gebraucht, sich an Grundnahrungsmittel wie Getreide, Salz, Milch zu gewöhnen. Seit etwa 150 Jahren kennen wir Zucker und industriell gefertigtes Mehl. Jährlich kommen neue E-Nummern dazu, die da heißen: Aromastoffe, Backtriebmittel, Emulgatoren, Farbstoffe, Füllstoffe, Geschmacksverstärker, Konservierungsmittel, Schaumstabilisatoren, Säureregulatoren … In ein paar tausend Jahren werden wir die sicherlich auch vertragen. Zwar nicht alle Menschen, aber viele.

INFO Wer isst was?

Wie viel Kalorien steuern Eiweiß, Fett und Kohlenhydrate zur Gesamtmenge der täglichen Kalorien bei?

Jäger & Sammler
Protein: 19–35 Prozent
Kohlenhydrate: 22–40 Prozent
Fett: 28–47 Prozent

Die zivilisierten Menschen
Protein: 15 Prozent
Kohlenhydrate: 49 Prozent
Fett: 34 Prozent

Neue Empfehlung
Protein: 20–35 Prozent
Kohlenhydrate: 20–40 Prozent
Fett: 30–50 Prozent

Viereckiges Essen macht kugelrund

Wir greifen ins Supermarktregal: Die fröhlichen Packungen mit Keksen, Soßen, Tacos, Chips, Schokoriegeln, Fruchtnektar, Toast, Schlemmermenüs, Fertigsoßen, Instantsuppen füllen den Einkaufswagen. Auf der bunten Verpackung steht – wenn man sie umdreht und eine Lupe in die Hand nimmt –: Konservierungsstoffe, Glukosesirup, technische Hilfsmittel, ellenlange E-Nummern-Listen … »Sie heißen Fertigprodukte, weil sie in der Fabrik fertig gemacht worden sind – und uns fertig machen«, sagt der Kölner Gesundheitstrainer Holger Lynen. Diese Nahrungsmittel (keine Lebensmittel, denn Leben ist etwas anderes) mögen uns sättigen und unsere Geschmackspapillen auf der Zunge fröhlich stimmen. Kurzfristig. Unsere 70 Billionen Körperzellen haben nichts (Gutes) davon.

Wir essen nicht mehr das, was die Natur für uns geschaffen hat – und das macht uns Probleme. Es macht unsere Sinne kaputt. Unsere Laune. Unsere gute Figur. Unsere Gesundheit. Unser instinktives Gefühl für den Treibstoff Essen und Trinken.

Unfruchtbar und dick durch Fertigprodukte

Der Anspruch an unser täglich Essen ist nicht mehr »frisch und gesund«, sondern »schnell und haltbar«. Schmecken soll es natürlich auch. Dafür braucht man eben Chemie. Konservierungsstoffe, Aromastoffe, Geschmacksverstärker, Bindemittel, gehärtete Fette, modifizierte Stärke und viel, viel Zucker.

Für all das haben wir kein genetisches Programm. All das kennt unser Körper nicht. Es bringt das feine hormonelle Zusammenspiel durcheinander. Darunter leiden, so befürchten die Gehirnforscher, die Fruchtbarkeit und das Appetitzentrum im Gehirn. Die gute

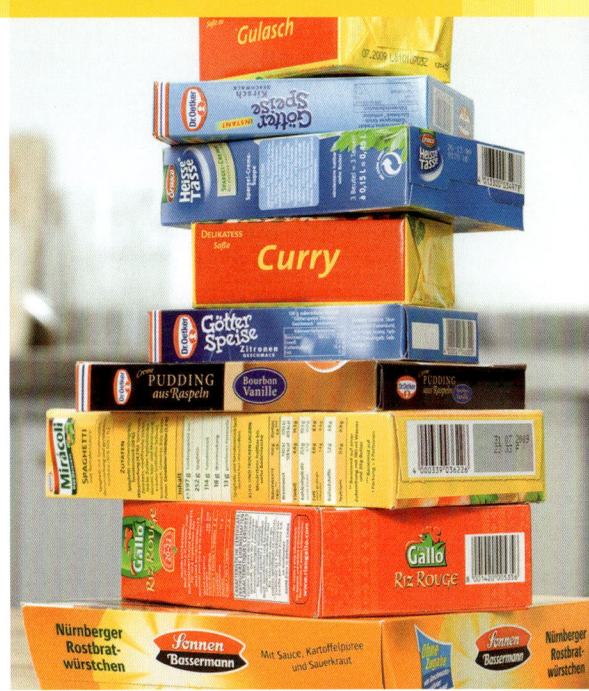

Eigentlich müsste auf vielen Packungen stehen: »Achtung: Dieses Fertigprodukt macht Sie dick!«

Nachricht: Der Körper ist gutmütig. Man kann sich auch wieder fruchtbar essen (im GLYX-Forum ist der Storch höchst aktiv!)

In vielen Fertigprodukten stecken Stoffe wie Süßstoffe, Glutamat, Aromastoffe, die den Körper foppen, gar in den Gehirnstoffwechsel eingreifen und das Appetitzentrum irritieren – so diskutieren Forscher. Das bedeutet: Wir essen »light« und kriegen Hunger auf Fett. Wir essen Süßstoff und kriegen Hunger auf Zucker. Wir essen künstliches Erdbeeraroma und kriegen Hunger auf eine echte Frucht. Wir essen den Geschmacksverstärker Glutamat – und brauchen eine weitere Portion. Hunger ist immer stärker als unser Wille. Sonst würden wir nicht überleben.

Auch hier eine gute Nachricht: Man kann seinen Appetit mit natürlichen Zutaten wieder in geregelte Bahnen bringen. Mir schrieb mal eine Leserin: »Ich habe vier Wochen lang viereckiges Essen weggelassen und sechs Kilo abgenommen. Ganz nebenbei.«

Die einzigen, die zufrieden sind: 40 Milliarden Fettzellen

Essen macht glücklich. Zufrieden. Fit. Wenn man das Richtige isst. Hungern macht nicht glücklich – das kennen Sie vielleicht sogar. Doch, so unglaublich es klingen mag, mit Fertigprodukten verhungern wir. Auch dann, wenn wir die den Nahrungsmitteln fehlenden Nährstoffe aus der Apotheke holen. Und,

ganz fatal: Während 70 Billionen Körperzellen hungern, saugen sich 40 Milliarden voll. Die Fettzellen. Sie können sich um das Tausendfache ausdehnen. Das Ergebnis ist Ihr gewichtiger Kummer auf den Rippen.

Das Marmeladenbrot – Alien im Stoffwechsel

Wir sind also Neandertaler im Supermarkt. Und greifen ins Regal, holen uns schönes Weißbrot raus. Das toasten wir, tun Butter und Marmelade drauf, beißen rein – und stopfen die Fettzellen voll. Wieso?
Weißmehl und perfekt aromatisierte, gezuckerte Industriemarmelade kennt unser Stoffwechsel im Grunde nicht. Dafür haben wir kein genetisches Programm.

Was der Körper nicht kennt, hortet er

In der Geschichte der Menschheit gab es nie eine stärke- und zuckerreiche Ernährungsweise (Seite 16). Das meiste auf dem Teller oder im Glas, das unser Körper nicht kennt, hat einen hohen GLYX – und ein hoher GLYX macht dick. Eine wissenschaftlich unumstößliche Tatsache. Vor allem, wenn wir zur Spezies der Eiweißtypen zählen. Machen Sie den Test auf Seite 45.

GLYX-niedrig macht schlank und gesund

Die GLYX-Formel ist relativ einfach: Meiden Sie Lebensmittel mit hohem GLYX, das sind solche, die viel Zucker und Stärke enthalten, und Sie werden schlank. Denn Sie handeln im Sinne Ihres genetischen Programms. Die Fettzellen schrumpfen und schrumpfen und schrumpfen. Wie die GLYX-Diät genau funktioniert, können Sie ab Seite 136 nachlesen.
Sie leben automatisch gesünder, wenn Sie nach dem GLYX-Prinzip essen. Sie bekommen alle Nährstoffe, die Ihr Körper braucht. Sie fühlen sich jünger, frischer, geistig fitter,

---

TIPP Zeichen der Angst

Wenn mich jemand bittet, ihm beim Abnehmen zu helfen, dann bitte ich ihn, erst ein paar Tage lang aufzuschreiben, was er isst und trinkt. Und zwar: ohne sich darüber Gedanken zu machen, ohne etwas wegzulassen. Daraus kann man unglaublich viel lesen. Und meist: Angst. Namens »ständige Kontrolle«.
Da gibt es die kontrollierten Immer-das-Gleiche-Esser, die sich hauptsächlich von vermeintlichen Schlankmachern ernähren: Knäckebrot, Müsliriegel, Karotten, Light-Produkte. Die Abend-Esser, die sich tagsüber mit Wenigem unter Kontrolle halten – und abends ausgehungert eine Pizza bestellen. Und die dann, wenn wir die Liste gemeinsam durchgehen, sagen: »Ich weiß schon, da hab ich gesündigt.« Es gibt die Kleine-Portiönchen-Esser. Hier ein halbes Brötchen. Dort ein Riegel. Hier ein Keks. Immer wenig. Zu wenig. Doch genug, um ständig in die GLYX-Falle zu tappen.
Bei den meisten isst das Gewissen mit. Ein Appetitverderber – der dick macht.
✸ Schreiben Sie doch auch einfach mal vier Tage lang auf, was Sie essen und trinken. Und schreiben Sie Ihre Gefühle daneben. Sie werden erstaunt sein, was dabei herauskommt.

körperlich leistungsfähiger – und glücklicher. Sie beugen dem metabolischen Syndrom (Seite 51) vor, kriegen keinen Diabetes, keinen Schlaganfall und keinen Herzinfarkt. Sie tun etwas gegen schwelende Entzündungen im Körper, stärken Ihr Immunsystem, beugen Krebs vor.

Übrigens: Die gesunde Mittelmeerküche mit viel Fisch, Gemüse und Olivenöl entspricht genau dem GLYX-Prinzip.

Paradox: Wir haben Angst vor etwas, das glücklich macht

Essen ist lebenswichtig. Und Essen gehört zu den schönsten Dingen des Lebens. Essen ist Kommunikation, Geselligkeit, Kultur. Essen ist Baustoff für die Gesundheit. Essen ist Treibstoff – das, was unser Körper braucht, um zu funktionieren. Essen ist das, was die Seele braucht, um Fröhlichkeit überhaupt empfinden zu können.

Dass ein Apfel glücklich macht, sehen Sie an den Augen eines kleinen Kindes, das an dem Apfelschnitz rumknabbert und strahlt. Das funktioniert leider meist nur so lange, bis das Kind Werbung guckt.

Meine Nichte Lina schleppte mit zwei Jahren die bunten Plastikpäckchen exakt nach Drehbuch herum. Warum ich da nicht eingriff? Nicht nötig. Lina liebt nämlich auch Paprikaschoten, Möhren, Fisch … Ganz instinktiv lässt sie nicht nur die Industrie an ihren kleinen, zarten Körper ran, sondern tankt Lebensfreude und Energie aus der Natur. Nach der 70/30-Regel.

Die 70/30-Regel

Natürlich können wir uns nicht mehr wie der Neandertaler ernähren: durch die Gegend streifen und Wurzeln und Beeren sammeln; das Mammut jagen und die Keule über dem offenen Feuer braten. Das wäre nicht unbedingt zeitgemäß.

INFO Die Angst, die Waage und das Plateau

Neuestes aus der Gehirnforschung zeigt: Das Schlimmste, was man tun kann, ist, das Glück von der Waage abhängig zu machen. Es gibt immer Momente, da tut sich nichts. Das frustet. Und diese negativen Gefühle blockieren den Fettabbau. Viel besser: das Maßband. Es zeigt, wie sich der Körper modelliert – während die Waagenanzeige stagniert.

Auch wichtig: Geduld. Vor allem, wenn man viel abnehmen muss, stellt sich alle paar Monate ein Plateau ein. Es dauert ein paar Wochen, bis sich der Körper an das neue Gewicht gewöhnt hat und wieder bereit ist, von noch mehr Fett loszulassen. Nur macht man dann meistens den allergrößten Fehler: weniger Essen. Das raubt Muskeln, drosselt den Stoffwechsel – und nun geht wirklich nichts mehr weiter.

Die Lösung: Waage verbannen. Geduld haben. Muskeln einsetzen. Und dann wird es plötzlich wieder leicht. Versprochen!

Aber: Wir können das Verhältnis umkehren. Noch nie gab es so eine große Auswahl an gesundem, köstlichem Essen. Ernähren Sie sich künftig zu 70 Prozent von Lebensmitteln der Natur (die gibt's übrigens auch von der Lebensmittelindustrie, zum Beispiel Vollkornbrot ohne Konservierungsstoffe, Obst, Gemüse und Fisch aus der Tiefkühltruhe, Fruchtaufstrich, sonnengereifte Tomaten aus der Dose …).

Dann können Ihnen die 30 Prozent Nahrungsmittel vom Fließband nicht wirklich schaden. Unser Körper ist eben unglaublich gutmütig.

WELCHER ESSTYP SIND SIE?

Der eine isst nur, wenn er Hunger hat. Ein anderer, wenn der Chef brüllt. Der Nächste knabbert brav an Möhrchen – bis er sich abends die Jumbo-Pizza reinzieht ... Es gibt die verschiedensten Esstypen. Wem man so alles in der Kantine, im Restaurant, am Schnellimbiss begegnet:

Der Ich-bin-nicht-dick-Typ

Dieser Typ isst wahnsinnig gerne. Er isst, was auf den Tisch kommt. Freut sich über alles. Legt jedes Jahr ein kleines Ringlein um den Bauch an. Guckt gemütlich dabei zu. Und fällt aus allen Wolken, wenn der Arzt sagt: »Sie müssen dringend abnehmen. Ihre Blutfettwerte sind zu hoch, Sie neigen zu Diabetes ...« Zu dieser Spezies gehören übrigens meistens Männer.
Abhilfe: Hier hilft nur mehr Wissen. Der Arzt hat ja bereits über die Gefahren aufgeklärt, nun muss man(n) nur noch wissen, wie man die Jahresringe mit guter Laune langfristig wieder los wird. Zum Beispiel mit der GLYX-Diät.

Der Ich-bin-zu-dick-Typ

Aus seinem Mund kommt häufig: »Ich ess doch gar nichts.« Er macht viele Diäten. Sucht dann wieder Trost im Essen. Wiegt mal mehr, mal weniger. Das schaukelt sich per Jo-Jo-Effekt stetig nach oben. Er isst mal zu viel, mal zu wenig. Das Einzige, was dieser Typ konstant tut: Er jammert über sein Gewicht. Das ist leider typisch Frau.
Abhilfe: Jammern verbrennt keine Kalorien. Und ständiger Pfundsfrust tut das erst recht nicht. Sie müssen lernen, loszulassen. Loszulassen von negativen Gedanken. Und: regelmäßig das Richtige essen. Dann schwinden auch die Pfunde. Anleitung finden Sie in diesem Buch.

Der Mir-ist-alles-egal-Typ

Man sieht Vertreter diesen Typs in der Warteschlange mit einer Tüte Chips in der Hand. Sie essen, wo sie gehen und stehen, können an keinem Bäcker, keinem Imbiss vorbeigehen. Sie spüren die Signale ihres Körpers nicht, kennen kein Magenknurren, kein Sattsein. Und sie tun so, als wäre ihnen ihr Gewicht egal. Schaut man unter die dicke Haut, stellt sich heraus, dass dort viel Kummer wohnt.
Abhilfe: Diese Menschen brauchen viel Verständnis. Oft hilft auch eine Verhaltenstherapie. Und manchmal das Schicksal: Man verliebt sich – und die Pfunde schwinden wie von selbst. So stark ist Serotonin, der Botenstoff der guten Gefühle. Vielleicht lohnt es sich, mit dem Trampolin zu beginnen. Auch das lockt Serotonin. Hüpfen Sie mit ab Seite 152.

Der Ich-brauch-Süßes-Typ

Auch Chocoholic genannt. Sie beginnen den Tag süß und fallen mit dem Schokobetthupferl ins Bett. Beim Bäcker sind sie Stammkunde. In der Schreibtischschublade liegt ein Riegelvorrat, in der Tiefkühltruhe der Familienbecher Eiscreme, auf dem Couchtisch die Schachtel Pralinen. Süßes ist stärker als ihr Wille. Denn es lockt nicht nur den Glücksbotenstoff Serotonin, sondern auch Insulin. Das schaufelt schnell den Zucker aus dem Blut, macht Heißhunger auf die nächste süße Portion. In der Regel wird alle zwei Stunden etwas Süßes oder Stärkereiches gegessen oder getrunken. Chocoholics tappen ständig in die GLYX-Falle. Das Fett bleibt auf der Hüfte eingesperrt.
Abhilfe: Raus aus der GLYX-Falle mit der Vier-Wochen-Diät ab Seite 136. Und Serotonin anders locken. Mit Licht. Mit den richtigen Lebensmitteln, mit dem Trampolin.

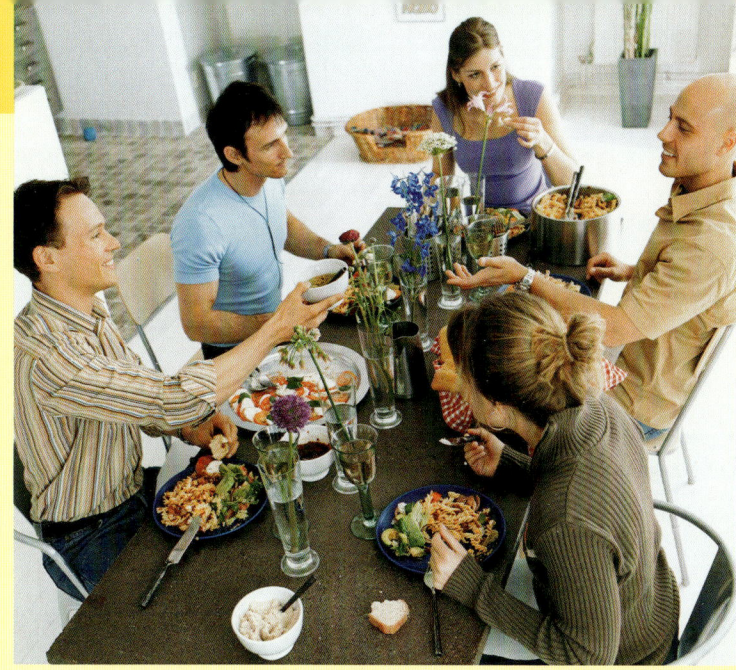

Essen Sie gerne? Wunderbar. Dann sind Sie hier richtig. Das Schönste am Glyxen ist: Man kann es auch sieben Gänge lang tun. Und man steht nach einem geselligen, fröhlichen, genussvollen Abend unbeschwert und energiegeladen vom Tisch auf.

Der Genuss-Typ

Mit Kochen und Einkaufen kann er sich gar nicht genug beschäftigen. Genuss-Typen sprechen gerne übers Essen, über Qualität, über die Erdbeer-Mousse aus dem letzten Kochbuch von Jamie Oliver. Sie gehen im Urlaub auf Märkte, erkunden seltsame Kohlarten, süße Kirschpaprika und regionale Wurstspezialitäten. Im spanischen Hochland kann sie ein Käse, der »lebt«, nicht schocken. Sie wissen: Käsemaden-Tradition. Sie probieren gerne Neues aus, laden Freunde zum Essen ein und freuen sich auch über sieben Gänge der Gourmetküche. Sie sind wählerisch, essen nicht alles, was auf den Tisch kommt. Essen ist ihre Leidenschaft. Und die wird leider am Bauch sichtbar.

Abhilfe: Ändern Sie ja nichts an Ihrer Fähigkeit, zu genießen. Das ist ein Geschenk. Bauen Sie einfach mehr Bewegung in Ihr Leben ein. Machen Sie nach dem Gourmettempel-Besuch einen Fatburner-Suppentag. Achten Sie tagsüber auf »Leichtgewichte«, auf GLYX-niedrig (Tabelle Seite 80 und im Guide). Und Ihr Sieben-Gänge-Menü gestalten Sie vorwiegend mit Eiweiß und Gemüse.

Der Kontroll-Typ

Essen ist für diese Typen ein heikles Thema. Das Essverhalten haben sie sich mit Disziplin anerzogen. Sie essen pünktlich, lesen gerne Diät-Tipps und halten sich dran. Sie machen Sport, weil nur so die Fettpolster schwinden. Aber wirklich gerne tun sie das nicht. Trotzdem fühlen sie sich gut, weil sie das Gewicht halten. Aber wehe, es tritt etwas ein, mit dem sie nicht so leicht fertig werden. Liebeskummer, Ärger im Beruf, die verlorene Scheckkarte. Ein Schokoriegel, ein Big Mac, ein Familienbecher Eis tut dann gut, tröstet mit dem Molekül der Gefühle. Mit Serotonin. Dauert der Ärger an, bleibt das Trostpflaster »Frustessen« kleben. Und sie nehmen zu.

Abhilfe: Versuchen Sie, Essen und Frustgefühle zu trennen. Wenn negative Gedanken Sie quälen, holen Sie sich andere Streicheleinheiten für die Seele. Rufen Sie einen Freund an. Schenken Sie sich einen Röschenstrauß, springen Sie auf dem Trampolin – auch das lockt die Moleküle der guten Gefühle. Lesen Sie das Interview mit Prof. Peters (Seite 124). Und machen Sie die Übungen für schlanke Gedanken und Gefühle (ab Seite 119).

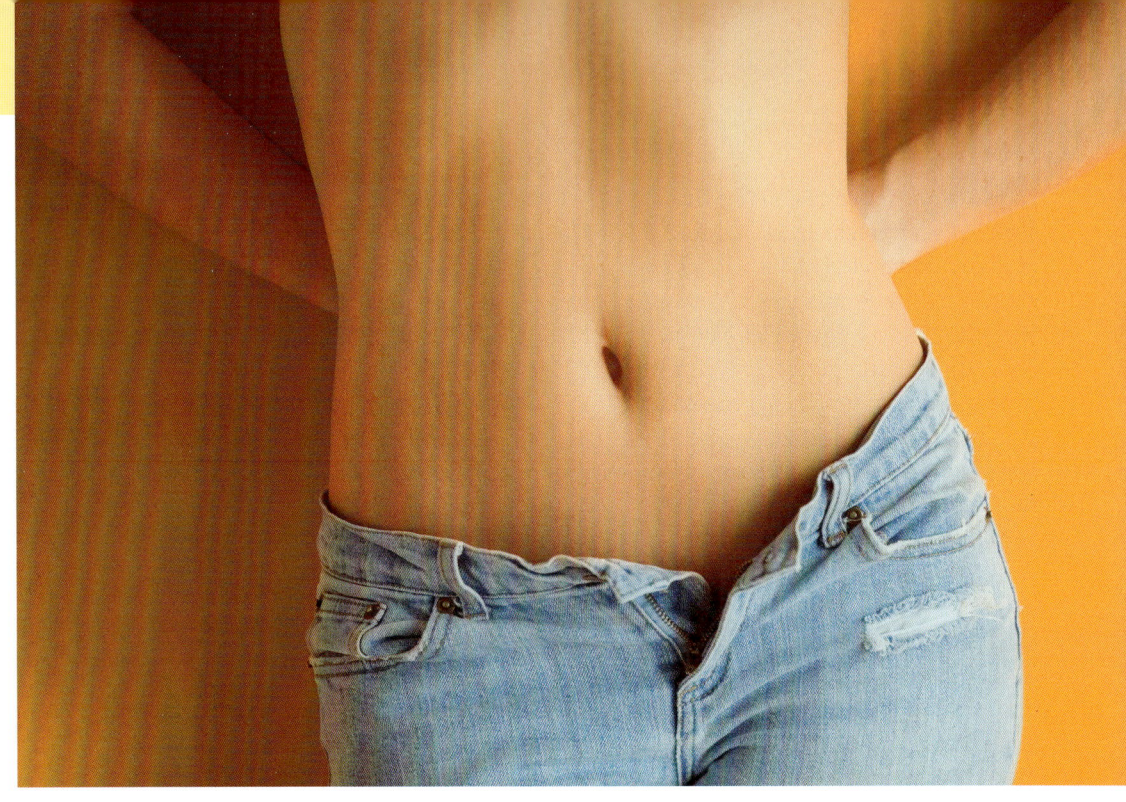

DER STOFFWECHSEL
DAS RAD DES LEBENS

Was ist Stoffwechsel? Ganz einfach: Die Verwandlung der Nährstoffe vom Teller in Energie, Muskeln, Hormone, Gefühle – in Sie. Machen Sie jetzt erst eine kleine Reise durch Ihren Körper. Und erfahren Sie dann alles über das, was auf Ihrem Teller liegt.

Reise durch den Körper

Riechzellen nehmen den Braten war, orten Röststoffe, Majoran & Co., locken die Säfte in den Mund, machen Lust auf die erste Gabel. Im Hypothalamus im Gehirn sitzt die Appetitzentrale, die alles steuert. Ihm schickt das Blut Informationen, wie hoch der Blutzucker ist, und die Fettzelle, ob sie Nachschub will. Dort sitzt die somatische Intelligenz: das Ur-

wissen des Körpers, der weiß, was er braucht. Nun, das schläft bei den meisten von uns. Eigentlich sollte es Hunger, Sattsein und Gelüste koordinieren: Wenn wir uns viel bewegen, brauchen wir viele Kalorien. Der Hypothalamus befiehlt dann über eine Heerschar von Hunger-Satt-Hormonen (in der Wissenschaft taucht schier wöchentlich ein neues auf): »Iss mehr!« Oder wir sitzen müßig rum: Der Hypothalamus schaltet auf Energiesparprogramm – man ist schneller satt.

Das Urwissen sollte uns mit Gelüsten auf Zitrone plagen, wenn das Immunsystem eine Vitamin-C-Spritze braucht, mit Lust auf Käse, wenn die Knochen Kalzium wünschen. Nur: Dieses Urwissen haben wir erstickt. Weil wir nicht mehr essen, wenn wir Hunger haben, sondern wenn es uns die Zeit diktiert. Weil wir nicht mehr essen, was der Körper braucht, sondern leere Kalorien, mit Aromen aufgepeppt. Der Kopf sagt: »Ich will eine Apfeltasche.« Das sagt der Körper nicht. Die tut ihm nämlich nicht gut. Der möchte den Apfel pur. Das steht in seinem genetischen Programm, das passt dem Stoffwechsel.

Der Hypothalamus im Gehirn, Ihr Appetitzentrum, registriert also, wie viel Fett in den Fettzellen ist, wie viel Zucker im Blut. Und fehlt ihm was, macht er Hunger. Das tut er natürlich individuell unterschiedlich. Der eine muss immer mal wieder mit einer Frucht, einem Stück Vollkornbrot Nachschub für den Blutzuckerspiegel liefern. Der andere braucht nur drei Mahlzeiten am Tag – und die üppig. Zu welchem Typ Sie zählen, zeigt Ihnen der Test auf Seite 45.

Das Wunder Verdauung

Sie essen Pasta mit Olivenöl, Gemüse und Garnelen. Der Chemiker sagt: Kohlenhydrate, Ballaststoffe, Vitamine, Mineralien, Fett, Eiweiß. Schon im Mund bauen die Enzyme aus dem Speichel Kohlenhydrate zu Zucker um. Je länger Sie kauen, desto süßer schmeckt die Nudel. Ihre langen Kohlenhydratketten (Stärke) werden in kleinste Zuckermoleküle gespalten. Kauend verkleinert man die Lebensmittel, vergrößert die Angriffsfläche für die Verdauungswerkzeuge des Körpers.

In der zweiten Verdauungskammer, dem Magen, zersetzen Salzsäure, Chlor und Wasserstoff-Ionen die Pasta mit Gemüse und Garnelen. Sie öffnen die Zellen der Pflanzen, damit sie ihre Vitamine freigeben. Der Magen kontrahiert sich, vermischt das Ganze. Rund 50 Tonnen Nahrung und Getränke passieren ihn im Laufe eines Lebens. Ein Milchshake bleibt etwa eine Stunde drin, ein Gänsebraten einige Stunden. Die Enzyme im Magen leisten Schwerstarbeit, zerlegen lange Eiweiß-

ketten (zum Beispiel aus der Garnele) in kürzere (Peptide) und in die kleinsten Eiweißbausteine, die Aminosäuren.

Die Hungerbremsen

Ist der Magen voll, rückt das Ich-bin-satt-Hormon Cholecystokinin im Hypothalamus an: »Essen einstellen!« Und sobald Sie etwas essen, produziert das Fettgewebe Leptin. Das Hormon dringt über das Blut zum Gehirn durch und sagt: »Genug Energie da!« Nur bei Übergewichtigen funktioniert das nicht. Zwar ist Leptin da, das Gehirn hört aber nicht drauf.

Nach zwei Stunden macht der Ringmuskel am Ende des Magens auf, schickt einen dünnen Brei in den Dünndarm. Dort wird entschieden, was ins Blut darf.

So kommt Fett auf die Hüften

Kaum kommt der Nahrungsbrei, schickt die Galle ihren sauren Saft. Gallensalze umlagern die Fettkügelchen (aus dem Olivenöl), machen sie bereit für die Spaltarbeit der Enzyme aus der Bauchspeicheldrüse. Lipasen schneiden aus den Fettmolekülen die Fettsäuren raus. In den Darmzellen wird das Fett eingepackt in Transportmoleküle, sogenannte Chylomikronen. Sie schleppen das Fett durchs Blut, machen es milchig weiß.

In den Blutgefäßen sitzen Enzyme, die nur auf diese Energiefracht warten: Lipoproteinlipasen. Sie saugen das Fett aus dem Eiweißpäckchen, schicken es in den Muskel zur Verbrennung, zum Verjüngen der Zellwände – oder zum Speichern ins Fettdepot.

Im Schnitt haben wir 40 Milliarden Fettzellen. Sie können sich aber zu unserem Leidwesen vermehren. Nicht nur im Kindesalter, sondern, so neue Studien, auch im Erwachsenenalter. Und sie können sich auf das Tausendfache ausdehnen: als würde ein Stecknadelkopf zum Golfball.

Was mit Zucker, Eiweiß und Vitalstoffen passiert

Im Dünndarm spalten Enzyme Stärke und Zucker klein zu Fruktose und Glukose. Zuckertransporter bringen sie rüber ins Blut. Feine Sensoren messen den Blutzuckerspiegel und geben die Daten ans Gehirn weiter. Das mobilisiert die Bauchspeicheldrüse, Insulin zu produzieren, das den überschüssigen Zucker in die Zellen dirigiert. Die gewinnen daraus Energie (zum Beispiel im Muskel oder Gehirn) oder verwandeln ihn in Fett (in der Leber) und schicken es auf die Hüften.

Ferner isoliert der Dünndarm Vitamine, Mineralstoffe und Spurenelemente und schickt sie ins Blut. Von dort aus kommen sie zu ihrem Bestimmungsort in die einzelnen Zellen. Kalzium stärkt den Knochen, Eisen sorgt für Sauerstoff im Blut, Jod wandert für die Hormonbildung in die Schilddrüse.

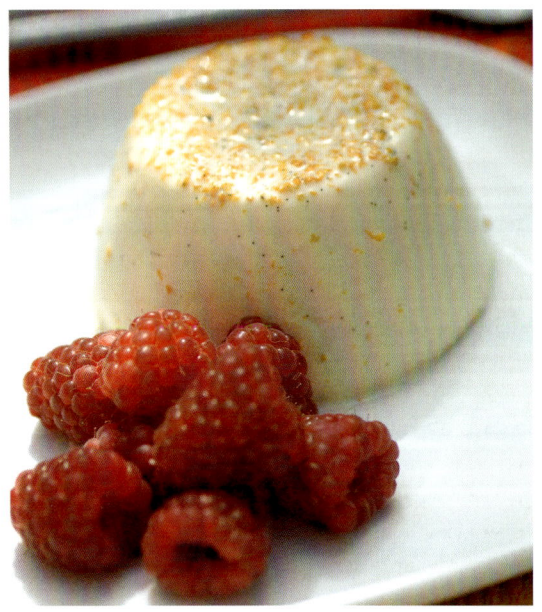

Quarkcreme mit Himbeeren versorgt das Gehirn mit Glück: Eiweiß plus Zucker = Serotonin.

Auch das Eiweiß wird von Enzymen weiter gespalten. Spezielle Transporter bringen die Aminosäuren und Eiweißbruchstücke ins Blut. Im Körper werden daraus körpereigene Proteine gebaut. Hormone, Abwehrkräfte, Haut, Haare – jede der 70 Billionen Körperzellen wird mit dem Eiweiß aus dem Essen neu aufgebaut oder repariert.

Nicht alle Eiweiße dürfen die Darmschranke passieren. Fremdeiweiße müssen draußen bleiben. Nur: Manche dringen trotzdem in den Körper ein, lösen Asthma und Hautekzeme aus. Man leidet unter einer Nahrungsmittelunverträglichkeit – und die führt auch zu Übergewicht. Wenn man das vermutet, sollte man einen guten, naturheilkundlich versierten Arzt zurate ziehen. Mit Tests kann man herausfinden, was man nicht verträgt. Meidet man das Lebensmittel, kann sich der Darm wieder erholen.

Der Darm ist unser größtes Immunsystem. Und das muss gehegt und gepflegt werden. Mit Nahrung, die der Körper kennt.

Endstation Dickdarm

Zwei Dinge wandern weiter in den Dickdarm: ein Teil des Wassers und unverdauliche Fasern von Gemüse und Getreide. Im Schlepptau: Gifte und Cholesterin für die Kanalisation. Der Dickdarm dickt alles noch mal ein, indem er das Wasser entzieht. Und er ist ein gigantisches Ökosystem. In einem Tropfen Darmflüssigkeit tummeln sich Milliarden Bakterien. Sie machen sich über die unverdaulichen Faserwände her, versorgen den Dickdarm mit Fettsäuren und legen Abwehrwaffen gegen Krebs frei: zum Beispiel Flavonoide aus den Faserstoffen. Und beim Abbau der Fasern produzieren sie die wohlbekannten Gase. Die Ballaststoffe verkürzen die Verweildauer der Reste im Darm. Sie drängen uns zur täglichen Sitzung. So findet der Rest ein natürliches Ende.

Welcher Stoffwechseltyp sind Sie?

Ein Kohlenhydrattyp?

☐ Ich kann große Mengen Kartoffeln, Brot oder Nudeln essen, ohne nach etwa einer Stunde wieder hungrig zu werden – und ohne dass es gleich ansetzt. Und wenn es mal ansetzt, dann überall am Körper, auch an den Beinen, den Oberarmen, nicht nur um die Hüfte rum.

Ja? Dann freut sich der Stoffwechsel über mehrere Mahlzeiten am Tag, die neben Eiweiß auch ruhig Brot, Nudeln und Reis enthalten dürfen.
Nein? Dann gleich mal weitertesten, ob Sie zur Spezies der Eiweißtypen zählen.

Ein Eiweißtyp?

☐ In den letzten Jahren ist mein Gewicht regelmäßig gestiegen, vor allem um den Bauch herum.

☐ Nach einem richtigen Frühstück kommt eher wieder Hunger auf als nach einem ausgefallenen.

☐ Ein bis zwei Stunden nach einer Portion Nudeln oder Kartoffeln oder Brot lockt mich das Sofa – oder es muss etwas Süßes oder wenigstens ein Kaffee mit Zucker her.

☐ Eine kleine Portion Kekse, Brot oder Schokolade wächst sich meistens aus in eine große.

☐ Etwa zwei Stunden nach dem Essen kommt in der Regel Hunger auf. Dazu gesellen sich Müdigkeit, Konzentrationsschwäche, Gereiztheit und Lustlosigkeit. Nach einem Bissen geht es mir gleich schon mal besser.

☐ Stress macht mich hungrig – vor allem auf etwas mit Kohlenhydraten: Kekse, Schokolade, salzige Knabbereien, Pizza ...

☐ Süß schmeckt es immer noch am besten. Im Kaffee oder Tee darf Zucker oder Süßstoff nicht fehlen.

☐ Über Kummer trösten mich Schokolade oder Kekse.

☐ Stimmungsschwankungen von traurig bis euphorisch, von nervös bis matt sind mir nicht unbekannt.

☐ Kleiner Gen-Test: In der Familie leidet jemand unter Altersdiabetes, Diabetes Typ 2.

☐ Mein Bauchumfang ist größer als 80 Zentimeter (Frauen), 94 Zentimeter (Männer).

Bitte alle Kreuzchen zählen.

Das Ergebnis: _____

Auswertung
Jedes Kreuzchen zeigt, dass die Kohlenhydrate Sie ganz schön im Griff haben – und dass Sie eher den Stoffwechsel eines Eiweißtypen haben. Ihr Insulinspiegel ist vermutlich hoch: der Grund, warum man leicht zunimmt und nur schwer abnimmt. Die Autobahn in den Diabetes. Schon drei Kreuzchen bedeuten, Sie sollten sicherheitshalber mal zum Arzt gehen und den Nüchtern-Insulinspiegel messen oder einen Glukosetoleranz-Test machen lassen (Seite 73). Die gute Nachricht: Auch wenn die Kohlenhydrate Sie fest im Griff haben und der Insulinspiegel zu hoch ist – das kriegen Sie ganz einfach wieder los. Durch GLYX-niedrig-Essen plus Bewegung.

Schlank mit Stoffwechsel und Hormonen

Besser nicht süß frühstücken

Zucker ist gut fürs Gehirn? Falsch! Bei Stress setzt viel Zucker, ein hoher GLYX, über die Hirnanhangdrüse das Hormon Cortisol frei. Leigh Gibson von der Londoner Roehampton University fand in einer Studie heraus: Eine Stunde nach dem kohlenhydratreichen Frühstück (GLYX hoch) ist das Stresslevel am höchsten. Man kann sich 50 Prozent weniger merken. So ist ein Marmeladen- oder Nougatcremebrot für Schüler und Manager Gift. Die Forscher empfehlen, morgens GLYX-niedrig zu essen. Vollkorn mit Käse, Fisch, Ei. Joghurt mit Obst, ein gutes Müsli. Morgendliche Kohlenhydratmast macht Pisa! Außerdem zeigen Studien: Wer morgens GLYX-hoch beginnt, isst den ganzen Tag mehr.

Salat, Suppe, Grapefruit vor dem Essen

Sobald man isst, dehnen sich die Verdauungsorgane aus. Das zügelt über die Nerven den Appetit im Gehirn. Nur: das dauert. Isst man gleich den Braten mit Knödel, sind 1000 kcal im Bauch – und das Gehirn ahnt es noch nicht einmal. Also: immer vordehnen. Mit Wasser, Salat, Suppe. Eine halbe Grapefruit oder der Essig im Salat regulieren den Insulinspiegel runter.

Nicht vorher in den Brotkorb greifen

Der Darm produziert das Ich bin satt Hormon Cholecystokinin. CCK macht pappsatt, wenn wir Eiweiß und Fett essen. Darum können Gemüse in Olivenöl und Fisch sättigen – ohne dass wir uns voll fühlen. Kohlenhydrate aus Knödel, Kartoffeln, Brot locken das CCK nicht. Darum serviert der Wirt vor dem Essen Brot, ohne um seinen Umsatz zu fürchten. Das sollten Sie meiden.

Eiweiß wirkt besser als jede Hormonspritze

Dicke Menschen haben häufig wenig vom Darmhormon PYY (Peptid YY3-36), das satt macht – und den Magen nur langsam leert. Spritzt man dem Menschen dieses Hormon, isst er rund ein Drittel weniger. Geht einfacher – ohne Nebenwirkung – mit eiweißreichem Essen: zu jeder Mahlzeit Fisch, Geflügel, Eier, Käse, Tofu oder Hülsenfrüchte.

Eiweiß + Kohlenhydrate = Appetitzügler

Was tut ein Appetitzügler? Er sorgt dafür, dass viel Serotonin in unserem Kopf wirkt.

> ## INFO Was macht das Appetitzentrum zufrieden?
>
> ✘ Zu geregelten Zeiten essen. Dann haben die Appetithormone weniger Macht.
>
> ✘ Vielseitig essen. Das Gehirn ist nur satt, wenn alle Vitalstoffe angekommen sind.
>
> ✘ Voluminös essen. Sprich: Gemüse. Suppe, Salat, idealerweise vor dem Essen. Ein vorgedehnter Magen macht schnell satt.
>
> ✘ Sinnlich essen. Augen und Nase essen mit, möchten auch befriedigt werden.
>
> ✘ Von kleinen Tellern essen. Das Gehirn wird von großen nicht satt.
>
> ✘ Bunt essen: Jede Mahlzeit sollte sauer, scharf, bitter, salzig und süß sein. Süß heißt Obst oder ein kleines Stück Bitterschokolade. Das empfiehlt auch die Traditionelle Chinesische Medizin.
>
> ✘ Langsam essen. Das Gehirn braucht ein bisschen, bis es merkt, dass man satt ist.
>
> ✘ Eiweiß essen. Daraus bestehen die Hormone, die dem Hirn »satt« signalisieren.
>
> ✘ Nichts essen, was den Hormonen fremd ist: künstliche Aromastoffe, Geschmacksverstärker, Weichmacher, Süßstoffe ...

Das Glückshormon Serotonin signalisiert dem Körper nämlich auch, dass man satt ist. Ein Mangel macht depressiv und dick. Der Körper bastelt sich Serotonin aus Eiweiß. Dafür braucht er Kohlenhydrate. Die guten! Deshalb lässt Sie Milch mit Honig gut schlafen, macht Joghurt mit Früchten zufrieden, ruft der Fisch nach einem kleinen Früchte-Sorbet. Ein Grund, warum man Eiweiß und Kohlenhydrate nicht (immer) trennen sollte.

Vorsicht mit Alkohol!

Er regt den Appetit an – und er bremst den Fettabbau. Ein Glas trockener Wein, ab und zu ein zweites, ist aber kein Problem. Bier schon: Es lockt Insulin und Hungerhormone.

Warum macht Speck nicht jeden dick?

An unseren Körperzellen sitzen PPARs, Rezeptoren, die den Energieverbrauch der Zellen regulieren. Sie gucken, was da an Brot und Speck, also an Kohlenhydraten und Fett, ankommt, und werfen den Energieverbrennungsmotor des Körpers an. Je aktiver die PPARs, umso mehr Fett verbrennt man, umso schlanker ist man. Je weniger aktiv sie sind, desto mehr Fett speichert die Fettzelle, desto dicker der Mensch. Den faulen PPARs kann man auf die Sprünge helfen: mit Bewegung und den richtigen Nährstoffen – viel Eiweiß, viel pflanzliches Fett, weniger tierische Fette und kaum schlechte Kohlenhydraten.

Leptin macht schlank

Die Fettzelle produziert Leptin, und das signalisiert dem Gehirn den Füllungszustand der Fettzellen. Kam genug an, drosselt das massiv den Hunger. Nur: Viel Leptin heißt leider nicht auch wenig Hunger, mussten die Forscher erkennen. Denn die meisten Übergewichtigen schütten jede Menge Leptin aus. Nur wirkt es im Gehirn einfach nicht. Außer: Man nimmt ab. Dann wirkt es auch wieder

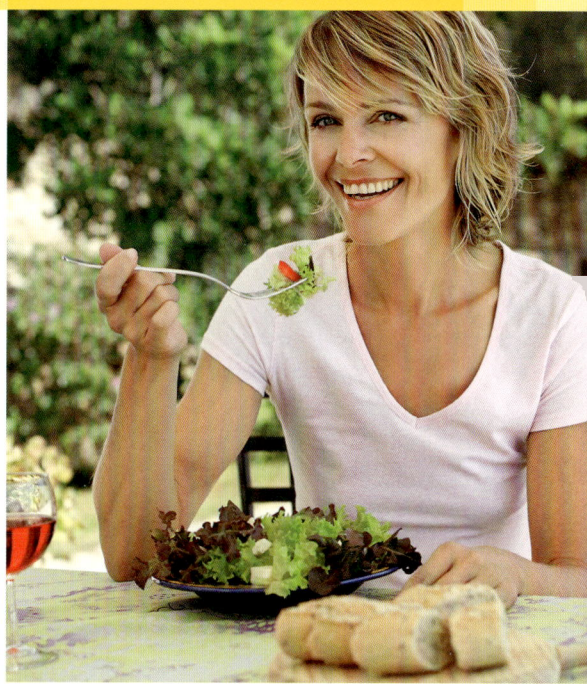

So essen Sie sich schlank: mit einer bunten Schüssel Salat vor dem Hauptgang.

im Gehirn. Allerdings zeigen neue Studien: Leptinspritzen helfen gegen den Jo-Jo-Effekt. Man nimmt »nach der Diät« nicht mehr so schnell zu. Aber das geht auch mit Bewegung, mit dem Trampolinprogramm (Seite 152).

Und Schlaf macht schlank

Wir haben ein Hormon, das Muskeln wachsen und Fett wegschmelzen lässt, vor allem dann, wenn wir schlafen: das Wachstumshormon (HGH). Übergewichtige haben weniger von diesem Schlankmacher als Normalgewichtige. Stress, Angst, zu viel Junkfood oder eine Schilddrüsenunterfunktion drosseln die HGH-Produktion. Bewegung, Krafttraining, viel Eiweiß und wenig Kohlenhydrate auf dem Teller – all das animiert die Hypophyse im Gehirn, mehr Wachstumshormon zu produzieren. Wer viel abnehmen muss, lässt abends dreimal die Woche die Kohlenhydrate weg – und schon wird das Hormon nachts aktiv, man wird schlank im Schlaf.

BITTER: Süßes macht so richtig dick

Nicht Fett macht dick, sondern der übermäßige Konsum von Zucker und Stärke. Wer die süßen Verführer reduziert, nimmt automatisch ab – und beugt Zivilisationskrankheiten wie Herzinfarkt und Diabetes vor.

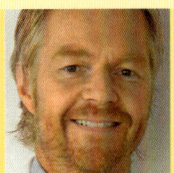

Ein Gespräch mit Stoffwechselexperte Professor Dr. Fritz Hoppichler, Vorstand der Abteilung für innere Medizin am Krankenhaus der Barmherzigen Brüder in Salzburg.

Würden Sie die GLYX-Diät Ihrer Familie verschreiben?

Ja. Sie entspricht den allgemeinen Ernährungsempfehlungen, beachtet Zucker- und Fettverzehr. Sie dient auch der Prävention von Lebensstil-Erkrankungen wie Fettleibigkeit, Diabetes, Fettstoffwechselstörungen und Herz-Kreislauf-Erkrankungen. Deshalb verwende ich das Wort »Diät« eigentlich gar nicht gerne, denn es geht ja im Prinzip um ein gesundes, ausgewogenes Ernährungsverhalten, das nicht nur Kranken verordnet werden soll.

Sind auch Diabetiker damit gut bedient?

Diabetiker profitieren besonders davon, weil die Art und Menge der Kohlenhydrate berücksichtigt wird, die für Menschen mit einem gestörten oder nicht mehr funktionierenden Insulinmechanismus sehr entscheidend sind.

Nicht nur die falschen Fette sind schuld an den eben genannten Erkrankungen, sondern auch Zucker und Weißmehl. Warum?

Weil wir heute mit dem Stoffwechsel eines Steinzeitmenschen in einer cola-isierten Gesellschaft leben.

Was heißt das?

Stoffwechsel ist der Umbau von Nahrungsmitteln in Körpersubstanz, Energie, gute Laune, Leistung. Auf jeden Nahrungsbaustein – Fett, Eiweiß oder Kohlenhydrat – reagiert der Körper mit der Produktion von Hormonen. Die sorgen dafür, dass Fett eingelagert oder verbrannt wird, dass Kohlenhydrate munter machen oder müde, dass Nahrungseiweiß in Muskeln oder ins Immunsystem investiert wird. Dieser Stoffwechsel wird gelenkt durch unsere Gene. Und diese haben sich seit der Steinzeit kaum geändert.

Also sollten wir statt Schokoriegel besser Mammutkeule essen?

So ungefähr. Vor zwölf Millionen Jahren saß der Urmensch auf dem Baum und ernährte sich von Blättern. Vor vier Millionen Jahren richtete er sich auf, sammelte Beeren und Wurzeln, und irgendwann begann er zu jagen. Er aß zu 80 Prozent Pflanzen und zu 20 Prozent Fleisch – zum Beispiel Mammutkeule.

Fleisch macht nicht dick?

Nicht, solange Sie es in Maßen essen. Es liefert wertvolles tierisches Eiweiß. Besser als rotes Fleisch ist weißes: mageres Geflügel- und Kalbfleisch. Fisch können Sie gar nicht häufig genug essen. Er darf ruhig fett sein. Seefische wie Lachs, Makrele, Hering enthalten Omega-3-Fettsäuren – lebenswichtig wie ein Vitamin.

Warum ist Bio besser?

Lebensmittel in Bioqualität sind weniger belastet – und enthalten zudem mehr wertvolle Vitamine, Mineralstoffe und sekundäre Pflanzenstoffe. In Biofleisch und Biomilchprodukten stecken mehr Omega-3-Fettsäuren. Sie wirken entzündungshemmend, beeinflussen die Blutgerinnung und den Blutdruck positiv und schützen – das weiß man aus mehreren Studien – vor Herz-Kreislauf-Erkrankungen.

Fett macht also nicht fett?

Nicht, wenn Sie das richtige Fett in der richtigen Menge wählen – wie Paracelsus schon sagte: »Die Dosis macht das Gift.« Vor allem ist es wichtig, tierische Fette aus Wurst und Fleisch zu minimieren, indem man magere Sorten wählt. Außerdem sollte man Olivenöl und Rapsöl sowie fettreiche Fische häufiger auf den Speiseplan setzen. Studien beweisen: So schützen Sie Ihr Herz und leben länger.

Zucker ist ein Kohlenhydrat ...

Ja, aber eines, für das wir in höheren Dosen kein genetisches Programm haben. Zucker gibt es erst seit 150 Jahren. Damals war Zucker ein seltenes Luxusgewürz für Reiche. Er wurde grammweise in der Apotheke verkauft.

Heute essen wir im Schnitt 34 Kilo Zucker pro Jahr. Wie reagiert der Körper auf die süße Flut?

Immer, wenn Zucker – oder Weißmehl, das im Grunde genauso schlimm ist – vom Darm ins Blut dringt, produziert die Bauchspeicheldrüse eine Menge Insulin, um die unnatürliche Flut von Glukosemolekülen schnell aus dem Blut in die Zellen zu schaufeln, weil sie dem Körper sonst gefährlich werden. Er kann etwa ein Pfund Glukose speichern – in der Leber und den Muskeln. Was nicht gespeichert oder verbrannt wird, wandelt der Körper in Fett um.

Der Muskel verbrennt Glukose, der Mensch erntet Energie.

Ja, der Muskel verbrennt Glukose, wenn Sie ganz schnell einen Energieschub brauchen – vor dem Feind fliehen müssen, Tennis oder Squash spielen. Bei diesen sehr anstrengenden Sportarten kommt meist so wenig Sauerstoff in die Zellen, dass die Muskeln kaum Fett verbrennen können, um Energie zu gewinnen, sondern vor allem von der Glukose zehren. Bei Ausdauersportarten wie Joggen oder Walken kann der Körper im Verhältnis mehr Fett zur Energiegewinnung heranziehen – wenn man sich nicht übermäßig anstrengt. Das gilt natürlich auch fürs Springen auf dem Trampolin. Daneben bewirken das gleichzeitige Muskeltraining und der Muskelaufbau auch einen höheren Energieverbrauch in der Ruhezeit.

Auch das Gehirn braucht Zucker.

Unser Gehirn ist auf Energiegewinnung aus Glukose angewiesen. Damit ihm der Zucker nicht ausgeht, haben wir einen Seismografen im Körper: den Blutzuckerspiegel. Wenn er stark absinkt, können Sie sich kaum noch konzentrieren und kriegen Appetit auf Süßes. Fällt er noch weiter, werden Sie ohnmächtig.

Also ist Glukose lebenswichtig.

Im Grunde ja. Sie müssen täglich die Glykogenspeicher in Leber und Muskeln füllen, damit das Gehirn ausreichend Zucker bekommt. Nur eben nicht mit ungünstigen Kohlenhydratquellen, mit hohem GLYX und GL.

Was halten Sie davon, Kohlenhydrate und Eiweiß zu trennen, um abzunehmen?

Nichts. Denken Sie an Muttermilch. Sie ist das beste Beispiel für eine Ernährung, in der alle Nährstoffe in der optimalen, bedarfsgerechten Konzentration vorliegen, und das gleichzeitig. Unser Verdauungssystem kann alle Nährstoffe parallel verwerten. Viele Menschen haben jedoch mit Trennkost Erfolg – und zwar, weil sie sich mit dem Thema Ernährung beschäftigen.

Ist ein Marmeladenbrot ein guter Start in den Tag?

Nein. Wer schon morgens Weißbrot mit Marmelade isst und Kaffee mit Zucker dazu trinkt, lässt den Blutzuckerspiegel hochschnellen.

Auf wie viel?

Nüchtern hat der gesunde Mensch einen Spiegel von 70 bis 100 mg/dl. Mit schnellen Kohlenhydraten schießt der Blutzuckerspiegel hoch. Dann kommt besonders viel Insulin, baut den Zucker ein, bis der Blutzucker wieder sinkt. Binnen ein bis zwei Stunden schwindet die geistige Leistungskraft – der Körper warnt mit Appetit und Hunger.

Und man findet sicher etwas Schokolade ...

Genau so ist es. Man kommt den ganzen Tag nicht mehr aus dem Insulin-Teufelskreis heraus. Ständig lockt man das Hormon – hier eine Cola, da ein Keks, dort ein Stück Torte.

Wer abnehmen will, muss also nur Zucker und Weißmehl meiden?

Zugegeben, das ist schwierig – aber unglaublich effektiv. Zucker steckt leider überall drin: nicht nur in Limonaden, Fruchtnektaren, Schokolade, Keksen, auch in Senf und sauren Gurken. Besonders bei Softdrinks wird häufig vergessen, dass sie Zucker enthalten. Ketchup besteht zu einem Drittel aus Zucker. Es gibt kaum ein Fertigprodukt, das nicht Zucker enthält. Auch das ungünstige Weißmehl steckt nicht nur im Baguette, in Nudeln, Kuchen und Keksen, es bindet ebenso Soßen im Restaurant oder in Fertigprodukten. Natürlich muss man auch auf das Fettkonto achten. Die Energiebilanz muss negativ sein.

Es heißt: Auch Kartoffeln taugen zur Mast.

Vor allem in Form von Pommes und Chips. Sie liefern gleich das nötige Fett mit: 1 Beutel Chips (200 g) enthält so viel Fett wie etwa 80 Kilo Kartoffeln! Also viele Kalorien und dazu noch eine ungünstige Fettqualität – das wirkt sich doppelt schlecht auf den Körper aus.

US-Forscher in Indiana fanden heraus, dass der Fettanteil, den der Körper aus einer Mahlzeit aufnimmt, um bis zu 60 Prozent höher ist, wenn sie zugleich Zucker enthält.

Ja. Richtig dick macht die Kombination »schlechte Kohlenhydrate mit viel tierischem Fett«. Beispiel: Schweinebraten mit Knödel, Nudeln mit Sahnesoße, weißer Reis mit Gulasch, Butterbrot mit Marmelade. Das Insulin schickt das gleichzeitig ankommende Fett sofort in die Fettzellen und sperrt es ein.

Was raten Sie?

Alle Fertigprodukte, die meist viel Zucker und ungünstige Fette enthalten, meiden. Zurück zur Natur. Vollkornprodukte, also Naturreis, Vollkornbrot oder Vollkornnudeln, dazu viel Gemüse, Obst und Fisch. Und bei Fleisch, Wurst und Milchprodukten auf den Fettgehalt achten – wer so isst, der nimmt kaum zu oder leicht wieder ab. Mit Süßem sollte man sein Leben nur »würzen«.

Das Schlimmste am ständigen Zuckergenuss: Irgendwann wirkt Insulin nicht mehr.

Ja, dicke Menschen haben zu viel Insulin, aber die Zellen hören nicht mehr drauf. Der Zucker bleibt im Blut und startet sein giftiges Werk – man leidet unter Altersdiabetes.

Kann man Altersdiabetes auch schon mit 20 kriegen?

Natürlich. Früher stimmte die Bezeichnung »Altersdiabetes«, heute taucht er jedoch bereits bei Kindern auf. Wer sich, ständig Süßes oder Chips essend, ein starkes Übergewicht anfuttert, kann auch früh Altersdiabetes bekommen. Adipöse, also fettleibige Menschen haben ein 30-fach erhöhtes Diabetesrisiko.

Warum schadet viel Zucker im Blut dem Körper?

Hyperinsulinämie – also das ständige Produzieren von Insulin – ist die Wurzel des metabolischen Syndroms. Darunter versteht man: Bluthochdruck, Nierenschäden, Arteriosklerose, Fettstoffwechselstörungen – das Thromboserisiko steigt, Schlaganfall und Herzinfarkt nehmen drastisch zu.

Was ist so gefährlich am Zucker?

Der viele Zucker führt dazu, dass die Bauchspeicheldrüse immer mehr Insulin produziert. Insulin erhöht den Blutdruck, verdickt den linken Herzmuskel – wir sprechen von linksventrikulärer Hypertrophie. Das Herz wird durch die Verdickung schlechter mit Blut versorgt, das bedeutet hohes Infarktrisiko, der Muskel pumpt nicht mehr optimal, das führt zu Herzschwäche. Außerdem stört das viele Insulin auch den Fettstoffwechsel.

Das führt zu Arteriosklerose.

Stimmt. Die Lipoproteinlipase, das Enzym, das große Fettpartikel in kleine zerlegt, wirkt bei Dicken mit Insulinresistenz nicht mehr. Die Fettpartikel bleiben in der Blutbahn, lagern sich in den Gefäßwänden ab. Hinzu kommt: Die Zuckerstoffe werden oxidiert, lagern sich auch ab, machen das Blut dickflüssig. Dann verkalken die Gefäße wie ein Wasserrohr: Arteriosklerose. Und diese führt bekanntlich zu Herzinfarkt und Schlaganfall.

Wann erkennt man eigentlich, dass man unter Diabetes leidet?

Die Diagnose wird meist sieben bis 15 Jahre zu spät gestellt. Denn ein Blutzuckerspiegel von 126 tut nicht weh, man kann jahrelang damit leben – ohne etwas zu spüren. Auch die uncharakteristischen Symptome zeigen sich spät: Man ist müde, hat trockene Haut, Wunden heilen schlecht. Bis zu 20 Prozent der Menschen, die erfahren, dass sie unter Diabetes leiden, haben bereits Spätfolgen: Veränderungen im Augenhintergrund oder Eiweißausscheidungen im Urin. Rund 40 Prozent der Patienten leiden bei Diagnosestellung bereits an Herzerkrankungen und 35 Prozent an Gefäßerkrankungen.

Nerven reagieren besonders empfindlich auf Zucker.

Ja, Nerven tolerieren hohen Blutzucker nicht – er zerstört sie wie Gift. Es entstehen Polyneuropathien. Die Beine kribbeln erst unangenehm, dann stirbt Gewebe ab. Und weil auch die Nerven im Herz taub sind, haben Diabetiker häufig stumme Herzinfarkte. Sie spüren nichts.

Die Zahl der Diabetiker soll drastisch zunehmen.

Die Schätzung geht dahin, dass sich bis zum Jahr 2025 die Zahl der Diabetiker verdoppelt – auf 300 Millionen weltweit.

Wie kann man vorbeugen?

Wer Probleme mit dem Gewicht hat, sollte jedes Jahr den Blutzuckerspiegel messen lassen – und nicht, wie viele Ärzte noch meinen, erst ab 126 mg/dl etwas tun. Ein Blutzucker von 110 mg/dl ist bereits gefährlich! Als Vorsorge für Risikogruppen wäre der Glukosetoleranz-Test ideal. Die gute Nachricht zum Schluss: Abnehmen, gesund Essen und Sporttreiben regulieren den Insulinspiegel und senken das Diabetesrisiko drastisch.

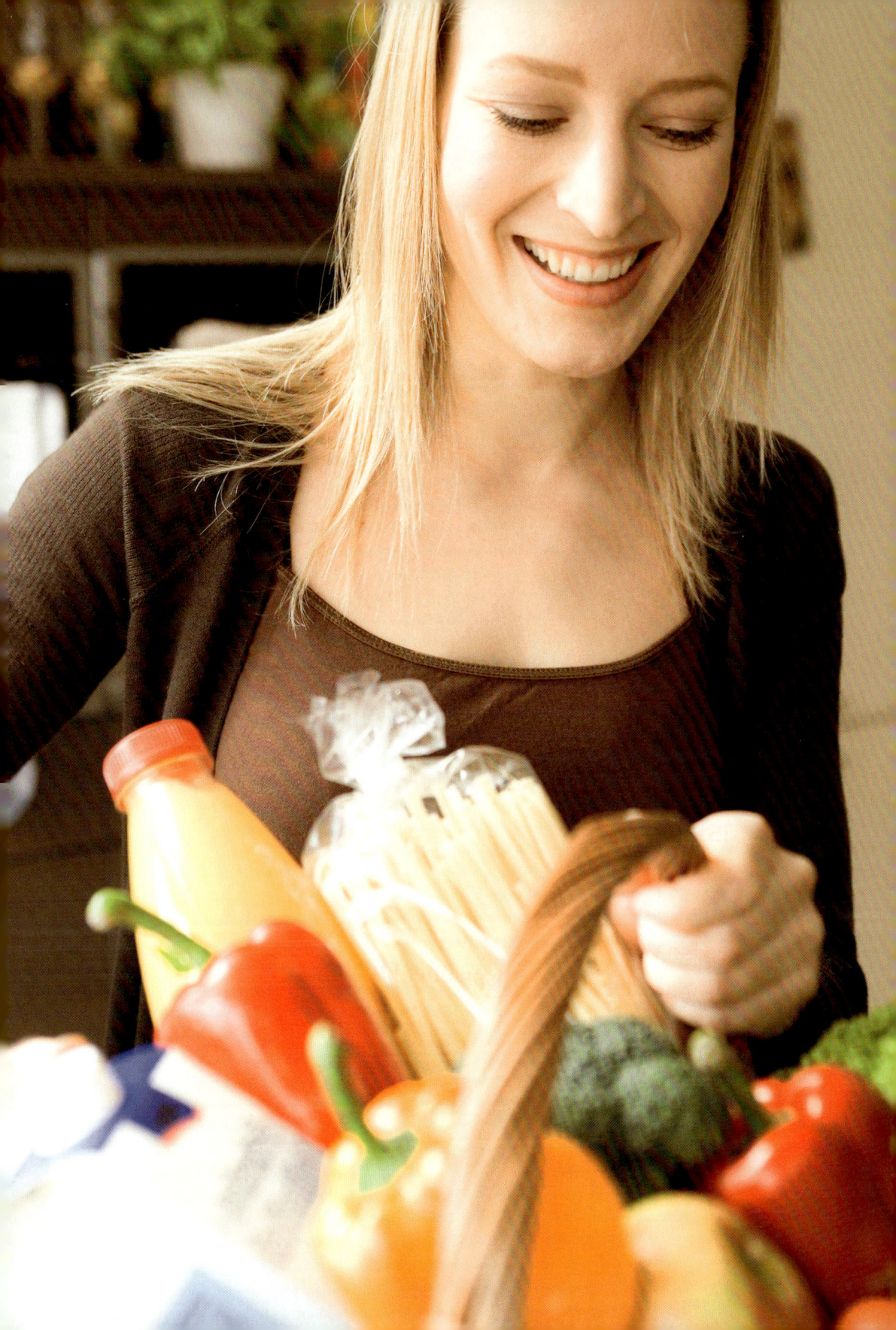

DER WEG VON DICK NACH DÜNN

... IST NICHT STEINIG, IM GEGENTEIL: Fröhlich wippend kurbeln Sie Fettverbrennung und gute Laune an – mit dem Trampolin. Sie dürfen sich satt essen: mit den richtigen Lebensmitteln. Dabei helfen Ihnen die neuesten Erkenntnisse über Ernährung, ein bisschen Magie, Entspannung, Zeitgewinn, Rituale ...

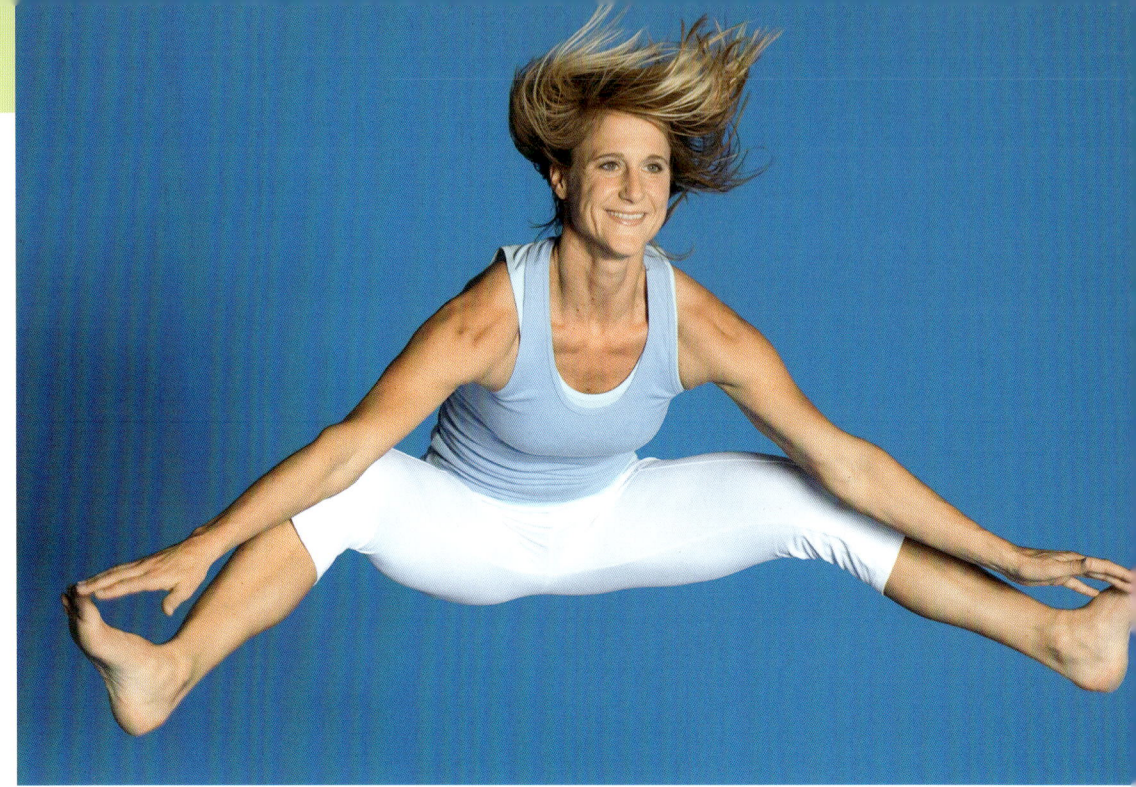

SPRUNG IN DIE
LEICHTIGKEIT DES SEINS

Glück kann so leicht sein. Ein bisschen der Erdanziehung entfliehen, ein bisschen schweben – und schon beginnt der Tag mit Fröhlichkeit. Und Sie ernten unglaublich viel: Sie springen fit und frisch in den Morgen. Verjüngen jede Ihrer 70 Billionen Körperzellen. Treiben Ihren 40 Milliarden Fettzellen die ungeliebten Moleküle aus. Entgiften den Körper, da der Lymphfluss angekurbelt wird. Sie stärken Ihre Knochen, straffen den Body und ernten mehr Muskulatur, während das ganze Fett verbrennt. Das Springen macht kreativ und lockt Gute-Laune-Hormone.

Also: Sie wollen wirklich etwas in Ihrem Leben ändern? Trägheit in Leichtigkeit verwandeln? Endlich Ihr Fett verbrennen? Dann müssen Sie sich bewegen. Und zwar täglich.

Täglich ein bisschen abheben ...

Sie können täglich joggen, radfahren oder walken – jede Form der Bewegung, die Ihnen Spaß macht, ist gut. Das sollten Sie auch unbedingt beibehalten. Es muss allerdings täglich sein. Denn sonst köcheln Ihre Fettverbrennungsöfchen namens Mitochondrien auf Sparflamme.

Täglich joggen, täglich walken? Das wollen Sie nicht, das können Sie nicht? Dann fliegen Sie doch!

✖ Springen Sie jeden Tag 30 Minuten auf dem Trampolin. Keine Zeit? Doch, die haben Sie: morgens 20 Minuten. Warum nicht beim Frühstücksfernsehen? Und abends 10 Minuten beim Nachrichtengucken.

Nutzen Sie die Federkraft

Dank eines französischen Artisten namens *du Trampoline* konnten die Menschen im Mittelalter zum ersten Mal das Gefühl von Schwerelosigkeit erleben: durch ein Sprunggerät, das erste Trampolin. Aber so richtig Einzug in unsere Gemüter und Wohnzimmer fand es erst im 20. Jahrhundert. Und in den letzten Jahren erlebt es einen regelrechen Boom. Fitnessstudios rüsteten damit auf, überall bietet man Fatburner-Kurse an.

Die NASA-Studie: Was wirkt besser, Laufen oder Trampolin?

1980 untersuchten US-Wissenschaftler, wie sich Laufen auf dem Laufband und Springen auf dem Trampolin auswirken. Die NASA wollte wissen, wie sie ihre Astronauten am besten wieder fit macht. Durch den Aufenthalt in der Schwerelosigkeit im All bauen sich nämlich Muskeln und Knochen ab.

Das Ergebnis: Der Trainingseffekt des Trampolins liegt um 68 Prozent höher als beim Laufen. Das bedeutet: Sie tanken in der gleichen Zeit um zwei Drittel mehr Kondition, verbrennen zwei Drittel mehr Fett, ernten zwei Drittel mehr Muskeln. Oder: Sie müssen nur etwa zwei Drittel der Zeit trainieren.

Das war vor einem Vierteljahrhundert. Heute trainieren die Astronauten natürlich mit neuester Technik, seitenalternierender Vibration, dem Galileo. Mehr dazu auf Seite 60. Nein, er ersetzt das Ausdauertraining auf dem Trampolin nicht. Er baut nur Muskeln auf – in Rekordzeit. In zehn Minuten.

Das Trampolinprinzip

Als Abnehmhelfer gibt es kein idealeres Gerät als das Trampolin. Es kombiniert Ausdauer- und Krafttraining – und es regt über den Lymphfluss die Entgiftung an. Das Prinzip ist

---

┌─ TIPP Dafür ist es nie zu spät ─┐

Sie haben einen Blankoscheck für Kondition, Kraft, Leistungsfähigkeit mit auf die Welt bekommen. Den einzulösen, ist es nie zu spät. Auch wenn Sie lange unbeweglich waren, können Sie Ihre Muskeln wieder zum Leben erwecken. Auch wenn Sie viele Jahre keinen Sport getrieben haben, ist es für den Spaß an der Bewegung nie zu spät. Sie starten mit einer Minute – einfach ausprobieren. Arbeiten sich vor zu fünf Minuten – und hängen jeden Tag eine Minute an. Lesen Sie mehr ab Seite 152. Und sprechen Sie doch einfach mal mit Ihrem Arzt.

---

einfach: Wenn Sie in das Tuch springen, wandelt sich Ihre Gewichtskraft in Spannungsenergie um. Dadurch schnellen Sie ohne Kraftaufwand wieder in die Höhe. Das sorgt für Leichtigkeit, Dynamik, Spaß und dafür, dass die Pfunde auch ohne große Anstrengung purzeln. Und die Seele federt mit: Egal wie sehr die Pfunde drücken, egal wie schwer man ist, man fühlt sich federleicht.

Ein effektives Ganzkörpertraining

Es gilt das Prinzip: Je größer die Schwerkraft, desto stärker wird jeder Muskel trainiert. Training auf dem Trampolin kombiniert die Erdanziehung mit der Beschleunigung und Verlangsamung des Körpers. Dadurch entsteht eine Gravitationskraft, die wesentlich größer ist als jene, an die wir gewöhnt sind. Springen, Aufkommen, sanftes Abbremsen. Jeder Teil des Körpers wird trainiert. Ob Gesichtsmuskeln, Bindegewebe oder Organe. Jede Zelle wird massiert. Denn beim Richtungswechsel muss auch jede Zelle die Richtung wechseln. Ist der Körper im freien Fall, hat er kein Gewicht. Dann entspannen sich die Muskeln, die Zellen dehnen sich aus. Und das hat viele Vorteile (Seite 59).

Eine Verjüngungskur, die fit macht

Auf dem Trampolin wachen Sie auf – und werden jeden Tag jünger. Der Clou am Trampolin ist der rhythmische Wechsel zwischen Anspannung und Entspannung, während Sie in das Tuch springen und nach oben federn. In der Luft fühlen Sie sich schwerelos, Ihre Muskeln können richtig entspannen, Verspannungen lösen sich. Das Auf und Nieder fördert die Durchblutung der Muskulatur und der inneren Organe. Mit dem Blut werden Sauerstoff und wichtige Nährstoffe in die Organe gepumpt. Und das macht Sie fit. Nach dem Workout fühlen Sie sich frisch, wach und voller Tatendrang. Das Trampolin ist eine Verjüngungskur – ohne teure Pillen. Das Trampolin strafft das Bindegewebe, verbessert die Funktion der Organe.

Wippend entgiften – das macht Abnehmen erst möglich

Ich habe einen dicken Stoß Briefe einsehen dürfen bei einem deutschen Trampolinhersteller. Alles Briefe von Menschen, die von Krankheiten berichten, von schweren Hautleiden, Rheuma, chronischen Schmerzen, Bandscheibenbeschwerden, Bluthochdruck, Arthrose, Migräne. Diese Menschen erzählen, wie sie durch das Trampolin wieder gesund wurden. Keine Zauberei. Es ist ja nichts Neues, dass Sport das Immunsystem stärkt, die Killerzellen viel aggressiver gegen die Feinde macht. Das Trampolin tut aber noch mehr. Es entgiftet den Körper. Und das ist für Abnehmer enorm wichtig. Denn die Fettpölsterchen bergen eine Sondermülldeponie. Und wird diese nicht vom Körper entsorgt, reagiert er klug – und drosselt jeglichen Fettabbau, um die Entgiftungsorgane, unter anderem die Leber und die Niere, zu schützen.

Eine wunderbare Lymphdrainage

Etwa 85 Prozent Ihrer Körperflüssigkeit ist Lymphe, das körpereigene Reinigungsmittel. Alle Stoffe, die von der Zelle zum Blut fließen und umgekehrt, passieren immer zuerst die Lymphflüssigkeit. Sie nimmt Abfallprodukte aus dem Stoffwechsel auf und befreit den Körper von Umweltgiften. Die Lymphe hat im Gegensatz zum Blut keinen Motor, der sie durch die Lymphbahnen pumpt. Weil die Lymphe nur durch Muskelkontraktionen und Atmen in Bewegung bleibt, ist Bewegung der beste Weg, den Lymphfluss anzuregen – und so den Körper von Schadstoffen zu befreien. Bewegen wir uns nicht, erlahmt unser Lymphsystem. Das Wasser wird nicht mehr mit all den Giften weggeleitet, sondern lässt unsere Zellen aufquellen – wir ersaufen an uns selbst, in einer ziemlich schmutzigen Kanalisation. Manche Menschen fühlen sich deshalb ein bis drei Tage unwohl, wenn sie mit dem Trampolintraining beginnen. Weil so viele Gifte freigesetzt werden. Aber das gibt sich, da muss man nur durch. Viel Trinken! Jede Stunde ein Glas Wasser.

Wer die Lymphe zum Fließen bringt, regt also auch Heilungsprozesse an. Am effektivsten funktioniert das auf dem Trampolin.

TIPP Der Lymphatisator-Trick

Wenn Sie sich matt fühlen, ein wenig kränkeln, keine Energie haben, dann gehen Sie drei Minuten aufs Trampolin:

* Wippen Sie, ohne den Kontakt zum Tuch zu verlieren.
* Geben Sie Ihrem körpereigenen Abwassersystem einen kleinen Anschub mit dem Kopf: Beim Ausatmen denken Sie »Alte Gifte raus« und beim Einatmen »Neue Kräfte rein«. Ja, das wirkt!

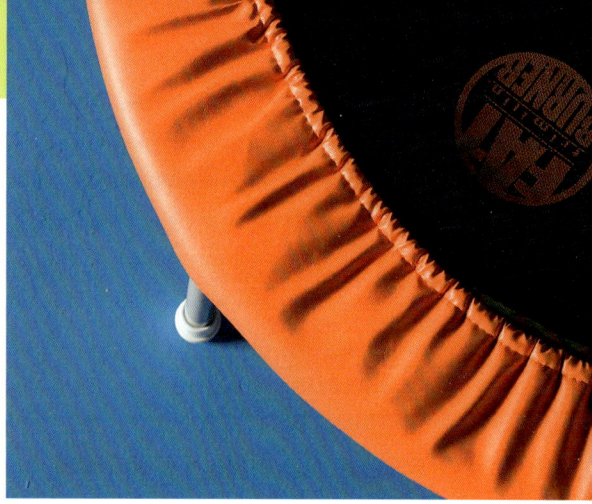

Bei ihrer Tour 2008 hatte Madonna 12 Mini-tramps dabei. Klug! Aber eines reicht auch.

Ein Krafttraining der leichten Art

Während Sie auf dem Trampolin beim Nach-oben-Federn die scheinbare Schwerelosigkeit genießen, wird Ihr Körper, wenn Sie sanft in das Tuch zurückfedern, mit einer höheren Kraft als der Gewichtskraft belastet. Sie machen sozusagen ein Krafttraining – ohne Hanteln zu stemmen, ohne Beinpresse. Und jeder weiß: Ein Krafttraining lässt die Muskulatur wachsen, stabilisiert die Knochen und kurbelt die Fettverbrennung an. Das Beste daran: Sie trainieren jeden Muskel, von der Fußspitze bis zum Gesicht.

Gott hat die Schwerkraft nicht erfunden, um einem das Leben schwer zu machen. Im Gegenteil: Wenn sich ein Astronaut länger im Weltraum aufhält, verliert er rapide an Muskulatur und Knochenmasse, weil der Körper in der Schwerelosigkeit kaum beansprucht wird. Das hat schwere gesundheitliche Folgen, weil auch der Herzmuskel abbaut.

Den gegenteiligen Effekt kennt jeder Sportler, der Gewichte gegen die Schwerkraft stemmt oder Kniebeugen macht. Die Muskulatur wächst und wird kräftiger, die Bewegung gegen die Schwerkraft pumpt die Knochen mit Kalzium voll.

Gewichtstraining ist ein wirksames Mittel gegen Osteoporose. Zahlreiche Studien belegen: Bei Frauen mit leichter Osteoporose nimmt durch das Gewichtstraining die Knochenmasse sogar wieder zu. Die Knochen werden dichter, stärker und stabiler.

Saft für Gelenke und Bandscheiben

Wer seine Glieder regt, versorgt Bänder, Sehnen, Knorpel und Gelenke mit Nährstoffen, hält sie elastisch und jung. Wer mit Übergewicht joggen geht, riskiert aber eine Überlastung der Gelenke – jeder Schritt belastet sie mit einem Stoß in Höhe des dreifachen Körpergewichts. Das Trampolin hingegen federt das Körpergewicht sanft ab, und die Gelenke von den Zehen bis zum Nacken werden mit Nährstoffen versorgt.

Immer mehr Physiotherapeuten oder Sportmediziner raten auch bei Rückenschmerzen: »Wippen Sie täglich auf einem Trampolin.« Das sanfte Wippen auf dem Trampolin kräftigt die gesamte Wirbelsäule, vor allem die Tiefenmuskulatur. Und es versorgt die Bandscheiben, die elastischen Stoßdämpfer zwischen den Wirbeln.

Verstärken können Sie die Wirkung durch ein Flexband, das zusätzlich Arm- und Rückenmuskulatur kräftigt.

Haben Sie einige Pfunde auf dem Trampolin weggeschmolzen und eine gute Portion Kondition getankt, dann können Sie immer noch Ihre Laufschuhe schnüren.

Koordination auf allen Ebenen

Astronauten schulen Orientierungssinn und Bewegungssteuerung für die Schwerelosigkeit auf dem Trampolin. Auch wenn Sie mit beiden Beinen fest auf dem Boden bleiben wollen – regelmäßiges Training verbessert auch Ihr Gleichgewichtsvermögen, und Ihre Bewegungen werden geschmeidiger.

Das Springen auf dem Trampolin lehrt erwiesenermaßen auch beide Hirnhälften, besser zu kooperieren. Sie haben ein linkes und ein rechtes Gehirn. Im linken sitzt die Logik, das analytische, mathematische Denken, die Ordnung, die Disziplin. Im rechten speichern wir Bilder, Emotionen und Gesichter. Dort sitzt die Intuition und die Fähigkeit zum Träumen. Aus dem Miteinander dieser beiden Gehirnhälften entspringt Kreativität.

Ein Trampolin sollte eigentlich in jedem Büro stehen. Bleiben die Ideen aus: Kurz springen und schon fliegen die Gedanken. Übrigens: Regelmäßige Bewegung lässt auch neue Datenautobahnen im Kopf wachsen, verbessert die Hirnleistung.

Das Sprungtuch für gute Laune und Gelassenheit

Machen Sie sich schwere Gedanken, weil Sie sich in Ihrem Körper nicht wohlfühlen? Das sollen Sie nicht. Negative Gefühle sind Stress. Stress blockiert den Kopf – und macht dick. Weil wir irgendwann gelernt haben, dass Süßes Stress lindert. Tut es wirklich, über unseren Hormonhaushalt. Aber leider nur kurzfristig. Kalorienfreie Stressbremse: das Trampolin. Wenn der Stress zupackt, sollten Sie ihm auf dem Trampolin davonspringen – mit der Übung im Kasten. Sie haben einen Stressjob? Warum schaffen Sie sich nicht ge-

meinsam mit Kollegen ein Trampolin an? Vielleicht zahlt der Chef sogar mit.

... das im Blut aufräumt

Das Trampolinspringen senkt stressbedingten hohen Blutdruck. Es macht die Gefäßwände elastischer. Regelmäßige Bewegung sorgt dafür, dass das schlechte Cholesterin (LDL) sinkt und der gute HDL-Wert ansteigt, dass Blutfettwerte sinken und Blutplättchen nicht mehr so leicht verklumpen. Das beugt Arteriosklerose und Thrombosen vor und damit Herzinfarkt und Schlaganfall. Und: Bewegung züchtet auch wieder (durch viel Stress-Schokolade reduzierte) Insulinrezeptoren. Diese Schlüssellöcher an den Zellen sorgen dafür, dass nicht so viel Insulin nötig ist. Es hilft über diesen Weg beim Abnehmen und beugt Diabetes vor.

... das selbstsicher und glücklich macht

Ich höre immer wieder von Trampolinfans: »Seit ich hüpfe, bin ich viel besser drauf.« Viele Studien zeigen, dass Menschen, die anfangen, sich zu bewegen, emotional stabiler werden, selbstsicherer, entspannter, lockerer. Dass sie in allen Bereichen des Lebens mehr Aktivität entfalten. Menschen mit Depressionen und Angstattacken wird Laufen, Walken und neuerdings immer öfter das Trampolinspringen empfohlen. Probieren Sie es einfach aus. Tanken Sie Glück, gewinnen Sie Selbstbewusstsein und neue Energie.

... als Sprungbrett in den Flow

Die Wahrnehmung des eigenen Körpers – das Spiel der Muskeln, der gleichmäßige Rhythmus des Auf und Ab, der tiefe, regelmäßige Atem – verdrängt jede Sorge. Zugleich öffnen sich die Sinne. Sie werden wacher, konzentrierter. Sie grübeln nicht im Gestern, fürchten nicht das Morgen. Die Zeit verwandelt sich in Gegenwart. Sie gehen auf

---

TIPP Der Antistress-Spurt

Diese Übung entspannt Sie sofort. Drei Minuten Wippen reichen – und schon verschwinden die Stresshormone.

* Leicht auf- und abschwingen, dabei mit beiden Füßen auf der Matte bleiben. Schultern und Arme locker lassen. Der ganze Körper schwingt mit (Seite 158).
* Spüren Sie in sich hinein, wie Nacken- und Schultermuskeln, Bauch, Herz mitschwingen.

in dem, was Sie tun. Der ungarisch-amerikanische Forscher M. Csikszentmihaly bezeichnete diesen Glückszustand als Flow (englisch: Fließen). Das Verschwinden allen Gedankenballasts löst Euphorie aus. Leichtigkeit pur. Ein Strahlen der Seele.

Wippend schmilzt das Fett

Sie hüpfen. Atmen tief und regelmäßig. Der Kreislauf kommt auf Touren, die Sauerstoffversorgung der Zellen in Schwung. Sauerstoff, den die Zelle dringend braucht, um aerob zu stoffwechseln: um Fett abzubauen und nicht aus Zucker anaerob (ohne Sauerstoff) Milchsäure zu produzieren.

Wenn Sie mit dem richtigen Puls trainieren (Seite 155), ohne dass Ihren Muskeln der Sauerstoff ausgeht, verbrennen Sie Fett. Jeden Tag. Effektiver, als wenn Sie joggen gehen.

Das Trampolin ist eine der effektivsten Fettschmelzen, die es gibt. Denn darüber sind sich Experten einig: Wer abnehmen will, muss möglichst viele Muskeln gleichzeitig arbeiten lassen. Und durch die Überwindung der Schwerkraft arbeiten alle Muskeln – von den Zehen bis zur Stirn. Setzen Sie ruhig auch mal zusätzlich Ihre Arme ein, mit einem Flexband, dann verbrennt Fett noch effektiver. Ausprobieren, ob es Ihnen Spaß macht.

Jeden Tag verbrennen Sie mehr

Trainieren Sie täglich 20 bis 30 Minuten – das reicht. Aber bleiben Sie unbedingt dran. Denn je öfter Sie federn, desto besser verbrennen Ihre Muskeln Fett. Das muss der Körper oft erst wieder lernen. Mit jedem Tag, den Sie auf dem Trampolin trainieren, züchten Sie sich mehr Fettverbrennungsenzyme. Die Mitochondrien, die Fettverbrennungsöfen in den Muskeln, wachsen. Die Fettzellen geben Fette frei. Der ganze Fettstoffwechsel läuft auf Hochtouren. Und der Grundumsatz

INFO Was das Trampolintraining alles bringt

- ✖ Fett schmilzt weg.
- ✖ Es bilden sich Fettverbrennungsenzyme.
- ✖ Muskeln wachsen.
- ✖ Das Bindegewebe strafft sich.
- ✖ Lymphfluss und Durchblutung werden angeregt.
- ✖ Der Körper entgiftet – was das Abnehmen erst möglich macht.
- ✖ Die Organe funktionieren besser.
- ✖ Der Ruhepuls sinkt – das schont den Lebensmotor Herz.
- ✖ Bluthochdruck normalisiert sich.
- ✖ Blutfette normalisieren sich.
- ✖ Der Blutzuckerspiegel sinkt.
- ✖ Der Insulinspiegel sinkt.
- ✖ Das Immunsystem wird gestärkt.
- ✖ Sie beugen Krebs vor.
- ✖ Diabetes hat keine Chance.
- ✖ Sie stärken Knochen und Gelenke.
- ✖ Das Osteoporoserisiko sinkt.
- ✖ Sie bekommen mehr Kondition.
- ✖ Sie schulen Gleichgewichtssinn und Bewegungskoordination.
- ✖ Sie entwickeln größere Stressresistenz.
- ✖ Das Selbstbewusstsein steigt und die Kreativität auch.
- ✖ Sie fühlen sich einfach fit und fröhlich.

steigt: Sie verbrennen also mehr Kalorien in Ruhe. Auch wenn Sie dem Nichtstun frönen. Mit dem Trampolin krempeln Sie Ihre gesamte Biochemie um, werden zum »Fettverbrenner«. Ihre Pölsterchen schwinden, Ihre Muskulatur wächst. Mit den Muskeln wachsen Dynamik, Kraft, Jugend und Gesundheit. Mit den Fetten verschwinden Trägheit, Mattheit und Schwäche. Das ist doch was – oder? Das Trampolinprogramm startet auf Seite 152. Eine Bestelladresse gibt's auf Seite 219.

Noch mehr Fitness für zu Hause

Lust auf mehr Energie, mehr Muskeln, mehr Fettverbrennung? Die folgenden vier Home-trainer sollten Sie wenigstens kennen. Vielleicht zieht ja einer bei Ihnen ein.

Flexi-Bar, der Zauberstab

Für wen? Für alle, die Spaß an neuen Bewegungsformen haben, die ein außergewöhnliches Training für zwischendurch suchen. Ganz egal, ob man 60 Kilo wiegt oder 160. Auch für das Training mit dem Flexi-Bar heißt das Zauberwort »Vibration«. Eine kurze Bewegung genügt, und schon beginnt der 1,5 Meter lange Stab zu schwingen. Jetzt müssen Sie den Stab nur immer wieder mit kurzen Impulsen in Schwung halten – und los geht's mit den Übungen.

Wie wirkt es? Die »good vibrations« stimulieren tief liegende Muskelbereiche, die Sie mit regulärem Krafttraining gar nicht erreichen. Ihr ganzer Körper reagiert darauf und versucht, sich zu stabilisieren. Vor allem die Tiefenmuskulatur rund um die Wirbelsäule profitiert vom Training mit dem schwingenden Stab, aber auch die gesamte Bauchmuskulatur sowie der Beckenboden.

Was bringt es? Dreimal zehn Minuten (für jede Übung benötigen Sie eine Minute) pro Woche genügen. So erntet man ein stabileres Muskelkorsett für den aufrechten Gang durchs Leben, lindert Rückenprobleme, beugt Verspannungen in Schultern und Nacken, Beschwerden in Lendenwirbelsäule und Hüfte vor, festigt das Bindegewebe und verbessert die Kraftausdauer.

Gut zu wissen: Der Flexi-Bar lässt sich platzsparend hinter jeder Tür, unterm Bett oder im Schrank verstauen. Kostenpunkt: ca. 100 Euro. Im Fachhandel gibt es auch eine CD mit Anleitung.

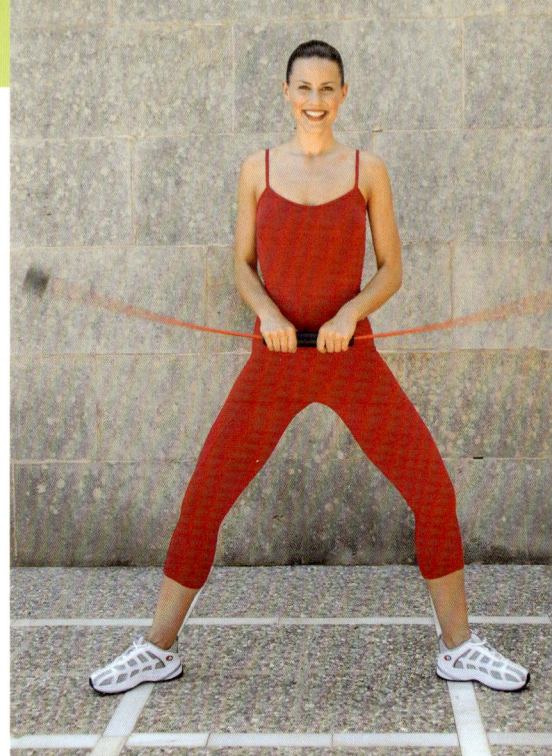

Geheimnis: Vibration. Dieser Stab zaubert in kurzer Zeit Kraft in die Tiefenmuskulatur.

Astronauten-Trainer Galileo

Für wen? Für alle, die ein effektives Muskeltraining im Zeitraffer wollen. Einfach draufstellen – und in fünf bis zehn Minuten trainiert Sie die Hightech-Maschine. Kräftigt, Beine, Rumpf, Bauch, Beckenboden und Rücken. Wer ein Stretchband oder Hanteln mit aufs Gerät nimmt, trainiert noch zusätzlich den Arm- und Schulterbereich. Erspart 45 Minuten an zwölf Geräten im Fitnessstudio. Dreimal die Woche reicht.

Wie wirkt es? Man steht auf einer Wippe, die sich minimal auf- und abbewegt und den natürlichen Gang nachahmt. Diese seitenalternierende Vibration stimuliert den Muskel, sich maximal anzuspannen. Fünf Minuten sind so effektiv wie ein Zehnkilometerlauf. Ideal: Niedrige Frequenzen (12 bis 15 Herz) entspannen und wirken wie eine Massage, hohe Frequenzen (20 bis 30 Herz) machen ein effektives Muskeltraining.

Was bringt es? Das Gerät wurde für Astronauten entwickelt, die ja im All schnell Muskeln abbauen. Hier auf der Erde kräftigt es Leistungssportler, beugt Osteoporose vor, stärkt die Tiefenmuskulatur im Rücken, beugt Inkontinenz vor, hilft beim Abnehmen – und strafft den ganzen Körper.

Gut zu wissen: Es handelt sich um ein medizinisches, durch viele Studien geprüftes Gerät. Nach einer professionellen Einweisung ist es einfach zu bedienen. Nicht verwechseln mit den anderen Modegeräten, die sich nur auf- und abbewegen. Für den Hausgebrauch leider teuer: Gibt's ab 3600 Euro. Er steht aber mittlerweile auch in vielen Praxen und Fitnessstudios. Bezugsquelle auf Seite 219.

Das Laufband

Für wen? Für Wetterscheue und solche, die keinen Auslauf in der Nähe haben oder die nur abends Zeit haben und nicht im Dunklen laufen wollen. Für alle, die ihre Ausdauer lieber zu Hause trainieren, weil sie auf Kinder aufpassen müssen. Oder für Flachländler, die gerne Berg- oder Hügelläufe ins Training integrieren wollen – dann braucht das Laufband einen veränderbaren Steigungswinkel. Wer viele Pfunde mit sich schleppt, sollte den Gelenken zuliebe nur darauf walken.

Was bringt es? 70 Prozent Ihrer Muskulatur sind aktiv, wenn Sie laufend Ihr Herz-Kreislauf-System trainieren und ganz nebenbei die Fettverbrennung anschüren. Pro Stunde verheizen Sie dabei je nach Tempo locker 500 bis 600 Kalorien – das entspricht der Energiemenge, die ein Doppel-Whopper liefert.

Wie benutzen? Einsteiger beginnen mit langsamem Tempo, vielleicht sogar walkend, um ein Gefühl fürs Laufen zu kriegen. Aber auch sie können sich bereits 15 Minuten am Stück zutrauen. Werfen Sie einfach immer wieder mal einen Blick auf die Pulsuhr, und achten Sie darauf, dass Sie im optimalen Fatburner-Bereich bleiben (Seite 155). Per Knopfdruck können Sie dann Tempo und Dauer des Lauftrainings nach und nach Ihrer Fitness anpassen, step by step schneller und länger joggen. Mit dem Ziel: 30 Minuten am Stück durchzulaufen – am besten täglich.

Gut zu wissen: Ein gutes Gerät kostet 700 bis 3000 Euro. Wenn Sie ein Laufband kaufen, achten Sie auf eine breite Lauffläche, einen leisen Motor und gute Haltemöglichkeiten.

Der Crosstainer

Für wen? Wer eh ganztags auf dem Bürostuhl sitzt, sollte sich abends nicht auch noch auf den Fahrradergometer setzen. Besser: ein Crosstrainer. Der macht auch stark Übergewichtigen Spaß und schont die Gelenke.

Wie wirkt er? Aufrecht stehend, mit Armeinsatz wie beim Nordic-Walking, bewegt sich ein Fuß ellipsenförmig vor den anderen, man hält Bodenkontakt – das schont die Gelenke, beansprucht alle Muskelgruppen und trainiert die Ausdauer. Schritt für Schritt verbrennen Sie Fett. Bis zu 800 Kalorien in einer Stunde. Aber Vorsicht, das kann ganz schön anstrengend sein. Auf den Puls achten!

Wie anfangen? Verzichten Sie zu Beginn auf den aktiven Armeinsatz, und konzentrieren Sie sich vor allem auf die Haltung. Die Arme schwingen nur passiv mit. Nach drei Wochen haben Sie garantiert den Bogen raus, und dann dürfen auch die Arme kräftig mit anpacken und Fett verbrennen. Anfangs genügen 15 Minuten bei niedriger Intensität. Steigern Sie sich langsam auf eine halbe Stunde.

Gut zu wissen: Die Ellipsenbewegung ist von Gerät zu Gerät verschieden. Manche Modelle haben einen eher kreisförmigen Bewegungsverlauf, dadurch machen Sie kurze, hohe Schritte. Andere Trainer wiederum forcieren lange, flache Schritte. Welche Ellipse Ihnen am ehesten zusagt, erfahren Sie durch Ausprobieren. Kosten: 500 bis 3000 Euro.

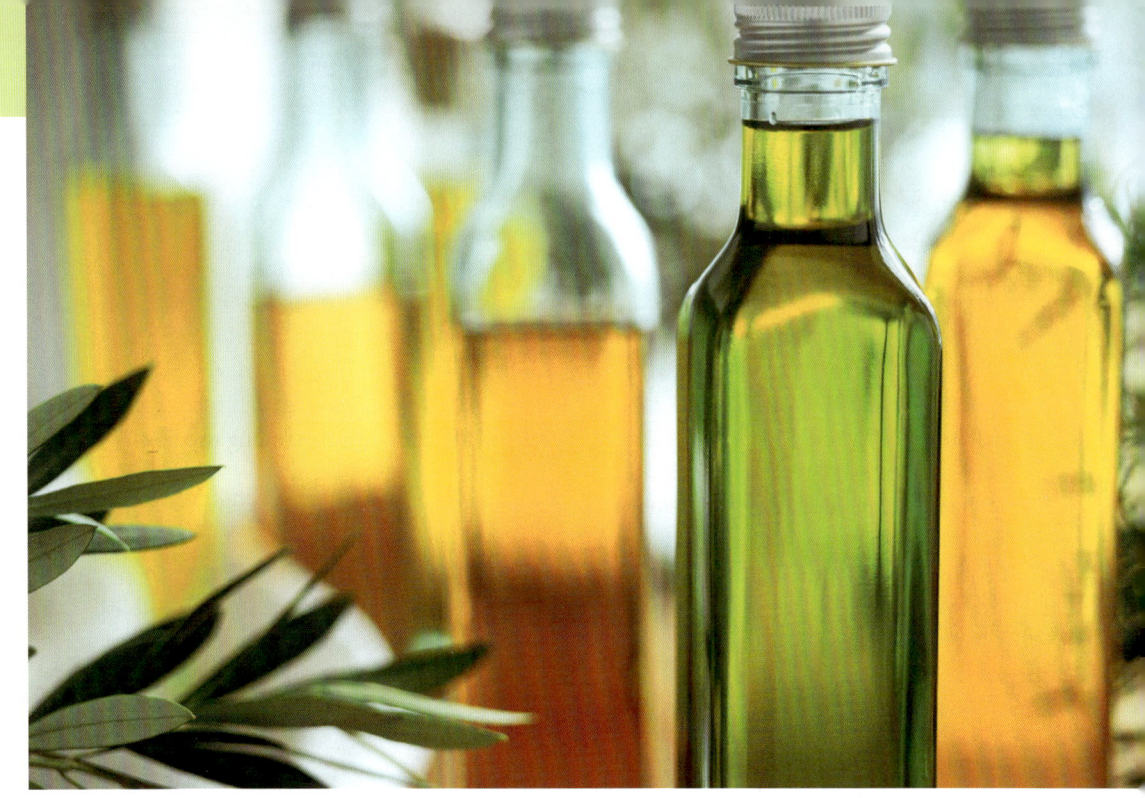

DIE WAHRHEIT ÜBER
FETT

Fett. Mir fällt dazu goldenes Olivenöl ein – auf ein Stück Brot geträufelt, unter Tomaten. Ein wunderbares Stück Peyrigoux-Käse zu einem Glas Rotwein. Oder Avocado löffelnd in den siebten Gourmethimmel aufsteigen oder mit einem Teller Spaghetti aglio e olio.

Was fällt Ihnen ein? Pizza und schlechtes Gewissen? Bauchröllchen und Schinkenrand? Muss man »streichen«, »reduzieren«, »ersetzen« – oder gar »absaugen«? Nein, nein. Fett ist Gourmetfreude, Schlankstoff und Medizin. Sie müssen nur wissen, welches! Welches Fett den Salat krönt, welches das Steak bräunt, welches schlank macht, während Sie essen. Ja: schlank. Olivenöl zum Beispiel zügelt, so neueste Studien, den Appetit. Und das ist nicht sein einziges Geheimnis …

Moppel-Fett und Fit-Fett

Moppel-Fett ist träge und chemisch gesehen unseren eigenen Fettpolstern sehr ähnlich. Es besteht vorwiegend aus gesättigten Fettsäuren. Und es wandert vom Teller direkt auf die Hüften, in eine unserer 40 Milliarden Fettzellen. Das tun der Braten, die Wurst, das Fertigprodukt – versteckte tierische Fette, Kokosfett und gefährliche trans-Fettsäuren.

Fit-Fett ist Funktionsfett

Fit-Fett ist aktiv und übernimmt wichtige Aufgaben im Körper, ist sogenanntes Funktionsfett, aus vorwiegend ungesättigten Fettsäuren. Es kommt vor allem in Pflanzenölen, Nüssen und Fisch vor.

Baustoff und Schutz für alle Zellen

Der Körper baut sich aus diesen Fetten Nervenstrukturen (Sphingolipide), die ermöglichen, dass Nervenreize ungebremst von einer Synapse zur anderen springen können – damit Sie denken, fühlen, riechen, sehen können, aktiv und dynamisch sind. Die Fit-Fette stabilisieren Zellwände, machen sie geschmeidig und schützen sie vor dem Altern. Die Fit-Fette liefern das Zellschutz-Vitamin E, das als Bodyguard jede Zelle vor den Angriffen freier Radikale schützt. Es hindert wild gewordenen Sauerstoff daran, unser Körperfett ranzig werden zu lassen.

Fit-Fett aktiviert den Fettstoffwechsel

Fit-Fette regulieren, was und wie viel wir essen, und sie beeinflussen andere Mitspieler beim Fettauf- und -abbau. Wie tun sie das? Sie senken den Insulinspiegel. Sie locken gute Eicosanoide, Gewebshormone, die den ganzen Menschen auf gesund trimmen. Sie normalisieren das Appetithormon Leptin, und sie stimulieren Hormone und Enzyme, die den Fettstoffwechsel anregen. Sie essen also einen Salat mit Thunfisch, Walnüssen, Oliven- oder Rapsöl und verbrennen das Fett auf der Hüfte. So einfach ist das.

Dass sich das Fett nicht mehr vermehrt und vermehrt – Lipogenese nennt das der Chemiker –, verhindern auch Omega-3-Fettsäuren aus Leinöl, Nüssen und Fisch. Sie blockieren die Enzyme, die am Fettaufbau beteiligt sind.

... und lässt die Polster schmelzen

Wenn Bodybuilder auf Magerkost setzen, verschwinden die Muskeln – und Fett setzt an. Die Fit-Fette aus Pflanzenölen beschleunigen den Fettabbau im Gewebe und die Fettverbrennung in der Muskulatur. Das heißt, wenn Sie Sport treiben, wenn Sie Trampolinspringen, schnappt sich der Muskel zur Energiegewinnung nicht nur die schnellen Kohlenhydrate, den Zucker im Blut, sondern auch die Fette.

Wenn bei den Weight-Watchers wochenlang nichts runtergeht, dafür die Verzweiflung wächst, empfiehlt die Beraterin: »Trinken Sie täglich ein Stamperl Olivenöl!«, das man sich vorher punktezählend verwehrt hatte. Und schon läuft die Fettverbrennung wieder.

Gut für die Thermogenese und den Insulinspiegel

Fit-Fette regen die Thermogenese an. Wenn Sie ausreichend davon aufnehmen, verpuffen Kalorien als Wärme über die Haut.

Olivenöl und Rapsöl machen die Zellen hellhörig für das Hormon Insulin, und das hält schlank. In den beiden Pflanzenölen stecken viele einfach ungesättigte Fette (Ölsäure). Studien zeigen: Wer die mediterrane Kost liebt und weniger tierische Fette isst, hat aufmerksamere Zellen. Sie reagieren besser auf Insulin, es verweilt kürzer in den Adern und blockiert nicht so lange den Fettabbau.

Wer also einen Ölwechsel vornimmt – mehr Pflanzenfett und Fisch isst –, der hat keine Gewichtsprobleme mehr. Diese Fette werden nicht deponiert, sondern verbrannt.

INFO Fit-Fett macht schlank

Fett aus Oliven-, Lein- und Rapsöl, Nüssen und Fisch ...

* erhöht den Energieverbrauch, die Thermogenese – Kalorien verpuffen als Wärme über die Haut,
* steigert Fettabbau und -verbrennung,
* hemmt den Fettaufbau (Lipogenese),
* normalisiert das Satt-Hormon Leptin,
* lockt schlank machende Eicosanoide,
* senkt dick machendes Insulin,
* schützt vor Diabetes.

Fit-Fett macht satt

Der Eskimo isst 40 Prozent Fett. Warum ist er nicht dick? Kaltwasserfisch (Makrele, Hering, Lachs, Thunfisch, Hai) liefert ihm Omega-3-Fettsäuren. Die machen nicht nur schlank, sondern auch satt, und zwar über Leptin.

Leptin und der Hunger

Leptin entsteht in den Fettzellen. Dicke Menschen haben also hohe Leptinwerte, dünne Menschen niedrige. Das Hormon übermittelt ans Gehirn: »Keine Sorge, Überleben gesichert, genügend Energiereserve (Fett) vorhanden, keine Nahrungsaufnahme erforderlich.« Sinkt der Leptinspiegel, kommt Hunger auf. Eigentlich müssten dicke Menschen dadurch wieder dünn werden, weil der Körper ja viel Leptin produziert.

Das Problem: Leptin ist zwar da, aber im Gehirn von Übergewichtigen kommt die Botschaft »satt« nicht an, denn die Gehirnzellen reagieren auf den Informations-Overload, die Leptinflut, einfach nicht. Die Botschaft des Leptins verhallt ungehört. Also scheiterten auch alle Versuche der Wissenschaftler, eine Wunderpille mit Leptin zu basteln. Außer: Neuerdings wird Leptin während der Diät gespritzt, um einen Jo-Jo-Effekt zu vermeiden. Das brauchen Sie nicht.

Es gibt ein Gegenmittel – wie so oft aus der Natur: Omega-3-Fettsäuren. Gute Lieferanten: Seefisch, Leinöl, Nüsse. Steht bei Übergewichtigen häufig Omega-3 auf dem Speiseplan, hören die Gehirnzellen wieder auf die »Satt«-Botschaft. Ähnliches gilt für Olivenöl.

Fit-Fett sorgt für gute Laune

Eskimo-Story II: Der Grund, warum Eskimos keine Winterdepressionen kennen, heißt DHA (Docosahexaensäure), auch ein Omega-3-Fett. Fischfett besteht zu großen Teilen aus DHA. DHA kann sich der Körper zwar selbst basteln. Doch das Enzym, das diese Arbeit im Körper verrichtet, ist oft blockiert von anderen Fetten aus der Nahrung. Wenn also DHA schon fertig im Essen steckt, umso besser. Die Körperzellen nehmen das Geschenk gerne an.

DHA macht fröhlich & klug

Das Gehirn, das zu 60 Prozent aus fetthaltigen Strukturen besteht, integriert DHA besonders schnell. Die Folgen: DHA macht das Gehirn fit, weil das Fett als Schmieröl für elektrische Impulse fungiert. Gedanken, Informationen fließen schneller. Darum ist Fisch intelligente Nahrung.

Und DHA macht glücklich. Forscher gehen davon aus, dass DHA-Fette die Bildung von Serotonin anregen. Deswegen behandelt man Depressive mit DHA. Eine Studie zeigt auch: Aggressive Kinder haben niedrige DHA-Spiegel. Wird dieser angehoben, sind Stimmungsschwankungen wie weggeblasen. Das können Sie auch: Füllen Sie Ihre DHA-Tanks auf. Mit Fisch. Mit Leinöl. Mit Bio-Käse.

Ein Glücks-Tipp fürs neue Leben!

Essen Sie zwei- bis dreimal pro Woche Seefisch, und spüren Sie, wie das Glück in Ihnen

INFO Was tut der Fischkasper?

Sie mögen keinen Fisch? Vielleicht werden unsere Rezepte Sie vom Gegenteil überzeugen – oder das Interview mit Starkoch Kolja Kleeberg ab Seite 100. Wenn nicht, dann helfen Biokäse, Biofleisch (nur Bio – weil das Rind auf der Weide Gras frisst) und Leinöl, einen Teil des Bedarfs zu decken, oder Sie denken über Fischölkapseln aus der Apotheke nach.

wächst, während die Fettdepots schrumpfen. Sie sehen: Abnehmen mit Glücksgefühl ist wirklich kein leeres Versprechen.

Fit-Fett beugt vielen Erkrankungen vor

Schweine sind nicht mehr glücklich. Die Rinder grasen nicht mehr, kriegen Getreide- und Sojafutter. Die Folge: Im Mastfleisch, im Sonderangebot fehlen Omega-3-Fettsäuren.

Zu wenig Omega 3, zu viel Omega 6

Es wird viel Getreide und Soja produziert. Sehr viel. Weil billig. Und daraus lässt sich auch Öl herstellen. Weizenkeimöl, Maiskeimöl, Sojaöl. 40 Jahre lang wurden uns diese mehrfach ungesättigten Fettsäuren als supergesund verkauft. Jetzt, so Stoffwechselexperten, sitzen wir auf einem Pulverfass. Unser Körper ist vollgepackt mit Omega-6-Fettsäuren. Und die verdrängen die wichtigen, gesunden Omega-3-Fettsäuren. Die Folgen: schwelende Entzündungen, chronische Krankheiten, Bluthochdruck, Artherisklerose, hohe Blutfettspiegel, Thromboseneigung, Rheuma, Arthrose, Diabetes, Bronchialasthma, Neurodermitis, Gicht, Schmerzen, Übergewicht. Der Grund: Das Ungleichgewicht Omega-3/6 lockt zu viele schlechte Eicosanoide, Gewebshormone, die krank machen.

Locken Sie die guten Eicos

Gesunde Fette locken gute Eicosanoide. Diese Gewebshormone verflüssigen das Blut, bekämpfen Entzündungen, blockieren das dick machende Insulin. Schlankenzyme können an ihre Arbeit gehen, das heißt: Fette aus den Zellen abkommandieren und abbauen. Schlechte Eicos machen das Gegenteil: krank und dick. Sie fördern Entzündungen im Körper, locken Insulin und Prostaglandin J2. Dieses Mitglied der schlechten Eicos veran-

lasst harmlose Bindegewebszellen, sich in Fettspeicherzellen zu verwandeln.

Das wollen Sie nicht. Und dem können Sie mit Ihrer täglichen Ernährung entgegensteuern: Denn die Ernährung beeinflusst, welche Eicos beim täglichen Gerangel gewinnen.

In der Praxis sieht das so aus

✖ **Diese Fette machen gesund:** Eine schlanke Linie, ein Körper ohne schwelende Entzündungen braucht die guten Eicos. Und diese brauchen Omega-3-Fettsäuren: Fisch, Leinöl, Rapsöl, Walnüsse.

✖ **Bitte Bio:** Bei Lebensmitteln, von denen Sie viel essen, sollten Sie Bio wählen. In Milch, in Käse, in Fleisch von glücklichen Lieferanten stecken nämlich noch die wertvollen Omega-3-Fettsäuren.

✖ **Rotes Fleisch minimieren:** Den Baustein für schlechte Eicos, Arachidonsäure, liefern Innereien und fettes rotes Fleisch von Schwein und Rind.

✖ **Vorsicht mit falschen pflanzlichen Ölen:** Zu viele Omega-6-Fettsäuren (Weizenkeim-, Soja-, Distel-, Maiskeim-, Sonnenblumenöl) und zu wenig Omega-3-Fettsäuren (Fisch, Nüsse, Leinöl) verschieben das Verhältnis in Richtung schlechte Eicos. Mit der richtigen Mischung verschaffen Sie den guten Eicos wieder mehr Gewicht.

✖ **Achtung Fertigprodukt:** Trans-Fettsäuren entstehen, wenn Öle stark erhitzt werden. Ein bisschen in der Pfanne, viel in der Friteuse, noch mehr in der Fabrik. Trans-Fettsäuren stecken deshalb in billiger Margarine, in raffinierten Ölen, in Frittiertem und in Fertigprodukten. Trans-Fettsäuren zerstören Blutgefäße, fördern Herzerkrankungen und locken schlechte Eicos.

Nein, das sind keine Fettnäpfchen!

Lesen Sie hier, was ein Pluspunkt für tierische Fette ist, warum die Nuss nicht dick macht, und weshalb Olivenöl gold wert ist.

Schinkenrand und Milch liefern die gute konjugierte Linolsäure

Tierisches Fett ist doch nicht so ungesund, wie man lange dachte. Das mussten Wissenschaftler zugeben, als sie die konjugierte Linolsäure, CLA genannt, fanden. Denn sie kommt nur in tierischen Lebensmitteln vor, und sie hat so einiges auf dem Kasten: Sie bremst das Stresshormon Cortisol, das so gerne an den Muskeln knabbert. Zahlreiche Tierstudien bestätigen, dass die Säure vor Krebs schützt. Weitere Studien zeigen: CLA macht Mäuse schlank. Und CLA beugt Diabetes und Allergien vor, hält das Blut flüssig.

CLA-Fette stecken in tierischen Lebensmitteln, also in Butter, Milch, Milchprodukten, Lamm, Rind, Kalb. In Lebensmitteln mit natürlichem Fettgehalt, nicht in Magermilch.

Medizin zum Knabbern: Mandel, Nuss und Samenkern

Nüsse machen dick? Ja, wenn Sie die ganze Packung salziger Erdnüsse vor dem Fernseher knabbern. Nein, wenn Sie 20 bis 30 Gramm täglich als Medizin genießen.

Nüsse sind gut fürs Herz und schonen die Hüften. Denn sie liefern gesunde Fette, schlank machendes Eiweiß, Ballaststoffe, Vitamine, Spurenelemente und Krebsschutzstoffe. Nüsse haben zwar viele Kalorien, aber der Körper kann Nüsse gar nicht ganz abbauen, und daher bleiben viele Kalorien in den Nusszellen eingesperrt.

Zudem liefert Eichhörnchens Kraftfutter mehrfach ungesättigte Fettsäuren, die vor Herzinfarkt schützen und die Fettverbren-

nung ankurbeln. Besonders gesund ist die Walnuss, die viel Omega-3-Fett liefert. Studien zeigen, dass Nüsse schlechtes Cholesterin im Blut senken und gutes erhöhen und dass die Nussesser um 59 Prozent seltener an Herzinfarkt sterben.

Also futtern Sie ruhig Haselnüsse, Mandeln, Walnüsse, Pinienkerne, Erdnüsse, Cashewkerne, Pekannüsse, Paranüsse, Pistazien, Kokosnüsse, Leinsamen, Sesamsamen, Sonnenblumenkerne, Kürbiskerne und Mohn.

Die goldene Arznei vom Olivenbaum

Vor mir steht ein Tellerchen mit Olivenöl (extra vergine), frisch vom mallorquinischen Bauern, hellsmaragdgrün. Es schmeckt fruchtig, intensiv nach Oliven. Das kann man einfach als Vorspeise reichen und mit einem Stückchen frischem Brot auftunken. Herrlich – und schier unglaublich, was dieses kleine Ritual alles bewirkt. Einfach ausprobieren – und spüren!

Olivenöl ist das Elixier für den Gaumen, das Herz, die gute Laune und die schlanke Linie. Der Olivenbaum begleitet und nährt den Menschen schon seit der Steinzeit. Heute greifen Starköche zur Flasche, Ärzte verordnen das Öl. Denn man weiß inzwischen aus unzähligen Studien: Olivenöl schützt das Herz, senkt den Blutdruck, verdünnt das Blut, vertreibt schlechtes LDL-Cholesterin, und es soll sogar Krebs vorbeugen. Olivenöl hält jung – und schlank.

Testen Sie sich durch die Vielfalt

Olivenölaromen können mit dem Bouquet von Wein mithalten. Jeder Jahrgang kann anders aussehen und schmecken: Aus der Flasche leuchtet es hellgelb bis tiefgrün. Und es mundet mal fruchtig, mal mild, mal dezent süßlich, mal leicht bitter oder scharf und sehr intensiv. Ausprobieren!

DIE FETT-TABELLE

g = Fettgehalt pro 100 Gramm Lebensmittel, wenn nicht anders angegeben

Wenig Fett oder Fatburner

Oliven-, Hanf-, Raps-, Nuss-, Leinöl	99,5 g
Erdnüsse, ungesalzen	49 g
Olive schwarz	36 g
Avocado	23,5 g
Edamer (30 %)	16 g
Feta (40 %)	16 g
Thunfisch in Öl	15,5 g
Lachs	14 g
Saure Sahne	10 g
Bündner Fleisch	9 g
Limburger (20 %)	9 g
Lachsschinken	6 g
Geflügelwurst, mager	5 g
Speisequark (20 %)	5 g
Tofu	5 g
Rehrücken	4 g
Rinderfilet	4 g
Rotbarsch	4 g
Joghurt (3,5 %)	3,5 g
Kefir (3,5 %)	3,5 g
Hase	3 g
Putenbrust, geräuchert	3 g
Forelle	3 g
Kalbsschnitzel	2 g
Sojamilch	2 g
Scholle	2 g
Hähnchenbrust	1,5 g
Garnele, Scampi	1,4 g
Seelachs	1 g
Tintenfisch	0,8 g
Harzer	0,7 g
Buttermilch	0,5 g
Kabeljau	in Spuren
Obst, Gemüse und Hülsenfrüchte	in Spuren

Mehr oder nicht so gesundes Fett, Mittelgewichte

Sojaöl	99,5 g
Sonnenblumenöl	99,5 g
Weizenkeimöl	99,5 g
Distelöl	99,5 g
Maiskeimöl	99,5 g
Butter	83 g
Margarine, halbfett	80 g
Mayonnaise, selbst gemacht	78,9 g
Vollmilchschokolade mit Haselnüssen	36 g
Parmesan (32 %)	25 g
Schmand	24 g
Aal	24 g
Schillerlocke	24 g
Ziegenkäse (45 %)	21 g
Lammkeule	18 g
Ente (ohne Haut)	17 g
Jagdwurst	16 g
Mohnkuchen	15 g
Rinderhack	14 g
Schokomüsli	11,5 g
Bierschinken	11 g
Mortadella, fettarm	10 g
Hühnerei	10 g
Schokopudding	9 g
Rinderhals	8 g
Schweinekotelett	8 g

Mehr Lebensmittel finden Sie im GLYX-Guide.

Hoher Fettgehalt, Fettnäpfchen

Butterschmalz	99,5 g
Palmfett	99,5 g
Schweineschmalz	99,5 g
Speck, durchwachsen	65 g
Mascarpone	47,5 g
Crème fraîche	40 g
Käse (ca. 60 %)	40 g
Kartoffelchips	39,4 g
Edelpilzkäse (60 %)	39 g
Mettwurst	37 g
Salami	33 g
Lammkotelett	32 g
Schlagsahne	31,7 g
Gans	31 g
Nussnougatcreme	30 g
Bratwurst	29 g
Fleischwurst	29 g
Fleischkäse	28 g
Doppelrahmfrischkäse	28 g
Münchner Weißwurst	27 g
1 Big Mac	25 g
Blätterteig	25 g
Nougat	25 g
Sahnetorte	25 g
Tortilla-Chips, Nachos	24 g
Wiener Würstchen	24 g
Leberwurst, grob	21 g
Schweinebauch	21 g
Suppenhuhn	20 g
Schweinehackfleisch	20 g
Fischstäbchen	20 g
Schokoladenkuchen	18 g
Pommes frites	14,5 g
Eierpfannkuchen	11 g
Sahnedickmilch (10 %)	10 g
Frühlingsrollen	8 g

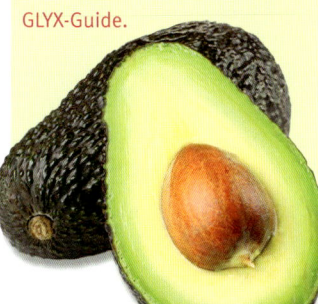

Der Fett-Fahrplan ins schlanke Glück

1. Fit-Fette in der Salat-Küche

Von diesen Fit-Fetten können Sie so viel genießen, wie Sie wollen: Olivenöl (nativ extra), Rapsöl, Nussöle. Olivenöl passt kalt für Salate, träufeln Sie es übers Brot oder die Avocado, legen Sie Gemüse darin ein. Und nehmen Sie täglich einen Teelöffel Leinöl. Das ist leider ein bisschen Geschmackssache. Aber hohe Qualität schmeckt auch nicht so intensiv. Distelöl, Weizenkeimöl, Maiskeimöl, Sojaöl und Sonnenblumenöl versorgen in kaltgepresster Form mit Vitalstoffen (Vitamine, Aromastoffe, Phytosterole, Lezithin). Davon sollten Sie trotzdem nicht mehr als einen Esslöffel – nicht jeden Tag – zu sich nehmen, da sie zu viel Omega-6-Fettsäuren liefern.

2. Gesundes für die Pfanne

Olivenöl (nativ extra) und Rapsöl sollten Sie als Standardöle zum Braten verwenden. Da beide Öle reichlich einfach ungesättigtes Fett liefern, kann man sie gut erhitzen. Nur rauchen sollte es nicht. Gut zur Abwechslung: Erdnussöl, Sesamöl.

Butter darf ruhig auch mal in die Pfanne – aber nicht zu stark erhitzen.

3. Fatburner-Brotaufstriche

Streichen Sie dünn Butter auf das GLYX-niedrig-Brötchen – oder wenn überhaupt, dann nur eine gute Reformhaus-Margarine. Die Fatburner-Alternative heißt aber: Quark – unter die GLYX-Marmelade (Seite 171). Unter den Fisch, den Schinken, die Tomate träufeln Sie Olivenöl. Nein, nicht den Kopf schütteln! Ausprobieren. Die Mallorquiner machen das auch so. Und: Versuchen Sie mal pürierte Avocado als Brotaufstrich oder ein Nussmus aus dem Reformhaus.

4. Fisch fürs Glück – und für die schlanke Linie

Lachs, Thunfisch, Dornhai (Schillerlocken), Makrele und Hering liefern neben den Fatburnern Eiweiß und Jod auch den Glücksbringer DHA (Docosahexaensäure) und die aspirin-ähnliche EPA (Eicosapentaensäure). Diese Omega-3-Fettsäuren machen glücklich, schlank und bieten Schutz für empfindliche Nervenzellen. Am besten dreimal pro Woche fetten Seefisch essen (oder, wenn es sein muss, Fischölkapseln aus der Apotheke).

5. Gesund-Snack: Nüsse & Samen

Knabbern Sie alles, was Sie den Eichhörnchen abluchsen können – von der Walnuss bis zum Sesamsamen. Sie liefern gesunde Fettsäuren. Essen Sie 20 bis 30 Gramm pro Tag: beim Fernsehen oder wenn Sie unterwegs sind; streuen Sie geriebene Nüsse über Ihr Müsli, oder backen Sie Kuchen öfter mal mit Nüssen und weniger Mehl. Auch zum

---

TIPP Welches Olivenöl?

Gesund ist Natives Olivenöl extra, auch als Jungfernöl, extra vièrge oder vergine extra bezeichnet. Die naturreinen Öle aus der ersten Kaltpressung, ohne jeden Zusatz, sind immer in Glasflaschen abgefüllt. Und Qualität kostet halt Geld. Die schlechte Wahl: raffiniertes Olivenöl. Es ist völlig geruchlos, geschmacksneutral – und enthält nicht die ganzen gesunden Inhaltsstoffe, sondern kann sogar gesundheitsschädliche enthalten. »Olivenöl« ist auch zweite Wahl. Das steht auf der Flasche, wenn raffiniertes Olivenöl mit Jungfernöl gemischt wurde. Dadurch bekommt es einen typischen Olivenölgeschmack – aber viel mehr auch nicht.

Fatburner-Einsatz bringen: Sesamsamen, Sonnenblumenkerne, Leinsamen und Kürbiskerne. Nur gesalzene, geröstete Nüsse lassen Sie links liegen.

6. Die richtige Wahl bei Fleisch, Geflügel & Wurstwaren

In Fleisch steckt viel Eiweiß, aber auch viel Fett, vor allem in Wurst. Wählen Sie: geräucherten Schinken, Bündner Fleisch, Geflügelwurst, Corned Beef, Roastbeef, Rinderfilet, Kalbsfilet, Kalbsschnitzel, Lammkeule oder Lammrücken, Putenbrust, Hähnchenbrust ohne Haut. Und essen Sie ruhig ab und zu Wild wie Hase und Rehrücken. Wer es sich leisten kann, sollte immer, wenn es geht, zu Bio greifen. Die Fette von natürlich lebenden Tieren sind viel, viel gesünder.

Nur in ganz kleinen Mengen und selten genießen: Wiener Würstchen, Fleischwurst, Fleischkäse, Jagdwurst, Leberwurst, Bratwurst, Mettwurst, Münchner Weißwurst, Salami, Speck, Schweinefleisch, Rinderhack, Rinderhals, Ente, Gans, Suppenhuhn und Lammkotelett.

7. Milch, Milchprodukte und Käse

Wenn Sie eine große Portion essen wollen, dann bevorzugen Sie fettarme Käsesorten – bis zu 40 % Fett i. Tr.: Zum Beispiel gibt es Camembert, Edamer, Romadur und Tilsiter als fettreduzierte Varianten. Auch gut: Feta, Schafskäse, Mozzarella. Aber bitte zum Käse nur Brot mit niedrigem GLYX wählen. Wenig Fett liefern auch: körniger Frischkäse, Harzer, Korbkäse, Mainzer Handkäse und Limburger. Wer Lust auf ein Häppchen Hochgenuss hat, kann ruhig auch die fettreicheren Sorten genießen: Bavaria Blue, Cambozola, Edelpilzkäse, Brie, Camembert (60 %), Gruyère, Appenzeller, Bergkäse, Emmentaler.

Milchprodukte dürfen Sie mit vollem Fettgehalt genießen (Vollmilch 3,5 % Fett), aber

┌─ **TIPP** Ist Margarine besser als Butter?

Nein. Butter kommt aus dem Euter. Und Margarine aus der Fabrik. Wenn Margarine, dann eine qualitativ hochwertige. Das erkennen Sie am Preis, und auf dem Etikett steht »ohne gehärtete Fette«.

Sahne- und Rahmprodukte während der GLYX-Diät bitte nur in kleinster Dosis.

8. Diese Fettnäpfchen bitte meiden

Gesättigte und gehärtete Fette in Fertigprodukten, Butter- und Schweineschmalz, Rindertalg und Palmöl schädigen die Blutgefäße und lassen sich unschön auf den Hüften nieder. Die herzschädigenden Trans-Fette finden Sie auch in billiger Margarine, in Fertigprodukten und Frittieröl. Arachidonsäure sollten Sie ebenso erst einmal von Ihrem Speisezettel streichen. Sie steckt vor allem in Schweinefleisch, Innereien und Geflügelhaut.

9. Werfen Sie einen Blick auf die Tabelle

Auf Seite 67 finden Sie gesundes Fett in der Spalte mit dem grünen Ampelmännchen und ungesünderes in der mit dem roten Ampelmännchen. Ob ein Lebensmittel gutes oder schlechtes Fett liefert, zeigt auch die Schlank-&-fit-Faktor-Tabelle im GLYX-Guide.

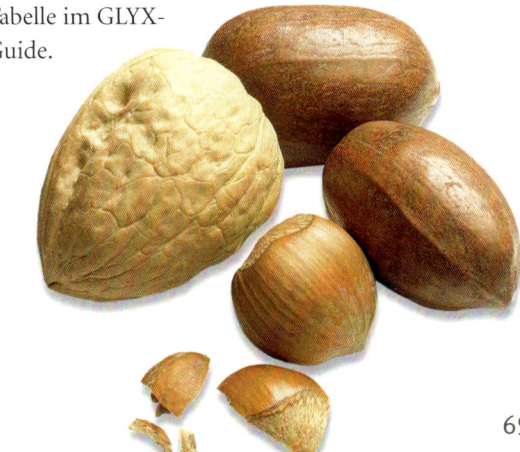

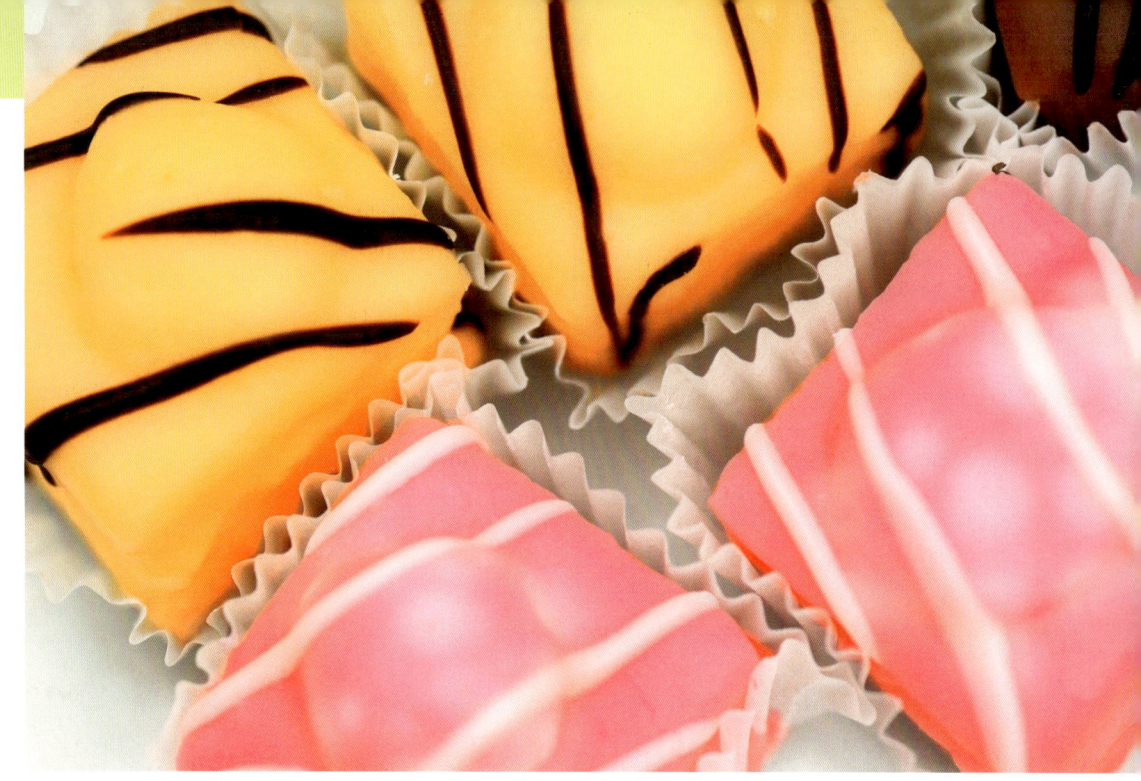

KOHLENHYDRATE
RAUS AUS DER GLYX-FALLE

Kürzlich war es heiß – und ich wollte unbedingt ein Eis. Ein fruchtiges. Magisch in Bann zog mich das gelbe »Sorbet de Limon«. Und wie ich so genauer hingucke, steht da in roter Schnörkelschrift: »0 % Zucker + 0 % Fett«. Sieh mal einer an: Nix drin, was dick macht. Und auch nur 24 kcal. Eigentlich esse ich so was ja nicht, aber mal testen … Deswegen hab ich 2,90 Euro bezahlt und das Ich-mach-dich-schlank-Eis gegessen. Es war zitronig frisch. Nur hat die Mischung aus Laktit, Aspartam, Polydextrose, Carragen, Aromen & Co. so einen merkwürdigen Belag auf der Zunge hinterlassen. Als hätte ich Schießpulver gelutscht. Und irgendwie, wie ich da so auf dem Liegestuhl lag, fehlte etwas. Genau! Das tolle Gefühl: Du hast ein Eis gegessen.

Schwupps stand ich wieder an der Strandbude an der Eistafel und hab mir für 1,20 Euro noch ein Fruchteis gekauft. Mit Zucker drin. Und 54 kcal. Der Körper, das Gehirn lässt sich nicht foppen.

Wir sind auf süß programmiert

Das Gehirn deckt seinen Energiebedarf mit Zucker. Es mag keinen Braten. Und sobald es nicht genug Zucker kriegt, drosselt es allen Organen die Zuckerzufuhr, damit es selbst satt wird. Das tut es über die Stresshormone. Das ist ziemlich unangenehm – und treibt uns zur nächsten Zuckertankstelle. Und weil die kleinen Glukosebausteine aus Zucker oder Stärke fürs Gehirn, fürs Überleben so wichtig sind, wird uns schon mit der Muttermilch eingetrichtert: Süß ist Glück. Dann kam der gezuckerte Babytee und hat uns noch stärker auf süß programmiert. Als Kind tröstete uns die Schokolade. Und irgendwann in der Schule oder später hat uns der Riegel entstresst. Als sich die ersten Pölsterchen auf den Hüften niederließen, lasen wir Ernährungstipps: Meide Fett, iss Kohlenhydrate. Die machen nicht dick. Wir probierten die Kartoffel-Diät. Schmierten die Light-Margarine ganz dünn aufs dicke Brot. Knabberten Möhren und Knäcke. Nichts half. Die Pfunde kamen, wie sie gingen. Und immer mehr.

Warum? Das Gehirn braucht Zucker. Aber: Viel Stärke, viel Zucker, Industrie-Kohlenhydrate mag der Körper nicht, das steht nicht in unserem genetischen Programm. Die Folgen: Frustessen. Heißhunger. Zu wenig Energie. Mangelnde Leistungskraft. Übergewicht. Schlechte Blutwerte (Fett, Zucker, Blutdruck). Nervosität. Konzentrationsstörungen. Nächtliche Essattacken.

Dahinter steckt GLYX-hoch

Dr. David Jenkins von der Universität in Toronto gab Obst, Gemüse, Schokolade, Brötchen & Co. Werte von 1 bis 110 und empfahl zum Abnehmen Werte unter 55.

Warum tat er das? Wie Sie wissen, misst der GLYX den Einfluss eines Lebensmittels auf den Blutzuckerspiegel, den Einfluss auf das Hormon Insulin. Lässt ein Lebensmittel den Blutzucker schnell und hoch ansteigen, dann lockt es viel Insulin, was dick macht. Oder es lockt wenig Insulin – das hält lange satt und zufrieden, macht schlank.

Mittlerweile gibt es für sehr viele Lebensmittel GLYX-Werte, die anzeigen, ob sie dick machen oder nicht. Je weniger ein Lebensmittel den Blutzuckerspiegel hochtreibt, je weniger Insulin es also lockt, desto niedriger

ist die Zahl, desto niedriger ist sein GLYX. Und umgekehrt.

Vorsicht: gesunde GLYX-Fallen!

Dabei kommt manches »gesunde« Lebensmittel – wie Knäckebrot, Kartoffeln, Bananen oder Cornflakes – gar nicht gut weg. Ein paar Beispiele mit Zahlen: Trauben haben einen GLYX von 45, Rosinen von 64. Weißbrot hat einen GLYX von 70, Vollkornschrotbrot 53. Pommes 75, Pellkartoffel 62. Sauerkirschen 22, getrocknete Datteln 103, Apfelsaftschorle 20. Dafür haben fett- und eiweißreiche Lebensmittel wie Fisch, Fleisch, Milchprodukte sehr niedrige GLYX-Werte.

TIPP Wie viele Kohlenhydrate brauchen wir?

Täglich will das Gehirn etwa 130 Gramm Glukose. Es braucht den Löwenanteil, zwei Drittel der Kohlenhydratenergie. Dem restlichen Körper reichen 70 Gramm täglich. Im Blut schwimmen immer 5 Gramm Glukose. Ein Löffelchen Zucker. Damit das Gehirn immer versorgt ist. Das kann man leicht auffüllen. Mit Obst, Gemüse, Vollkorn und einem Genusslöffelchen Zucker im Kaffee.

Wer seine Muskeln kräftig fordert, der verbrennt auch mehr Kohlenhydrate, kann auch mehr davon genießen. 55 Prozent, wie lange empfohlen (pi mal Daumen 300 Gramm), sind meistens völlig unnötig.

Denn Zucker (beziehungsweise Stärke) ist kein essentieller Nährstoff wie Eiweiß, bestimmte Fettsäuren oder Vitamine. Es ist lediglich der Stoff, der am schnellsten Energie liefert. Was wir brauchen, sind Ballaststoffe – täglich 30 Gramm aus Getreide, Gemüse und Obst.

Sind alle Kohlenhydrate schlecht?

Nein. Raffinierte Kohlenhydrate – Zucker, Weißmehl und Stärke (Kartoffel!) – zwingen Sie regelrecht zum Essen. Dagegen bremsen natürliche Kohlenhydrate (Vollkornbrot, das meiste Obst und Gemüse) den Hunger und regen mit ihren Vitalstoffen die Fettverbrennung an. Ob Fett auf den Hüften landet oder in den Zellkraftwerken der Muskeln verheizt wird, hängt nur davon ab, welche Lebensmittel Sie auswählen, wie viel Sie davon essen und was Sie kombinieren.

Insulin macht Heißhunger

Egal ob Fruchtzucker aus dem Apfel oder Milchzucker aus der Milch oder Stärke aus der Kartoffel oder Haushaltszucker aus der Dose oder Malzzucker aus dem Bier: Kohlenhydrate aus dem Essen werden im Mund, im Darm, in der Leber zu kleinen Bausteinchen gespalten. Zu Glukosemolekülen. Sie kennen das unter dem Namen Traubenzucker. Diese Glukose schwimmt im Blut. Oder sie wird in der Leber und im Muskel gespeichert.

Morgendliche Einladung zum Ganztagsfuttern.

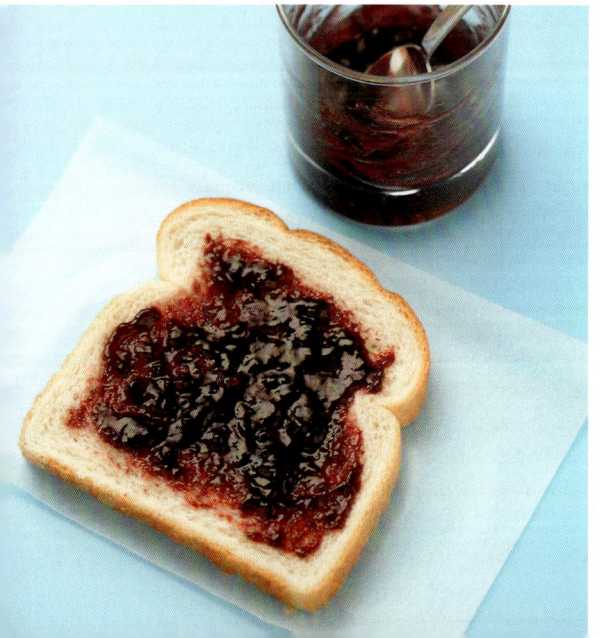

Zucker versorgt alles mit Energie

Braucht das Gehirn Energie, dann holt es sich Traubenzucker aus dem Blut. Man fühlt sich fit, wach, agil, konzentrationsfähig.

Braucht der Muskel schnelle Energie, holt er sich ebenfalls Glukose aus dem Blut – wie andere Organe auch. Und weil diese Glukosemoleküle ziemlich wichtig sind für unseren Energiehaushalt, schwimmen davon immer 70 bis 100 Milligramm pro Deziliter im Blut. Ein Teelöffel Zucker. Und das versucht der Körper aufrechtzuerhalten.

Kommt ein Apfel an, steigt der Blutzuckerspiegel langsam an. Vielleicht auf 116, das ist von Mensch zu Mensch verschieden. Dann schickt die Bauchspeicheldrüse ein paar Insulinmoleküle, die den Zucker in die Körperzellen schaufeln. Kommt länger nichts Essbares, droht also der Zuckerspiegel im Blut zu sinken, dann wird etwas Zucker aus den Depots der Leber mobilisiert. Dem Gehirn geht der Zucker nicht aus. Das ist normal so. Wenn Sie normal Kohlenhydrate essen.

Der Hungerstoffwechsel: Hypo- und Hyperglykämie

Sie essen ein Weißbrot mit Marmelade oder ein Pfund Trauben, eine Schüssel Cornflakes, eine Tüte Chips oder ein Wurstbrötchen, trinken einen halben Liter Bier: Ihr Blutzucker steigt auf über 140 Milligramm pro Deziliter. Da erschrickt die Bauchspeicheldrüse, weil nämlich ganz plötzlich massenweise Glukosemoleküle im Blut schwimmen. Sie schickt viel Insulin raus, das den Zucker schnell in die Körperzellen zur Verwertung dirigieren soll. Denn viel Zucker ist Gift für die Blutgefäße, Gift für die Nerven.

Binnen zwei Stunden sinkt der Blutzuckerspiegel, das Gehirn fühlt sich nicht mehr ausreichend versorgt. Sie werden müde, fahrig, unkonzentriert, nervös – und heißhungrig.

INFO Insulin – bitte messen!

✳ **Nüchternblutzucker** allein sagt jahrelang gar nichts – erst wenn er über 126 mg/dl liegt, wird er auffällig. Aber dann ist es zu spät, man leidet bereits unter Diabetes.

✳ Deswegen misst man am besten zusätzlich auch den **Nüchterninsulin.** Liegt der Insulinspiegel über 15 mU/l, ist das der Motor für die Gewichtszunahme. Und führt meist zu Diabetes Typ 2.

✳ Der **Glukosetoleranz-Test** wird kaum noch gemacht, weil er umständlich ist und viel Zeit kostet. Man muss schon sagen, dass man ihn gerne hätte. Er schließt das Frühstück mit in die Messung ein. Sie trinken morgens im nüchternen Zustand und nach der ersten Blutentnahme eine Zuckerlösung. Der Arzt misst nach 60 und 120 Minuten noch mal den Blutzucker. Hat man

nach einer Stunde einen Blutzuckerwert von über 200 mg/dl, und liegt er nach zwei Stunden noch über 140 mg/dl, schaffen es auch die hohen Insulinspiegel nicht, den Zucker richtig zu verwerten. Das nannte man bisher »Insulinresistenz«. Man steuert auf den Diabetes zu. Und hat man zwei Stunden nach der Zuckermahlzeit noch einen Blutzuckerwert von über 200 mg/dl, leidet man bereits an Typ-2-Diabetes.

✳ Auch gut: **HbA$_{1c}$-Test.** Der Arzt misst den HbA$_{1c}$-Wert – Ihr sogenanntes Blutzuckergedächtnis. Liegt er über 6,5 Prozent, hatten Sie in den letzten drei Monaten erhöhte Blutzuckerspiegel.

✳ Auch ein dicker Bauch, eine verfettete Leber weisen auf ein Diabetesrisiko hin. Sprechen Sie mit Ihrem Arzt.

Manche haben dann sogar richtigen Unterzucker, unter 70 Milligramm pro Deziliter. Oder wie der Arzt sagt: Hypoglykämie.

Machen Sie sich ständig Heißhunger?

Freilich, es gibt ein paar Menschen, die können ständig etwas Süßes essen, ohne auch nur ein Gramm zuzunehmen. Die haben kein Problem mit ihrem Blutzuckerspiegel, kein Problem mit ihrem Insulin.

Andere, die ständig Lebensmittel mit hohem GLYX essen, haben auch ständig Insulin-Heißhunger – ein Großteil der Menschen mit Gewichtsproblemen. Ob Sie dazu gehören, erkennen Sie ganz einfach: Zwei Stunden nach dem Frühstück – Marmeladebrot, Cornflakes oder ein süßes Müsli – werden Sie nervös, müde, unkonzentriert, und Sie trinken Kaffee mit viel Zucker oder Cola oder essen ein süßes Teilchen. Nicht anders nach dem Mittagessen, dem Gulasch mit Kartof-

feln, dem Braten mit Knödel: Erst fallen Sie nach dem Essen in ein müdes Leistungsloch, weil der Körper das alles verdauen muss. Zwei Stunden später geht dem Gehirn der Zucker aus (selbst dann, wenn noch viel zu viel im Blut schwimmt), wieder ein Leistungsloch, Heißhunger. Und darum ist die Wurstsemmel oder die Schokolade stärker als Ihr Wille. Sie müssen einfach wieder Zucker fürs Gehirn nachschieben. Und Sie finden mit Sicherheit einen kohlenhydratreichen Schatz in Reichweite. Das Gehirn braucht davon aber nur ein bisschen, der Rest wird in Form von Fett auf den Hüften abgelegt.

Fatal: GLYX-hoch am Morgen

Wer den Tag schon GLYX-hoch beginnt, mit Cornflakes, Nutella- oder Marmeladenbrot, isst den ganzen Tag mehr. Das zeigen viele Studien, auch mit Kindern. Und das drosselt auch die Leistungsfähigkeit des Gehirns.

Die Theorie der Insulinresistenz

Das Hormon Insulin sagt zur Körperzelle: Nimm Zucker aus dem Blut auf und verarbeite ihn – mach Fett draus, mach Energie draus. Leidet man unter Insulinresistenz, ignorieren die Körperzellen diesen Befehl, und das Insulin kann nicht mehr richtig wirken. Der Zucker wird schlecht verarbeitet. Die Bauchspeicheldrüse, so sagt diese Theorie, schüttet Unmengen von Insulin nach, weil der Zucker aus dem Blut muss. Und irgendwann ist sie vor lauter Arbeit erschöpft. Daraus entwickelt sich Diabetes Typ 2: Die Bauchspeicheldrüse drosselt die Insulinproduktion, bis Insulinspritzen nötig werden.

Die neue Theorie: Selfish Brain

»Es gibt keine Insulinresistenz«, sagt der weltbekannte Hirnforscher Prof. Achim Peters (siehe auch Interview Seite 124). Die Zellen hören wohl auf das Insulin, das Gehirn funkt aber dazwischen, und das haben die Forscher bei der Entwicklung der alten Theorie nicht berücksichtigt. Es gibt zu hohe Insulinspiegel – und die sind ein Zeichen für ein Energie-Missmanagement zwischen Gehirn und Körperzellen.

Das Gehirn ist egoistisch

… und lebt von Zucker. Es braucht täglich 130 Gramm Glukose, zwei Drittel der Zuckerenergie, die wir aufnehmen. Muss es höhere Leistung bringen, kreativ sein, schnell eine Herausforderung lösen, dann braucht es mehr. 95 Prozent. Dafür aktiviert es die Stressachse über einen kleinen Kern im Gehirn, den VMH (ventromedialer Hypothalamus). Die sympathischen Nervenbahnen und das Hormon Adrenalin informieren Organe, Muskeln und Fettgewebe: Bitte Energie für das Gehirn bereitstellen! Das Gehirn muss nicht an Essen denken und kriegt sei-

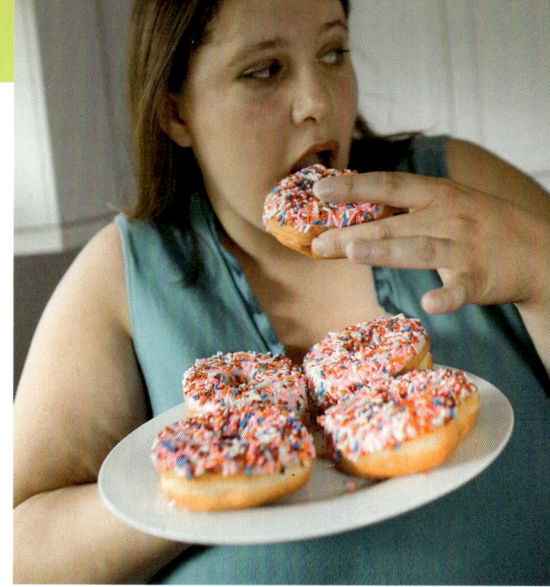

Die Kombination Zucker und Fett kann man sich gedanklich gleich auf die Hüften kleben.

nen Zucker. Ist der Text fertig geschrieben, das Tennismatch gewonnen, macht das Gehirn Pause. Das Stresssystem wird mithilfe des Hormons Cortisol runtergefahren. Das Gehirn stellt nun den Energiemangel im Körper fest, gibt den Befehl zum Essen. Man feiert eine Nudelparty. Die Energiespeicher im Körper werden wieder aufgefüllt. So arbeitet das kompetente Selfish Brain (egoistische Gehirn).

Das inkompetente egoistische Gehirn und die Energie

Bei jedem zweiten Deutschen stimmt etwas mit der Energieverteilung zwischen Gehirn und Körper nicht. Das Energiezuteilungszentrum (der VMH) fordert den Zucker fürs Gehirn nicht vehement genug an. Die Zuckerenergie fließt aus dem Blut in die Speicher, in den Muskel und die Fettzelle. Obwohl genug Zucker im Blut schwimmt, meint das Gehirn ständig, es sei unterversorgt, und das mag es gar nicht. Die Stimmung sinkt.

Nun setzt das Gehirn alles daran, diese Situation zu ändern, wieder genug Zucker, wieder gute Laune zu kriegen. Nervenbotenstoffe machen uns umtriebig, schicken uns auf die

Suche nach Essen. Man muss essen. Ein Teil des Schokoriegels fließt zum Gehirn, deckt seinen Bedarf. Den Rest schlucken der Muskel und die Fettzelle. So fordert das nimmersatte Gehirn den ganzen Tag Nachschub, der Körper wächst und wächst. Langfristig entstehen so Adipositas (Fettsucht) und Diabetes Typ 2. Das messbare Zeichen für das unkompetente Selfish Brain, für das Energie-Missmanagement, ist ein erhöhter Nüchterninsulinspiegel. Kennen Sie Ihren?

Die gemeinsame Lösung

Es ist egal, welche Theorie Ihnen besser gefällt. Wichtig ist nur: Was hilft aus der Insulinfalle? Ganz einfach: Langsam abnehmen, mit einer Diät, die Sie fröhlich stimmt. Und regelmäßige Bewegung. Wenn Sie sich täglich 30 Minuten bewegen, brauchen Sie 30 Prozent weniger Insulin. Und das macht ziemlich schnell schlank.

Vorsicht: Zucker-Fett-Mast

Mit jeder Mahlzeit schüttet die Bauchspeicheldrüse Insulin aus – mehr oder weniger, je nachdem, was man isst. Das Insulin bleibt ungefähr vier Stunden im Blut. Es schickt Fett und überschüssigen Zucker aus der Nahrung über eine Einbahnstraße in die Fettzellen. Und sperrt das Fett dort ein. Solange Insulin aktiv ist, blockiert es nämlich die Lipase, ein Enzym, das Fett von Hüfte und Po abbaut, damit es in den Muskeln verbrannt werden kann. Außerdem hindert Insulin all

die anderen Schlankhormone, etwa das Wachstumshormon, an ihrer Arbeit.

Nun können Sie sich ausrechnen, was passiert, wenn Sie Ihr Insulin ständig locken. Alle zwei Stunden etwas essen oder alle vier Stunden etwas mit hohem GLYX essen – dazu sagt man: Insulinmast.

Fett + GLYX-hoch = dick

Wenn Sie den Braten mit Knödel essen, lockt der Knödel das Insulin, das Bratenfett wandert sofort auf die Hüften. Wenn Sie den Braten mit Gemüse essen, passiert Ihnen das nicht. Wer abnehmen will, sollte die fatale Kombi »Fett/Zucker« meiden. Zucker steht hier auch für schnell verdauliche Stärke (aus Kartoffeln, Mais, weißem Reis, Weißmehl, modifizierte Stärke aus Fertigprodukten). Nun wissen Sie, warum Chips dick machen.

Fatale Kombinationen

* Schweinebraten mit Knödel
* Bier mit Wurst
* Kartoffeln mit Fett (Pommes)
* Spätzle mit Sahnesoße
* Weißbrot mit Käse
* Butterbrot mit Marmelade
* Croissant mit Schokolade
* Fruchteis mit Sahne
* Torte (süßer Teig mit fetter Füllung)

Schlanke Kombinationen

* Lammbraten mit Naturreis
* Putenbrust mit Kartoffeln
* Nudeln mit Tomatensoße
* Pasta mit Gemüse
* Vollkornnudeln aglio e olio
* Naturreis mit Garnelen
* Brot mit Tomaten
* Mozzarella mit Tomaten
* Melone mit Schinken
* Joghurt mit Früchten
* Müsli mit Früchten

INFO Bitte einfach merken!

Jedes Mal, aber auch wirklich jedes Mal, wenn Sie etwas mit hohem GLYX essen, bremsen Sie den Fettabbau. Außer es ist wirklich eine Miniportion.

Wie steht's mit Süßstoff?

Den dürfen Sie nehmen, wenn Sie wollen. Ich mag das nicht. Weil sich das Gehirn eben nicht foppen lässt. Nach dem Süßstoff-Eis isst man ein zweites – bis der Zucker kommt. Schön wäre, wenn Sie die ersten vier Wochen ohne auskommen.

Süßstoff macht im Versuch Ratten dick. Man mästet Schweine damit. Und auch uns beschert er im Endeffekt keine schmale Hüfte – so die Gehirnforscher (siehe auch Interview Seite 124). Denn Geruch und Geschmack lösen Körperreaktionen aus (stellen Sie sich einmal vor, Sie würden in eine Zitrone beißen …) – und Sie wollen ja raus aus der GLYX-Falle, dem Süßhunger.

Also verzichten Sie vier Wochen lang auf Süßstoff. Und dann hören Sie darauf, was Ihr Körper will. Vielleicht brauchen Sie dann keinen Süßstoff mehr.

Was ist mit Fruchtzucker?

Fruchtzucker lockt weniger Insulin. Doch neue Studien zeigen, dass Fruchtzucker schneller in Fett umgebaut wird. Und dass er in großen Mengen zu Fettleber führt. Das ist wichtig zu wissen, weil die Industrie gerne »Fruchtsüße« auf die Packung schreibt – und mit Unmengen von Maissirup süßt.

Wenn man Fruchtzucker in der Küche selbst verwendet, tut man das wohl dosiert. Und dann ist das Löffelchen Fruchtzucker ebenso wenig ein Problem wie das Löffelchen Haushaltszucker.

Abnehmtipp Nr. 1: drei Mahlzeiten pro Tag

Der Rat, ständig ein bisschen etwas zu essen, führt bei den meisten Menschen – den übergewichtigen Eiweißtypen (Test Seite 45) – dazu, dass sie ständig die Fettzellen füllen. Wer abnehmen will, sollte nicht öfter als dreimal am Tag etwas essen. Dann bleibt dem Körper genug insulinfreie Zeit, um sein Fett abzubauen. Denn dann hat sowohl das fettabbauende Enzym Lipase eine Chance, als auch die Schlankhormone wie Testosteron, Noradrenalin und Wachstumshormon, die Fett ab- und Muskeln aufbauen.

Aber: Hungertypen brauchen mehr

Nur dreimal am Tag etwas zu essen, das können Sie nicht? Stimmt, das kann nicht jeder. Es gibt Hungertypen (auch Kohlenhydrattypen genannt, siehe Test Seite 45), die einfach fünfmal am Tag etwas essen müssen. Denn Hunger haben darf man nicht, weil jedes Hungergefühl den Körper dazu anhält, an den Pfunden zu klammern. Snacken Sie einfach etwas mit einem niedrigen GLYX. Rezepte finden Sie ab Seite 192.

Zuckerarme Zeiten locken die Schlankhormone

Wenn der Blutzuckerspiegel unter einen bestimmten Wert fällt, tritt das Fastenhormon Glukagon in Aktion. Es regt die Leber an, mit ihren Zuckervorräten den Blutzuckerspiegel wieder auf das nötige Niveau anzuheben. Nachdem Sie also Vollkornbrot oder einen Apfel gegessen haben und der Blutzucker-

---

TIPP Was heißt Portion?

Für Gemüse: so richtig groß.
Für Eiweiß: so richtig sättigend.
Für die Beilage: so viel, wie man wirklich braucht. Mich macht eine Scheibe Vollkornbrot satt, ein 120-Kilo-Mann braucht 3 Scheiben. Dem einen reichen 40 Gramm Nudeln. Ich brauche 100 Gramm. Die kombiniert man dann einfach nicht mit Sahne und Speck.

spiegel auf natürliche Weise sinkt, schüttet die Bauchspeicheldrüse Glukagon ins Blut. Glukagon ist ein Zeichen dafür, dass Fett aus den Fettzellen abgesaugt und in den Kraftwerken der Zellen verheizt oder bei Bedarf in Zucker umgewandelt wird. Ganz einfach: weil alle unsere Schlankhormone nur in Abwesenheit von Insulin agieren.

Dreimal abends keine Kohlenhydrate

Wenn Sie dann noch am Abend die Kohlenhydrate weglassen, also auf Dessert, Obst, Bier, süße Getränke und Beilagen verzichten, dann kann Ihr Wachstumshormon die ganze Nacht über Fett wegschmelzen und Muskeln aufbauen. Das tut es nämlich, wenn es nicht durch Insulin davon abgehalten wird.

Das können Sie drei-, viermal die Woche tun. Nicht häufiger, weil sich der Körper sonst dran gewöhnt und der Effekt abnimmt. Auch die Seele ist nicht glücklich darüber, wenn sie abends immer auf Pasta verzichten muss.

Sollte man Kohlenhydrate ganz weglassen?

Um der Muskeln willen: Nein! Wenn Sie Ihrem Gehirn nicht seine 100 Gramm Kohlenhydrate pro Tag geben, baut der Körper wertvolle Muskeln in Glukose um. Es verschwinden also Fettverbrennungsöfchen. Und das macht das Abnehmen natürlich schwer. Außerdem brauchen Sie Ballaststoffe – die unverdaulichen Kohlenhydrate.

Um der Laune willen: Nein! Die Kombination Eiweiß plus Kohlenhydrate stimmt fröhlich. Und wer lebt schon gerne ohne Pasta, ohne Brot?

TIPP Auf einen Blick:
Das braucht der Körper

Damit auch das Gehirn zufrieden ist und Sie nicht ständig zum Kühlschrank treibt, hier eine kleine Liste von den Dingen, die der Körper braucht, damit er von dem loslässt, was er nicht braucht: Fett.

Essen und trinken Sie täglich:
* 2 bis 3 Liter Wasser mit Zitronensaft und ungesüßte Tees
* 1 große Schüssel Salat
* 1 großes Glas Gemüsesaft
* 1 Portion gedünstetes Gemüse
* Gemüsestreifen, so viel Sie mögen
* mindestens 2 Esslöffel Olivenöl oder Rapsöl, 1 Esslöffel Walnussöl
* 1 Teelöffel Leinöl
* 20–30 Gramm Nüsse
* 1 bis 2 Portionen Fisch, Geflügel, Wild, ein Eier-, Tofu-, Hülsenfrucht- oder Käsegericht
* 2 Portionen Milchprodukte (Quark, Joghurt, Buttermilch, Kefir, Hüttenkäse ...). Alternativ ein Sojaprodukt: Sojadrink (ungesüßt, ungesalzen), Sojajoghurt
* 2 Portionen Obst
* 1 Esslöffel Leinsamen (geschrotet)
* 1 Esslöffel Weizenkeime
* 1–2 Beilagenportionen von Vollkornbrot, Müsli ohne Zucker, Reis, Pasta oder zwei kleine Kartöffelchen
* Wenn Sie wollen: 1 Glas trockenen Wein.

Achten Sie wöchentlich auf 2 bis 3 Portionen fetten Seefisch und 4 Portionen Hülsenfrüchte.

Zugegeben, so sieht das erst einmal langweilig aus. Ist es nicht. Das werden Sie sehen – mit unseren Rezepten ab Seite 170.

Die GLYX-Formel der Forscher

Also: GLYX ist die moderne Kalorie – die man nicht zu zählen braucht. Sie wird in der GLYX-Diät ganz einfach in einer Ampelfarbe ausgedrückt.

Gemessen wird der GLYX im Blut

Wie misst man den glykämischen Index, den GLYX? Der Blutzucker steigt nach dem Essen unterschiedlich hoch an und fällt wieder ab. Das kann man für jedes Lebensmittel als Kurve darstellen. Die Fläche unter diesen Kurven vergleichen die Forscher mit der Traubenzuckerkurve: dem Blutzuckeranstieg und -abfall also, den pure Glukose auslöst.

Wenn Sie ein Weißbrot essen, steigt die Blutzuckerkurve höher an und die Fläche darunter ist größer, als wenn Sie einen Apfel essen. Wenn Sie Milchschokolade essen, ist sie größer als bei Bitterschokolade.

Die Forscher geben Traubenzucker den Wert GLYX = 100. Dann messen sie bei mehreren Personen den Blutzuckeranstieg (die Fläche unter der Kurve), den Kartoffeln auslösen, Chips, Linsen, Cornflakes, Bier und so weiter – und berechnen den GLYX.

Achtung: Im Internet finden Sie auch Werte, die auf der Grundlage von Weißbrot ermittelt worden sind. Diese Zahlen können einen durcheinanderbringen. Auch ein Grund, warum ich das Ampelprinzip mag.

Die GLYX-Formel der Forscher lautet:

GLYX in % = Fläche unter der Blutzuckerkurve des Testlebensmittels ÷ Fläche unter der Blutzuckerkurve der Glukose

Die GLYX-Formel, die sich dann für die schlanke Praxis ergibt, ist einfach

✖ **Grün wählen!** Lebensmittel mit einem Wert unter 55 haben einen niedrigen GLYX und zählen zur Gattung der »Leichtgewichte«. Sie halten schlank. In der Tabelle im GLYX-Guide sind sie mit 🚶 gekennzeichnet.

✖ **Gelb genießen!** Lebensmittel mit einem Wert zwischen 55 und 70 haben einen mittleren GLYX. Von den »Mittelgewichten« sollte man nicht zu viel essen und sie nicht mit Fett kombinieren. Sie sind in der Tabelle mit dem Symbol 🧍 gekennzeichnet.

✖ **Rot minimieren!** Lebensmittel mit einem GLYX größer als 70 machen dick. Von den »Schwergewichten« sollte man nur ab und zu kleine Portionen – ohne Fett – genießen. Diese Lebensmittel sind in der Tabelle mit 🚷 gekennzeichnet.

GL – die andere Maßeinheit

Ach, was hat man anfangs den GLYX kritisiert! Merkwürdigerweise immer nur mit einem Beispiel: die Möhre.

Die Möhre hat im gekochten Zustand einen hohen GLYX, und man kann trotzdem viel von ihr essen, weil sie im Grunde wenig Kohlenhydrate enthält.

Darum haben die Forscher noch eine neue Formel erfunden: Die GL (glykämische Last) verknüpft den Kohlenhydratgehalt eines Nahrungsmittels pro Portion mit dem GLYX. Die Formel dazu:

GL = GLYX · Kohlenhydrate der Portion ÷ 100

Das ist etwas für Menschen, die gerne jede Portion abwiegen – und dann Punkte zählen. Ich selbst mag keine Zahlen, weder Kalorien noch Fettaugen noch GLs. Und die GLYX-Diät funktioniert auch ohne.

Bei der GLYX-Diät fließt der GL einfach in die Bewertung der Lebensmittel im Ampelprinzip mit ein. Halten Sie sich an das Ampelmännchen, das hat nämlich noch viel mehr Infos zu bieten. Siehe die große Tabelle im beiliegenden Guide.

Der Insulin-Score

Als Professor Jennie Brand-Miller damals den GLYX untersuchte, spürte sie auch dem Insulin-Score (englisch *score* = Auswertung, Punktzahl) nach: »Ein niedriger glykämischer Index hat auch einen niedrigen Insulin-Index – und umgekehrt.« Ihr Forscherteam testete 48 relevante Lebensmittel auf ihren Insulin-Index. Und dieser korreliert mit dem GLYX. Interessant ist, dass Backwaren mit viel Weißmehl und Fett noch mehr Insulin locken, als der GLYX annehmen lässt. Und: Eiweißreiche Lebensmittel erhöhen nicht den Blutzucker, nicht den GLYX, aber der Körper schüttet auch Insulin aus. Das ist wichtig, weil die Muskeln und andere Körperzellen das Insulin brauchen, um Eiweiß einzubauen. Das Fisch- und Joghurt-Insulin ist also gut beschäftigt. Das können Sie gedanklich getrost unter den Tisch fallen lassen.

Auch dieser Insulin-Score wird in der GLYX-Diät seit Jahren berücksichtigt. Und wer seinen Joghurt nicht mit Bananen anreichert, sondern mit GLYX-niedrigen Früchten isst, muss überhaupt keine Angst haben, dass er sich auf der Hüfte niederlässt. Wer das nicht glaubt, kann ja trennen: Die Beeren zum Frühstück, den Joghurt zum Mittagessen. Da bleibt dann eben das Glücksgefühl auf der Strecke – und der Geschmack sowieso.

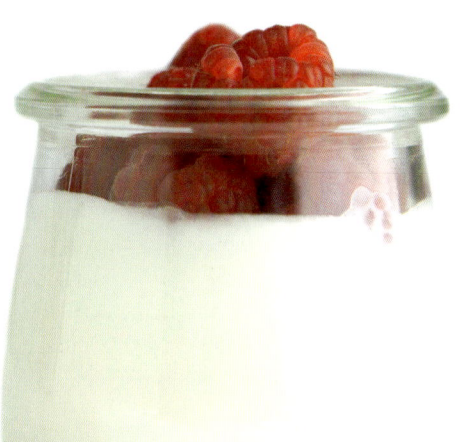

INFO Pure Medizin: GLYX-niedrig

Wer Lebensmittel mit niedrigem GLYX isst, ist fein raus:

* **Wahre Fatburner.** GLYX-niedrig garantiert: Das Fett verbrennt im Muskel.
* **Hungerbremse:** Der Blutzuckerspiegel bleibt in seinem gesunden Raster. Heißhungerattacken bleiben aus.
* **IQ-Doping:** Sie versorgen das Gehirn kontinuierlich mit Zucker. Es kennt keine Leistungstiefs.
* **Infarktbremsen:** Wer hauptsächlich GLYX-niedrig isst, senkt auch die Blutfettwerte. Das schützt vor Herzinfarkt und Schlaganfall.
* **Gut fürs Immunsystem:** GLYX-niedrig heißt meist: viele Faserstoffe. Und die stärken Ihr größtes Immunorgan, den Darm.
* **Mehr gute Eicos:** Das Gleichgewicht der Eicosanoide verlagert sich zugunsten der guten Eicos (Seite 65). Das schützt Sie vor chronischen Krankheiten, macht leistungsfähig, agil, schlank und gut gelaunt.
* **Jungbrunnen:** Zu viel Zucker reagiert mit einem aggressiven Eiweißmolekül zu einer zähen Masse, die Zellen und Blutgefäße verklebt: zu Advanced Glycosylated Endproducts, kurz AGEs. AGEs können zu Herzinfarkt, Schlaganfall, Alzheimer führen. Und sie sind auf der Haut sichtbar als Altersflecken.
* **Beugt Diabetes vor:** Wer ständig GLYX-hoch isst, riskiert Diabetes. Die Niere scheidet Zucker aus. Der Blutzuckerspiegel ist ständig erhöht, zerstört kleine und große Blutgefäße. Die Folgen: diabetischer Fuß, Amputation, Nierenversagen, Erblindung.

DIE KLEINE GLYX-TABELLE

Niedriger GLYX

GLYX-Brot (Seite 172)	40
Roggenschrotbrot	50
Vollkorn-Haferflocken	55
Vollkorn-Müsli ohne Zucker	55
Naturreis (auch parboiled)	55
Wildreis	55
Nudeln aus Hartweizengrieß (al dente)	45
Vollkorn-Nudeln	35
Äpfel, Birnen, Pflaumen	40
Avocado	20
Beeren	20–40
Feigen, frisch	40
Grapefruit	25
Orange	45
Fruchtaufstrich	55
Blattsalate	15
Fruchtgemüse	15
Kohlgemüse aller Art	15
Soja(-produkte)	40
Sprossen und Keime	25
Hülsenfrüchte (die meisten)	35
Nüsse und Samen	15
Bitterschokolade (> 70 % Kakaoanteil)	20
Akazienhonig	30
Agavendicksaft	10
Käse, Milch(-produkte)	20
Eier	0
Fisch, Fleisch, Geflügel	0
Apfelsaftschorle (3 : 1)	45
Gemüsesäfte	35
Kaffee, Tee (ohne Zucker)	0
Wein, trocken	‹ 15

Die große Schlank-&-fit-Tabelle finden Sie im GLYX-Guide!

Mittlerer GLYX

Mischbrot	65
Vollkorn-Knäckebrot	60
Basmati-Reis	60
Couscous	65
Weißer Grieß	55
Sushi mit Reis und Fisch	60
Weißer Reis (Langkorn)	65
Haferbrei	60
Nudeln aus Hartweizengrieß (weich gekocht)	60
Pellkartoffeln	60
Ananas	65
Aprikose	60
Banane, reif	60
Honigmelone	65
Rosinen	65
Trauben, blau	60
Dosenobst	65
Möhren, gekocht	60
Rote Bete	65
Süßkartoffel, Batate	60
Zuckermais	60
Konfitüre	65
Zucker (Saccharose)	70
Ketchup (mit Zucker)	70
Kakao (Wasser + 30 g Kakaopulver, gezuckert)	60

Hoher GLYX

Baguette	95
Hamburger-Brötchen	85
Brezel	80
Croissant, Bagel, Biskuits	70
Donut	75
Knäckebrot	70
Reiswaffeln	80
Weißbrot	70
Salzstangen & Co.	75
Mais-Chips	75
Reiscracker	90
Crunchies, Pops & Loops	80
Cornflakes	80
Müsliriegel	75
Hirse	70
Jasminreis	110
Weißer Reis (Rundkorn)	70
Bratkartoffeln	75
Gnocchi	70
Kartoffelstärke	90
Pommes frites	75
Datteln, getrocknet	105
Wassermelone	75
Kürbis	75
Saubohnen, gekocht	80
Maisstärke, Reismehl	95
Maltose (Malzzucker) in Bier und Getreideriegeln	110
Modifizierte Stärke	95
Popcorn	90
Fruchtgummi	80
Schokolade, Schokoriegel	70
Waffelmischung	75
Traubenzucker	100
Bier, Cola, Limonade	› 70
Fruchtsaftgetränk	70
Sportlergetränk	80

GLYX kann man senken

Je nachdem, wie ein Lebensmittel bearbeitet ist, wirkt es sich auf den Blutzucker aus, hat einen höheren oder niedrigeren GLYX.

Bitte al dente!

Je weicher Sie Ihre Spaghetti kochen, desto höher der GLYX. Also: Nudeln al dente!

Am besten mit Ballast

Sind Ballaststoffe im Spiel, steigt der Blutzucker nur mäßig an. Deswegen ist der ganze Apfel besser als der Apfelsaft, sind Vollkornnudeln besser als weiße Pasta. Deswegen isst man idealerweise einen Salat vor dem Essen.

Bitte zwei Portionen Obst

Obst hat oft, aber nicht immer, einen niedrigeren GLYX, denn Fruchtzucker wird in der Leber in Glukose umgebaut. Das dauert etwas und lässt darum den Blutzucker nicht so hoch ansteigen. Achtung: Zu viel Fruchtzucker – vor allem als Süßmittel oder in Fruchtsäften – ist auch nicht gut (Seite 76)!

Auch den gesunden Menschenverstand mitessen lassen

Fett senkt den GLYX. Nur macht es natürlich keinen Sinn, wenn Sie nun den fetten Käse zum Weißbrot essen – um den GLYX zu senken. Denn die fatale Kombination Weißmehl/Fett springt direkt auf die Hüften (Seite 75). Das Gleiche gilt für die Kombination Fett und Zucker/Stärke in der Schokolade oder im Gebäck oder in Pommes … Halten Sie sich in den Tabellen einfach an das grüne Ampelmännchen.

Das Korn – und seine Wandlungen

Weißmehl ist sogar GLYX-höher als Zucker. Erhitztes Korn hat einen höheren GLYX als rohes Vollkornschrot im Frischkornbrei.

Eiweiß senkt den GLYX

Wenn man gleichzeitig eine Portion Eiweiß isst (zum Beispiel Fisch), steigt der Blutzuckerspiegel nicht so stark an – der GLYX der ganzen Mahlzeit sinkt, weil das Essen länger im Magen bleibt.

Der Trick mit dem Aufwärmen

Wenn Sie Kartoffeln oder Nudeln kochen, erkalten lassen und später wieder aufwärmen, verkleistert die Stärke. Sie senken den GLYX ein wenig. Sie können sich ruhig Kartoffeln und Nudeln für den nächsten Tag vorkochen.

Und natürlich macht es die Menge

Wenn Sie ein Pfund Trauben essen, dann ist das auf einen Satz eine gehörige Portion Kohlenhydrate. Deswegen tauchen beispielsweise Trauben unter »Mittelgewicht« in der Tabelle auf, obwohl ihr GLYX unter 50 liegt. Das gilt ebenso für Fruchtsäfte. Oder für Bitterschokolade: Sie hat zwar ebenfalls einen niedrigen GLYX, bleibt aber eine Süßigkeit – und die sollte man in Maßen genießen. Deshalb gilt auch sie als »Mittelgewicht«.

TIPP Fertigprodukte: GLYX selbst schätzen

✘ Gucken Sie aufs Etikett: Meiden Sie alles, bei dem Weißmehl, modifizierte Stärke, Glukosesirup und Zucker auf den ersten sechs Plätzen der Liste stehen.

✘ Ob ein Brot GLYX-niedrig ist, zeigt sein Ballaststoffanteil: Er sollte etwa ein Viertel der Kohlenhydratmenge ausmachen. Enthalten 100 g Brot 40 g Kohlenhydrate, sollte der Ballaststoffanteil 10 g sein.

✘ Nutzen Sie Ihren Geschmack als Labor. Von allem, was süß schmeckt, einfach nur eine kleinere Portion essen.

Nichts geht ohne Obst & Gemüse

Mancher kennt die Tomate nur von der Pizza und die Erdbeere nur als naturidentisches Aroma im Kunstjoghurt. So hat sich das der Herrgott nicht vorgestellt, als er uns den Früchtegarten namens Natur zur Verfügung stellte. Wir essen 260 Gramm Obst und Gemüse pro Tag – nicht mal halb so viel wie die Mittelmeer-Anrainer. Die erkranken viel seltener an Krebs, auch die Herzinfarktrate ist niedriger. 750 Gramm, das Dreifache, wären gut (mindestens!) – ein Drittel Obst, der Rest Gemüse, die Hälfte roh. Denn unverarbeitet stecken mehr von den Biostoffen drin, die uns gesund und schlank halten.

Das bieten Obst und Gemüse

Obst, Gemüse und Kräuter haben kaum Kalorien und meist einen niedrigen GLYX. Dafür enthalten sie umso mehr …

✖ **Ballaststoffe:** Die Pflanzenfasern machen satt und schleppen Giftstoffe mit nach draußen. Dazu gleich mehr.

✖ **Sekundäre Pflanzenstoffe:** Pflanzen produzieren Farb-, Aroma-, Schutz- und Heilstoffe, um sich gegen Gifte und Schädlinge zur Wehr setzen zu können – zum Beispiel Flavonoide, Carotinoide, Polyphenole, Phytosterine, Saponine … Die Schärfe des Chili, die ätherischen Öle der Zwiebel, die Farben der Tomate sind Naturmedizin pur. Ätherische Öle beispielsweise kurbeln Verdauung und Stoffwechsel an, entgiften und stärken die Abwehrkräfte. Chlorophyll, das Blattgrün, hilft, Körperzellen zu reparieren, es entgiftet den Körper, senkt den Blutdruck, unterstützt die Blutbildung, peppt die Abwehrkräfte auf und beugt Krebs vor.

✖ **Vitalstoffe:** Vitamine und Mineralstoffe brauchen Sie dringend für alle Köperfunktionen – auch für die Fettverbrennung.

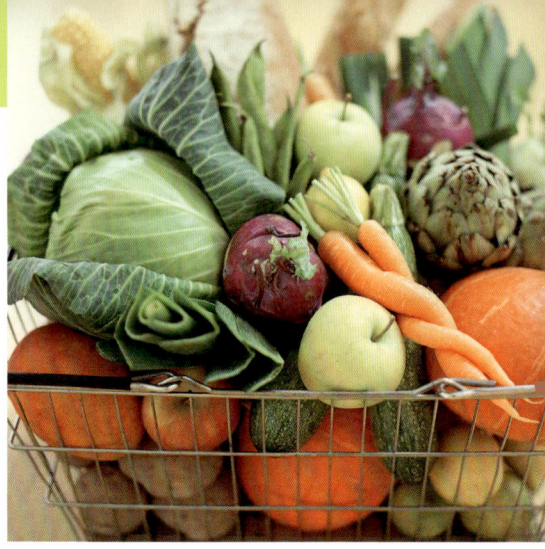

Sie suchen ein Lebenselixier, das jung hält und schlank macht? Frisch gepresster Gemüsesaft!

Richtig einkaufen und genießen

✖ Essen Sie drei Portionen Gemüse und zwei Portionen Obst. Auch gut: frische Säfte. Oder pürieren Sie Obst mit einem Milchprodukt im Mixer. Ihre Körperzellen freuen sich, wenn Sie täglich ein anderes Gemüse oder mehrere Sorten in den Entsafter geben und ein großes Glas davon genießen.

✖ Kaufen Sie beim Biobauern. Studien zeigen: Die Vitalstoffgehalte sind doppelt so hoch. Und auf Schadstoffe wird kontrolliert.

✖ Wechseln Sie die Farben: Rote Früchte liefern andere wertvolle sekundäre Pflanzenstoffe als grüne oder gelbe. Je kräftiger die Farbe, desto mehr Inhaltsstoffe.

✖ Vitamingarantie: frisch kaufen, schnell zubereiten, nicht zu klein schneiden, nicht lange wässern, schonend garen. Wählen Sie Obst und Gemüse der Saison und Region. Auch Tiefkühlfrüchte enthalten viele Vitamine. Allerdings gehen einige Enzyme durch das Einfrieren verloren. Immer auch frisch wählen!

Die Ballaststoff-Medizin

Vollkornprodukte, Hülsenfrüchte, Gemüse, Obst liefern wertvolle Gesundstoffe: wasserlösliche und -unlösliche Ballaststoffe. Wir können sie nicht verdauen, sie haben keine

Kalorien, sie schützen vor Herzinfarkt und Krebs. (Ich weiß, es gibt auch Studien, die das widerlegen. Aber ich glaube nicht alles, was in der Zeitung steht). Die unlöslichen Ballaststoffe Zellulose und Lignin bringen den Darm in Schwung, halten lange satt. Die löslichen Ballaststoffe (wie Pektin, Beta-Glukan) aus Früchten, Gemüse, Hafer und Hülsenfrüchten fangen Cholesterin im Darm und schleusen es in die Kanalisation. Es kann nicht mehr die Adern verkleben. Das senkt das Arteriosklerose- und somit das Herzinfarktrisiko. Und: Ballaststoffe trimmen den GLYX runter. Ballaststoffe im Essen sorgen dafür, dass die Glukosemoleküle nur langsam ins Blut dringen, wenig Insulin locken.

Langsam an Ballaststoffe gewöhnen

Viele Menschen nehmen zu wenig Ballaststoffe auf. Das merkt man ganz einfach: Man leidet unter Verstopfung. Und in dem trägen Darm gedeihen Dickmacher prächtig, die mit für Ihr Übergewicht verantwortlich sind: Mr. Smithiis. Oder wissenschaftlich: Methanobrevibacter smithii. Das sind Bakterien, die aus jeder Pizza, jeder Pommes, jedem Keks mehr Kalorien rausholen. Bei dicken Menschen fanden Forscher auch mehr gute Futterverwerter-Bakterien namens Firmicutes. Von den schlechten Futterverwertern, den Bacteroidetes, hatten die ganz wenig. Gehen Sie einmal am Tag einem dicken, lockeren Geschäft nach? Wenn nicht, dann steigen Sie um auf Vollkorn, mehr Obst und Gemüse, bauen Sie Hafer in Ihre Ernährung ein (zum Beispiel mit dem GLYX-Müsli, Seite 170). Ergänzen Sie das Ganze teelöffelweise mit konzentrierten Ballaststoffquellen wie Weizenkleie, Haferkleie und Leinsamen. Doch Vorsicht: Mancher muss sich erst ganz langsam daran gewöhnen. Das Wichtigste: viel trinken. Ballaststoffe immer mit Flüssigkeit aufnehmen.

Verträgt jeder Vollkorn oder Rohkost?

Leider nein. Und mancher auch dann nicht, wenn er sich langsam dran gewöhnt. Vor allem auf Weizenvollkornbrot reagieren viele mit Unverträglichkeiten. Besser: Roggensauerteigschrotbrot. Das ist viel, viel verträglicher, weil das natürliche Zubereitungsverfahren unverträgliche Inhaltsstoffe des Kornes vernichtet.

Aber gegen mehr Gemüse kann man nun wirklich nichts anbringen – außer, man verträgt es nicht roh. Dann isst man es halt mit herrlichem Olivenöl und ein bisschen Knoblauch in der Pfanne zubereitet, gedünstet oder gedämpft …

Wenn der Darm streikt

Jahrelang andauernde falsche Ernährung macht den Darm krank. Die Zunge ist belegt, der Bauch grummelt, Blähungen tun mitunter arg weh. Lauter Zeichen für eine chronische Darmentzündung. Falsche Bakterien besiedeln den Darm, er nimmt unser Essen nicht mehr richtig auf, sein Immunsystem ist kaputt. Wir leiden unter Lebensmittelunverträglichkeiten.

Dann sollte man unbedingt zu einem erfahrenen Naturheilarzt gehen, der den Darm von Grund auf saniert. Wer vier Wochen lang kein Weißmehl isst, keinen Zucker, auch keinen Fruchtzucker, der spürt dann oft schon eine deutliche Linderung.

TIPP Bitte merken!

Für ein gesünderes, schlankeres, längeres, fröhlicheres Leben: Machen Sie es sich zum Prinzip, zu jeder Mahlzeit etwas Frisches zu essen. Und die Gemüseportion sollte doppelt so groß sein wie die Kohlenhydratbeilage.

Der GLYX-Fahrplan ins schlanke Glück

1. GLYX-niedrig satt

Essen Sie hauptsächlich Lebensmittel mit niedrigem GLYX: Gemüse und Obst (mit wenigen Ausnahmen), Milchprodukte, Roggenschrotbrot (Sauerteig), frische Säfte, Nudeln aus Hartweizengrieß. Auch Fleisch, Geflügel und Fisch haben einen niedrigen GLYX, weil sie kaum Kohlenhydrate enthalten.

2. Vorsicht, Ausnahme!

Produkte, die zwar GLYX-niedrig sind, aber auch Fett enthalten oder in rauen Mengen der Gesundheit nicht bekommen, sollten Sie in Maßen genießen: rotes Fleisch, Wurst, fetten Käse – und Bitterschokolade. Damit dürfen Sie aber ruhig mal die Lust auf Süßes stillen. Halten Sie sich einfach an den grünen Schlank-&-fit-Faktor im GLYX-Guide.

3. Manchmal macht's die Menge

Trauben fallen unter die Kategorie niedriger GLYX, aber er liegt bei 45. Wenn Sie davon

Die Natur bietet nur selten einen hohen GLYX.

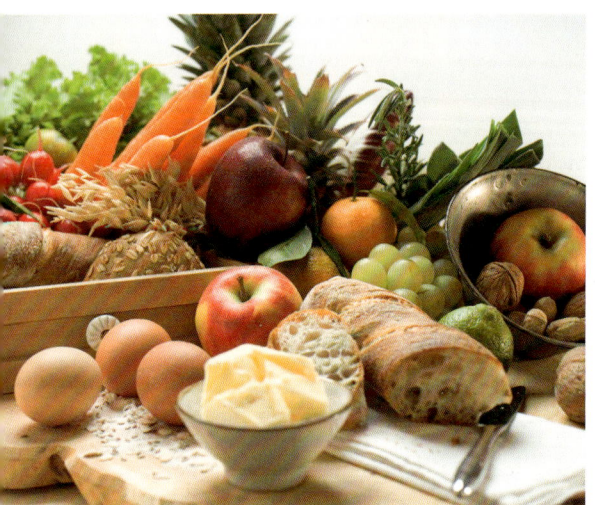

also ganz viel essen, ein Pfund, dann macht das natürlich einen höheren Blutzuckeranstieg, als wenn Sie die gleiche Menge Gemüse essen (hat meist einen GLYX unter 30). Die glykämische Last (GL) fließt bei der Ampel-Bewertung der Lebensmittel immer mit ein. Gut ist, wenn Sie Obst (GLYX in der Regel zwischen 22 und 45) mit einem Milchprodukt kombinieren, dann steigt die Laune.

4. GLYX halbieren

Frische Fruchtsäfte haben ebenfalls einen GLYX von etwa 40. Den sollten Sie halbieren – mit Mineralwasser oder mit Eiweiß (Buttermilch, Sojamilch, Molke, Kefir).

5. Mittelgewichte in Maßen

Lebensmittel mit mittlerem GLYX können Sie auch genießen. Nur nicht so viel. Nicht als Zwischenmahlzeit. Und nicht mit Fett kombinieren. Dazu zählen zum Beispiel Ananas, Basmatireis, Pitabrot, Pellkartoffeln.

6. Schwergewichte meiden

Hoher GLYX ist purer Stress für unsere Bauchspeicheldrüse – und Mastfutter für die Fettzellen, weil er zu viel vom Dickhormon Insulin lockt. Lebensmittel mit hohem GLYX sollten Sie während der Diät meiden oder nur winzige Portionen essen und clever kombinieren (siehe unten). Zu den Schwergewichten zählen Bier, Kartoffelprodukte, Bananen, Wassermelone, Weißmehlprodukte, Knäckebrot, Cornflakes, Schnellkochreis, Fruchtnektar, Limonade, Colagetränke, Kekse, Backwaren, Süßigkeiten, Fertiggerichte.

7. Clever kombinieren

Wenn Sie ein Lebensmittel mit mittlerem oder hohem GLYX essen, dann sollten Sie es mit einer großen Portion GLYX-niedrig kombinieren. Die Kartoffel mit viel Gemüse. Das Stück Schokolade mit einem Apfel. Die

Scheibe Weißbrot mit einer großen Schüssel Salat. Und das macht schlank & fröhlich: Wenn Sie frisches Obst mit Eiweiß kombinieren, einen Joghurt oder Quark dazu essen. Oder: Sie belegen Ihr Vollkornbrot mit Fisch oder einer Scheibe magerem Käse.

8. Welches Obst?

Reife Banane, Wasser- und Honigmelone helfen nicht beim Abnehmen. Ananas, Kiwi, Mango und Papaya haben einen mittleren GLYX und sollten deshalb nicht zwischendurch gegessen werden. Aber sie gehören, kombiniert mit anderen Früchten, in den Obstsalat. Bedenkenlos schlemmen können Sie heimisches Obst der Saison: Äpfel, Birnen, Kirschen, Beeren und so weiter. Wenn Sie getrocknetes Obst essen, dann lieber Aprikosen oder Pflaumen als Datteln und Rosinen. Die Grundregel – zwei Portionen pro Tag – darf man ruhig mal brechen: mit GLYX-niedrigen Äpfeln und Beeren.

9. Welches Gemüse?

Davon können Sie so viel essen, wie in den Bauch passt. Ja, sollen Sie! Nur von Roten Beten und gekochten Karotten sollten Sie eine kleinere Portion wählen. Und ersetzen Sie Mais im Salat durch Bohnen. Das schmeckt auch und lockt weniger Insulin.
Wichtig: Wählen Sie immer doppelt so viel Gemüse wie Beilage. Ja, auch auf dem Brot. Genießen Sie vor dem Essen eine große Schüssel Salat. Gemüsestreifen sollten Sie durch den Tag begleiten. Und wechseln Sie ab in Sorte und Farbe: Man schätzt, dass es mehr als 60 000 verschiedene Wirkstoffe in Pflanzen gibt, die Bakterien töten, vor Krebs schützen, Entzündungen hemmen, die Zellen vor freien Radikalen feien, die Abwehrkräfte stärken. Tipp: Machen Sie die eiweißreichen Medizinbällchen namens Hülsenfrüchte ab und zu zur Hauptsache.

10. Der Zucker im Kaffee

Haushaltszucker ist für den Körper nicht gar so schlimm wie Weißbrot. Er hat einen niedrigeren GLYX, weil er aus einem Fruktose- und einem Glukosemolekül besteht, während Weißbrot eine Kette von Glukosemolekülen ist, die gleich ins Blut driften. Also: Ein Löffelchen im Cappuccino kann nicht schaden.

11. Welches Brot?

In Deutschland gibt es 400 Brotsorten. Es gibt natürlich nicht für jede Sorte einen GLYX-Wert. Trotzdem können Sie sich grundsätzlich an folgende Tipps halten:
Gut sind: GLYX-Brot (Seite 172), Roggensauerteigbrot, Vollkornschrotbrote, Pumpernickel, Gerstenvollkornbrot und Sojabrot mit Leinsamen.
Mittel: Mischbrote aus Weizen- und Roggenmehl, Vollkornbrot (Vollkornmehl), Vollkornknäckebrot, Vollkornbrötchen, Pitabrot, Vollkorntoast.
Schlecht: Brezel, Weißmehlbrötchen, Weißbrot, Baguette, Toastbrot, Roggenbrot.
Wichtig: Vollkornbrot bitte mit ganzen Körnern. Ist das Brot nur aus Mehl gebacken, lockt es auch ziemlich viel Insulin.

12. Welche Beilage?

Werden Sie zum Pasta- und Vollkorngetreide-Fan. Die üblicherweise erhältliche Pasta wird aus Hartweizengrieß hergestellt. Wenn Sie diese »al dente« kochen, bleibt der GLYX niedrig (köstliche Soßen finden Sie ab Seite 204). Probieren Sie ruhig auch mal Vollkornnudeln. Wetten, sie schmecken Ihnen? Weitere gute Beilagen sind: Naturreis (gibt's auch parboiled), Wildreis, Grünkern, Gerste und Bulgur. Kartoffelfreunde müssen sich leider umstellen. Fast alle Kartoffelbeilagen haben einen hohen GLYX. Einzige Ausnahme: Pellkartoffeln. Davon dürfen Sie zwei kleine genießen – mit einer großen Portion Gemüse dazu. Wie beim guten Italiener. Tipp: Beilage eine Zeitlang erst zum Schluss essen, damit Sie spüren, wie viel Sie davon brauchen.

13. GLYX-Anleitung für die Kantine

Halten Sie sich an das Salatbuffet. Dazu passt Geflügel, Fischfilet mit Zitrone beträufelt oder ein Filet von Kalb oder Rind. Sie können auch ein Ei in den Salat schnipseln. Auch Pellkartoffeln mit Quark, ein Gemüseteller, Mozzarella mit Tomaten sind erlaubt. Trinken Sie einen Tomatensaft zum Essen. Schwere Soßen lieber meiden. Soßenbindemittel bestehen aus 100 Prozent Stärke plus Geschmacksverstärker. Das ist nichts für die schlanke Linie.

14. Und was trinken?

Fruchtsaftgetränke, Fruchtnektar, Softdrinks, Ice-Teas, Sportlergetränke = nasse Kohlenhydrate mit einem hohen GLYX. Die sollten Sie meiden. Light-Produkte mit Süßstoff kommen nicht aus der Quelle Natur. In Ihren vier Diätwochen sollten Sie darauf verzichten. Trinken Sie Tee oder Kaffee (zwei bis drei Tassen mit der doppelten Portion Wasser dazu). Und jede Stunde ein Glas Wasser mit einer halben Zitrone drin. Gefiltertes Wasser aus dem Hahn, Mineralwasser – am besten ohne Kohlensäure. Gemüsesäfte haben einen niedrigen GLYX (außer Karotte und Rote Bete). Und bei Fruchtsäften lohnt es sich zu mixen – im Verhältnis 1:3 mit Buttermilch, Molke oder Wasser.

15. Und Alkohol?

Hochprozentiges passt nicht in die GLYX-Diät. Auch Bier lockt zu viel Insulin. Doch gegen ein bis zwei Gläschen trockenen Wein hat auch der Arzt nichts. Neue Studien zeigen: Wein reguliert den Insulinspiegel runter. Die Bauchspeicheldrüse muss nicht mehr so viel produzieren.

16. Und wie süßt man?

Süßen Sie mit Natur: Honig, Agavendicksaft, Ahornsirup, Apfel- oder Birnendicksaft heben zwar auch den Insulinspiegel an, aber sparsam verwendet machen sie nicht dick. Frutilose (Fruchtzucker, Reformhaus) darf man wie weißen oder braunen Zucker verwenden. Kontrolliert, löffelweise. Und Süßstoffe? Sie heben den Insulinspiegel nicht und helfen, Kalorien zu sparen. Aber das ist ja nicht Ihr Ansinnen. Nahrung ist mehr als eine Kalorienquelle. Außerdem regen die chemischen Zuckergeschwister den Appetit an. Sie mögen ein Segen sein für Diabetiker, Gesunde können darauf verzichten.

TIPP Ein Kompass für ein leichtes Leben

Für den GLYX-Alltag gibt es den GLYX-Kompass (Gräfe und Unzer Verlag): Klein, handlich, für die Handtasche. Mit über 800 bewerteten Lebensmitteln und Lebensmittelkombinationen. In die Bewertung fließt nicht nur der GLYX ein, sondern auch die Art des Fettes sowie Eiweiß, Vitalstoffgehalt, Ballaststoffe, Herzschutzfaktor, ja sogar, ob Inhaltsstoffe enthalten sind, die uns gute Laune machen. Und die Menge der Kohlenhydrate (GL) geht auch in die Bewertung mit ein. Damit da kein Zahlenchaos abschreckt, gibt es ein ganz einfaches Ampelsystem, das all die Punkte berücksichtigt im Schlank-&-fit-Faktor. So findet man ganz schnell, wovon man viel (grün) essen darf, bei was man ein bisschen Maß halten sollte (gelb) oder wovon man lieber nur ein kleines Portiönchen genießen sollte (rot).

»Meine GLYX-Zahlen« ist die Kompass-Alternative für alle, die Zahlen mögen.

Es gibt für alles eine ALTERNATIVE

GLYX-Falle	Schlanke Alternative
0,2-l-Glas Apfelsaft (95 kcal)	0,2-l-Glas Apfelschorle, 3:1 (24 kcal)
1 Stück Baguette, 40 g (104 kcal)	1 Scheibe Vollkornbrot (96 kcal)
25-g-Päckchen Butter (187 kcal)	2 EL Quark (24 kcal)
1 Stück Buttercremetorte (410 kcal)	1 Stück Apfelkuchen mit Hefeteig (168 kcal)
250-g-Buttermilch, Fruchtzubereitung (160 kcal)	250-g-Becher Buttermilch mit TK-Beeren (125 kcal)
6 Chicken McNuggets ohne Soße (255 kcal)	6 Sushi mit Lachs (209 kcal)
½ Tüte Chips (552 kcal)	1 Handvoll Erdnüsse (96 kcal)
1 Currywurst mit Pommes (865 kcal)	1 Döner mit Salat, 1 kleines Stück Brot (263 kcal)
1 Kugel Eiscreme (150 kcal)	1 Kugel Fruchtsorbet (75 kcal)
5 Fischstäbchen (333 kcal)	1 gegrilltes Lachsfilet (217 kcal)
1 EL Frischkäsezubereitung (60 kcal)	1 EL körniger Frischkäse (21 kcal)
150-g-Becher Fruchtjoghurt (190 kcal)	150 g Naturjoghurt mit Früchten (150 kcal)
0,2-l-Glas Fruchtnektar (120 kcal)	0,2-l-Glas frisch gepresster Orangensaft (92 kcal)
1 Handvoll Gummibärchen (170 kcal)	1 Handvoll getrocknete Aprikosen (120 kcal)
1 Doppel-Whopper (515 kcal)	1 Vollkornbrötchen mit Salat u. Geflügel (200 kcal)
1 Tasse Kakaotrunk, gezuckert (237 kcal)	1 Tasse Kakaotrunk, ohne Zucker (150 kcal)
2 EL Ketchup (30 kcal)	1 große Portion Zaziki (50 kcal)
50 g Langkornreis, weiß, gekocht (123 kcal)	50 g Naturreis, parboiled, gekocht (93 kcal)
0,2-l-Glas Limo-/Colagetränk (88 kcal)	0,2-l-Glas Mineralwasser (– 20 kcal)
30 g Mettwurst (113 kcal)	30 g Rindertatar (39 kcal)
30 g Mortadella (110 kcal)	30 g magere Geflügelwurst (60 kcal)
1 TL Nussnougatcreme (51 kcal)	1 TL Erdnussmus (31 kcal)
1 Salami-Pizza (961 kcal)	1 Vollkornpizza mit Gemüse (398 kcal)
150-g-Tüte Pommes frites (330 kcal)	1 große Ofenkartoffel (108 kcal)
30 g Salami (56 kcal)	30 g Lachsschinken (22 kcal)
1 Scheibe Scheiblettenkäse (64 kcal)	1 Scheibe Gouda, 45 % Fett i. Tr. (73 kcal)
3 EL Schokomüsli (120 kcal)	3 EL Früchtemüsli ohne Zucker (90 kcal)
1 Schokoriegel (275 kcal)	1 Handvoll Lakritze (160 kcal)
1 Schweinenackensteak (295 kcal)	1 Putenschnitzel (156 kcal)
½ Schweinshaxe mit Knödel (714 kcal)	1 Hähnchenbrust mit Gemüse (254 kcal)
1 Semmel mit 100 g Leberkäse (425 kcal)	1 Vollkornbrötchen mit Lachsschinken (123 kcal)
1 Teller Spaghetti Carbonara (528 kcal)	1 Teller Spaghetti mit Tomatensoße (188 kcal)
1 Portion Tiramisu (365 kcal)	1 Portion Rote Grütze, leicht gezuckert (165 kcal)
1 Teller Tomatencremesuppe, Instant (73 kcal)	1 Teller Tomatensuppe, selbst gemacht (44 kcal)
1 Rippe Vollmilchschokolade (105 kcal)	1 Rippe Bitterschokolade, 70 % Kakao (79 kcal)
1 Marmeladenbrot (220 kcal)	1 Roggenvollkornbrot mit Quark u. Honig (141 kcal)

DER ARZT, DER GLYX UND DER ERFOLG

Ein Essay von Stefan E. Breit, Facharzt für Allgemeinmedizin und Sportmedizin aus Hof. Er verlor mit der GLYX-Diät 40 Kilo.

Als Student brauchte ich nichts zu fürchten. Lernen, Sport und Party standen in einem ausgewogenen Verhältnis. Da war auch Platz für ein paar Bierchen und andere Leckereien. Die Klinikzeit war ebenfalls kein Problem. OP-Säle sind Orte, wo Kondition gefragt ist. Und die Tennishallen sind abends um 22 Uhr billiger als zu den Zeiten, in denen der Assistenzarzt arbeitet.

All das änderte sich mit der eigenen Praxis. Sie erfordert den ganzen Mann. Keine Zeit für Freizeit. Schließlich handelt es sich um Aufbaujahre – die Bank will ihr Geld zurück. Natürlich hat man sehr spät Feierabend, da gönnt man sich schon mal was Gutes. Ein paar Bierchen sind auch noch drin. So nimmt das Unheil seinen Lauf. Langsam werden die Hosen enger. Für die Zwischenzeit (»Das geht schon wieder runter!«) gibt's eine Nummer größer. Nur: Die Interimsphase wächst zur Dauerlösung.

Die Praxis boomt, die Räume werden zu klein. Die Polohemden auch. Das Ärztehaus wächst Stein für Stein. Ein Kraftakt. Nur grinsen die Patienten jetzt leise, wenn man mal was vom Abnehmen sagt. Und dann krabbelt die Einsicht hoch: Ach ja, man müsste selbst abnehmen, damit die Leute einem glauben …

Dann braucht man die richtige Diät

Mittags vor den Hausbesuchen merke ich mein Zuviel an Insulin. Ohne Schokoriegel kann ich nicht Auto fahren. Die Abendsprechstunde killt manche Tafel Schokolade. Arztpraxen bergen allüberall Naschereien. Die

Patienten meinen es gut. Notarzt am Wochenende geht nicht ohne Fastfood und Döner. Irgendwann sind 126 Kilo da.

»Face it, you are fat!«, sagen die Amerikaner. Es hilft alles nichts. Es muss etwas passieren. Also geht es los. Nach 16 Uhr nichts mehr essen – und bis 21 Uhr arbeiten: Fehlschlag. 1000 kcal: Funktioniert leidlich, bis zum Kongress am Wochenende. Das war's dann auch schon. Schlank denken? Undenkbar. Der Bücherschrank, Abteilung Diät, nimmt zu. Wie sein Besitzer. Das letzte Diätbuch heißt »Die GLYX-Diät«. Danach werde ich keins mehr kaufen. Nur mal lesen. Das funktioniert ja sowieso nicht. Klingt aber gut, was da steht. Haben wir das nicht als Medizinstudenten mal so gelernt? Ich habe nichts zu verlieren. Außer Gewicht.

Was GLYX für mich bedeutet

GLYX ist mehr als eine Diät. Es funktioniert. Es dauert drei Wochen, bis der Insulineffekt weg ist, Nervosität, Heißhunger verschwinden. Die Kilos purzeln. Die Jeans, die zu eng war, passt wieder. Aber nur kurz, dann macht sie der nächsten Größe Platz. Der nächstkleineren. Endlich etwas, das hinhaut. Auch für Leute wie mich, die viel um die Ohren haben. Es klappt in Kongresshotels genauso wie in den Bundeswehrkantinen bei der Reserveübung. Keine Pläne, keine Zwänge, keine Küchenwaagen. Das Buch lesen – und dann einfach machen. Es fällt noch nicht mal auf. Außer am Körper. Und einem Kollegen am Kongressbuffet. »Sind Sie Diabetiker?« –

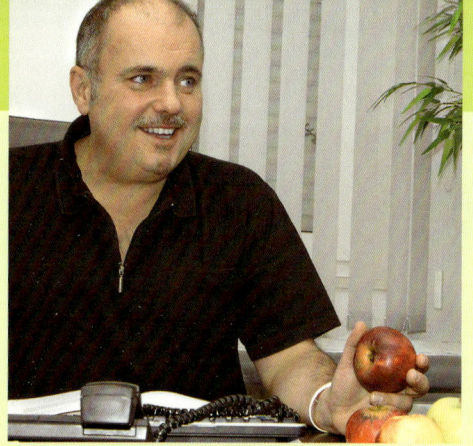

Stefan E. Breits GLYX-taugliche Praxis: »Allüberall liegen neuerdings Äpfel herum.«

»Nein, und ich will auch keiner werden. Ich lebe nach dem GLYX.«

Das Leben nach dem GLYX kann ewig weitergehen. Wer will, kocht nach den Rezepten. Wer nicht will, lässt es sein. GLYX bedeutet Freiheit – in der Entscheidung, ob, wann und was ich esse. Ich trinke immer noch ab und zu zuckerfreie Cola. Mit Eis und manchmal mit weißem Rum. GLYX lässt mir den Freiraum, von der reinen Lehre abzuweichen. Und er erschafft die Freiheit, Lebensqualität nicht nur aus dem Essen zu schöpfen, sondern immer öfter auch daraus, etwas bewusst nicht zu essen. Weil es nicht guttut. Weil es sonst nur ein schlechtes Gewissen erzeugt. Es gibt ein Leben nach der Leberkässemmel. Meines ist besser. Der Metzger geht deswegen nicht Bankrott. Ganz im Gegenteil. Er lädt mich sogar zum Vortrag ein.

Wieso plötzlich ein Trampolin im Wohnzimmer steht

Etwas Sport wäre als Ergänzung nicht schlecht. Her mit dem Trampolin. Nicht billig, aber preiswert. Geht morgens und abends. 365 Tage im Jahr. Irgendwann ist das Gewicht so weit herunter, dass ich mich wieder zu joggen traue. Ganz spontan, morgens um 6 Uhr auf einer Strandpromenade an der Ostsee. Nach 5 Kilometern auf Asphalt höre ich auf. Es geht mir prächtig. Und die Knie schmerzen nicht.

Jetzt folgt die Weiterbildung zum Sportmediziner. Den Nordic-Walking-Trainer mache ich auch gleich mit. Das Trampolin steht immer noch im Wohnzimmer. Es hat einen Bruder bekommen. Für einen Vierpersonenhaushalt ist eines zu wenig.

Etwas über den Stand der Wissenschaft

Langzeitstudien an 83 000 amerikanischen Krankenschwestern haben gezeigt: Mit der richtigen Ernährungsmethode kann man sein Infarktrisiko um bis zu 30 Prozent senken – einfach länger leben unter Beachtung des glykämischen Index. Und eine Studie an Typ-2-Diabetes-Patienten der Reha-Klinik Überruh der Deutschen Rentenversicherung Baden-Württemberg wies nach, dass bei fast allen Teilnehmern die Menge der Insulin-Medikamente zumindest deutlich reduziert werden konnte. Zum Teil sogar auf null.

75 Prozent der erforderlichen Arzneikosten könnte man dadurch sparen. Kein Wunder, dass mittlerweile auch die Krankenkassen wissen, dass es einen GLYX gibt.

Es muss ein Umdenken stattfinden. Dieser Prozess ist bereits im Gange. Und nachdem mich meine Patienten immer wieder gefragt haben, wie ich das gemacht hätte, hatte ich keine Lust mehr, ständig jedem Einzelnen die GLYX-Philosophie zu wiederholen. Jetzt erzähle ich all dies und noch viel mehr im Rahmen einer Kursreihe und halte Vorträge. In Firmen, Krankenkassen, Fitnessstudios, Reha-Einrichtungen. Ich lehre Essen & Genießen, Nordic Walking und natürlich auch Trampolinspringen. Es funktioniert!

Weihnachten koche ich übrigens für meine Praxis ein Sieben-Gänge-Menü. Und keiner merkt: Das ist GLYX.

Lust auf ein GLYX-Seminar mit Stefan Breit? Kontaktadresse siehe Seite 219.

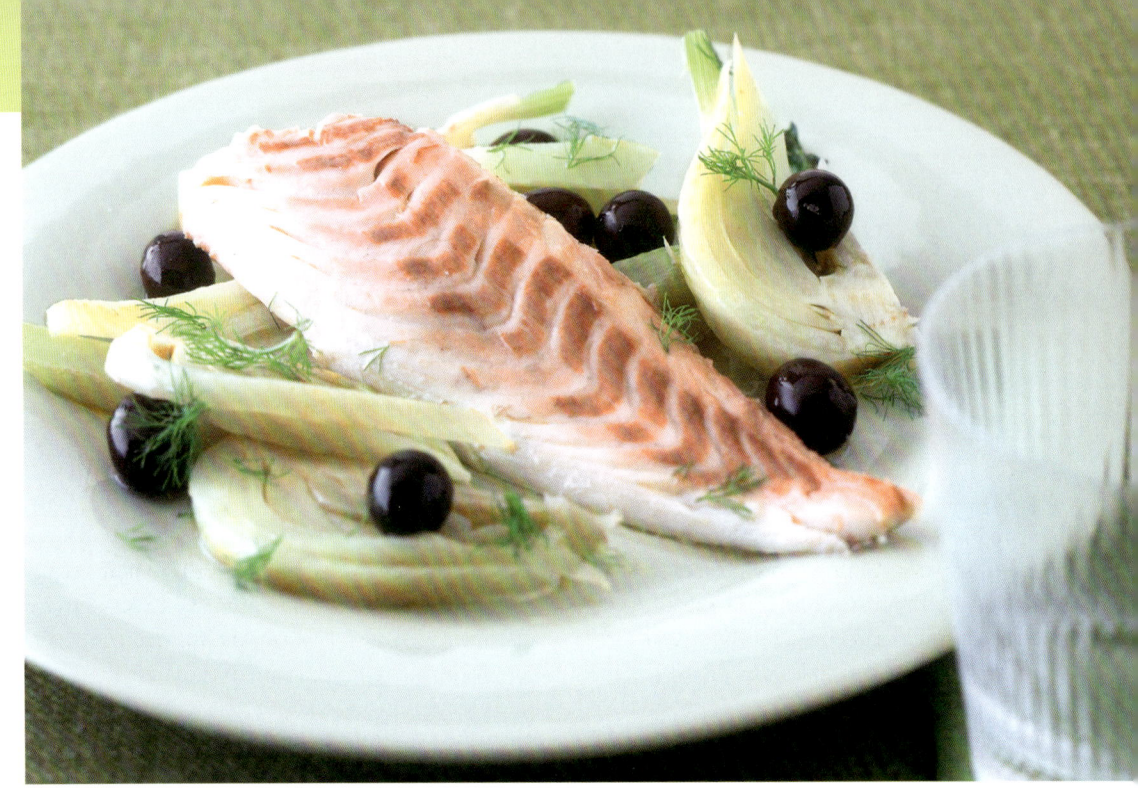

SCHLANKSTOFF DER NATUR:
EIWEISS

Leben ist Eiweiß. Gute Laune, Gesundheit und schlanke Linie sind Eiweiß. Ohne Eiweiß läuft in Ihrem Körper gar nichts. Ihr Körper besteht nämlich – abgesehen von Fett und Wasser – aus Eiweiß. Immunsystem, Muskeln, Haare, Nerven, Blut, Organe, Hormone, Nervenbotenstoffe sind aufgebaut aus 20 winzigen Eiweißbausteinen, den Aminosäuren. Jede einzelne muss als Baustein für den Auf- und Umbau körpereigener Stoffe zur Verfügung stehen – damit unser Körper fit und gesund bleibt, damit wir Leistung bringen können und gute Laune haben.

Acht Aminosäuren sind essenziell, das heißt wesentlich, notwendig. Ihr Körper kann sie nicht selbst herstellen, sondern nimmt sie aus der Nahrung auf. Täglich müssen damit Bil-

lionen von Körperzellen repariert und erneuert, muss das Heer der Abwehrkräfte aufgerüstet werden. Für jedes Gefühl, jede Nerven- oder Muskelreaktion, jeden Gedanken bastelt Ihr Körper aus Eiweißbausteinen die nötigen Botenstoffe, Hormone, Enzyme. Fehlt eine essenzielle Aminosäure, kann das Schlankhormon nicht gebastelt werden, Muskeln wachsen nicht, Immunzellen sterben ab.

Eiweiß ist ein Fatburner

Karl Lagerfeld hat sich mithilfe von Eiweiß so gut wie halbiert. Um 42 Kilo in einem Jahr! Auch in der Wissenschaft ist längst klar: Wenn Diäten funktionieren, dann Proteindiäten. Aus folgenden Gründen:

✖ Eiweiß hält den Muskel davon ab, sich selbst zu vernichten. Muskeln braucht der Abnehmer nun mal, um Fett zu verbrennen.

✖ Eiweiß macht satt. Der Körper schickt uns so lange zum Kühlschrank, bis er ausreichend Eiweiß hat. Das nennt man Proteinhebeleffekt.

✖ Eiweiß ist ein Fatburner.

Mit Eiweiß schlank werden

Wenn Sie ein Glas Buttermilch trinken, ein mageres Stück Geflügel oder Fisch essen, dann muss Ihr Körper Energie zuschießen, um dieses Nahrungseiweiß in Körpereiweiß umzuwandeln. Und wo holt er diese Energie her? Aus den Fettdepots. Ein Gramm Nahrungseiweiß hat 4 kcal. Und 25 Prozent, also 1 kcal muss Ihr Körper zum Verwerten des Fisches zuschießen. Er bedient sich aus den Fettdepots. Damit sich die Fatburner-Eigenschaft auch auf der Waage auswirkt, müssen Sie allerdings gesunde Eiweißlieferanten vorziehen (Seite 95).

»Gutes« und »schlechtes« Eiweiß

Sie fragen sich: Wenn dieser Stoff so wertvoll ist, warum hat er dann so einen schlechten Ruf? Weil unsere Eiweißquellen hauptsächlich aus rotem Fleisch (Rind und Schwein), Wurst und Sahnesoßen bestehen. Die liefern nicht nur Aminosäuren, sondern Cholesterin, Arachidonsäure und Purine (Gicht!).

Bessere – gesunde – Quellen sind: Eier, Fisch, weißes Fleisch (Geflügel, Kalb, Kaninchen), Wild, Hülsenfrüchte, Soja, Nüsse, Getreide, Milchprodukte.

Nur: Pflanzliches Eiweiß ist wegen des Aminosäuremusters nicht ganz so wertvoll für den Körper wie tierisches – aber es fehlt uns leider oft! Die Qualität lässt sich einfach aufstocken, indem Sie Lebensmittel clever kombinieren. Deswegen isst man in Mexiko Reis mit Bohnen. Bei uns Kartoffeln mit Quark.

✖ Kombinieren Sie Getreide (Reis, Buchweizen, Weizen, Hafer, Dinkel, Gerste, Roggen, Hirse) mit Hülsenfrüchten (Bohnen, Soja, Kichererbsen, Erbsen, Linsen).

✖ Auch das wertet das Eiweiß auf: Getreide mit Ei, Milch oder Milchprodukten (Dickmilch, Joghurt, Quark, Käse).

✖ Weitere Kombination: Hülsenfrüchte oder Kartoffeln mit Ei oder Milch(-produkten).

Achtung, Falle!

Nun denken Sie vielleicht: »Eiweiß macht schlank? Gut, dann esse ich nur Eiweiß, lass die Kohlenhydrate weg – und nehm schnell ab.« Stimmt. Es gibt viele proteinreiche Crash-Diäten, die genau mit diesen Mitteln arbeiten. Sie verordnen Unmengen Eiweiß, verbieten Kohlenhydrate – und man nimmt wirklich schnell ab. Nur leider Wasser. Ihr Stoffwechsel macht da nämlich nicht mit. Er schaltet auf ein Hungerprogramm namens »Ketose«. Ihr Körper produziert durch das hohe Eiweißangebot bei gleichzeitigem Kohlenhydratmangel sogenannte Ketonkörper. Und diese scheidet die Niere mit ganz viel Wasser aus. Das ist nicht schlimm. Das steht auch in Ihrem genetischen Programm. Ihr Diäterfolg auf der Waage: reichlich Wasser, kaum Fett. Und langfristig kann man das einfach nicht durchhalten.

Sie machen es besser – Sie kombinieren

Sie essen Eiweiß mit Kohlenhydraten. Den Fisch mit Wildreis oder Gemüse. Die Garnelen mit Pasta, den Käse mit einem Stück Pumpernickel, den Quark mit Obst. Damit tanken Sie ausreichend Zucker fürs Gehirn. Ihr Körper muss weder den Ketose-Weg einschlagen, noch wertvolle Muskeln annagen. Er bedient sich vielmehr aus den Fettpölsterchen, um das wertvolle Nahrungseiweiß in Jugend, Immunsystem, Muskeln, Leistungskraft zu investieren – und in Fröhlichkeit.

Glück = Eiweiß + Kohlenhydrate

Und wieder: Abnehmen mit Glücksgefühl. Denn es gibt einen weiteren Grund, warum Sie Eiweiß mit Kohlenhydraten kombinieren sollten. Zucker führt zwar kurzfristig zu einem Leistungsanstieg im Gehirn, dann aber wird man müde: weil der Blutzucker stark sinkt und weil Kohlenhydrate im Gehirn die Bildung beruhigend wirkender Substanzen anregen. Genau das verhindert Eiweiß. Genauer: die Aminosäure Tyrosin. Denn daraus bastelt sich der Körper die anderen, die belebenden chemischen Botenstoffe der guten Gefühle: Dopamin und Norepinephrin. Diese muntern auf, Sie denken schneller, sind aufmerksamer, motivierter und geistig reger – und viel besser drauf.

Vorsicht, Eiweißmangel!

Eiweißmangel schwächt das Immunsystem, die Haare fallen aus, und die Muskulatur wird abgebaut. Der Körper hat keinen Stoff für Schlankhormone. Zu viel Eiweiß können

Glück = Ziegenkäse + frische Feigen. Nervenbotenstoffe muntern auf, machen fröhlich …

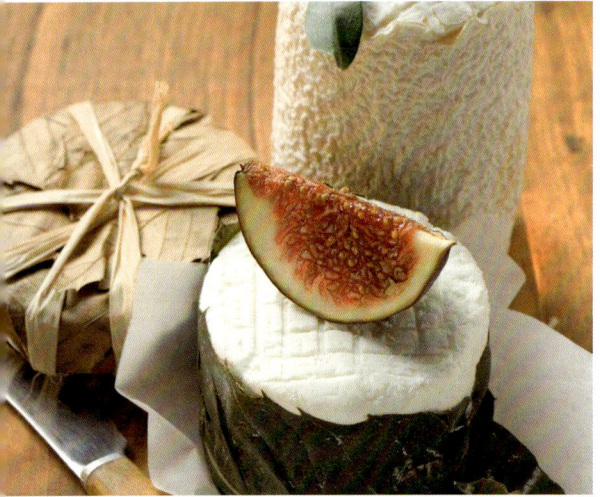

Sie mit der Nahrung im Grunde kaum aufnehmen. Die Tabelle auf Seite 95 zeigt, dass es gar nicht so leicht ist, seine tägliche Ration abzubekommen. Die meisten Frauen, die Diät machen, leiden schnell unter Eiweißmangel, weil sie Fett meiden. Der Muskelabbau führt dann zum Jo-Jo-Effekt.

Schlank mit der Eiweißformel: 1,5 g/kg

Wie viel Eiweiß braucht der Mensch? Wir verlieren am Tag ein halbes Gramm pro Kilogramm Körpergewicht (0,5 g/kg). Addiert man einen Sicherheitszuschlag, dann kommt man auf die gängige Empfehlung: 0,8 g/kg. Das reicht aber nicht, wenn man im Stress ist, wenn man abnehmen will, wenn man Muskeln aufbauen will. Dann brauchen Sie mindestens 1 g/kg, besser 1,5 g/kg (Bodybuilder schwören übrigens auf 2 g). Eine Frau, die 60 Kilo wiegt, benötigt also mindestens 60 g, ein 80-Kilo-Mann 80 g. Auch zwei Gramm pro Kilo Körpergewicht schaden nicht. Denn entgegen früheren Behauptungen passt sich die Niere sehr gut an eine Mehrzufuhr von Eiweiß an, so Studien der Uni Kopenhagen. Gut, wenn Sie die Niere dabei unterstützen. Trinken Sie jede Stunde ein Glas Wasser, am besten mit Zitronensaft.

Die neue Prozent-Empfehlung

Nun heißt es ja, man solle 20 bis 30 Prozent seiner täglichen Kalorien aus Eiweiß zuführen. Wie viel ist das? Wenn Sie eine Diät machen, sollten Sie mit den Kalorien nicht unter den Grundumsatz gehen – die Menge an Kalorien, die Sie in Ruhe verbrauchen. Das sind pi mal Daumen: Körpergewicht · 25. Bei einem 80-Kilo-Menschen bedeutet das: 80 · 25 = 2000 kcal Grundumsatz. 20 % davon sind 400 kcal, 30 % 600 kcal. 1 g Eiweiß hat 4 kcal. Der 80-Kilo-Mensch sollte also mindestens 100–150 g Eiweiß essen. Das entspricht 1,25–1,9 g/kg Körpergewicht.

INFO
Eiweißmangel trotz Überfluss

Viele Menschen leiden unter Eiweißmangel, obwohl sie viel Eiweiß essen, weil sie sich falsch ernähren. Weil Vitalstoffe fehlen, können sie nicht genügend Magensaft oder eiweißspaltende Enzyme produzieren, die wertvollen Aminosäuren kommen nicht an ihrem Zielort, der Zelle, an. Wird das Eiweiß nicht klein gespalten, kann es nicht ins Blut dringen. Unverdautes Eiweiß bleibt im Darm, fault, führt zu Verdauungsbeschwerden und Allergien.
Eiweißmangel macht dick und krank. Das passiert Ihnen nicht, weil Sie künftig auf die richtigen Lebensmittel achten. Und weil Sie die Rituale von Seite 126 bis 128 in Ihr Leben einbauen.

Wie soll man sein Eiweiß essen?

Es macht keinen Sinn, ein dickes Eiweißfrühstück zu futtern und dann nicht mehr an sein täglich Protein zu denken. Zu viel Eiweiß auf einmal scheidet die Niere aus. Verteilen Sie es portionsweise über den Tag. Pro Hauptmahlzeit mindestens 20 bis 40 Gramm.

Regelmäßig Eiweiß – plus Zitrone

Sie achten bei jeder Mahlzeit auf eine Portion Eiweiß. Trinken täglich ein bis zwei große Gläser Butter- oder Sojamilch, Molke oder Kefir, essen zwei Joghurt, ein mageres Stück Geflügel, Wild oder Fisch, ein Stück Käse, ein Ei, dreimal pro Woche eine Portion Hülsenfrüchte. Und Sie essen Fisch. Er liefert das wertvollste, intelligenteste Eiweiß. Bauen Sie außerdem öfter mal ein Sojaprodukt in Ihren Speiseplan ein: Joghurt, Tofu, Sojamilch. Wundermittel Zitrone: Träufeln Sie Zitrone auf den Fisch, auf das Putenschnitzel. Ihr Vitamin C hilft Ihnen, das Eiweiß zu verdauen,

sodass die wertvollen Aminosäuren an ihrem Bestimmungsort ankommen: in der Zelle.

Was tun Vegetarier?

Tierisches Eiweiß kommt meist mit Fett einher, pflanzliches mit Fasern. Das bedeutet: Pflanzliches Eiweiß kann man nicht ganz so gut verstoffwechseln wie tierisches.
Wer Milch und Eier isst – und vielleicht sogar ab und zu noch einen Fisch –, der kann seinen Eiweißbedarf ganz leicht decken. Am besten kombiniert man Getreide mit Milchprodukten oder Hülsenfrüchten; Gemüse und Kartoffeln mit einem Milchprodukt oder Eiern. Wer sich rein pflanzlich ernährt, muss geschickt kombinieren, damit keine der Aminosäuren fehlt. Am besten ist, Sie essen viele Hülsenfrüchte wie Erbsen, weiße Bohnen, Soja; und Körner wie Reis, Weizen, Hirse, Hafer und Grünkern.

Ohne Eiweiß keine Hormone

Auch die kleinen Botenstoffe des Körpers, die unser ganzes Leben regeln, bestehen aus Eiweiß. Diese Hormone und Nervenbotenstoffe sollten Sie kennen:

Das Wachstumshormon macht schlank im Schlaf

Der stärkste Fettverbrenner im menschlichen Körper ist das Wachstumshormon STH. Es wird nachts aktiv. Ihr Körper produziert es im Tiefschlaf. Sie müssen nicht zu einem Anti-Aging-Mediziner gehen und Tausende von Euro für eine Spritzenkur hinlegen. Sie machen Ihr Wachstumshormon günstiger selbst. Sie brauchen nur zwei Aminosäuren: Arginin und Lysin – die Muskeln wachsen, Fett schmilzt, die Haut wird straff.
Arginin und Lysin stecken in Haferflocken, Milchprodukten (vor allem Milch, Hüttenkäse, Ricotta, Joghurt), Eiern, Geflügel und

Meerestieren. Und wenn Sie abends die schnellen Kohlenhydrate (GLYX-hoch und -mittel) weglassen und nur GLYX-niedrig und eiweißreich essen, erzeugen Sie nachts ein Insulintief, das mehr Wachstumshormon lockt. Sie werden schlank im Schlaf.

Noradrenalin verheizt Fett

»Schnell!«, ruft der Chef, »machen Sie ein Konzept.« Oder Sie merken: Huch! Der Tisch ist noch nicht gedeckt, und die Gäste stehen vor der Tür. Das sind die Momente, in denen Sie Unmengen Fett verbrennen. Denn wird Noradrenalin – unser positives Stresshormon – von Körper und Geist gebraucht, schickt die Nebenniere es zur Fettzelle, um Fett für die Energiegewinnung abzurufen. Noradrenalin sorgt dafür, dass extra viel Fett in Energieschübe umgewandelt wird, die uns Höchstleistung vollbringen lassen.

Damit Sie ausreichend von dem Anti-Polster-Hormon Noradrenalin produzieren können, brauchen Sie nur genügend Eiweiß.

Serotonin – das Molekül der guten Gefühle

Was ist Serotonin? Ein Neurotransmitter. Darunter versteht man chemische Überträgerstoffe, die Informationen zwischen den einzelnen Nervenzellen im Gehirn über den synaptischen Spalt hinweg transportieren. Die Wissenschaft kennt 200 dieser Neurotransmitter, die meisten sind allerdings wenig erforscht. Von Serotonin weiß man: Es ist das Molekül des Glücks, macht ausgeglichen, bremst den Appetit, dämpft Schmerzen und fördert die Libido. Ein Mangel an Serotonin kann zu Antriebslosigkeit, Schlaf- und Essstörungen führen und zu Depressionen. Deshalb gibt es Antidepressiva, die in den Serotoninhaushalt eingreifen, Wirkstoffe, die die Konzentration von Serotonin im synapti-schen Spalt zwischen den Nervenzellen ansteigen lassen.

Wann entsteht Serotoninmangel?

Durch negativen Stress oder wenn der Körper zu wenig Licht abkriegt, geht dem Organismus das Serotonin aus. Jeder kennt das: An dunklen Wintertagen fühlt man sich abgeschlafft, die Stimmung ist gedrückt. Der Körper hilft sich in der Regel selbst – durch Heißhunger auf deftigen Schweinebraten, Süßes, Christstollen und Zimtsterne. Warum? Weil Serotonin im Gehirn aus der Aminosäure L-Tryptophan gebildet wird.

L-Tryptophan ist in eiweißhaltigen Lebensmitteln wie Rindfleisch, Geflügel, Thunfisch, Hülsenfrüchten, Milch, Hüttenkäse enthalten. Ein bisschen was steckt auch in getrockneten Datteln und Bananen.

Und die Lust auf Süßes, vor allem in der lichtarmen Zeit, liegt ebenso am Serotonin. Denn Zucker, Kohlenhydrate fördern die Bildung des Neurotransmitters für Glück.

Was erhöht den Serotoninspiegel?

✹ Kombinieren Sie Kohlenhydrate mit Eiweiß – also Vollkornbrot mit Käse oder Ei, Früchte mit Quark oder Hüttenkäse. So fördern Sie die Bildung von Serotonin im Gehirn und verhindern den dick machenden Hunger auf Süßes.

✹ Licht. Jeder Spaziergang an der frischen Luft stimuliert die Serotoninproduktion. Es gibt auch Lichttherapielampen, die Sie fröhlicher und ohne Heißhungerattacken über den Winter bringen können.

✹ Bewegung: Wenn Sie auf dem Trampolin springen, produzieren Sie mehr von diesen Molekülen der Gefühle.

✹ Das Fit-Fett DHA aus Fisch und Leinöl kurbelt die Produktion an (Seite 64).

✹ Koffeinhaltige Getränke wie Kaffee, Tee und Kakao (in Maßen).

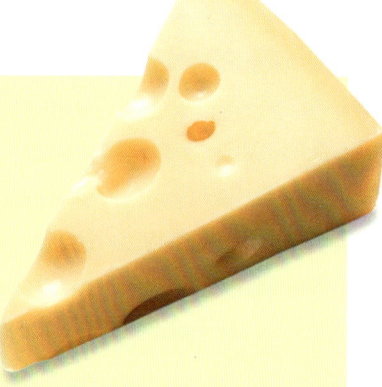

20 Gramm Eiweiß stecken in

30 g Algen

60 g Sojabohnen

120 g Shiitakepilzen

Fleisch, Geflügel, Wurst

80 g Hühnerbrust (ohne Haut)

80 g Putenbrust

90 g magerem Lamm

90 g Rehrücken

90 g Schweinefilet

95 g Kaninchen

100 g Kalbsfilet

100 g Rinderfilet, -lende

120 g Schinken ohne Fettrand

123 g magerer Geflügelwurst

Fisch

80 g Räucherlachs

100 g Heilbutt

100 g Lachs

100 g Sardine

100 g Thunfisch

110 g Garnelen

110 g Makrele

120 g Scholle

120 g Kabeljau

120 g Langusten

120 g Seezunge

120 g Steinbutt

120 g Matjesfilet

125 g Hummer

220 g Austern

10 Gramm Eiweiß stecken in

200 g Sojajoghurt

330 ml Sojamilch

1,5 Hühnereiern

Milchprodukte

250 ml Kefir

250 ml Dickmilch

300 ml Milch

300 ml Buttermilch

300 g Joghurt

25 g Parmesan

37 g Romadur (20 % Fett)

38 g Schnittkäse (30 % Fett)

50 g Mozzarella

50 g Roquefort

60 g Feta (40 %)

75 g magerem Quark

75 g Frischkäse (20 % Fett)

Getreide

60 g Quinoa

65 g Vollkornteigwaren

75 g Amaranth

75 g Wildreis

85 g Hartweizennudeln

80 g Haferflocken

90 g Vollkornmehl

100 g Knäckebrot

125 g Naturreis

130 g Weizenschrotbrot

Nüsse und Samen

35 g Erdnüssen

40 g Leinsamen

45 g Sonnenblumenkernen

50 g Mandeln

50 g Pistazienkernen

55 g Sesamsamen

60 g Cashewnüssen

Hülsenfrüchte, Gemüse, Obst

50 g getrockneten Bohnen oder Linsen

125 g Tofu

175 g Erbsen, frisch

200 g Rosen- oder Grünkohl

500 g Kartoffeln

In Obst und anderen Gemüsen steckt zwar auch Eiweiß, aber nicht viel.

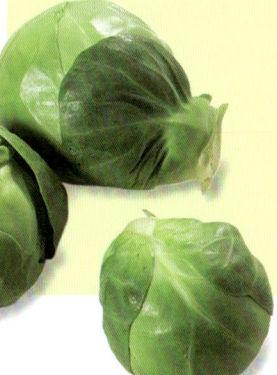

Intelligentes Eiweiß: Hülsenfrüchte, Fisch und Ei

Wer die Gammelfleischskandale satt hat, reichert sein Leben mit anderen Eiweißquellen an. Ideal: Hülsenfrüchte, Fisch und Ei.

Linsen, Erbsen, Bohnen ...

Mit viel Eiweiß, wenig Fett, niedrigem GLYX und einer Extraportion Ballaststoffe halten sie lange satt. Und ob als Suppe, Eintopf oder Gemüsebeilage – Hülsenfrüchte schenken nicht nur eine große Geschmacksvielfalt, sondern auch viele Gesundstoffe: Eiweiß und Nukleinsäuren lassen Muskeln wachsen, Glykoproteine senken den Blutzucker, und Seifenstoffe, Saponine, schützen vor Krebs.

Wer getrocknete Hülsenfrüchte verwendet, muss etwas Geduld mitbringen: Sie müssen über Nacht einweichen, bevor sie in den Kochtopf dürfen. Aber für Eilige gibt's sämtliche Hülsenfrüchte vorgekocht und ohne Zusatzstoffe in Dosen. Hier dürfen Sie ruhig zugreifen. Sojabohnen gibt es mittlerweile auch schon aus der Tiefkühltruhe.

Soja – mit Köpfchen

Warum sind Asiaten schlank, haben ein gesünderes Herz und seltener Krebs? Die Antwort hieß lange: Soja. Sojaprodukte liefern jede Menge gesundes Eiweiß, sind ein Segen für Milchallergiker, schützen das Herz, helfen beim Abnehmen. Doch plötzlich steht in der Zeitung: Soja kann auch gefährlich sein.

Nicht jeder verträgt die Bohne

✖ Einer von 100 leidet unter Sojaallergie. (Aber unter Weizenallergie leiden mehr!)
✖ Kindern unter drei Jahren sollte man gar kein Soja geben.
✖ Die Hormone der Bohne schützen zwar gesunde Menschen vor Krebs, können aber einen bereits vorhandenen Krebs zum Wachsen bringen. »Frauen in den Wechseljahren, die krebsgefährdet oder an Brust- oder Gebärmutterkrebs erkrankt sind, sollten sich darum nicht über lange Zeit sojareich ernähren oder gar Präparate einnehmen«, rät Wolfgang Wuttke, Endokrinologe an der Universität Göttingen.

Was tun?

Integrieren Sie ruhig Sojaprodukte wie Tofu, Sojajoghurt, -milch, -soße, Miso, fermentierte Sojabohnen (Tempeh) in Ihren Speiseplan – wenn er abwechslungsreich ist, müssen Sie sich vor Negativschlagzeilen nicht fürchten. Und: Lesen Sie die Zutatenliste. Bio-Sojaprodukte kommen ohne Zucker & Chemie aus.

Figurwunder: Fisch und Meeresfrüchte

Fischöle putzen die Blutgefäße, schützen vor Blutgerinnseln und somit auch vor Herzinfarkt. Sie stärken die Nerven, bewahren die Haut vor Krankheiten wie Neurodermitis und Schuppenflechte, und sie beugen Rheuma und Diabetes vor.

Wenn Sie viel Fisch essen, saugen sich Ihre Zellen voll mit Omega-3-Fettsäuren, die Sie vor vielen chronischen Krankheiten bewahren können. Sie locken gute Eicos (Seite 65), und Sie halten die Prostaglandine in Schach – die Stoffe im Körper, die Schmerzen auslösen, zu Entzündungen führen und die Blutplättchen verkleben lassen.

Warum ist Fisch ein Fatburner?

Sein Eiweiß kurbelt die Fettverbrennung an. Zudem liefert Fisch jede Menge Tyrosin, die gehirnaktive Aminosäure, aus welcher der Körper die Schlankhormone Dopamin und Noradrenalin bastelt. Und kaum ein Lebensmittel (außer Algen) versorgt Sie so gut mit dem Stoffwechseltreibstoff Jod.

INFO Eiweiß als Konzentrat?

✳ **Braucht man das?** Nein, es geht auch mit gesundem Essen. Außer man wiegt mehr als 120 Kilo. Ob Sie die GLYX-Diät mit einem Eiweißpräparat aufbessern wollen, möchte ich Ihnen überlassen. Sie dürfen nur eines nicht: Während der Diät unter die täglich nötigen 1,5 Gramm Eiweiß pro Kilo Körpergewicht kommen.

✳ **Ist das gefährlich?** Nein. Nur, wenn Sie über lange Zeit hohe Dosen löffeln. Aber da spricht schon der Preis dagegen. Ein gutes Präparat (750 g) kostet 50 Euro. Wichtig: Wenn Sie ein Konzentrat nehmen, sollten Sie viel trinken, weil der Köper sonst übersäuert. Zusätze wie Brennesseln, Granatapfel-, Zitronenschalen-Extrakt oder Magnesiumcitrat tragen zur Entgiftung oder Entsäuerung ein Scherflein bei.

✳ **Woran erkenne ich ein gutes Eiweißkonzentrat?** Auf dem Etikett ist eine biologische Wertigkeit von über 100 ausgewiesen – alles darunter ist Geldverschwendung.

Vorsicht Kohlenhydrate: Achten Sie darauf, dass im Pulver kein Süßstoff und, wenn überhaupt, nur ganz wenig Kohlenhydrate drinstecken. Inulin aus Zichorienwurzel und komplexe Kohlenhydrate (Palatinose) wirken sich positiv auf den Insulinhaushalt aus, Bio-Apfelfasern liefern Ballaststoffe.

✳ **Aus was sollte das Pulver sein?** Molke ist nicht hochwertig. Soja sollte a) nicht gentechnisch verarbeitet sein, b) verträgt es nicht jeder (Seite 96). Ein gutes Aminosäuremuster ergibt auch Erbse plus Milch. Erbsenproteine stehen dem Organismus schnell zur Verfügung, die Milchproteine langsam, man bleibt lange satt.

✳ **Es muss nicht nach etwas schmecken,** denn es sollte nur Nahrungsergänzung sein. Das heißt: Sie rühren es unter Ihren Joghurt, unter Ihren Fatburner-Drink. Mischen es unter gesundes Essen. Auch Aromastoffe stehen unter starkem Verdacht, dick zu machen. (Bezugsquelle Seite 219.)

Wie viel und welchen Fisch?

Essen Sie zwei Portionen Seefisch pro Woche, für Ihre Omega-3-Fettsäuren, für Ihr Glück. Schlemmen Sie sich durch die Vielfalt der Speisefische. Jeder ist wertvoll für Sie, nur nicht paniert oder frittiert. Wählen Sie ge grillt oder gedünstet. Am besten mit Zitronensaft und Olivenöl. Super-Fatburner sind auch Krusten- und Schalentiere: Krebs, Garnelen, Hummer, Krabben, Muscheln und Austern versorgen Sie mit viel Eiweiß, enthalten wenig Fett – und liefern den Gute-Laune-Boten, Lustmacher, Wund(er)heiler Zink. Haben Sie nun noch ein Argument gegen Fisch? Dann lesen Sie das Interview mit Starkoch Kolja Kleeberg ab Seite 100. Wetten, dass er Sie an die Angel kriegt?

Und was ist mit dem Ei?

Das Ei ist ein Produkt der Natur und liefert neben dem Fatburner Eiweiß auch viele Gesundstoffe. Es ist wunderbar vielfältig einsetzbar, gespiegelt und gerührt, gekocht – als Eiweißquelle im Salat.

Sie haben aber Angst vor Cholesterin? Brauchen Sie nicht, wenn Sie Ihre Ernährungsweise so umstellen, wie in diesem Buch beschrieben. Dann schadet Ihnen das Cholesterin aus der Nahrung nämlich nicht. Zudem liefert Ei einen Stoff namens Lutein, der das Cholesterin entschärft.

Es müssen ja nicht täglich drei Eier sein, aber um es mit dem Huhn zu sagen: »Jeden Tag ein Ei und sonntags auch mal zwei« können einem gesunden Menschen nicht schaden.

Der Eiweiß-Fahrplan ins schlanke Glück

1. Die Menge macht's

Essen Sie täglich 1,5 Gramm Eiweiß pro Kilogramm Ihres Körpergewichts. Wenn Sie 50 Kilo wiegen, macht das 75 Gramm Eiweiß. Erst wenn Sie sich daran halten, kann Eiweiß seine Fatburner-Qualitäten entfalten. Zu wenig Eiweiß führt zu Hunger, zu Muskelabbau und Jo-Jo-Effekt. Etwa 75 Gramm Eiweiß insgesamt essen Sie zum Beispiel mit: 0,5 l Butter- oder Sojamilch, 150 g Geflügel oder Fisch, 300 g Joghurt, 50 g getrockneten Bohnen, 40 g Käse unter 30 % (F. i. Tr.) und 50 g Hartweizennudeln (siehe auch die Tabellen auf Seite 95 und im GLYX-Guide).

2. Unterstützung für die Niere

Keine Angst vor zu viel Eiweiß. Das geht kaum. Die Niere kann sich anpassen. Aber unterstützen Sie sie bei ihrer täglichen Schwerstarbeit, indem Sie jede Stunde ein Glas Wasser mit Zitronensaft trinken. Schmeckt übrigens auch gut zur Abwechslung und wirkt genauso: ein Löffelchen Sanddornmark.

3. Regelmäßige Eiweißsnacks

Weil die Niere zu viel auf einmal nicht verarbeiten kann, müssen Sie Eiweiß portionsweise essen. Zu den Hauptmahlzeiten 20 bis 40 Gramm. Das heißt auch: den ganzen Tag satt.

4. Eiweiß ohne Fett

Bevorzugen Sie mageres Eiweiß. Also Hühnerbrust ohne Haut, fettarme Käsesorten, Hülsenfrüchte … Dann schlägt sich die Fatburner-Eigenschaft von Eiweiß schneller auf der Waage nieder. Denn um aus Buttermilch Muskeln zu bauen, holt sich der Körper Energie aus den Fettdepots. Schwimmt zu viel Fett im Blut, bleiben die Fettdepots auf den Hüften sitzen. Aber: Von Milchprodukten nicht mager nehmen, sondern die natürliche Fettstufe! Sonst fehlt dem Gehirn die Fettsäure CLA – es macht Hunger auf mehr.

5. Intelligente Kombi I

Wenn Sie Reis mit Bohnen, Kartoffeln mit Ei oder Haferflocken mit Milch essen, stocken Sie die Wertigkeit des Eiweißes auf. Denn Eiweiß liefert unterschiedliche Aminosäuren. Der Körper braucht diese Vielfalt für seinen Pool, aus dem er schöpfen muss, wenn er Muskeln oder Immunzellen basteln will.

6. Intelligente Kombi II

Träufeln Sie Zitrone auf Fisch, Putenschnitzel oder Quark. Denn Vitamin C aus Zitrusfrüchten hilft Ihnen dabei, das Eiweiß optimal zu verdauen.

7. Intelligente Kombi III

Essen Sie Eiweiß plus Kohlenhydrate. Vollkornbrot mit Käse oder Ei, Früchte mit Quark oder Hüttenkäse, Joghurt mit Müsli. So fördern Sie die Bildung von Serotonin im Gehirn – das bremst den Appetit auf Süßes. Das hält Sie auch wach, denn Eiweiß verhindert, dass Kohlenhydrate müde machen.

8. Eiweißhelfer

Eiweiß allein ist machtlos gegen Fettpolster, wenn nicht B-Vitamine im Proteinstoffwechsel mithelfen. Pantothensäure, Vitamin B6, Folsäure und Vitamin B12 bauen die Eiweißbausteine in die Muskeln ein, basteln die Schlankhormone, stabilisieren die Zellmembranen. Die Vitamine stecken in Vollkornprodukten, Hülsenfrüchten, Fleisch, Geflügel, Lachs, Sardinen, Hummer, Krebsen, Milchprodukten, Eigelb, Pilzen, grünem Gemüse, Sprossen, Bananen, Avocados, Erdbeeren, Sauerkirschen, Sauerkraut, Hefe.

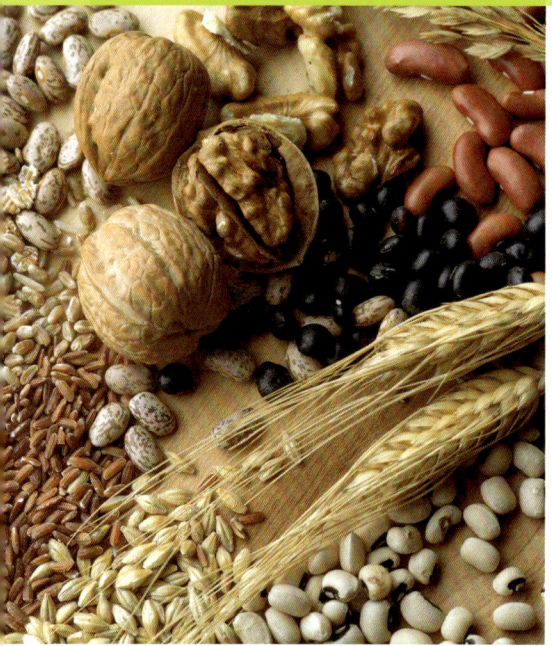

Pflanzliche Eiweiß-Spender: Nüsse, Samen, Getreide und Hülsenfrüchte.

9. Nur kein Frust

Wenn Sie Stress haben und die Schokolade in der Schublade als schnelles Trostpflaster lockt, sagen Sie »Nein«. Machen Sie stattdessen einen Spaziergang, oder wippen Sie auf dem Trampolin den Gelüsten davon. Licht und Bewegung locken das Glückshormon Serotonin auf schlanke Weise. Auch die Portion Fisch mit ihrem Fit-Fett DHA zum Mittagessen verjagt depressive Gedanken. Als Notbremse für schlechte Laune und Schokolust können Sie auch eine Tasse Kaffee, Tee oder puren Kakao (ohne Zucker) trinken.

10. Essen Sie Fisch

Fisch liefert das wertvollste, intelligenteste Eiweiß. Absolutes Minimum sind zwei Portionen pro Woche. Jeder Speisefisch, jedes Krustentier ist wertvoll für Sie – nur nicht paniert oder frittiert. Lieber grillen oder dünsten und mit einer natürlichen Soße aus Zitronensaft und Olivenöl servieren.

11. Pflanzeneiweiß satt

Hülsenfrüchte, Soja, Nüsse, Getreide, Grüngemüse, Himbeeren … Bei Eiweiß denken wir meistens an Fleisch oder Milchprodukte. Aber gerade das Pflanzeneiweiß kann einen dicken Beitrag zur schlanken Linie leisten, weil es praktisch kein Fett liefert (Ausnahme: Nüsse, die liefern aber Fit-Fette und kein Hüftschmalz). Sie sollten dreimal die Woche eine Portion Hülsenfrüchte essen, täglich 20 bis 30 Gramm Nüsse oder Samen knabbern und Vollkornprodukte bevorzugen.

12. Soja für Muskeln und Gesundheit

Bauen Sie auch mal ein Sojaprodukt in Ihren Speiseplan ein: Joghurt, Tofu, Sojamilch. Die tolle Bohne liefert Spitzenmengen Eiweiß, kaum Fett, dafür viele Gesundstoffe, die das Cholesterin senken und Krebs abwehren. Wer auf Soja verzichten sollte, steht auf Seite 96.

13. Eiweißkonzentrat kann helfen

Abnehmen zu müssen, ist ganz neu in der Menschheitsgeschichte. Keine 100 Jahre alt. Der Mensch war und ist noch programmiert auf Zunehmen. Und darum ist das Abspecken manchmal auch schwierig. So nimmt man nicht ab, wenn man nicht genug Eiweiß aufnimmt. Im Gegenteil. Der Körper baut Muskeln ab. Ein schwer Übergewichtiger schafft es kaum, seinen Eiweißbedarf zu decken. Dann hilft ein gutes Eiweißkonzentrat – als Ergänzung (Seite 97).

14. Abends GLYX-niedrig

Wenn Sie über den Tag verteilt Eiweiß snacken und zusätzlich mit einem GLYX-niedrig-Abendessen zu Bett gehen – zu Fisch, Eiern, Tofu oder Fleisch eben nur Gemüse essen –, ergreifen die Hüftfette extra schnell die Flucht. Denn das sind die Voraussetzungen, damit der Körper seinen Super-Fatburner, das Wachstumshormon, ins Rennen schickt.

KEINE ANGST VOR FISCH

Kolja Kleeberg kennt man aus Kerners Koch-Show. Seine Fischküche ist eine Sensation. Hier erzählt er, wie man mit Fisch umgeht.

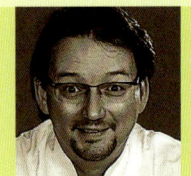

Der Sternekoch ist Chef des Restaurants VAU in Berlin (Telefon 030/2029730) und zaubert seine Gerichte nach der Philosophie: Genuss für alle Sinne.

Viele Leute trauen sich nicht so recht an Fisch. Woran liegt das?

Kolja Kleeberg: Wohl weniger an den seltenen Fisch-Skandalen. Ich glaube, die Binnenlandbewohner haben einfach nur ein anderes Verhältnis zum Fisch als die Küstenbewohner, weil sie den Fisch nicht so oft sehen. Außerdem sind Fische den Menschen generell fremder als Kühe und Schweine. Sie haben keine Arme und Beine. Und sie leben im Wasser.

Tatsächlich gibt es aber richtig gefährliche Fische – zum Beispiel den Kugelfisch.

Den muss man nicht fürchten, weil es ihn hier in Deutschland gar nicht gibt. Auch in seinem Ursprungsland, in Japan, darf er nur von Köchen mit einem Diplom zubereitet werden. Nur die können den Fisch so filetieren, dass die hochgiftige Galle dabei nicht verletzt wird und ihr Gift mit dem Fleisch in Berührung kommt.

Wenn man heimische Fische kauft, macht man am wenigsten falsch?

Sicher – schon allein deshalb, weil man sie frischer bekommt als einen tiefgekühlten Exotenfisch. Außerdem kurbelt man dadurch die heimische Fischzucht an.

Viele Leute haben auch Angst vor Gräten.

Man muss nur wissen, wo die Gräten sind. Zum Beispiel der Hecht: Der hat ypsilonförmige Gräten. Die findet man nie, wenn man nicht ganz genau Bescheid weiß.

Wie kann man das Entgräten lernen?

Am besten durch eine Kochkurs bei einem Spitzenkoch. Das lohnt sich: weil ein an der Gräte gebratener Fisch am besten schmeckt. Ansonsten sollte man Filets kaufen oder sich das Entgräten vom Händler abnehmen lassen. Auf keinen Fall sollte man Lachssteaks kaufen. Da sind meistens noch Gräten drin, und die Haut ist nicht geschuppt. Das verleidet jedem Fischesser die Freude.

Warum ist das Entschuppen so wichtig? Man kann doch nach dem Garen einfach die Haut abziehen?

Ja, aber man kann den Fisch nur richtig auf der Haut braten, wenn er geschuppt ist. Und gebraten bekommt er auch ein besonders gutes Aroma. Das ist mein Tipp für Fisch-Einsteiger. Weil der Fisch dann einen fast fleischigen Geschmack bekommt.

Wie geht das?

Man muss die Haut mit einem scharfen Messer oder einem Rasiermesser ein paarmal einritzen. Sonst zieht sie sich beim Braten zusammen, und das Filet wölbt sich – dann liegt die Haut nicht plan in der Pfanne auf und wird auch nicht knusprig. Ein weiterer Trick: Vor dem Braten salzt man das eingeritzte Filet, tunkt es leicht in Mehl oder Hartweizengrieß, um die überschüssige Feuchtigkeit aufzusaugen. Dann brät man das Filet in heißem Olivenöl und beschwert es während der ersten zehn bis fünfzehn Sekunden mit einem kleinen Topf oder einer Pfanne. Wenn man den Topf wegnimmt, sieht man, wie die Hitze langsam nach oben steigt und der Fisch gar wird. Kurz bevor das Fischfleisch von glasig auf blind wechselt, gibt man Butter, ein wenig Thymian und Zitronensaft in die Pfanne. Dann dreht man das Filet und gart es ein paar Sekunden von der anderen Seite. Das Ganze dauert zum Beispiel bei einem Zanderfilet nur fünf Minuten.

Für viele ist Fisch vor allem ein Sommergericht. Was sollte man beachten, wenn man ihn grillt?

Dass man mit etwas Geduld an die Sache rangeht. Salzen Sie den Fisch, marinieren Sie ihn mit Gewürzen oder in Sojasoße, und dann legen Sie ihn auf den Rost. Die Temperatur sollte nicht so heiß sein wie beim Fleischgrillen. Dann warten Sie mindestens zwei Minuten, bis das Eiweiß gestockt ist. Erst dann können Sie den Fisch nämlich vom Grill heben, ohne dass er am Rost kleben bleibt.

Muss es immer Frischfisch sein, oder darf er auch aus der Tiefkühltruhe kommen?

Ja klar. Gerade wenn es unkompliziert und schnell sein soll, eignet sich Tiefkühlfisch. Allerdings ist dann das Braten auf der Haut schwieriger, weil der Tiefkühlfisch ein wenig Feuchtigkeit abgibt – und das spritzt in der Pfanne. Deshalb folgender Tipp: Man lässt den Fisch fast auftauen, bestreicht ihn ganz sparsam mit einer Mischung aus Butter und Semmelbröseln, brät ihn ein bisschen in der Pfanne an und stellt ihn dann für drei bis vier Minuten in den Grill. Durch die knusprige

Bröselmischung kriegt man den guten Röstgeschmack hin.

Ist Tiefkühlfisch qualitativ schlechter als frischer?

Absolut nicht. Im besten Fall ist der Fisch ja auch seefrisch gefroren. Und der ist sicher besser als ein Fisch, der eine Woche lang auf See gewesen ist, bis er dann angeblich frisch beim Händler liegt.

Worauf sollte man beim Auftauen von Tiefkühlfisch achten?

Am besten nimmt man ihn am Vortag aus dem Tiefkühlschrank und lässt ihn in der hintersten und kühlsten Ecke des Kühlschranks über Nacht auftauen – weil der Kühlschrank in dieser Zeit am wenigsten auf- und zugemacht wird und der Fisch am schonendsten aufgetaut werden kann. Legen Sie ihn ausgepackt auf einen Teller oder auf eine Platte. Es ist nicht gut, wenn der Fisch in seinem eigenen Saft oder Blut liegt. Ich empfehle, zusätzlich etwas Küchenpapier in den Bauch zu stecken.

Und wie lagert man frisch gekauften Fisch?

So kalt wie möglich, etwa bei 4 °C. Idealerweise sollte man den Fisch an dem Tag essen, an dem man ihn gekauft hat.

Woran erkennt man, dass ein Fisch verdorben ist?

Das kann man an den Augen des Fisches ablesen. Im Idealfall sind sie ganz klar und fest und stehen vor. Im schlechten Fall sind sie milchig und leicht eingefallen.

Wie checkt man die Frische eines Filets?

Man nimmt es in die Hand und prüft, ob es noch eine gewisse Spannung hat. Wenn es wie ein nasser Waschlappen runterhängt, ist es nicht mehr frisch.

Was kann passieren, wenn man verdorbenen Fisch isst?

Dann kann einem leicht schlecht werden. Wenn sich Fischeiweiß zersetzt, wird es zu einem der unangenehmsten Lebensmittelgifte. Deshalb sollte man folgende Faustregel befolgen: Sobald ein Fisch nach Fisch riecht, ist er nicht mehr frisch genug. Er muss neutral und nach frischem Wasser riechen.

Ist der Hering so gesund wie die Makrele?

Alle Fische sind sehr gesund, weil sie leicht verdaulich sind und leicht aufschließbare Proteine haben. Seefische enthalten Jod. Mit den Fischen ist es wie mit der gesamten Ernährung: Die Abwechslung macht den Vorteil.

Was halten Sie von Dosenthunfisch?

Ich liebe Dosenthunfisch. Das Eindosen von Thunfisch ist eine ganz alte sizilianische Tradition. Und da gibt es verschiedene Qualitäten. Das Bauchfleisch ist das fetteste, es schmeckt nach dem Konservieren am saftigsten. Auf keinen Fall sollte man Thunfisch mit Tomaten, Erbsen und Zwiebelchen nehmen, weil da der Hersteller schlechtes Fleisch durch die pikante Soße leicht kaschieren kann.

Was ist besser – Thunfisch im eigenen Saft oder in Öl?

Es wird immer gesagt, der Thunfisch im eigenen Saft wäre besser, weil er den neutraleren Geschmack hat. Aber ich nehme lieber Thunfisch in Olivenöl, weil das Fleisch saftiger ist. Thunfisch im eigenen Saft bedeutet ja, dass das Fleisch in Salzwasser badet. Und das Salz zieht den Saft aus dem Thunfisch heraus.

Verliert der Fisch Nährstoffe durch das Eindosen?

Natürlich ist alles, was eingedost wird, weniger wertvoll als frische Lebensmittel. Aber frischer Thunfisch ist sehr leicht verderblich. Und im Dosenfisch sind ja durchaus noch Nährstoffe enthalten.

Was sollte man über Räucherfisch wissen? Manche Menschen vertragen ihn ja nicht besonders gut?

Generell kann man sagen: Je kälter und milder der Fisch geräuchert ist, umso schneller kann er verderben. Umso besser schmeckt er aber auch. Das mit der Unverträglichkeit liegt meiner Ansicht eher daran, dass Räucherfische Fettfische sind: Makrele, Hering, Lachs, Aal.

Wenn man sich dann lieber für leichten Frischfisch entscheidet – welcher bietet das beste Preis-Leistungs-Verhältnis?

Ganz klar: die Makrele. Wussten Sie, dass die in Japan einer der teuersten Fische ist? Sie schmeckt nicht nur gut, sondern hat auch sehr wertvolle Inhaltsstoffe, ist also ein besonders gesunder Fisch. Bei uns kennt man die Makrele ja mehr als Dosenfisch oder Steckerlfisch. Aber ein Makrelenfilet auf der Haut gebraten – das ist grandios. Die Haut ist ein bisschen dicker und wird deshalb schön knusprig. Dabei kostet die Makrele nicht mehr als ein Hering.

Welchen Edelfisch sollte man auf jeden Fall mal probieren?

Das absolute Top-Erlebnis – auch für zu Hause – ist ein Stück von einem Steinbutt. Der sollte aber im Ganzen fünf bis sechs Kilo schwer sein. Bitte keinen Baby-Steinbutt kaufen, der hat noch nicht den richtigen Geschmack. Wenn man aber ein zwei bis drei Zentimeter dickes Filet von einem großen Steinbutt bekommt, dann erlebt man Fisch am saftigsten und geschmackvollsten. Ähnlich toll ist ein Sankt-Peter-Fisch. Oder ein Hechtfilet. Mit Speck gebraten schmeckt der etwas kräftiger, ist aber unheimlich gut.

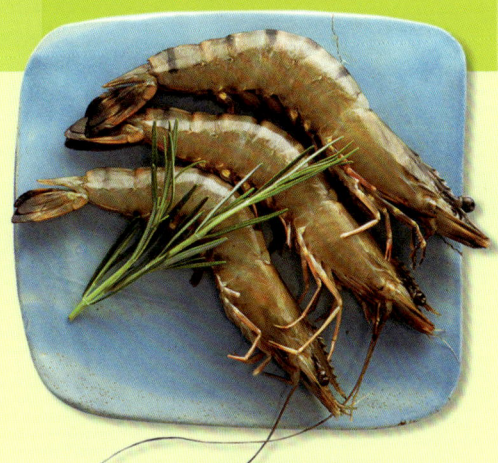

Krustentiere nur ganz frisch genießen!

Wie paniert man gesund?

Am besten so: Den Fisch salzen, dann in Mehl wälzen und durch ein verquirltes Ei ziehen. Dann den Fisch durch möglichst feines und trockenes Paniermehl ziehen. Wichtig ist, dass der Fisch keine Feuchtigkeit abgibt, denn die kühlt die Temperatur des Bratfettes herunter. Dann wird die Panade nicht gleich geschlossen, und das Fett kann in sie eindringen.

Wie würzt man Fische?

Mit Salz und Kräutern. Ich empfehle Thymian, Minze und Petersilie. Rosmarin und Majoran kann man auch dazu nehmen, aber die sind für manche Fische zu kräftig.

Welche Beilagen eignen sich zu Fisch?

Der Fisch ist sehr anpassungsfähig, man kann also alles Mögliche dazu machen. Ich habe sogar mal Lachs mit Rotkohl und weißen Trüffeln gemacht. War sehr lecker.

Passt am besten Weißwein dazu?

Das kommt vor allem auf die Soße an. Einem kräftigen Fisch, wie Steinbutt oder Zander, kann man wunderbar eine Rotweinsoße zugeben – da passt hervorragend ein Bordeaux dazu. Zu Forelle oder Saibling, mit Minze und Zitronensaft abgeschmeckt, passt ein Sauvignon Blanc. Und wenn man in die asiatische Richtung geht und ein bisschen Schärfe und Süße an den Fisch bringt, dann würde ich einen fruchtigen Riesling empfehlen.

Was muss man bei Muscheln beachten?

Muscheln sollten frisch, lebendig und geschlossen sein. Wenn die Muschel leicht geöffnet ist, hat der Schließmuskel bereits abgebaut. Die muss man unbedingt aussortieren. Nach dem Garen gilt die Regel umgekehrt: Die geöffneten Muscheln darf man essen, und die geschlossenen muss man wegwerfen.

Was muss man über Krustentiere wissen?

Krustentiere und Muscheln haben das am leichtesten verderbliche Eiweiß. Man sollte sie auf jeden Fall lebendig oder kurz nach dem Auftauen verarbeiten.

Sollte man Muscheln wirklich nur in »R«-Monaten (September bis Februar) essen?

Muscheln filtern sehr viel Wasser, bis zu zwölf Liter pro Stunde. Und das ist in den Sommermonaten ein Nachteil, wenn das Wasser wärmer und die Algenbelastung höher wird. Deshalb gibt es diese Regel.

Bitte zum Schluss noch ein Schnellgericht!

1 Ein Forellen- oder Saiblingsfilet häuten, mit viel schwarzem Pfeffer übermahlen und in eine kleine Auflaufform geben. Mit Zitronensaft würzen und mit Olivenöl angießen, sodass die Hälfte des Fischs im Öl liegt. Ein paar Kirschtomaten und eine ungeschälte, leicht angedrückte Knoblauchzehe dazugeben.
2 Eine Folie über die Form ziehen und das Ganze eine Stunde lang im Kühlschrank ziehen lassen.
3 Das Garen geht dann superschnell. Die Form (ohne Folie) muss nur fünf Minuten bei 170 Grad in den Ofen oder unter den vorgeheizten Grill. Etwas Brot dazu – und fertig.

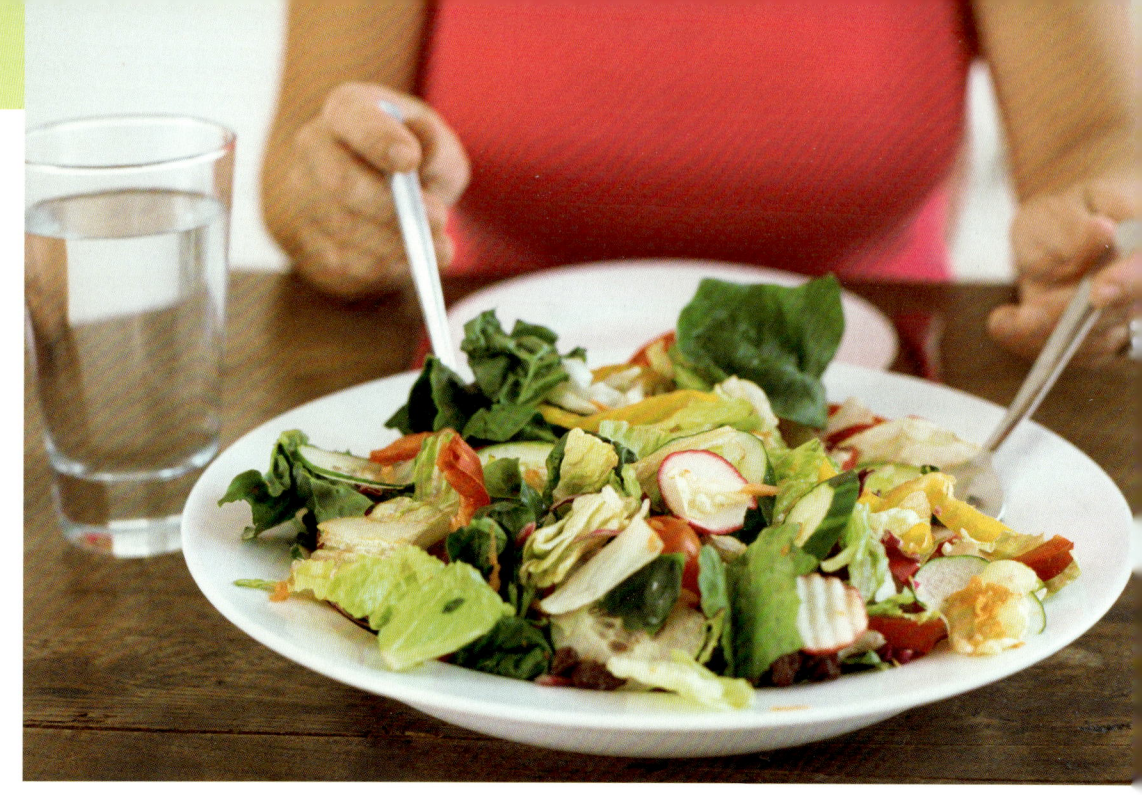

NOCH MEHR FATBURNER-
ZAUBERSTOFFE

... aus der Vitalstoffkiste

Die Natur hält neben Eiweiß und Fettsäuren viele weitere Stoffe bereit, die Sie schlank machen. Fehlt einer, funktioniert der Stoffwechsel nicht richtig. Sie verbrennen weniger Energie, weil Sie auch weniger haben.

Sie brauchen Zündstoff für Ihren Fettstoffwechsel – und zwar alle Vitamine, essentielle Fettsäuren und Eiweißbausteine, alle Mineralien. Hier sind ein paar herausgegriffen.

Vitamin C – Schlankvitamin

Das kennen Sie als Grippemittel. Vitamin C ist aber auch ein Fatburner und sogar ein sehr aktiver. Der Körper braucht Vitamin C, um den Fettabtransportstoff Carnitin zu produzieren. Dicke Menschen haben häufig einen Vitamin-C-Mangel. Da Vitamin C jede Zelle schützt, verbraucht ein Mensch, der viele Zellen hat, auch mehr Vitamin C. Der Körper kann dann zum Beispiel nicht genug Noradrenalin produzieren. Noradrenalin ist ein Hormon, das Fett aus den Fettzellen abzieht, um schnell Energie zu gewinnen. Zudem stärkt und vernetzt Vitamin C das Bindegewebe, glättet die Haut.

Wenn Sie abnehmen wollen, dann gönnen Sie Ihrem Körper ein Gramm pro Tag. Gibt's günstig als Ascorbinsäure in der Apotheke.

Kalzium baut Fett ab

Kalziummangel macht dick, das bestätigt eine US-Studie. Frauen, die Diät machten (weniger als 1900 kcal), aber unter 780 mg Kalzium zu sich nahmen, speckten zu. Nur die Teilnehmerinnen, die täglich 1000 mg Kalzium aßen, verloren Gewicht. Zudem heizt das Mineral die Enzymaktivität beim Verdauen an, entwässert den Körper und macht Knochen stabil.

Kalzium steckt in Joghurt, Quark und Käse (vor allem Parmesan), aber auch in Grüngemüse und Hülsenfrüchten. Sie wollen ein Präparat? Dann sprechen Sie mit Ihrem Arzt.

Magnesium futtert Fett weg

Magnesium ist zuständig für körperliche und geistige Leistungskraft, für funktionierende Nerven und Muskeln – und es organisiert die Sauerstoffversorgung der Zellen und damit die Fettverbrennung. Ohne Magnesium also kein Sauerstoff und ohne Sauerstoff verbrennt kein Gramm Fett, die Pfunde klammern und wuchern. Darum achten Sie darauf, dass Sie genug von dem Schlankstoff aufnehmen.

Das Mineral steckt in Vollkorn, Soja, Mandeln und Grüngemüse. Leider nicht mehr so viel wie vor hundert Jahren. Täglich Ihre nötigen 450 mg zu essen, ist schwierig. Auch hier fragen Sie Ihren Arzt.

Neptuns Schlank-Tipp: Jod aus Algen & Fisch

Der Zauberstoff aus Algen und Fisch heißt Jod. Er ist Treibstoff für unseren Stoffwechselmotor, die Schilddrüse. Wer zu wenig Jod aufnimmt, der hat einen lahmen Stoffwechsel, die Fette lagern sich lieber ab, als verbrannt zu werden, der Körper spart Energie, wo er kann. So wird man dick. Jodmangel ist bei uns weit verbreitet. Deshalb sollten Sie zweimal pro Woche jodreichen Seefisch wie Schellfisch und Kabeljau essen. Verwenden Sie in der Küche Kristall- oder Meersalz (siehe Kasten). Und freunden Sie sich auch mit

---

TIPP Welches Salz?

Stellen Sie sich um auf Meer- oder Kristallsalz. Natursalz hilft Ihrem Körper, die Fettzellen zu leeren. Denn im Gegensatz zum wertlosen, raffinierten Kochsalz enthält Natursalz über 80 lebenswichtige Mineralstoffe, die der Organismus braucht. Und zwar in genau der Form und Dosierung, wie sie optimal vom Körper aufgenommen und verwertet werden können.

Mineralien aus Kristallsalz sind hundertprozentig bioverfügbar, weil sie genau die Struktur haben, die unsere Zellen vom Anbeginn unseres Lebens kennen.

Woher kommt gutes Salz? Aus dem Berg, aus dem Meer. Jedenfalls direkt aus der Natur, nicht aus der Fabrik.

Algen an – zum Beispiel um Sushi oder in der Suppe. Sie brauchen täglich etwa 200 Mikrogramm Jod. Jeder zweite Deutsche (vor allem im Süden) leidet an Jodmangel – vielleicht auch Sie. Sprechen Sie mit Ihrem Arzt.

Chrom: Verstärkung fürs Insulin

Chrom optimiert die Wirkung des Insulins an den Zellen. Chrom ist Bestandteil des Glukose-Toleranz-Faktors (GTF). Er erhöht die Empfindlichkeit für Insulin und schickt den Zucker aus dem Blut in die Zellen.

Ist also genug Chrom da, muss die Bauchspeicheldrüse weniger Insulin ausschütten. Schwimmt weniger Insulin im Blut, kommen Fette aus den Fettzellen frei, die Depots an Hüfte und Po schmelzen. Leider haben viele Menschen Chrommangel, da sie so viel Kohlenhydrate essen.

Viel Chrom steckt in Bierhefe, Vollkornprodukten, Tee, Fleisch, Eiern, Haferflocken und Pilzen. Wenn Sie ein Präparat nehmen, dann bitte nur in Absprache mit dem Arzt.

Carnitin, der Chauffeur für Fett

Carnitin macht als Fatburner momentan besonders Furore. Er geistert ständig durch die Presse, und wohl jeder Fitnessstudiobesucher kennt die Substanz.
L-Carnitin steckt in Ihren Muskeln. Muskeln verbrennen Fett, und dafür brauchen sie dieser Stoff. L-Carnitin ist das Transportschiffchen, das die Fettmoleküle in die Öfchen der Muskelzellen (Mitochondrien) zur Verbrennung transportiert. Ohne L-Carnitin bleibt das Fett auf der Hüfte liegen.
Doch kann man damit wirklich abnehmen? Jein. Sicher nicht, wenn Sie Carnitin allein schlucken, ohne Sport zu treiben, und weiterhin Weißbrot mit Marmelade essen. Aber es gibt ein paar Studien, die zeigen: Carnitin hilft dabei, dass während einer Diät keine Muskeln abgebaut werden, und kurbelt die Fettverbrennung an.
Woher bekommen Sie Carnitin? Der Körper kann es sich selbst basteln. Er braucht dafür Aminosäuren (Eiweiß), Vitamin C, Vitamin B6 und Eisen. Carnitin steckt aber auch im Essen: vor allem in Schaf-, Rind- und Schweinefleisch. Milch(produkte), Eier, Vollkornprodukte, Obst und Gemüse liefern leider nur wenig, dafür aber die Hilfsmittel, die der Körper für die Eigenproduktion braucht.
Carinitin gibt es auch in der Apotheke. Wer abnimmt, kann ein bis zwei Gramm über den Tag verteilt nehmen. Aber unbedingt vorher mit dem Arzt sprechen! (Mehr zum Thema Vitalstoffpräparate auf Seite 110.)

Koffein tunt die Fettverbrennung

Mit Kaffee schlank werden? Das geht tatsächlich. Denn Kaffee stimuliert die Lipolyse, also den Abbau von Fett aus den Depots. Das macht aber nur schlank, wenn Sie dieses freie Fett dann auf dem Trampolin verbrennen. Drei Tassen pro Tag sind erlaubt, allerdings sollten Sie immer ein großes Glas Wasser dazu trinken. Sie vertragen keinen Kaffee, oder er regt Ihren Appetit an? Sie können den Schlankstoff auch aus Tee(-tassen) schlürfen.

Würzig mit Wunderwirkung

Kräuter verzaubern Gerichte, würzen mit Gesundheit, beruhigen und entspannen – und halten schlank. Ihre Biostoffe bringen den Stoffwechsel in Schwung und entschlacken den Körper.

Fitness von der Fensterbank

Ziehen Sie frische Kräuter am Fensterbrett, und geben Sie diese zum Schluss über das Essen. Durch Kochen verdampfen die ätherischen Öle und der Fatburner Vitamin C.

So wirken sie

- **Basilikum** stärkt den Magen und beruhigt. Ein Töpfchen sollte auf jedem Schreibtisch stehen.
- **Bohnenkraut** tötet Bakterien und reinigt die Haut.
- **Borretsch** macht fröhlich und schön.
- **Brennnesseln** reinigen das Blut. Brunnenkresse fördert die Verdauung und stärkt das Immunsystem.
- **Dill** reinigt den Körper und lockt das Sandmännchen.
- **Estragon** entwässert und wirkt als Antidepressivum.
- **Kerbel** weckt Frühjahrsmüde.
- **Majoran** und **Oregano** stärken die Nerven.
- **Petersilie** ist ein Turbolader für den Stoffwechsel.
- **Salbei** fördert die Fettverdauung.
- **Schnittlauch** entwässert und desinfiziert den Körper von innen.
- **Thymian** kräftigt den Darm, stärkt das Herz, löst Krämpfe.

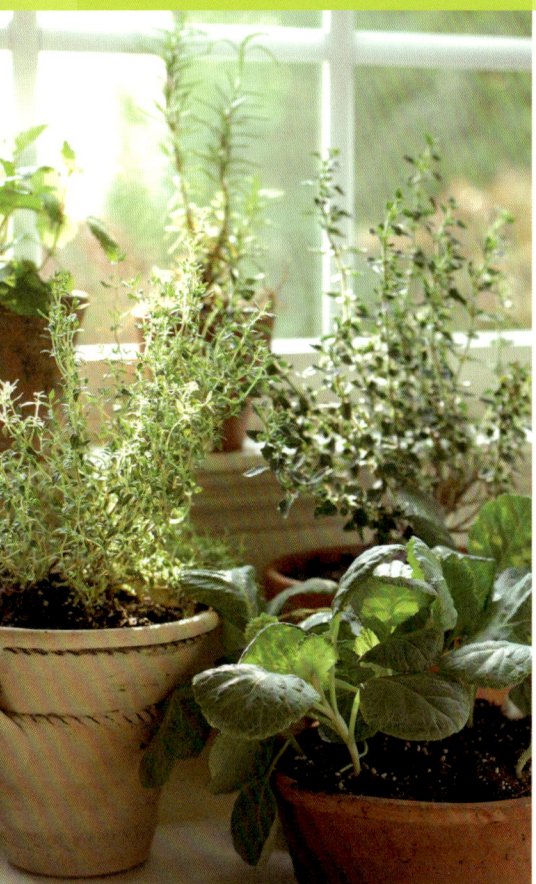

So ein Fitnessstudio kann sich jeder einrichten:
Kräuter auf der Fensterbank.

Die Schlankkraft der Gewürze

Gewürze sorgen für Genuss, Gesundheit und
cine gute Figur. Darum sollten Sie neben der
Pfeffermühle noch zwei Meter Platz für diese
Naturwunder haben.

So wirken sie

✖ **Chili** unterstützt Kreislauf und Verdauung,
kurbelt die Fettverbrennung an – und macht
glücklich, weil er Endorphine lockt, die körpereigenen Moleküle guter Gefühle.

✖ **Fenchel** beruhigt den Magen, verhindert
widrige Winde. Er sorgt für guten Schlaf und
hilft bei Neurodermitis. Ein Fenchelaufguss
lindert Husten.

✖ **Ingwer:** Die asiatische Wurzel lindert See-
krankheit und Kater, verbessert die Durchblutung, kräftigt das Herz und heilt Entzündungen. Ingwer hilft Magen und Darm bei
der Arbeit und wirkt zugleich beruhigend.

✖ **Kardamom:** Die getrockneten Samenkap-
seln fördern die Verdauung und treiben Blähungen aus dem Körper.

✖ **Knoblauch** tötet Pilze und Bakterien ab,
schützt vor Infektionen, vor allem des Magens und Darms. Er stärkt die Atemwege,
senkt zu hohen Blutdruck und verbessert die
Durchblutung des Herzens. Knoblauch senkt
auch einen zu hohen Cholesterinspiegel und
schützt vor Arterienverkalkung.

✖ **Koriander:** Die Samen helfen beim Verdau-
en und regen die Enzymproduktion an.

✖ **Kreuzkümmel** wirkt beruhigend auf Magen
und Darm.

✖ **Kurkuma:** Die ingwerähnliche Wurzelknol-
le wirkt antibiotisch, hemmt Bakterien im
Wachstum und lockt Gallensäfte.

✖ **Muskatnuss** hilft bei Völlegefühl und Blähungen, lässt Sie besser schlafen und beruhigt. Sie enthält einen morphiumähnlichen
Stoff, der für Glücksgefühle sorgt.

✖ **Nelke** stillt Zahnschmerzen, stärkt den Magen, fördert die Verdauung und entwässert.

✖ **Paprika** hilft, fette Speisen zu verdauen.

✖ **Pfeffer** wirkt appetitanregend und macht
schwere Speisen leichter verdaulich.

✖ **Piment:** Die getrockneten Beerenfrüchte
stärken den Magen, fördern die Verdauung
und machen Speisen bekömmlicher.

✖ **Safran:** Die Farbe Gelb hellt die Stimmung
auf. Safran wirkt gegen Gefäßverkalkungen
und Prostataleiden.

✖ **Wacholderbeeren** entschlacken und wirken anregend auf Darm und Galle.

✖ **Zimt** senkt den Insulinspiegel.

✖ **Zitronengras:** Das asiatische Gewürz regt
den Stoffwechsel an, senkt Fieber, stärkt den
Verdauungstrakt.

KLEINER ÜBERLEBENS-GUIDE:
Schadstoffe? Nein danke!

Ständig verdirbt uns ein neuer Lebensmittel-skandal den Appetit. Ob Dioxin im Huhn, Nitrofen im Biogetreide, BSE im Steak, Acryl-amid im Knäcke. Das will der Verbraucher nicht. Darum greift er immer öfter zum einzi-gen, was kontrolliert wird: Bioprodukte. Auch wenn's mit der Kontrolle schon haperte.

Bioprodukte dürfen nicht bestrahlt werden, dürfen keine gentechnisch veränderten Orga-nismen enthalten und nicht mit chemischen Pflanzenschutzmitteln behandelt werden. Die Tiere werden ohne Antibiotika und Leistungs-förderer gefüttert. Dass Bioprodukte im Super-markt zunehmen, zeigt die Macht der Verbrau-cher. Sie wollen wieder gutes Essen haben, ohne sich davor fürchten zu müssen.

Was hat Chemie im Essen mit Übergewicht zu tun?

»Die wachsende Zahl übergewichtiger Men-schen in den Industrienationen hat nicht allei-ne etwas mit persönlichem Fehlverhalten der Betroffenen zu tun, sondern ist vielmehr eine zivilisatorische Vergiftungserscheinung, aus-gelöst durch Chemikalien«, sagt der berühmte Hormonforscher Professor Frederick vom Saal. Er erforscht Chemikalien, die hormonelle Ab-läufe im Körper durcheinanderbringen.
Die Dickmacher auf der Liste der Verdächtigen heißen: Glutamat, Süßstoffe, Aromastoffe, Weichmacher – aber auch Pestizide, die auf keinem Etikett vermerkt sind (Seite 37).

1. Je weniger E-Nummern, desto besser

Viele dieser E's sind zwar angeblich harmlos, zeigen aber, dass das Produkt komplett aus der Retorte stammt. Und Sie wollen ja Lebens-mittel mit möglichst vielen Vitalstoffen und wenig leeren Kalorien, damit Ihr Körper schlank bleibt. Und Lebensmittel sind Fertig-produkte nun mal nicht.

2. Meiden Sie modifizierte Stärke

Modifizierte Stärke wird aus Mais, Kartoffeln oder Weizen gewonnen. Chemisch natürlich. Sie wurde von Lebensmittelchemikern entwi-ckelt, weil sie den Verarbeitungsprozessen besser standhält. Bevorzugt Kinder- und Fer-tigprodukten zugesetzt, ist sie einer der größ-ten Insulinlockstoffe. Ihr GLYX liegt bei 95 – da kann nicht einmal das Gummibärchen mit-halten. Modifizierte Stärke versteckt sich hin-ter E 1401 bis 1451.

3. Vorsicht mit Aromastoffen

Künstliche Aromastoffe können zu Überge-wicht führen – weil der Körper nicht weiß, was er mit Kunstjoghurt anfangen soll, der zwar nach Erdbeere schmeckt, aber nicht das Nähr-stoffpaket einer echten Erdbeere liefert. Kommt nur das Aroma an, nicht die Erdbeere, dann quält uns das Gehirn mit Appetit, bis es das ganze Nährstoffpaket erhält.

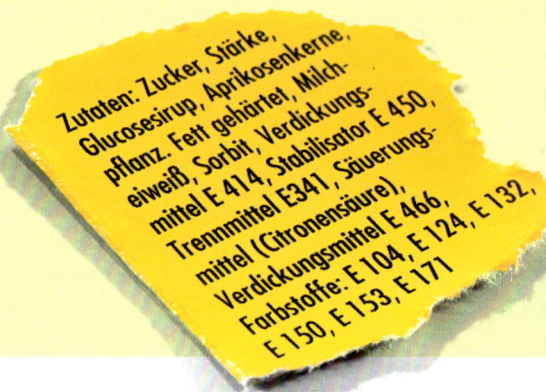

Zutaten: Zucker, Stärke, Glucosesirup, Aprikosenkerne, pflanz. Fett gehärtet, Milch-eiweiß, Sorbit, Verdickungs-mittel E 414, Stabilisator E 450, Trennmittel E341, Säuerungs-mittel (Citronensäure), Verdickungsmittel E 466, Farbstoffe: E 104, E 124, E 132, E 150, E 153, E 171

4. Entscheiden Sie sich gegen Plastik

Weichmacher, wie das Bisphenol A, stecken in abgepackten Käse, Plastikmilchflaschen, Plastikbeuteln, Babyfläschchen, in Fischbüchsen, in Käsefolien ... überall. Bisphenol A macht unfruchtbar – und Appetit. Labormäuse, denen Forscher Bisphenol A fütterten, wurden fett. Frauen, die viel von diesem Hormon im Körper haben, leiden unter Übergewicht, genauso wie ihre Kinder.

5. Verzichten Sie auf Glutamat

Der Geschmacksverstärker kommt eigentlich als ganz natürlicher Stoff in der Tomate und im Parmesan vor – und auch in unserem Körper. Doch leider packt ihn die Lebensmittelindustrie tonnenweise als E 621 bis 625 in die Tütensuppe, Fertigpizza & Co. Sodass viele Menschen allergisch auf ihn reagieren, bekannt als Chinarestaurant-Syndrom. Glutamat bringt das Gleichgewicht der Nervenbotenstoffe im Gehirn durcheinander. Regt den Appetit an. Macht dick. Außerdem macht man Glutamat mit für Alzheimer verantwortlich.

6. Sparen Sie nicht am Essen

Billigware kann nur von minderwertigen Rohstoffen stammen. Verwöhnen Sie Ihren Körper mit Qualität. Die Deutschen geben im Vergleich zu ihren europäischen Nachbarn bei weitem am wenigsten fürs Essen aus: nur 12 Prozent des Nettolohns. In Frankreich sind es 20 Prozent. Darum schlagen die Franzosenherzen gesünder.

7. Gehen Sie zum Biobauern

Trotz Skepsis, trotz Vorbehalten, trotz Nitrofen. Bio ist einfach gesünder, weil die Tiere artgerecht aufwachsen, kein Turbo-Hochleistungsfutter mit Antibiotika zu fressen bekommen, weil kein Kunstdünger verwendet wird und weil die Pflanzen erst geerntet werden, wenn sie reif und voller Vitalstoffe sind. Weil Biobauern alte Sorten anbauen, die einfach besser schmecken und mehr Vitamine liefern. Biogemüse ist weniger mit Pestiziden und Nitrat belastet, weil der Einsatz der chemischen Keule verboten ist und Gülle nicht zum Düngen verwendet wird. Wer in der Großstadt wohnt, geht zu Biosupermärkten oder lässt sich sein Essen als »Biokiste« direkt ins Haus liefern (Seite 128).

8. Vorsicht, Allergien!

Rotes Licht für die E-Nummern 102, 104, 110, 122, 123, 124, 128, 129, 151, 145, 155, 180. Dahinter stecken Azofarbstoffe, die schon oft in die Schlagzeilen geraten sind, weil sie Allergien auslösen können. Der Konservierungsstoff Benzoesäure (E 210 bis 213) steht unter demselben Verdacht.

9. »Gehärtete Fette« – nein danke

Gehärtete Fette sind genau die Fette, die Sie nicht mehr essen wollen. Diese Fette wandern auf die Hüften und schädigen Ihre Gefäße. Die Industrie verwendet sie, weil sie gehärtet länger haltbar sind. Sie stecken vor allem in Eis, Keksen, aber auch in Pfannengemüse und so weiter. Werfen Sie einen Blick aufs Etikett. Gehärtete Fette liefern auch eine Portion gefährlicher trans-Fettsäuren (Seite 65).

10. Man mag auch kein Acrylamid

Das Verbraucherministerium fand in stark erhitzten, kohlenhydratreichen Lebensmitteln krebserregendes Acrylamid – und neuerdings das noch gefährlichere Glycinamid. Beides steckt in Chips, Pommes, Knäckebrot, Backwaren aus der Fabrik, Cornflakes, Keksen. Wenn der Hersteller nicht den Gehalt senkt! Nun erforschen Wissenschaftler, wie viel von dem Gift der Mensch verträgt. Wenig, sage ich Ihnen.

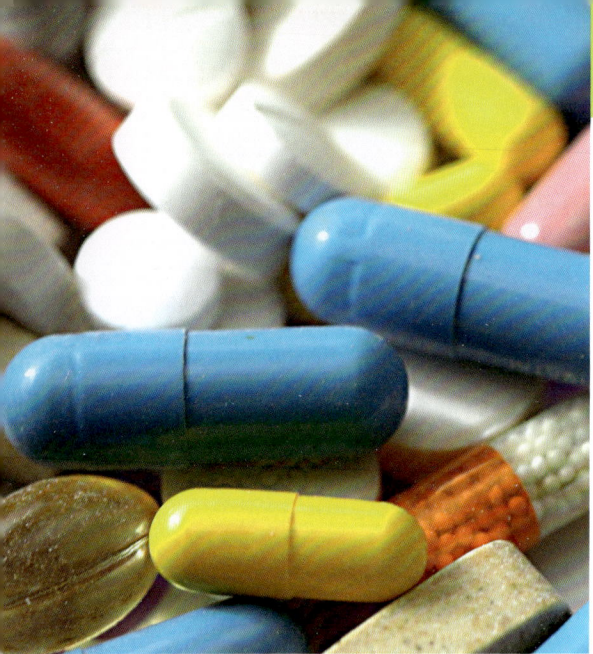

Früchte liefern bis zu 60 000 Wirkstoffe. Gerade mal 40 stecken in einer Vitaminpille.

Nahrungsergänzung?

Oh, da wird gestritten. Immer wieder machen Vitamine & Co. Schlagzeilen – als Wundermittel gegen Schlaganfall und Herzinfarkt oder als bloße Abführmittel für den Geldbeutel. Es gibt Studien, die beweisen: Vitamine wirken. Und solche, die beweisen: Vitamine wirken nicht. Und es gibt solche, die sagen: Vitamine verkürzen das Leben – je nachdem, welcher Interessenverband die Studie in Auftrag gegeben hat, wie und was untersucht worden ist, und wie man die Daten interpretiert. Das Gleiche hatten wir mit Butter und Margarine, mit Olivenöl und anderen Pflanzenölen. Ja, es gab sogar Schlagzeilen wie: Gemüse schützt doch nicht vor Krebs. Fisch beugt keinem Herzinfarkt vor ... Ich kann hier auch nur meine Meinung vertreten. Ihre müssen Sie sich selbst bilden.

Fakten zu Vitalstoffpräparaten

✖ Der Markt für Vitalstoffpräparate ist gigantisch: 500 Millionen Euro zahlen die Deutschen für die Gesundheit aus der Packung pro Jahr.

✖ »Vita« heißt Leben. Vitamine halten das Leben, den Stoffwechsel in Gang. Ohne sie wird der Mensch krank. Nur: Wir brauchen sie in winzigen Dosen. Viel hilft nicht viel. Zu viel Vitamin A schadet dem Baby im Bauch, zu viel Beta-Carotin dem Raucher.

✖ Wir leben im Überfluss. Und trotzdem sind wir unterversorgt mit bestimmten Vitaminen, Mineralien (Mineralstoffe und Spurenelemente) und anderen Pflanzenstoffen. Jungen Frauen fehlt Kalzium, den meisten Menschen Folsäure. Dicke haben meistens zu wenig Chrom im Blut. Mangel hat Folgen: Herzinfarkt, Schlaganfall, chronische Krankheiten und Übergewicht.

✖ Der oxidative Stress im Körper nimmt zu: Wild gewordener Sauerstoff (freie Radikale) zerstört Blutgefäße, Zellen, Erbsubstanz. Dagegen gibt es ein Mittel: Antioxidanzien. Dazu zählen Vitamin E, C, Beta-Carotin, Selen und – oft 100-fach wirkungsvoller – sekundäre Pflanzenstoffe aus Obst und Gemüse. Antioxidanzien beugen Allergien vor, schützen vor Krebs, Schlaganfall, Herzinfarkt.

✖ Raucher und Hochleistungssportler haben einen besonders hohen Vitaminbedarf. Menschen, die unter Stoffwechselstörungen leiden, oft Diäten machen, Senioren und Alkoholiker decken ihren Bedarf nicht.

✖ Weil es vielen Menschen an bestimmten Vitalstoffen fehlt, werden Gesetze diskutiert (Fluor ins Wasser zur Kariesprophylaxe) oder wie in Amerika erlassen: Folsäure muss ins Brot (weil die Herzinfarktraten erschreckend hoch sind). Oder man empfiehlt zum Beispiel: Frauen im gebärfähigen Alter müssen täglich 600 Mikrogramm Folsäure zu sich nehmen, weil dieses B-Vitamin das Ungeborene vor Missbildungen schützt.

Ist Functional Food eine Lösung?

Der Markt für Functional Food boomt. Es funktioniert wirklich. Die Frage ist nur: für wen? Es ist nämlich nicht wichtig, dass *wir* davon leben, sondern die Industrie. Deswegen gibt man Nahrungsmitteln, die man in der Fabrik fertig gemacht hat, wieder eine Funktion, indem man einen Stoff zusetzt, der meist vor der Produktion drin war. Und das schreibt man in verkaufsfördernd bunten Buchstaben auf die Packung. Endlich gesund naschen: Glukosesirup-Bonbons locken mit Fruchtmark und Vitaminen. Fitnessbrot klingt gut – gebacken aus Mehl von Körnern, denen man vorher die Schale nahm, dem aber dann wieder Kleie (Ballaststoffe) zugesetzt wurde, Folsäure (war auch vorher im ganzen Korn) und Sportlermineralien.

Es ist schon bestechend für das Gewissen, wenn man nicht zum Apotheker muss, sondern in Brot, Bonbon, Chips und was man sonst noch gerne isst, gleich Gesundstoffe mitbekommt. Da gibt es Cult-1-Backwaren, Calcium-D3-Brot, Omega-3-Eier … Künftig sollen auch Lebensmittel zum Medikament mutieren: Gebastelt wird unter vielem anderen Unsäglichen an Chips mit Johanniskraut gegen Depressionen.

Sie sehen schon: Von Functional Food halte ich nichts. Nur Teile der ganzen Wirklichkeit werden zugesetzt. Und ich kann meine Vitamine nicht exakt dosieren.

60 000 Wirkstoffe stecken in keiner Vitaminpille

Die Natur kennt 60 000 Stoffe aus Getreide, Obst und Gemüse, die alle wie Medizin wirken – auf Körper und Seele. Der Apotheker kennt etwa 100 Wirkstoffe. Die Pille allein ist lächerlich. Nur: Im Essen steckt nicht mehr das drin, was vor 100 Jahren drin war. Durch Monokultur ausgelaugte Böden geben kaum noch Magnesium her. Auch Jod und Selen sind aus den Böden verschwunden. Lange Transportwege rauben Vitamine – die sowieso kaum enthalten sind, weil die meisten Früchte unreif geerntet werden. In den letzten Tagen an der Pflanze bilden die Früchte etwa 50 Prozent ihrer Vitalstoffe. Aber wenn man sie dann erst erntet, kann man sie nicht wochenlang lagern, mit Gas schnell reifen lassen und auf den Markt bringen, wenn es mehr Geld dafür gibt.

Meine Lösung: der Apfel und bei Bedarf die individuelle Pille

Also: Im Lebensmittel steckt weniger drin, es sei denn, ich kaufe beim Gemüsemann meines Vertrauens, und die Früchte der Saison kommen frisch geerntet aus der Nachbarschaft. Wir brauchen mehr Vitalstoffe als vor 100 Jahren, weil wir ganz einfach mehr Stress ausgesetzt sind – durch den Alltag, die Umweltbelastungen, das Ozonloch, die Lebensmittel selbst.

Was tun? Ich esse Apfel und Vitamin C. Beides zusammen. In Stressphasen oder wenn alles um mich herum schnupft. Morgens, wenn ich mir meinen Fruchtdrink im Mixer zubereite, nehme ich zusätzlich ein Multi-Vitamin-Präparat (als Grundschutz für die Zelle) und noch mal abends mit dem Gemüsesaft zum Essen. Kurweise über ein paar Wochen. Damit sich der Körper nicht an zu viel gewöhnt. Die Vitalstoffe hat mir mein Arzt individuell empfohlen – für den momentanen Bedarf. Ich habe auch immer mal wieder ein persönliches Lebenselexier. Mal Weizengrassaft, mal ein Obst- und Gemüseextrakt … Das Wichtigste: Mein Körper sagt mir, ob es ihm gut geht.

Fragen auch Sie Ihren Arzt – oder vielleicht sogar einen Orthomolekularmediziner. Er empfiehlt die geeignete Dosis und die für Sie richtige Lösung. Und wenn Sie der Ernährungskompetenz Ihres Arztes nicht vertrauen, dann holen Sie sich eine zweite Meinung ein. Und informieren Sie sich im Internet, in Büchern, bei Bekannten.

Aber wirken Vitalstoffe aus der Pille überhaupt?

Wer weiß, dass die Zauberstoffe in Obst und Gemüse vor Herzinfarkt und Krebs schützen, aber nicht genug Obst und Gemüse isst; wer seine Migräne mit Magnesium oder seinen Herpes mit Zink schneller loswird, wer mit einer Vitamin-B-Kur aus der Erschöpfung auftaucht, wer seine Allergie mit Antioxidan-zien loswird, der stellt diese Frage nicht mehr. Wer an Studien nicht glauben will, der sollte einfach auf seinen Körper hören – und vielleicht noch auf seinen Arzt.

Hochwertige Vitalstoffe aus der Kapsel entfalten – richtig dosiert – auch nur dann ihre Wirkung optimal, wenn man sie zusätzlich zum gesunden Essen nimmt. Denn die anderen Inhaltsstoffe der Nahrung kooperieren mit ihnen und verstärken die Wirkung.

So kommen Sie an die schlanken ZAUBERSTOFFE

Vitalstoffe	Die gute Lösung	Die zusätzliche Möglichkeit
Sekundäre Pflanzenstoffe aus Obst und Gemüse	Sie essen täglich mindstens 750 Gramm wirklich frisches Gemüse und Obst vom Biobauern: ein großes Glas Gemüsesaft, eine große Portion Gemüse als Beilage, eine Schüssel Salat, dazu zwei Handvoll Obst. Sie wechseln täglich die Sorten. Besorgen sich gute biologische Gemüsesäfte, mixen zum Beispiel Sauerkraut, Tomate, Möhre, Rote Bete im Verhältnis 2:2:1:1 – um den höheren GLYX von Roter Bete und Möhre auszugleichen.	Eine Umfrage zeigt: Nur 4 von 100 Deutschen essen genug Obst und Gemüse. Die anderen 96 sollten das ändern. Oder sie nehmen eine sinnvolle Ergänzung: flüssigen oder schonend getrockneten Obst- und Gemüseextrakt.
Omega-3-Fettsäuren	Sie essen zweimal pro Woche Seefisch, nehmen täglich 1 Teelöffel Leinöl (und kochen mit Raps- und Olivenöl).	Fischölkapseln (Apotheke, Reformhaus, Bioladen).
Vitamine, Mineralstoffe, Spurenelemente	Sie essen und trinken ausgewogen, Frisches aus dem eigenen Land, Produkte der Saison.	Sie lassen sich für Ihren Bedarf vom Arzt Vitamin- und Mineralstoffpräparate empfehlen.
Ballaststoffe	Sie steigen um auf Vollkorn, Brot aus vollem Korn und Schrot, auf Vollkornnudeln, Naturreis. Sie essen täglich eine große Schüssel Salat, einen Rohkostteller, knabbern zwischendurch Gemüsestifte, Obstschnitze. Sie machen sich das GLYX-Müsli von Seite 170.	Besorgen Sie sich Leinsamen und Weizenkleie. Geben Sie täglich je zwei bis drei Teelöffel über den Salat, in den Joghurt. Wichtig: viel trinken.

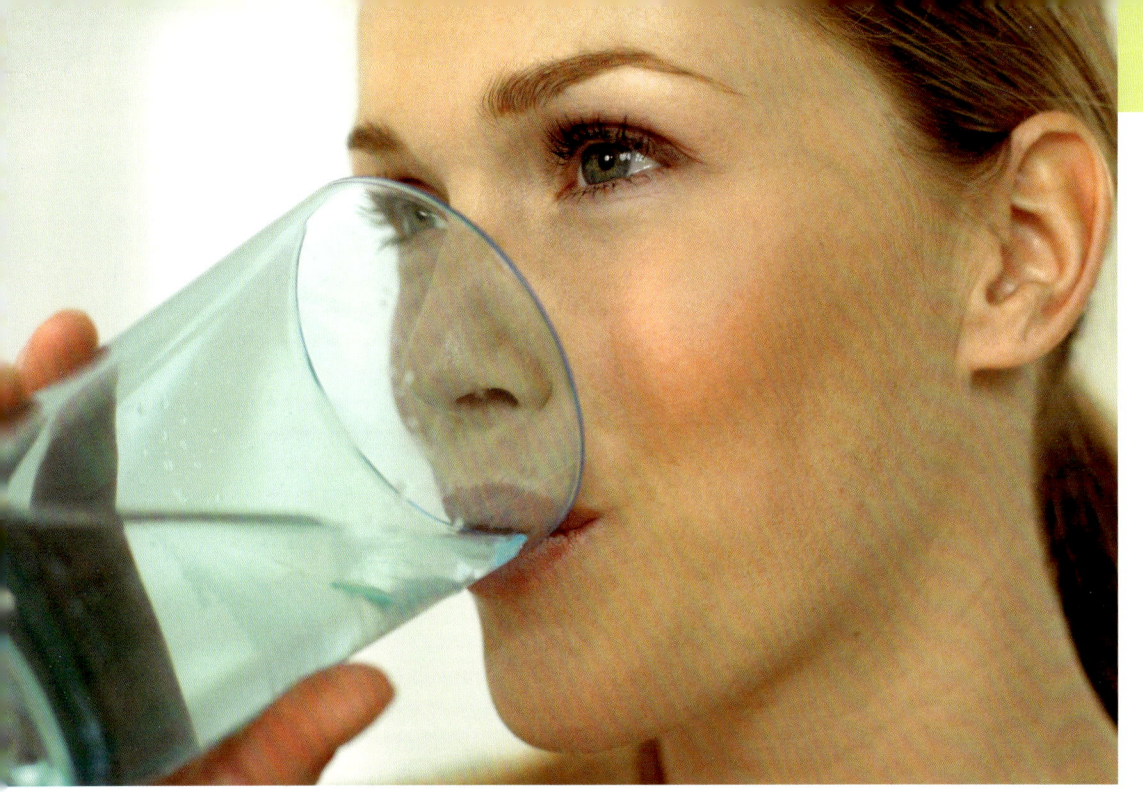

TRINKEN
IST ENTSCHLACKEN

Forscher der Berliner Charité haben Wassertrinker in einen Kaloriemeter gesteckt und festgestellt: Wer ein Glas Wasser trinkt, verbraucht 20 Kalorien. Wenn man also 2 Liter Wasser pro Tag trinkt, erntet man 200 Minuskalorien und verbrennt 10 Kilo Fett im Jahr – ganz von allein. Ich finde schon, das ist ein Argument. Und das gefällt mir auch viel besser als die Berichte in der Zeitung, die erzählen: Viel Trinken, hätte man gerade herausgefunden, sei doch nicht so gesund, wie man immer dachte. Na ja. Monate später erfährt man dann vom Uran im Wasser. Dann ist viel Trinken tatsächlich nicht so gesund. Aber ich bleibe bei meiner Meinung: Wassertrinken vertreibt Schmerzen, hält die Haut jung, entgiftet und macht schlank.

Abnehmer müssen trinken

Zu 60 Prozent besteht Ihr Körper aus Wasser. Täglich passieren 1800 Liter die Niere. Etwa 2,5 Liter Körperwasser geben Sie ab: über den Atem, den Schweiß, den Urin. Mit dem Wasser spülen Sie Gifte aus. Wenn Sie nicht genug trinken, versucht der Körper, die Gifte im Gewebewasser zu neutralisieren. Und das schwemmt auf.
Um alle 70 Billionen Zellen des Körpers optimal mit dem Lebenselixier zu versorgen, braucht man mindestens zwei Liter Flüssigkeitszufuhr pro Tag. Weniger macht dick. Studien zeigen: Wer nicht genug trinkt, drosselt den Stoffwechsel um zwei bis drei Prozent. Der Körper bunkert mehr Fett.

113

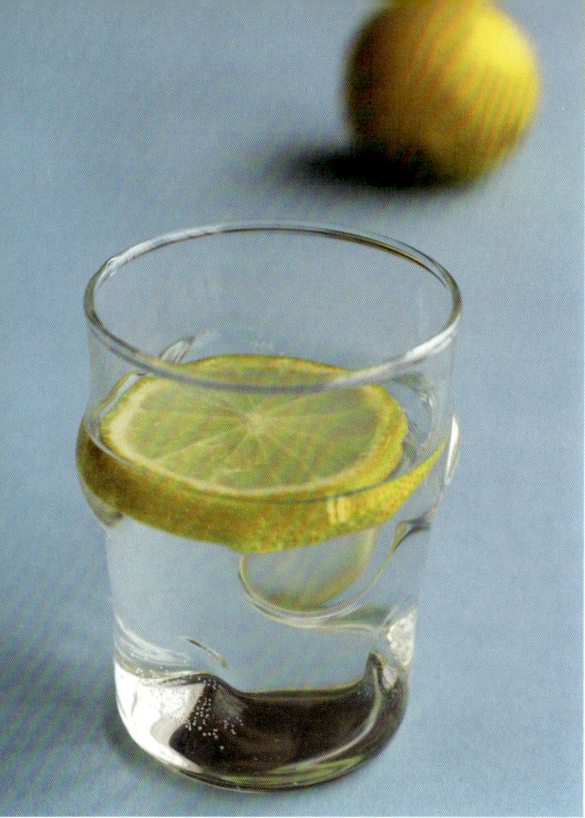

Mit jedem Schluck Wasser verbrennen Sie leichter Ihr Fett. Schwimmt Zitrone drin, unterstützt das die Entgiftung – und schmeckt gut.

Wenn der Körper übersäuert

Wer abnimmt und nicht genug trinkt, übersäuert seinen Körper. Fettdepots abbauen heißt: Fettsäuren dringen vom Depot ins Blut und müssen abgepuffert werden.

Auch durch falsche Ernährung, Rauchen, Bewegungsmangel und Stress gerät der Säure-Basen-Haushalt aus dem Gleichgewicht. Der Körper übersäuert. Stoffwechselabfallprodukte binden sich an wertvolle Mineralien, schnappen sie dem Köper weg und lagern sich in Geweben ab. Gifte, wie Schwermetalle, bunkert der Körper, weil er mit dem Entgiften nicht nachkommt. Er speichert Wasser, das uns aufgedunsen wirken lässt. Dann sind Verdauung und Fettstoffwechsel gestört. Sie fühlen sich schlapp, haben Durchblutungsstörungen. Die Abwehrkräfte schwächeln und die Gefäße verkalken. Die Folgen:

✖ Die Haut altert schneller.
✖ Wunden heilen schlecht.
✖ Man ist müde, unkonzentriert.
✖ Das Bindegewebe verschlackt.
✖ Wasser sammelt sich im Körper an.
✖ Cellulite gedeiht.
✖ Langfristig führt eine Übersäuerung zu Rheuma, Gicht, Arthrose, Bandscheibenvorfall, Krampfadern, Magen-Darm-Erkrankungen, Parodontose, Allergien, Neurodermitis, Migräne, Herzinfarkt und Schlaganfall.

Das macht den Körper sauer

Leber, Niere und Darm sind sehr effektive Entgiftungsorgane. Und sie sind lange, lange gutmütig. Nur wenn wir sie überlasten, machen sie nicht mehr mit. Zu viel Zucker, zu viel tierische Fette, zu viel Alkohol führen zur Leberverfettung. 85 Prozent der Deutschen sind betroffen. Die Folgen: Diabetes Typ 2 und Gicht.

Die Niere überlasten wir, indem wir ihr Umweltschadstoffe und Zucker-Weißmehl-Kost zumuten und außerdem viel zu wenig trinken. Die Niere kann aber ohne Wasserkraft einfach nicht richtig arbeiten, übersieht dann Stoffwechselgifte und schickt sie wieder in den Kreislauf zurück.

Darmzellen machen schlapp, wenn sie zu wenig zu arbeiten bekommen, wenn also Ballaststoffe aus Getreide, Obst und Gemüse fehlen. Alkohol schädigt zusätzlich die Darmschleimhaut. Und die Gifte landen nicht in der Kanalisation, sondern wandern ins Blut. Zu viele Säuren scheidet der Körper aus mithilfe von viel Flüssigkeit. Trinken entgiftet. Unterstützt die Niere.

Jede Stunde ein Glas Wasser – oder Marionade

Wer abnehmen will, den Körper jung halten will, Kopf- und Rückenschmerzen vertreiben will, der sollte jede Stunde ein Glas stilles Wasser trinken. Oder vier große Gläser am Tag. Am besten mit Zitronensaft. Die Zitrone zählt übrigens zu den Basenbildnern unter den Lebensmitteln. Damit ich das Trinken nicht vergesse, steht bei mir überall eine Karaffe mit »Marionade«, wie sie ein Freund getauft hat. Die Flavonoide der Zitrone und ihr Vitamin C unterstützen die Entgiftung.

Durch die Regelmäßigkeit merkt Ihr Körper nach etwa zwei Wochen: Mensch, da kommt ja endlich genug. Und schon klammert er nicht mehr an seinem Gewebewasser. Sie spülen Ihren Körper durch, verlieren an Gewicht, sehen frisch und straff aus. Da Wassertrinken den Stoffwechsel anregt, verbrennen Sie mehr Fett. Und Sie fühlen sich auch viel besser. Machen Sie aus dem Trinken einfach ein Ritual (Seite 126).

Auch das passt ins GLYX-Glas

✖ **Obstsäfte,** am besten frisch gepresst, versorgen den Körper mit Vitaminen und sekundären Pflanzenstoffen. Feien ihn schon morgens gegen Stoffwechselgifte, die alt und krank machen und Energie rauben. Die schnelle Form: Auf der Flasche im Supermarkt sollte »Direktsaft«, »ungesüßt« stehen oder »ohne Zuckerzusatz«. Den GLYX dritteln Sie mit Wasser.

✖ **Gemüsesäfte** liefern die Zauberstoffe der Natur – ohne Kalorien. Tägliches Muss: ein bis zwei Gläser Gemüsesaft. Köstlich und gesund aus dem Entsafter. Schneller geht's aus der Bioflasche. Testen Sie die bunten Fitnessquellen: Tomatensaft entstresst, Sauerkrautsaft unterstützt die Verdauung, Möhrensaft liefert den Zellschutz Beta-Carotin.

✖ **Kaffee:** Neue Studien zeigen, dass Koffein die Fettverbrennung ankurbelt. Nein, entwässern tut er nicht. Trotzdem: Trinken Sie (wie die Italiener) immer die doppelte Menge Wasser dazu.

✖ **Wein:** Ein bis zwei Gläser trockener Weiß- oder Rotwein schützen das Herz, beugen Krebs vor und freuen den Genießer. Weil trockener Wein einen niedrigen GLYX hat, dürfen Sie ihn nach den Fatburner-Suppentagen ruhig genießen.

TIPP Entgiften hilft beim Abnehmen

Im Grunde sollten Sie zum Start Ihrer Diät mit einem naturheilkundlich versierten Arzt auch ein Wörtchen über die Unterstützung Ihrer Niere, Ihrer Leber, Ihres Darms sprechen. Auch dann, wenn sich das Plateau einstellt, wenn nichts mehr geht, drosselt der Körper häufig den Fettabbau, um seine Entgiftungsorgane zu schonen. Die brauchen eine Pause.

Da wäre Unterstützung, zum Beispiel auch mit Kräutern, vor allem mit Bitterkräutern, schön. Brennnessel für die Niere, Löwenzahn oder Artischocke für die Leber. Der Heilpraktiker verordnet oft auch Schüßler-Salze oder Mannitol für die Niere und den Darm. Flohsamen entgiften ebenfalls. Sie quellen im Magen auf und binden Gallensäure. Lassen Sie sich beraten, von Ihrem Arzt oder Apotheker. Ach ja: Auch ein Tag Kohlsuppe entgiftet – das Rezept finden Sie auf Seite 178.

Kleiner Tipp: Täglich Sole trinken. Ein bis zwei Brocken Kristallsalz in ein Schraubglas legen. Mit 0,5 Liter Wasser auffüllen. Die Kristalle lösen sich nur so weit auf, bis eine hochgesättigte Sole entstanden ist. Davon täglich ½ TL in ein Glas Wasser geben und morgens auf nüchternen Magen trinken. Das führt alle Mineralien in bereits gelöster Form zu. Sole entgiftet, regt Stoffwechsel- und Fettabbau an.

Die Eiweißlieferanten

✖ **Buttermilch:** Ein kalorienarmer Eiweißlieferant mit vielen Fatburner-Mineralien (Magnesium, Kalzium, Zink). Wer will, kann sie täglich genießen, am besten morgens aus dem Mixer mit frischen Früchten.

✖ **Kefir:** Das Getränk der Hundertjährigen aus dem Kaukasus erfrischt, regt die Verdauung an. Passt gut in den GLYX-Fahrplan.

✖ **Molke** hilft als frisches Produkt beim Entschlacken. Aber nicht als zuckersüßes aromatisiertes Pülverchen aus der Drogerie.

✖ **Sojamilch** schützt vor Osteoporose, Krebs, Herzinfarkt. Und der GLYX ist niedrig. Genießen Sie öfter mal ein Glas. Außer Sie leiden unter einem hormonabhängigen Tumor oder sind unter drei Jahren alt (Seite 96).

✖ **Milch.** Wer sie verträgt, kann ruhig auch Milch trinken. In Maßen, weil es ein Lebensmittel ist und kein Durstlöscher. Am besten mit natürlichem Fettgehalt.

Tee: die fernöstliche Weisheit

Tee ist gesund und liefert null Kalorien. Vor allem grüner Tee, Kräuter- und Früchtetees sind ideale Schlankgetränke. Sie beruhigen den Magen, entspannen und vertreiben den Heißhunger.

✖ **Grünen Tee** trinken Chinesen seit Jahrtausenden. Er regt nicht nur Stoffwechsel und Verdauung an, sondern auch den Geist. Er weckt die Kreativität, schärft die Konzentration, macht wach und leistungsfähig. Grüner Tee ist ein Jungbrunnen und pure Medizin für Immunsystem und Wundheilung.

✖ **Schwarzer Tee:** Nichts enthält mehr vom Fatburner Chrom als schwarzer Tee. Abwarten, Tee trinken – und die Pfunde schwinden.

✖ **Mate-Tee:** Die Wirkstoffe der südamerikanischen Matebaumblätter kurbeln den Stoffwechsel an und die Konzentration. Mate-Tee sättigt und kann so beim Abnehmen helfen.

Dickmacher Softdrinks

Nehmen Sie ein einziges 0,2-Liter-Glas Limonade oder Cola oder Iso-Drink oder Fruchtnektar oder Fruchtsaftgetränk, was immer Süßes da im Glas ist. Darin stecken im Durchschnitt 25 Gramm Zucker. Macht im Jahr: 365 Tage · 25 g · 4,1 kcal = 37 412,5 kcal. Geteilt durch 7000 kcal (je Kilo Körperfett) = 5,4 Kilo Fett. Täglich ein Glas erhöht auch das Diabetes-Risiko um bis zu 80 Prozent. Ein einziges Glas pro Tag. Viele trinken eine Flasche. Lassen Sie das weg! Begeistern Sie sich für Wasser – glauben Sie mir, das funktioniert. Binnen zwei Wochen mögen Sie Wasser, mit etwas Zitronensaft oder Acerola-Konzentrat oder Sanddorn-Muttersaft (auch wunderbare Vitamin-C-Lieferanten) oder einem Teebeutel drin. Das schmeckt herrlich. Dann mögen Sie das pappsüße Zeugs nämlich nicht mehr. Und das erspart Ihnen mindestens fünf Kilo Fett im Jahr. Hier dürfen Sie ruhig mal an die Kalorien glauben.

Ach ja: Was ich von light halte, wissen Sie inzwischen. Schaffen Sie es vier Wochen ohne die Süßstoffwässerchen, werden Sie merken: Das schmeckt gar nicht mehr.

INFO Der Bierbauch

Im Bier steckt Maltose. Dieses Kohlenhydrat hat einen höheren GLYX als Zucker. Bier lockt also viel Insulin, das auch den Schweinebraten in die Fettdepots dirigiert. Folge: Bierbauch. Wer abnehmen will, sollte auf Bier verzichten – bis der Bauch weg ist. Danach ist ein Glas Bier ab und zu pure Medizin. Hopfenwirkstoffe lassen gut schlafen, beugen Osteoporose und Arterienverkalkung vor. Und Bier versorgt mit Magnesium, Kalium, Zink, Selen, Eisen, B-Vitaminen.

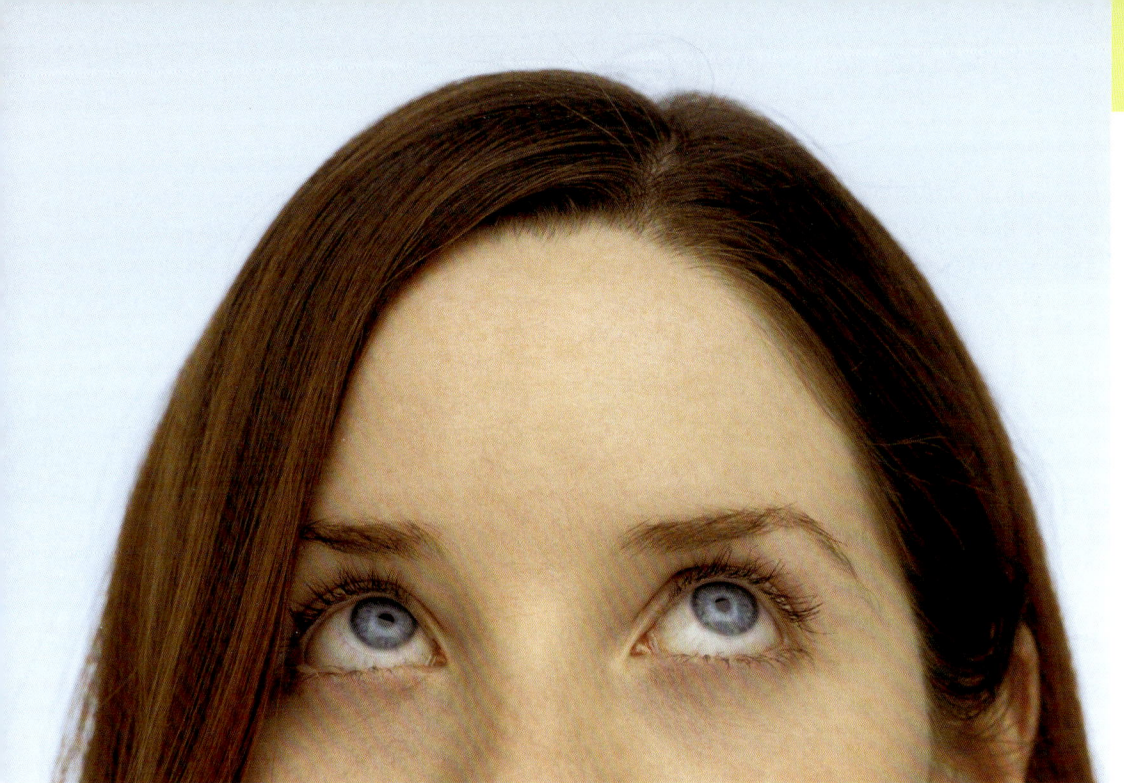

SCHLANK MIT
»MAGIE«

Keine Sorge, Sie brauchen weder komplizierte Zaubersprüche auswendig zu lernen, noch bittere Hexentränklein zusammenzubrauen. Sie lernen Ihre eigenen magischen Kräfte kennen, die jeder in sich trägt: die Macht Ihrer Träume, Visionen, Entscheidungen.

Unsere Gedanken und Gefühle beeinflussen nämlich nicht nur unser seelisches Wohlbefinden, sondern auch unsere realen Körperfunktionen. Alles, was wir denken und fühlen, ist zum Beispiel mitverantwortlich für Atmung, Immunsystem, Stoffwechsel, Hormonausschüttung, Kreislauf, Schmerzempfinden – und für das Wachstum oder Schrumpfen von Fettzellen.

Psychoneuroimmunologie heißt der Zweig der Wissenschaft, der sich mit diesem Phänomen beschäftigt. In Hightech-Labors untersuchen Spezialisten, welche körperlichen Reaktionen Freude, Angst oder Stress auslösen können. Und inwieweit Menschen dazu fähig sind, willentlich Schmerzen auszuschalten, Bluthochdruck zu senken, Wunden schneller zu schließen und sogar als unheilbar geltende Krankheiten zu besiegen.

Glaube versetzt (Fett-)Berge

Der sogenannte Placebo-Effekt beweist: Allein der Glaube, dass ein bestimmtes Medikament gegen ein Leiden hilft, führt tatsächlich zur Besserung. Studien zeigen: Auch wenn in Placebo-Pillen nur Milchzucker ist, helfen sie

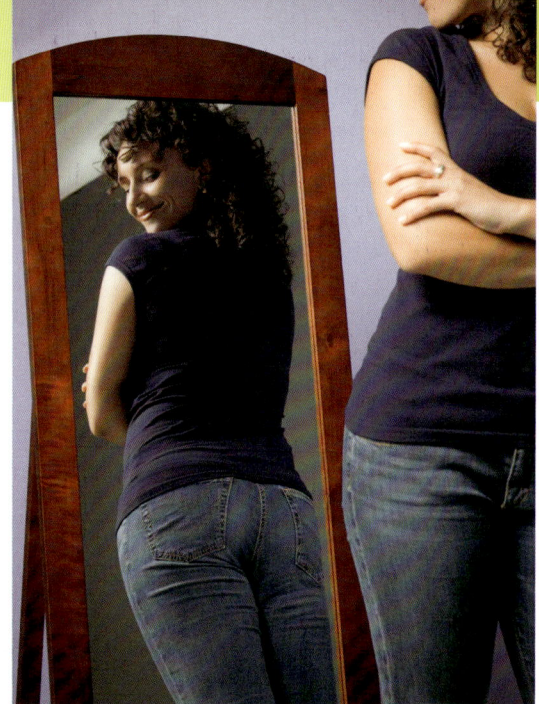

Das stärkste, was wir besitzen, sind unsere Gedanken. Leicht & fröhlich machen sie schlank.

40 bis 80 Prozent der Testpersonen genauso gut wie eine echte Arznei oder sogar besser, stellen Betablocker, künstliche Hormone und Chemotherapie in den Schatten. Leider funktioniert dieser Selbstheilungsmechanismus meist nur dann so erstaunlich gut, wenn der Betroffene nicht weiß, dass er gar keinen neu entwickelten, bereits vielfach erfolgreich getesteten Wirkstoff schluckt, sondern nur Zucker. Ursache: Wir glauben nicht daran, dass wir unseren Körper allein durch vertrauensvolle Gedanken und Gefühle so stark beeinflussen können, weil wir es nie gelernt haben.

Die Macht der Gedanken

Wie wir uns sehen, was wir von uns denken, bestimmt, wie wir aussehen. Wer sich morgens beim ersten Blick in den Spiegel schon ein »Mein Gott, sehe ich miserabel aus« ins Gesicht schleudert, beim Zähneputzen sein Doppelkinn verflucht und unter der Dusche seinen Bauch und Po missmutig mit den Gedanken schrubbelt, »Ich bin viel zu dick. Ich kann unmöglich einen Bikini anziehen«,

braucht sich nicht zu wundern, wenn sich sein Körper weisungsgemäß immer mehr rundet und sich die Fettzellen immer weiter aufblähen. Jede verfügbare Kalorie und jedes Tröpfchen Wasser wird der Organismus dazu verwenden, das Bild zu formen und beizubehalten, das Sie ihm gedanklich befehlen.

Das dabei der Gehirnstoffwechsel und der Stresshormonhaushalt eine große Rolle spielen, erforscht Prof. Achim Peters an der Universität Lüneburg. Fazit: Wer sich schwere Gedanken macht, setzt sich selber unter Stress – das blockiert jeglichen Fettabbau.

Spüren Sie die Dickmachergedanken auf

Versuchen Sie, einen Tag lang aufmerksam zu sein und Ihre permanenten inneren Selbstgespräche zu verfolgen. Greifen Sie nicht ein, zensieren Sie nicht nach dem Motto: »Oh, das sollte ich nicht denken!« Machen Sie für jeden selbstabwertenden Gedanken einen Strich auf einen Zettel, für jeden lobenden, aufbauenden ein Sternchen. Sie werden sehen, spätestens beim Frühstückskaffee ist der Zettel bereits mit unzähligen Strichen übersät, und nur ganz vereinzelt blinken Sternchen auf.

Diesen Teufelskreis kann man durchbrechen. Ihr Körper wird nach und nach die Gestalt annehmen, die Sie ihm vorschreiben. Versprochen! Sie werden mühelos abnehmen, wenn Sie sich ab sofort als leicht und geschmeidig sehen und sich über Ihre neue wundervolle Leichtigkeit freuen.

Wir glauben das Falsche

Ihre Gedanken sind es, die Ihnen gutes, gesundes Essen und die Lust, sich zu bewegen, ständig madig machen. Ihre Gedanken sagen, dass man hungern und sich kasteien muss, um abzunehmen. Sie gaukeln Ihnen vor, dass eine doppelte Portion Schweinebraten mit Knödeln viel besser schmecken würde als ein

Übung für schlanke Gedanken

So denken Sie Ihr Fett weg:

1 Stellen Sie sich vor einen Spiegel, schließen Sie die Augen, und spüren Sie in sich hinein. Unter dem jetzigen weichen, dicken Schutzpolster ist Ihr wahrer Körper verborgen, Ihr freier, geschmeidiger, straffer Körper. Wie sieht er aus? Ihre Zehen, Waden, Schenkel, Po, Bauch und Brust, die Arme, das Gesicht. Wie fühlt er sich an? Wie bewegen Sie sich damit?

2 Machen Sie die Augen auf, aber bleiben Sie gedanklich in Ihrem wahren, schlanken Körper. Sie werden im Spiegel strahlende Augen und ein Lächeln sehen, eine aufgerichtete Gestalt erblicken, vielleicht sogar schon eine gewisse Straffung.

3 Bleiben Sie bei der Wahrnehmung Ihres Idealkörpers. Bewegen Sie sich so, als seien Sie schlank – beim Duschen, Essen, Autofahren, am Schreibtisch, beim Treppensteigen, Tanzen. Wie das geht? Jedes Kind kann das. Kinder werden zu Superman, der fliegen kann. Zur Primaballerina. Oder zum Multimillionär. Kinder träumen einfach. Auch Erwachsene können das.

4 Stellen Sie sich einfach vor, Sie würden tänzelnd dem Bus hinterhersprinten, auch wenn Sie noch mühsam nachkeuchen. Stellen Sie sich einfach vor, Sie würden als schlanker Mensch durch die Straßen schweben, mit jedem Sprung auf dem Trampolin leichter werden.

Anfangs werden die »Ich bin zu dick«-Gedanken sehr stark sein. Scheuchen Sie sie nicht weg, sondern konzentrieren Sie sich wieder auf Ihren wahren Körper, der unter Ihren Pfunden ja wirklich existiert. Fühlen Sie, wie schön es ist, dass Ihr echtes Sein nun langsam in Erscheinung tritt.

feines Fischfilet mit zartem Gemüse und knackigem Salat. Oder ein Cheeseburger mit Pommes und Majo viel mehr Genuss bieten würde als ein zartrosa Rehfilet an frischen Waldpilzen mit jungem Feldsalat. Und Ihre Gedanken quälen Sie nachts um 23 Uhr mit Heißhunger auf eine dick belegte Pizza, obwohl ein Nachtspaziergang oder ein warmes Bad jetzt die wahre ersehnte Entspannung bringen würde.

Sport ist Mord, sagt unser Kopf. Ist Pflicht. Ist Qual. Ist lästig. Morgens eine halbe Stunde länger zu schlafen wäre viel schöner. Abends vor dem Fernseher zu dösen wäre viel schöner. Und an freien Tagen faul daheim mit Chips und Bier herumzuhängen wäre viel schöner. Diese Gedanken lügen.

Jeder weiß das eigentlich ...

Leichtes Gourmet-Essen mundet köstlich, macht schnell und lange satt, hält wach und frisch. Kalorienbomben hinterlassen auch nach großen Portionen noch Appetit auf mehr, liegen oft stundenlang wie Wackersteine im Bauch, stimmen uns müde und teilnahmslos. Sich zu bewegen ist pure Lebenslust, stimmt optimistisch, mutig und kreativ. Stundenlange Bewegungslosigkeit oder ständig faul abzuhängen hingegen macht gereizt, depressiv und ängstlich.

Jeder weiß das, weil er es schon x-mal am eigenen Leib erfahren hat. Warum denken wir trotzdem meist das Gegenteil und werten so die bessere, glücklichere Lebensführung ab, erschweren es uns selbst, frei und fröhlich und unbeschwert zu leben?

Alte Glaubenssätze hindern uns am leichten Leben

Weil wir das Falsche glauben. Weil wir es so von Kindesbeinen an gelernt haben und permanent von der Umwelt, den Medien und der Werbung bestätigt bekommen. Glaubenssätze wie »Abnehmen ist sehr schwer«, »Diät bedeutet Verzicht auf Genuss«, »Bewegung ist anstrengend« oder »Zum täglichen Pensum Sport muss man sich eben zwingen« sind nicht wahr. Aber wir halten sie für wahr, wir glauben daran. Und deswegen erleben wir auch so etwas Herrliches, wie frühmorgens durch taunasse Wiesen zu laufen, als lästige Pflicht, und kreieren Heißhungerattacken auf wenig genussvolle Gerichte, die uns wie Blei im Magen liegen.

Wir essen mit dem Kopf

Hinter Glaubenssätzen stehen meist Gefühle. Schuldgefühle vermiesen uns jeden Spaß am Essen. Statt nach Bauchgefühl, also echtem Appetit zu essen und die Mahlzeiten mit allen Sinnen zu genießen, essen wir mit dem

Kopf. Jeder vermeintliche Bissen zu viel beschert zerstörerische Selbstvorwürfe. Um die endlich abzuschalten, hilft nur: eine Schachtel Pralinen, eine Dose Erdnüsse oder zwei, drei Bier. Das schlägt wieder negativ zu Buche, wird bestimmt tonnenschwer auf den eigenen Hüften landen. Man hasst sich selbst für seine Disziplinlosigkeit. Und verstärkt ganz nebenbei wieder einmal die unsinnige Überzeugung, dass eine Diät sehr, sehr schwierig und völlig lust-los ist.

Mit der Übung links können Sie falschen Glaubenssätzen begegnen, die zu Gefühlen wie Angst, Frust, Lustlosigkeit führen und die Ihnen das leichte Leben immer wieder schwer machen würden.

Warum Stress dick macht und Wohlbefinden schlank

Andauernd Stress, Ängste und Sorgen aushalten zu müssen, macht dick. Denn Schockmomente, körperliche oder emotionale Überforderungen und Verletzungen jeder Art lösen automatisch unser Millionen Jahre altes Überlebensprogramm aus. Egal, ob uns ein aggressiver Bär oder die längst überfällige Steuererklärung im Nacken sitzt. Ob echter Hunger uns zu nächtelangem Sammeln und Jagen treibt oder Mobbing oder ein überzogenes Konto uns den Schlaf rauben. Ob ein echter Feind mit realen Waffen uns und unsere Familie bedroht oder die Angst vor einer Prüfung uns erstarren lässt. Ob man in einem Kampf verletzt wird oder durch Worte und Gesten. Ob andere einen verachten und missbilligen oder ob man sich selbst verachtet und missbilligt. Unser Organismus ist immer gleich programmiert: auf Überleben, und er will deshalb in solchen Situationen entweder kämpfen, handeln oder sich verstecken oder flüchten. Und immer öfter verlangt er auch nach Essen.

TIPP Übung für hilfreiche Glaubenssätze

Formulieren Sie, was wahr ist:

1 Setzen Sie sich eine halbe Stunde hin. Nehmen Sie ein Blatt Papier und spüren Sie Ihre falschen Glaubenssätze auf.

2 Und dann schreiben Sie hinter jeden einen neuen Glaubenssatz. Einen, der schlank macht, der gesund macht, der glücklich macht. Der wahr ist.

Beispiele:

✶ Ich habe morgens nur Zeit für ein Marmeladebrot mit Kaffee.
Wahr ist: Es dauert auch nicht länger, einen Pfirsich in einen Naturjoghurt zu schnipseln.

✶ Ich habe einfach keine Zeit für Sport.
Wahr ist: Ich habe auch Zeit, einen Krimi zu gucken. Da stell ich einfach das Trampolin vors TV.

Das Urprogramm: Stress-Stoffwechsel

Um für die Stressreaktion organisch gut gerüstet zu sein, werden Verdauung und Stoffwechsel gedrosselt, der Kalorienverbrauch minimiert. Alle Kraft liegt jetzt in den Muskeln und den Sinnesorganen, um optimal reagieren oder wegrennen und sich lange genug verstecken zu können.

In der Natur folgen auf Stressmomente immer sehr lange Phasen, in denen sich der Körper nach Kampf oder Flucht völlig regenerieren kann. Verdauung und Stoffwechsel fahren wieder hoch, die Überempfindsamkeit der Nerven wird aufs Normalmaß zurückgeschraubt, das Schlafbedürfnis steigt, eventuelle Verletzungen werden repariert.

GLYX-hoch zur Beruhigung

Auch für den seltenen Fall, dass ein Mensch längere Zeit inaktiv verharren und sich irgendwo verkriechen muss, hat Mutter Natur Vorsorge getroffen. Um das Überleben zu sichern, Stress zu entschärfen, locken spezielle Lebensmittel, in die kleine Glücks- und Entspannungsmomente gepackt sind – mit hohem GLYX. Sie regen die Ausschüttung beruhigender Botenstoffe an. Für zwei Stunden. Mehr wäre gefährlich. Unsere Vorfahren fanden in Wäldern und Wiesen nur wenige Nahrungsmittel mit hohem GLYX, zum Beispiel süße Früchte. Wir haben dagegen eine Fülle von Seelentröstern, die uns wenigstens ein, zwei Stunden aus dem andauernden Stress, vor dem wir nicht fliehen und den wir nicht bekämpfen können, herausholen: Zucker, Schokolade, Weißmehlprodukte, Kartoffeln, Eis, Chips, Fertiggerichte, Fastfood aller Art.

Dauerstress schafft Notvorräte

Es ist im Sinne der Natur, es steht in unserem genetischen Programm, wenn wir akuten

---

TIPP Übungen für schlanke Gefühle

Zurück zur Leichtigkeit des Seins:

1 Wenn Sie bemerken, dass Sie Lust auf Dickmacher haben, verbieten Sie sich das keinesfalls, sondern spüren Sie genau nach. Wollen Sie wirklich einen Schokoriegel oder die Currywurst – oder sehnen Sie sich nach dem Gefühl, das Sie damit verbinden? Entspannung? Belohnung? Trost? Ablenkung? Lebendigkeit? Liebe?

2 Gehen Sie dann mit Ihrer Vorstellung in Ihren wahren, schlanken Körper, und fühlen Sie, was Ihr wahres Selbst jetzt tun möchte. Brüllen? Kuscheln? Laut Musik hören? Tanzen? Weinen? In die Natur oder unter Menschen gehen? Einen Schokoriegel oder die Currywurst essen? Egal, was Sie wirklich wollen – tun Sie es. Und genießen Sie es in vollen Zügen in Ihrem schlanken, leichten Sein.

3 Bei »null Bock« auf Bewegung konzentrieren Sie sich jedes Mal wieder auf Ihr wahres Ich. Will dieses federleichte, neugierige Wesen, das Sie in Wirklichkeit sind, tatsächlich lieber auf dem Sofa gammeln, als mit dem Fahrrad durch den Wald zu düsen, oder lieber einen Film ansehen, als ein paar Minuten auf dem Trampolin zu springen, oder lieber im Kino sitzen, statt in der Disco abzutanzen, oder lieber noch etwas schlafen, statt munter in den neuen Morgen hineinzutraben? Tun Sie dann das, was Sie wirklich wollen: Gehen Sie in den Wald – oder aufs Trampolin.

Liebeskummer, Ängste oder Überforderungen mal mit einem Riegel Schokolade oder einem Hamburger kompensieren.

Aber Dauerstress ist biologisch nicht vorgesehen. Ständiger emotionaler Druck drosselt den Stoffwechsel auf Minimalflamme. Fettdepots sieht unser Organismus jetzt als überlebenswichtig an und hortet deshalb jedes Milligramm. Und er sendet permanent Signale, möglichst viel mit hohem Kaloriengehalt zu essen. Unser Gehirn, unser Körper meint nämlich, wir wären in einer Notsituation. Und das hält den Teufelskreis aufrecht: Lebensmittel mit hohem glykämischem Index lassen die Blutzuckerwerte sofort kurz in die Höhe schnellen, verhindern den Abbau von eingelagerten Fettreserven und lassen, wenn der Blutzucker dann wieder drastisch

sinkt, erneut Heißhunger auf vermeintlich jetzt Überlebensnotwendiges hochschießen. Das treibt uns, die wir längst in Sicherheit leben, auch nachts an den Kühlschrank.

Der schlanke Weg ...

Der einzige Ausweg ist, die Ursache für das tief verankerte Verlangen nach kohlenhydrathaltigen Nahrungsmitteln zu beseitigen: den Stress, den Kummer, die Verzweiflung abzubauen. Dabei verschwindet nicht nur sofort der Appetit. Auch die ersehnte wohlige Entspannung durchflutet den ganzen Körper.

INFO Minimeditation gegen Frust: der Sonnenatem

Genervt? Verzweifelt? Ängstlich? Überfordert? Unsicher? Verletzt? Müde? Jeden Tag erleben wir viele kleine und größere Frustrationen, gegen die wir uns nicht angemessen wehren können. Aber wir können die negativen Gefühle in positive verwandeln. Sofort. Mit einer kleinen Übung, die nur ein paar Minuten Zeit braucht. Alles, was Sie dafür brauchen, haben Sie dabei: Ihren Atem.

1 Immer, wenn etwas einen Grauschleier auf Ihre Seele legt, sollten Sie als Erstes beide Beine fest auf den Boden stellen, Ihre hochgezogenen Schultern fallen lassen, Kopf und Wirbelsäule aufrichten, die Mundwinkel leicht nach oben ziehen (lächeln!) und mindestens dreimal tief in den Unterbauch atmen.
2 Atmen Sie dann entspannt weiter. Stellen Sie sich dabei vor, wie alle Ängste, Anspannung, Sorgen und Zweifel beim Ausatmen Ihren Körper verlassen, durch Ihren Mund und Ihre Nase hinausströmen.

3 Beim Einatmen saugen Sie frische, klare, helle Energie, Kraft, Mut und Zuversicht tief in Ihren Körper hinein. Fühlen Sie, wie sich diese Frische und Lebendigkeit mit jedem Atemzug weiter ausbreitet – bis in die Fingerkuppen, die Zehen, die ganze Hautoberfläche, die Haarspitzen.
4 Atmen Sie weiter bewusst Klarheit und Ruhe ein und Belastendes aus – so lange, bis Sie sich so leicht und hell fühlen, dass Sie das Licht im Inneren durch jede Hautpore wie eine Sonne nach außen strahlen lassen können. Einen Zentimeter, zehn Zentimeter, einen Meter, viele Meter weit.

So atmen, dass Sie selbst zur Sonne werden, können Sie immer und überall. Am Schreibtisch, im Auto, am Telefon, beim Fernsehen, während eines Gesprächs, beim Einschlafen und beim Aufwachen. Machen Sie die Sonnenatmung ruhig auch ab und zu beim Trampolinspringen. Das steigert die Effizienz des Trainings – und schenkt doppelt gute Laune.

Das Immunsystem wird gestärkt, die Selbstheilungskräfte werden optimiert, und der Abbau von Fettdepots und Stoffwechselschlacken läuft auf Hochtouren. Und auch das verschlossene Herz und der engstirnig gewordene Geist können sich wieder vertrauensvoll und neugierig der zauberhaften Welt öffnen. Es ist unglaublich befreiend, wenn man immer dann, wenn dicke, düstere Luft im Innenleben herrscht, die Seelenfenster weit aufreißt, Sonnenlicht und frischen Wind hereinlässt.

Das Jetzt gegen den Stress

Alltagstrubel lässt die Verbindung zu unserer eigenen Mitte abreißen. Weise Menschen entwickelten deshalb bereits vor Tausenden von Jahren Methoden, um aus den lästigen Tücken des Alltags herrliche Edelsteine der Freude zu schleifen. Sie machten alles, was sie taten, zur Meditation. Achtsamkeit nennt man dies im Buddhismus.

Es bedeutet, dass man sich mit allen Sinnen, allen Gedanken und Gefühlen auf das konzentriert, was man gerade tut, dass man es regelrecht zelebriert: Gehen, wenn man geht; essen, wenn man isst; reden, wenn man redet; arbeiten, wenn man arbeitet; und ruhen, wenn man ruht. Klingt so banal. So einfach. Ist es aber nicht. Niemand von uns schafft das auch nur für eine einzige Minute.

Wir sind nie hundertprozentig bei der Sache, nie ganz in der Gegenwart. Wenn wir zum Beispiel gehen, denken wir an tausend andere Dinge. Wir nehmen nicht wahr, wie sich das Gehen anfühlt, sehen kaum, wo unsere Füße hintreten, übersehen Bäume, Kinderlachen, Wolken, Schmetterlinge und überhören das Zwitschern der Vögel, das Säuseln des Windes, das Vorbeirauschen der Autos.

Wir stolpern praktisch blind, taub und gefühllos durch diese wundervolle Welt, weil unsere inneren Bilder, unsere ständig plap-

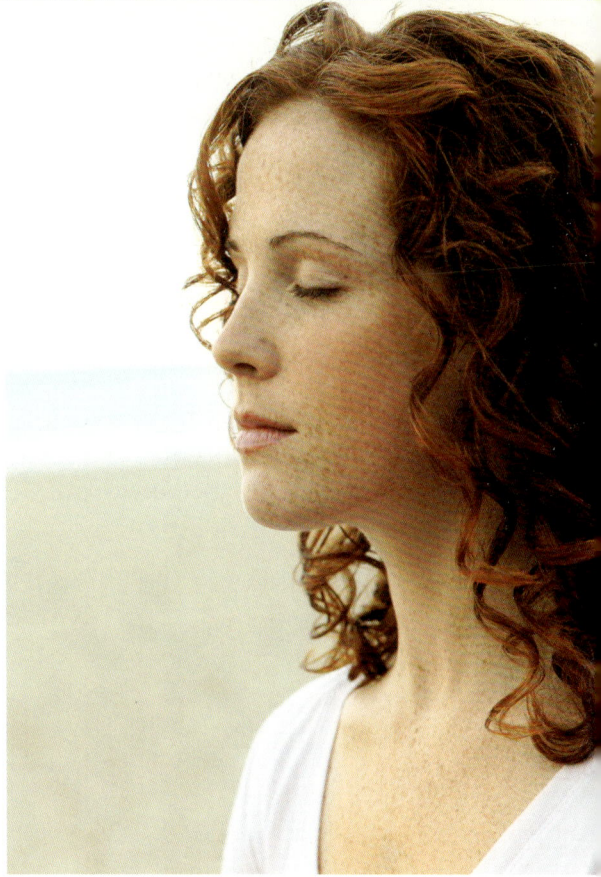

Das Glück ruht im Augenblick. Besinnen Sie sich, wann immer Sie können, mit allen Sinnen auf diesen einen Moment.

pernden Gedanken uns vollkommen gefangen nehmen. Wir gehen am echten Leben vorbei – und merken es nicht einmal. Nur wenn wir lieben, sind wir ganz da. Wirklich lebendig. Im Jetzt.

Man kann wieder lernen, das Leben kindlich zu lieben. So unbändig und bedingungslos zu lieben, dass wir alle kleinlichen Sorgen, Ängste und Nöte völlig vergessen. Wie geht das? Duch Be-Sinnen, sich mit allen Sinnen auf das konzentrieren, was Sie tun. Schenken Sie dem Einkaufen, dem Essen, dem Trinken und allen Dingen, die Ihnen wichtig sind, ungeteilte Aufmerksamkeit. Machen Sie ein Ritual daraus. Wie, das steht auf Seite 126.

SELFISH BRAIN: Nichts geht mehr …

Die Waage ist des Abnehmers größter Feind. Denn tut sich nichts, zieht Frust im Kopf ein. Und genau dieser blockiert über das Gehirn jeden weiteren Abnehmerfolg.

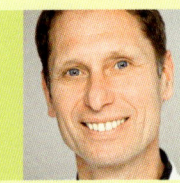

Über dieses Thema forscht Prof. Dr. med. Achim Peters, Universität Lübeck, Endokrinologe und Diabetologe und Leiter der Klinischen Forschergruppe »Selfish Brain«.

Warum ist das Gehirn selbstsüchtig?

Das Gehirn organisiert die gesamte Energieversorgung des Körpers – über die Lieferkette: Teller-Körper-Gehirn. Wir müssen ja essen, um zu leben. Das Gehirn organisiert das so, dass es sein eigenes Zuckerbedürfnis befriedigen kann. Es ist eigensüchtig. Und das ist wichtig, weil es unser wichtigstes Organ ist. Es weist also allen Organen ihre Energie zu, guckt aber, dass es erst einmal selbst genug hat.

Und was hat das mit vollen Fettzellen zu tun?

Bei vielen Menschen ist das Gehirn nicht mehr Herr im Haus. Die Organe, die Speicherdepots bedienen das Gehirn nicht mehr richtig und nehmen selbst viel Energie auf. Stellt das Gehirn fest, dass die Zufuhr knapp wird, gibt es den Notbefehl aus, mehr zu essen. Und dann laufen die Speicherdepots voll. Die Zellen im Körper fressen sich alle fett und das Gehirn bekommt den Anteil, der ihm gerade reicht.

Die Ursache ist Stress?

Ja, wenn die Software, das Programm im Kopf, nicht stimmt. Hat ein Kind früh erfahren, dass Zucker seine negativen Gefühle lindert, hat es gelernt, »Essen tröstet mich«, dann weicht

das natürliche Programm Stress-verschlägt-mir-den-Appetit einem neuen Programm. Man lernt: Aha, Schokolade dämpft mein scheußliches Gefühl, und ich kann mein Hirn auf einem einfacheren Weg versorgen – indem ich esse. So macht Stress unweigerlich dick.

Darum ist es wichtig, dass man mit der Diät, der »Lebensweise«, positive Gefühle weckt.

Ja, Gefühle spielen eine wichtige Rolle. Wenn Sie es schaffen, durch Belohnung, durch soziale Anerkennung mit einer Diät positive Gefühle zu wecken, dann funktioniert sie auch.

Wie geht man mit negativen Gefühlen um?

Man muss auf seine Gefühle hören. Was macht mir ein schlechtes Gefühl? Und statt es regelmäßig mit »Essen« zuzudecken, sollte man ihm auf den Grund gehen. Wer sein Gehirn umprogrammieren will, muss seine Gefühle angehen – sie sagen einem die wahren Bedürfnisse. Und geht man die Probleme an der Wurzel an, erntet man positive Gefühle. Dann stellt sich nicht mehr die Frage, ob man das negative Gefühl nun mit Essen dämpft.

Deshalb ist es so schwierig, das Plateau zu meistern. Man ist gefrustet, das drosselt das Abnehmen. Man isst noch weniger …

Nur ein zufriedenes Gehirn lässt einen abnehmen. Wer drastisch Kalorien reduziert, belastet den Gehirnstoffwechsel. Das stimmt unzufrieden. Darum nimmt man über kurz oder lang wieder zu.

Was hält das Gehirn von einem hohen GLYX?

Es gibt gesunde, gertenschlanke Menschen, die ständig Süßes essen können, ohne zuzunehmen. Da passiert Folgendes: Der Zucker wird in Fett umgewandelt, die Fettzelle gefüllt. Und die signalisiert dem Gehirn über den Botenstoff Leptin: Genug Energie da! Das Gehirn aktiviert seine Stressachse, verschließt die Speicher. Alles kommt zum Gehirn. Das mindert den Appetit. Das Gewicht wird konstant gehalten. Wenn nun aber jemand zu Übergewicht neigt, zeigt das: Das Gehirn hat Schwierigkeiten mit der Energieverwaltung. All das, was einen hohen GLYX hat, geht direkt in die Speicher. Der Blutzucker sinkt. Kommt nur ein kleiner Stress auf, greift man schnell zur Schokolade. Die geht direkt auf die Hüfte. Wegen der ungünstigen Gehirnprogrammierung wird man diese Energie auch nicht mehr los. Für diese Leute gilt: Vorsichtig umgehen mit Nahrungsmitteln mit hohem glykämischen Index.

Auch mit Süßstoffen kann man das Gehirn nicht foppen?

Hier haben wir eindeutige, neuere Befunde. Süßstoff ist ein chemisches Molekül und hat keinen Energiegehalt. Die Information »süß« wird über die Zunge aufgenommen und geht über die Nerven an den Hirnstamm. Das Gehirn erwartet nun für den Organismus und am liebsten für sich selbst: Energie, Zucker. Und dann stellt es fest: Der kommt nicht. Es hat mittlerweile schon mal mit seinem Zellschlüssel namens Insulin die ganzen Energiespeicher geöffnet. Und dann stellt sich heraus: Die Glukose kommt überhaupt nicht.

Und was tut das verunsicherte Gehirn dann?

Die Vorinformation »süß« hat es im Stich gelassen. Es ist keine Energie angekommen, es ist anders gekommen als erwartet. Eine Möglichkeit, mit dieser Verunsicherung umzugehen, ist: mehr essen. Dann hat man in jedem Fall genug. In Tierexperimenten sind die mit Süßstoff gefütterten Tiere dick geworden.

Auch Pestizide und Weichmacher aus Plastik stehen in Verdacht, dick zu machen.

In China hat man in einer Studie herausgefunden, dass Menschen, die mit Pestiziden belastet sind, eine höhere Wahrscheinlichkeit haben, an Diabetes zu erkranken. In einem Experiment hat man trächtige Tiere mit dem Weichmacher Bisphenol A gefüttert. Die Nachkommen waren übergewichtig, schwerer als die Kontrolltiere. Ob das nun auf den Menschen zutrifft, wissen wir nicht hundertprozentig. Daran sollte noch geforscht werden.

Wenn Sie selbst 150 Kilo wiegen würden, wie würden Sie abnehmen?

Ich würde versuchen, meine negativen Gefühle sehr genau wahrzunehmen und sie zu deuten. Welches wahre Bedürfnis steckt hinter diesen Gefühlen? Dies muss man befriedigen und nicht die daraus folgenden Gefühle durch Essen abklemmen. Und ich würde mir einen Coach suchen, der mir dabei hilft.

Was würden Sie am Essen verändern?

In jedem Fall: Nicht die Kalorien zählen. Und: Ich würde nur drei Hauptmahlzeiten einnehmen und nicht mehrere kleine. Dann geht man nicht in die Falle – etwa die Schale mit Süßigkeiten neben dem Telefon. Es ruft jemand an, man regt sich auf. Und wie durch Geisterhand die Schale plötzlich leer. Es weiß auch niemand hinterher, wie die wieder voll geworden ist. Also: Nichts zwischendurch oder im Gehen essen. Gemütlich am Tisch sitzen, am besten mit Freunden. Da wird man auch seine Sorgen los – nach dem Essen, mit guten Gesprächen.

Mehr infos unter: www.selfish-brain.org

Die Kraft der Rituale

Rituale gibt es, seit der Mensch vom Baum gestiegen ist. Jede Kultur hat ihre Rituale, vom japanischen Tee-Kredenzen bis zum westlichen Polterabend vor der Hochzeit.

Ritus ist lateinisch und bedeutet feierlicher, religiöser Brauch, Zeremoniell. In unserer Zeit haben Rituale einen Wandel erfahren. Sie brauchen nicht unbedingt ein religiöses Motiv. Aber wir brauchen Rituale. Denn sie holen uns aus dem Alltag. Ein Ritual hilft uns, einen eingefahrenen Rhythmus zu verlassen, und führt in einen neuen. Sie kennen das: Wenn Sie aus der Arbeit kommen, wechseln Sie die Kleider, legen eine CD auf oder gehen mit dem Hund spazieren. Sie wechseln in einen langsameren Rhythmus, von der Hektik der Arbeit in die Freizeit.

Ein Ritual ist mehr als eine Gewohnheit – und hat die Kraft, alte Gewohnheiten zu brechen. Es ist ein Aufwachen, ein Sich-mit-allen-Sinnen-Besinnen, ein Aufgehen im Augenblick. Ein bewusstes Tun, das Zelebrieren dessen, was einem wichtig ist.

Sie sind wichtig. Ihre Gesundheit ist wichtig. Ihr Körper ist wichtig. Essen und Trinken und Entspannen und Bewegen sind Ihnen wichtig. Machen Sie Rituale daraus. Und bauen Sie diese in Ihr neues, schlankes, agiles, zufriedenes Leben ein.

Wie baut man neue Rituale in sein Leben ein?

Man hängt das Ritual erst einmal an eine Gewohnheit. Zelebriert es vier Wochen lang. Dann gehört es wie das Atmen zum Leben. Welche Gewohnheiten haben Sie? Wo tun Sie etwas immer zur gleichen Zeit? Dorthin legen Sie einen Zettel mit dem Ritual, das Sie in Ihrem Leben verankern wollen. Zum Beispiel ans Telefon. Zu dem greifen Sie häufiger am Tag. Dort steht ein Zettel: Sonnenatem.

So bauen Sie Ihre kleine Antistressübung (Seite 121) in Ihr Leben ein. Gucken Sie immer abends die Tagesschau? Dann liegt neben der Fernbedienung ein Zettel: »Workout«. Sie machen dann Ihre Muskelübungen von Seite 163. Es lohnt sich, auch die folgenden Rituale ins Leben einzubauen.

Das Vitalstoff-Morgenritual

Wenn Sie gewohnt sind, morgens einen Kaffee oder Tee aufzubrühen, dann hängen Sie da Ihr Ritual dran. Das Ritual für Ihre schlanke Linie, Ihre 70 Billionen Körperzellen. Neben der Teekanne, der Kaffeemaschine liegt eine Liste. Auf der steht:

- ✖ meine Vitamine
- ✖ meine Mineralien
- ✖ mein Obst
- ✖ mein Eiweiß
- ✖ mein Teelöffel Leinöl
- ✖ mein Saft

Während die Kaffeemaschine läuft, schnipseln Sie Ihr Obst zurecht, machen sich Ihren Fatburner-Drink. Und genießen dabei jede Sekunde bewusst. Bestaunen Sie die Schönheit eines Apfels, die Farbe des Leinöls, schnuppern Sie an der Grapefruit. Freuen Sie sich daran, was da alles für Sie, für Ihren Körper drinsteckt. Lauschen Sie, wie der Mixer seine Kraft reinsteckt. Und dann trinken Sie mit all Ihren Sinnen. Genießen Sie. Das Rezept finden Sie auf Seite 180. Sie können natürlich auch einen Obstsalat schnipseln und mit einem Milchprodukt genießen.

Und dann können Sie auch gleich Ihre Vitaminpillen nehmen – wenn Sie meinen, Ihr Körper braucht ein Nahrungsergänzungspräparat (Seite 110). Denn im Verbund mit Natur wirkt auch das vom Apotheker.

Tun Sie das vier Wochen lang – und der morgendliche Gesundmix gehört wie das Atmen zu Ihrem Leben. Und das Ritual hat eine Gewohnheit gebrochen: morgens nur schnell eine Tasse Kaffee zu trinken und ein Brötchen oder Cornflakes zu essen.

Das Einkaufsritual

Sie hetzen in den Supermarkt, laden den Einkaufswagen voll. Stehen an der Kasse an. Kommen gestresst nach Hause.

Brechen Sie einmal mit dieser Gewohnheit. Gehen Sie mit Ihren Sinnen einkaufen. Mit Ihrem Labor: mit Ihren Augen, Ihrer Nase, Ihrem Geschmack. Gesundheit können Sie nämlich messen: Geschmack und Aromastoffe stehen für Gesundheit. Gehen Sie auf einen Gemüsemarkt, in einen Bioladen oder zum Bauern selbst.

Viele Menschen haben vergessen, wie eine echte, gesunde, gute Tomate schmeckt. Machen Sie sich eine Messlatte für die Zukunft. Riechen und schmecken Sie, wie eine Tomate, eine Aprikose aus biologischem Anbau auf Ihr Labor, Ihren Körper wirkt.

Eine Biotomate lebt. Sie verschimmelt nach einer Woche. Das ist normal. So manche Tomate aus dem Supermarkt hält Wochen, verändert sich nicht. Da stimmt was nicht.

Wenn Sie einmal direkt vom Bauern gekauft haben, in seinem Garten waren, ihn am Marktstand besucht haben, dann können Sie künftig alles andere daran messen.

Und vielleicht wird Ihr Einkauf dann zum Ritual. Sie kennen den Menschen, der Ihnen Ihren Treibstoff verkauft. Vielleicht mögen Sie ihn, lassen sich von ihm beraten. Tauschen Rezepte aus. Und schon wandelt sich der Einkauf vom Stress zum Ritual.

Das Gemüse-essen-Ritual

Sie brauchen Gemüse. Dort stecken die Vitalstoffe drin, die Ihren Fettstoffwechsel auf Trab halten. Die Ihnen helfen, abzunehmen, während Sie essen. Vitalstoffe, die jede Ihrer Zellen schützen: Sekundäre Pflanzenstoffe, so haben die Wissenschaftler erkannt, sind noch viel wirkungsvoller als Vitamine im Kampf gegen den oxidativen Stress – gegen die freien Radikale, die im Körper wüten, die alt und krank machen. Gemüse entschärft die freien Radikale. Nun, wie bringt man mehr Gemüse in den Alltag? Einfach an eine Gewohnheit gekoppelt:

✖ Sie sind gewohnt zu essen – also machen Sie es sich zum Ritual, vorher eine große Schüssel Salat, eine Gemüsesuppe oder einen Rohkostteller zu essen. Rezepte finden Sie in diesem Buch. Genießen Sie mit allen Sinnen – schon beim Zubereiten. Es gibt Menschen, die entspannen sich beim Abwasch. Warum entspannen Sie sich nicht beim Zubereiten einer Portion Fitness und gute Laune?

✖ Eine weitere Möglichkeit, Gemüse in Ihren Alltag zu integrieren, sind Gemüsestreifen. Schnipseln Sie sie dann, wenn Sie Zeit haben. Essen Sie sie dann, wenn Sie Lust auf Knabbereien haben. Statt des Riegels im Büro, statt der Chips vor dem Fernseher. Ein Hochgenuss, wenn Sie Möhren, Selleriestangen, Paprika, Gurken, Zucchini in einen Dip tauchen. Rezepte finden Sie auf Seite 193.

Genüsslich knabbern ohne Reue: Gemüsestreifen mit Dip sind Nervennahrung und Slimfood.

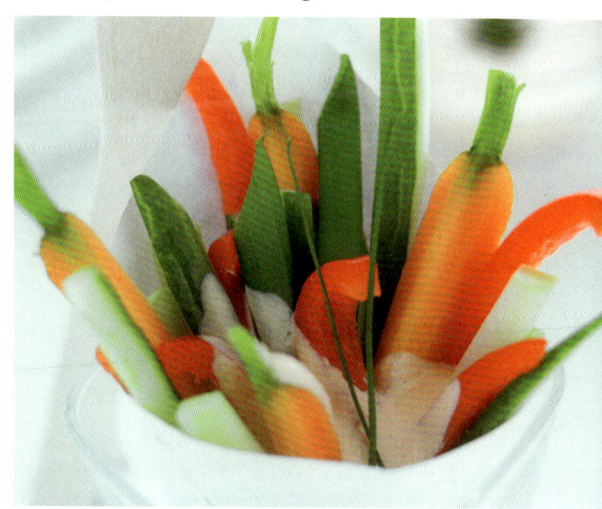

TIPP **Keine Zeit für Biomärkte?**

Dann bestellen Sie sich doch einfach eine Biokiste ins Haus. Im Internet oder Branchenbuch finden Sie Dienstleister, die Bioware nach Hause liefern. Auch das ist ein Ritual, wenn mittwochs die Kiste vor der Tür steht – immer mit einem neuen Obst oder Gemüse der Saison, einem anders gewürzten Käse. Mit köstlichem Joghurt, gutem Brot ... Probieren Sie es aus.

✖ Eine dritte Möglichkeit ist Saft. Daraus können Sie ein Ritual machen. Kurz bevor Sie sich abends zum Essen setzen: Gemüse in den Entsafter geben, in ein hübsches Glas füllen und als Aperitif genießen. Pure Medizin. Die schnelle Lösung: Biogemüsesaft – mit einem Schuss Tabasco ein Gedicht.

✖ Die vierte Möglichkeit: Dörren. Der Dörrapparat zaubert die gesündesten Snacks der Welt: Möhren, Tomaten Zucchini ... Und natürlich auch Äpfel, Pflaumen ...(Seite 146).

Das Wasser-trinken-Ritual

Sie sollten jede Stunde ein Glas Wasser trinken. Warum nicht gut gefiltert aus der Leitung? Machen Sie ein Ritual daraus.

✖ Wenn das Wasser in einer schönen Karaffe in Ihrer Nähe steht, denken Sie auch dran. Es sieht übrigens ziemlich hübsch aus, wenn Sie dem Wasser in der Karaffe mit einem Bergkristall ein bisschen Energie zurückgeben. Gießen Sie also einmal in der Stunde aus der Karaffe ein Glas voll, pressen Sie eine halbe Zitrone hinein. Das Vitamin C und die Flavonoide der Zitrone unterstützen beim Entschlacken. Fühlen Sie beim Trinken, wie jede Zelle sauber durchgespült wird, um Gifte aus dem Körper in die Kanalisation zu schicken.

✖ Für die Zitrone haben Sie keine Zeit? Einmal einen Berg auspressen, in Eiswürfelschälchen füllen. Bei Bedarf aus der Truhe holen.

✖ Auch auf dem Nachtkästchen sollte eine Karaffe stehen. Denn der erste Griff morgens sollte der zum Wasser sein. Das beseitigt nämlich morgendliche Sitzungsprobleme. Der Arzt sagt dazu: Binnen zehn Minuten haben Sie einen gastrokolischen Reflex.

Das Mensch-beweg-dich-Ritual

Ein rundes Ritual zieht hoffentlich jetzt in Ihr Leben ein: das Trampolin. Es bringt Bewegung in den Morgen, gute Laune in den Tag. Aber auch sonst sollten Sie nicht Trägheit walten lassen, sondern Dynamik ins Leben bringen. Das tut gut – Seele und Körper. Womit wir bei den Gewohnheiten wären.

✖ Nehmen Sie immer den Fahrstuhl? Dann machen Sie aus dem Treppenhaus ein Ritual. Denn mit jeder Stufe trainieren Sie Ihren Kreislauf, verbrennen Fett und produzieren Gute-Laune-Botenstoffe.

✖ Wie kommen Sie zur Arbeit, zum Einkaufen, zum Kindergarten? Alles im Umkreis von drei Kilometer können Sie auch mit dem Fahrrad erreichen oder zu Fuß. Die Bestsellerautorin Hera Lind brachte ihre Kinder täglich mit dem Baby-Jogger drei Kilometer in den Kindergarten – und holte sie joggend wieder ab. Sie machte ein Ritual daraus.

✖ Wo sonst haben Sie träge Gewohnheiten, die Sie mit einem aktiven Ritual brechen können? Jede Minute zählt. Bewegung macht Sie glücklicher, jünger, schlanker und gesünder. Warum wippen Sie nicht auf den Zehen beim Zähneputzen? Kräftigen Ihre Armmuskeln nicht am Steuer an der Ampel? Trainieren im Sitzen nicht ab und zu den Po zusammenzwickend die Beckenmuskulatur? Gehen zum Kollegen rüber, statt zum Telefon zu greifen? ... Es gibt so viele Möglichkeiten, ein kleines Bewegungsglück zu tanken. Machen Sie viele kleine Rituale daraus.

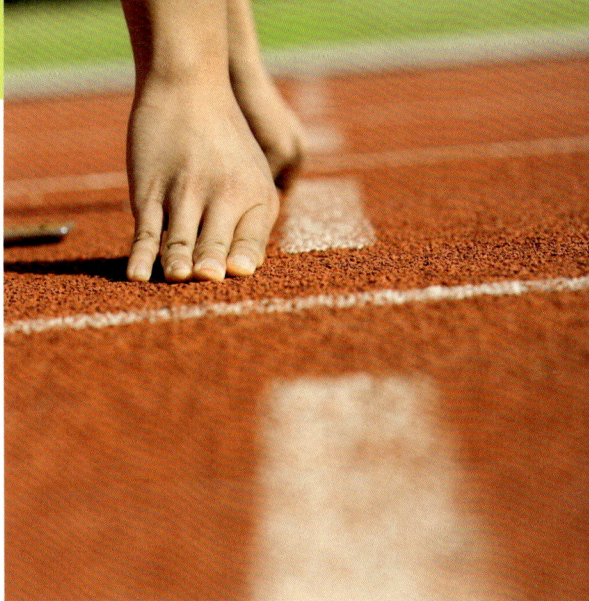

Der Weg zum Erfolg führt über das Ziel

Alle, die wirklich Erfolg haben, wissen genau, was sie wollen. Sie setzen sich Ziele und verfolgen sie. Der Weg ist einfach – mit der Strategie, die Ihnen Professor Dr. Lothar Seiwert, Deutschlands führender Zeitexperte, empfiehlt: »Wissen, was ich will, Zeit abzwacken, das Wollen lernen, eine Vision haben und smart formulieren.«

1. Schritt: Wissen, was ich will

Spüren Sie zuerst dem nach, was Sie wollen. Sie wollen ja nicht nur abnehmen. Es gibt bestimmt mehr Dinge, die Sie wollen.

Was will ich eigentlich?

Kreuzen Sie an, was auf Sie zutrifft:
- ☐ Ich will abnehmen.
- ☐ Ich will dauerhaft abnehmen.
- ☐ Ich will aber nicht hungern.
- ☐ Ich will mich dabei gut fühlen.
- ☐ Ich will genießen.
- ☐ Ich will besser aussehen.
- ☐ Ich will nicht mehr frustriert sein.
- ☐ Ich will meine Blutwerte verbessern.
- ☐ Ich will andere Klamotten tragen.
- ☐ Ich will mehr Kondition kriegen.

Welche Wünsche haben Sie noch? Machen Sie doch eine Liste.

2. Schritt: Zeit abzwacken

Die meisten Menschen, die abnehmen wollen, äußern, dass sie ein Zeitproblem hätten. Fastfood geht halt schneller. Und eine halbe Stunde Zeit für Sport ist schon gar nicht drin. Wie soll man das machen – mit einem 14-Stunden-Job, mit drei Kindern?

Sie brauchen also mehr Zeit für sich, die Sie in Fitness und ins Essen stecken. Wenn Sie das wirklich wollen, müssen Sie dem Alltag etwas abtrotzen. Wie tut man das? Professor

Eine klare Vision trägt Sie mit Leichtigkeit zum Ziel. Schritt für Schritt!

Seiwert rät: »Man sucht nach verlorener Zeit. Im Job und im Privatleben.« Und zwar so:

Was klaut Ihnen Stunde um Stunde?

Kreuzen Sie an, was auf Sie zutrifft:
- ☐ Post, Fax, Mail, die Hälfte Werbemüll – Dringlichkeiten anderer halten mich auf.
- ☐ Das Telefon klingelt ständig, und die Gespräche dauern zu lange.
- ☐ Dreißigmal am Tag steht jemand in meiner Tür und will mit mir quatschen.
- ☐ Ich vertue viel Zeit mit Suchen.
- ☐ Ich kann nicht Nein sagen, wenn mir jemand was aufs Auge drückt.
- ☐ Ich nehme mir generell zu viel vor und bin abends frustriert.
- ☐ Ich muss alles perfekt machen.
- ☐ Ich tue viele Dinge, die mir keinen Spaß machen, die andere billiger und schneller erledigen könnten.
- ☐ Ich spanne meine Familie zu selten ein.
- ☐ Größere Aufgaben schiebe ich vor mir her, bis sie brandeilig werden.

Setzen Sie sich doch eine halbe Stunde hin und denken Sie über jeden einzelnen Punkt, den Sie angekreuzt haben, nach. Da fallen Ihnen mit Sicherheit auch Lösungen ein.

Sagen Sie, was Sie wollen

Sagen Sie dem Partner, dem Chef, dem Kollegen, was Ihnen wichtig ist, was Sie wollen, und zwacken Sie sich Zeit dafür ab.

Sagen Sie: »Kannst du die Kinder für die Schule fertig machen? Ich geh jetzt 20 Minuten aufs Trampolin.« Oder zum Chef: »Ich würde gerne 15 Minuten später beginnen. Ich bleibe dafür abends länger da.« Tun Sie sowieso schon? Sie machen nie pünktlich Feierabend? Müssen sich von Call-a-Pizza ernähren? Halten Sie sich an Professor Lothar Seiwert: »Das sieht heute kein Chef mehr gerne. Smart Work ist im Trend. Clever arbeiten. Pünktlich nach Hause gehen. Kraft tanken für den nächsten Tag.«

So gewinnen Sie Zeit im Job – und kommen früher nach Hause

✖ Post erledigen nach dem Mittagessen. Gebündelte Routineaufgaben erledigen sich schneller – am besten im Leistungstief.

✖ Wenn Kollegen mit Ihnen reden wollen, verabreden Sie sich mittags in der Kantine.

✖ Am Telefon fragen Sie: »Darf ich Sie in drei Minuten zurückrufen?«, notieren dann, worüber Sie reden wollen, legen Unterlagen bereit. Gute Ausrede: ein anderes Gespräch.

✖ Arbeiten, die andere billiger und schneller machen, delegieren.

✖ Sich auf die Arbeiten konzentrieren, die anderen das meiste bringen, die man gut kann und die Spaß machen.

✖ Die Hauptsache zuerst machen und in der restlichen Zeit den Kleinkram erledigen. Plötzlich haben Sie kein schlechtes Gewissen mehr, wenn Sie Feierabend machen.

3. Schritt: Das Wollen lernen

So. Nun müssen Sie noch lernen, richtig zu wollen. Wollen tun Sie ja viel. Abnehmen, sich gut dabei fühlen, nicht hungern, fit werden … Aber wollen Sie das richtig?

Was heißt das genau? Ganz einfach: Sie müssen sich für jedes »Ich will« etwas ganz Konkretes ausdenken, nur dann klappt es auch.

Gleich mal durchspielen

✖ Mich sicher fühlen. Am Montag mache ich einen Termin beim Arzt, lasse mal die Blutwerte checken. Mache eine Spiroergometrie, die misst, wie viel Fettverbrennungsenzyme ich habe. Lasse per Bio-Impedanz-Analyse den Fettgehalt bestimmen. Bespreche mit dem Arzt, welche Vitaminpräparate ich nehmen soll. Und bitte ihn, meinen Abnehmerfolg kontrollierend zu begleiten.

✖ Schnell etwas abnehmen. Den Gürtel ab Montag ein Loch enger schnallen. Die zwei Fatburner-Suppentage von Seite 136 versprechen schnelle ein bis zwei Kilo, die motivieren, weiterzumachen. Ich starte am Freitag.

✖ Fit sein und gute Laune haben. Das Trampolin besorge ich mir gleich heute Nachmittag. Dann hab ich morgen ein Sprungbrett in den fröhlichen Tag.

✖ Gesund abnehmen: Ich hole mir nachher im Bioladen frisches Gemüse und Leinöl. Ich lasse mich da einfach mal beraten.

Und was fällt Ihnen noch ein? Vielleicht wollen Sie sich ja von alten Gewohnheiten trennen und räumen erst einmal die Fertigprodukte, Kekspackungen weg.

Ist gar nicht so schwierig – oder? Zielchen. Ist aber das Geheimnis. Jedes Zielchen bringt Sie weiter zum großen Ziel.

4. Schritt: Eine Vision malen

Nun machen Sie sich an Ihre Vision. Der Wunschtraum, der in Ihnen steckt. Das, was Sie erreichen wollen. Karl Lagerfeld wollte binnen einem Jahr die schmale Mode junger Männer tragen können. Wie sieht Ihre Vision aus? Sie wird Sie zum Erfolg tragen.

Holen Sie sich Ihre Vision, das Bild von Ihrem Wunsch in den Kopf: Wie es aussieht, wenn es fertig ist. Sie zehn Kilo schlanker im kleinen Schwarzen, flirtend mit dem schönsten Mann der Welt. Oder: Sie, 50 Kilo schlanker, im Jogginganzug im Wald oder in Jeans und Cowboyhut auf einem Pferd.

Egal, wie Ihr Bild aussieht, es sollte nur viele Farben haben und konkret sein. Denn dieses Bild wird Sie zum Ziel tragen.

Schritt für Schritt zum Ziel

»Eine Reise von tausend Meilen beginnt mit dem ersten Schritt«, sagen die Chinesen. Machen Sie Ihren ersten Schritt in Ihr neues, schlankes, leichtes Leben binnen der nächsten 72 Stunden. Denn wenn man etwas länger auf die Bank schiebt, tut man es nie mehr, fanden Psychologen heraus.

Wenn Ihnen etwas wie »20 Kilo weniger« zu groß erscheint, dann lassen Sie sich nicht einschüchtern. Zerlegen Sie das Ganze in kleine Teile. Und machen Sie immer einen Schritt nach dem anderen. Stecken Sie sich das Ziel:

✖ Entschlacken in zwei Tagen mit den Fatburner-Suppen. Das abnehmen, was der Körper hergibt.

✖ Dann raus aus der GLYX-Falle: ein paar weitere Kilo mit der GLYX-Woche.

✖ Lernen, dass das richtige Essen Ihnen guttut. Und während Sie in den nächsten Wochen mit dem Baukastensystem spielen, weitere Kilo verlieren.

Schriftlich festhalten

Schreiben Sie Ihre Vision und Ihr Ziel auf. Und hängen Sie den Zettel dorthin, wo Sie ihn morgens schon sehen.

Sie können Ihre Vision auch malen. Warum nicht? Das bringt Sie noch tiefer in Ihr Unterbewusstsein, das Sie in Ihr Ziel trägt.

Das Ziel bleibt im Hinterkopf als Kompass. Die Vision, Ihr Bild von sich, hält Sie bei der Stange. Aber entscheidend ist immer der nächste Schritt. Viel Glück!

TIPP Ziele smart formulieren

Zwischen vagen Wünschen und präzisen Zielen liegen Welten. Sie trennen die ewigen Träumer von den Zufriedenen, die ihre Vorhaben in die Tat umsetzen. Formulieren Sie Ihre Ziele mit der »SMART«-Formel, dann versteht es auch Ihr Unterbewusstsein – und treibt Sie motivierend an.

S = spezifisch. So konkret wie möglich. Statt »weniger Süßigkeiten« zum Beispiel: »Ich halte mich ab morgen an die GLYX-Tabelle (Seite 80 und im GLYX-Guide) und genieße hauptsächlich Lebensmittel mit GLYX-niedrig. Und ab und zu ein Stück Bitterschokolade.«

M = Messbar. Ihr Ziel braucht einen konkreten Maßstab. Wie: »10 Kilo in drei Monaten. Ich beginne am Montag.« Oder: »Ich kaufe mir morgen eine Jeans Größe 38. Und möchte sie im Mai tragen.«

A = Aktionsorientiert und affirmativ. Also eine konkrete Handlung positiv bejahend formulieren. Nicht: »Weniger essen.« Da sträuben sich Ihrem Unterbewusstsein die Haare. Besser: »Als Erstes koche ich mir für die GLYX-Diät Forellen-Kräuter-Päckchen. Da läuft mir jetzt schon das Wasser im Mund zusammen.«

R = Realistisch. Ein unrealistisches Ziel frustriert nur. 10 Kilo in zwei Wochen ist nicht realistisch. Besser: »Ich will 10 Kilo abnehmen. Mal sehen, wie lange mein Körper dafür braucht.«

T = Terminiert. Fortschritte kann man messen, und sie sind eine unglaubliche Triebfeder. Terminieren Sie also Zwischenziele. »In zwei Wochen möchte ich die ersten Komplimente einheimsen. Man sollte dann schon einen Erfolg sehen. An Weihnachten passe ich in meine alte Jeans.«

»Man ist PAPPSATT – und fühlt sich LEICHT!«

Es funktioniert rund um die Welt: Hier berichten sechs Glyxler aus Deutschland, Schweiz, Österreich, Mallorca, USA von ihrer Erfahrung.

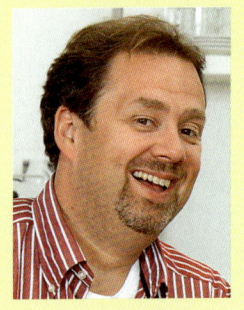

GLYX für hungrige Männer?

Frank Mansfeld, 42, aus Mallorca (minus 30 Kilo): »Ich hatte viele Diäten hinter mir, bevor ich Marion traf – und war nicht bereit, noch einmal im Leben auch nur an das Wort zu denken. Bis mir das kleine Persönchen Vorträge hielt und der Satz fiel: Man muss essen, um abzunehmen. Sicher, leicht ist es nicht, wenn man so gar nicht glaubt, für Sport geboren zu sein. Wenn man Hamburger und Pizza liebt. Wenn man auf dem Plateau ankommt – und Kräutertränklein schlucken muss. Aber: Wenn man weiß, wie es funktioniert, ist man pappsatt und fühlt sich auch mit viel, viel Übergewicht leicht und dynamisch.« Wie Frank die GLYX-Regeln für sich umsetzte, lesen Sie in »Die Diät-Nanny« (Seite 218).

GLYX für pummelig Geborene?

Katja, 28, aus Heilbronn (17 Kilo): »Ich war schon immer pummelig. Aber ich hatte eine gesunde Einstellung zum eigenen Körper, Selbstbewusstsein und nie ein gestörtes Verhältnis zum Essen. Ich habe immer sehr gerne gegessen, und von daher passt das Ernährungskonzept der GLYX-Diät fantastisch zu mir. Als ich damit anfing, brachte ich 86 Kilo bei 1,67 Metern auf die Waage. Nachdem ich das Prinzip verstanden hatte, begann ich selbst in der Küche zu experimentieren, wandelte die Rezepte nach meinem Geschmack ab oder münzte alte Lieblingsrezepte auf GLYX um. Auch das Trampolin habe ich mir zugelegt und hüpfe fast täglich darauf, weil es mir einen Riesenspaß macht. Um meine Fortschritte zu messen, habe ich nicht nur eine Waage mit Körperfettmessung, sondern überprüfe mit einem Maßband meinen Umfang an verschiedenen Stellen: Oberarm, Brust, Unterbrust, Taille, Hüfte, Po, Oberschenkel, Wade. Ich habe jetzt schon 17 Kilo abgespeckt und sehe frischer und jünger aus: schöne Haut, schöne Haare, bombastische Ausstrahlung! Und ein ganz anderes Körpergefühl.«

GLYX für einen Versuch?

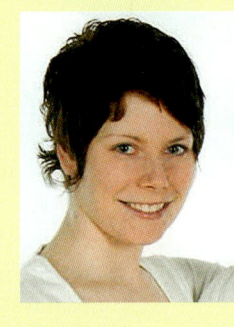

Jennifer, 19, aus Munster (minus 18 kg): »Zu GLYX bin ich über ein Zusatzheftchen aus einer Zeitschrift gekommen. Ich habe es am Anfang einfach mal ganz locker versucht und mich nicht akribisch dran gehalten, aber trotzdem purzelten schon die ersten Pfunde. Nachdem ich gemerkt habe, wie einfach es eigentlich ist und wie viel besser ich mich fühle, war ich motiviert genug, um weiterzumachen. Zehn Kilogramm waren verschwunden, dann kam ein Stillstand. Ich war verzweifelt und habe sehr viel weniger gegessen, um Kalorien zu sparen. Es war dann so wenig, dass mein Körper gehamstert hat. Die Folge: Ich habe zugenommen. Als ich begriffen habe, dass ich essen muss, um abzunehmen, purzelten auch noch die letzten Pfunde bis zur Traumfigur.«

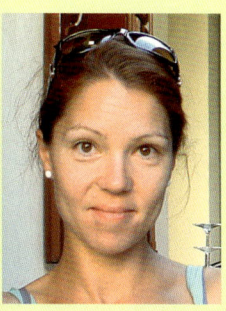

GLYX für Sie und Ihn

Simone, 32, Wallisellen/ Zürich (minus 20 Kilo): »Dank GLYX habe ich in drei Monaten 15 Kilo verloren. Weitere fünf Kilo sind dann ganz langsam, aber stetig geschmolzen. Mir war immer bewusst, dass eine gesunde Ernährung ohne Sport nicht ausreicht, um Gewicht zu verlieren. Ich habe also mit Walking begonnen. Als mir das zu langsam wurde, bin ich gejoggt. Und inzwischen kann ich zwar ohne Laufen leben, aber nicht ohne mein Trampolin! Darauf tanke ich gute Laune und mache etwas für meine Muskulatur.
Bei uns glyxt die ganze Familie. So sind auch bei meinem Mann Philipp 17 Kilo verschwunden. Unseren normalgewichtigen Kindern (12 und 4 Jahre alt) schmecken die GLYX-Gerichte ebenfalls sehr gut, und sie haben damit nicht abgenommen: Der beste Beweis dafür, dass GLYX dem Körper gibt, was er braucht, und ihn von dem befreit, was er nicht braucht. Inzwischen geht es uns nicht mehr ums Abnehmen. Wir glyxen einfach weiter, weil es uns guttut. Ich esse mehr denn je, aber das Richtige.«

GLYX und der Bauch

Peter, 30, aus Österreich (minus zwei Bäuche) schrieb: »Ich möchte mich bei Ihnen bedanken! Seit vier Jahren ernähre ich mich jetzt schon nach der GLYX-Diät – habe viel an Lebensqualität gewonnen und einiges verloren: Ich hatte mal drei Bäuche, sagen meine Freunde. Außerdem habe ich sehr viel Freude am Kochen gefunden. Mein erster Salat war ein Albtraum. Eher zum Verscheuchen als zum Genießen. Mittlerweile kann ich es ziemlich gut, bin auf niemanden angewiesen, schon gar nicht auf die Industrie. Trampolinhoppeln

ist mein Lieblingssport. Ich stand kurz vor Diabetes und Gicht, hatte hohes LDL und konnte diese Risikofaktoren innerhalb eines Jahres ausschalten, sehr zum Staunen meiner Hausärztin.«

GLYX gegen Diabetes?

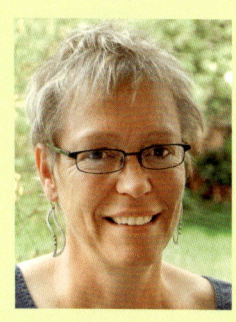

Heike, 48, Alamogordo, New Mexico, USA (minus 17 Kilo): »Während ich früher essen konnte, so viel ich wollte, und nicht zunahm, änderte sich das mit der Geburt der Kinder. Im Sommer 2005 hatte ich bei einer Größe von 1,80 Meter ein Gewicht von 92 Kilo erreicht. Das meiste davon saß um Bauch und Hüften. Ich fühlte mich schlapp und hatte ständig Durst. Ich ging zum Arzt. Diagnose: Diabetes mellitus! Das legte den Schalter im Kopf um – ich war jetzt bereit, etwas zu ändern. Um die Portionen »richtig« einzuteilen, aß ich den Salat vom Essteller und alles andere aus kleinen Salattellern. Am meisten ist mir aufgefallen, dass sich der Geschmackssinn total verändert hat. Heute schmeckt mir vieles nicht mehr, weil ich es eklig süß finde. Statt Eis esse ich einen Joghurt mit Blaubeeren oder einen Smoothie mit Milch oder Sojamilch und Früchten. Die ersten 13 Kilo waren nach drei Monaten weg. Dann tat sich lange Zeit gewichtsmäßig zwar eher wenig, aber der Körper veränderte sich total – ich baute Muskeln auf. Mittlerweile bin ich knapp unter 75 Kilo und halte das Gewicht ohne Anstrengung.
Ich fühle mich klasse, mein HbA_{1C} – der Langzeitzuckerwert – ist im grünen Bereich, auch Cholesterin und die anderen Werte sind normal. Mein Arzt meinte, was immer ich da mache, ich solle es weitermachen, denn es würde funktionieren.«

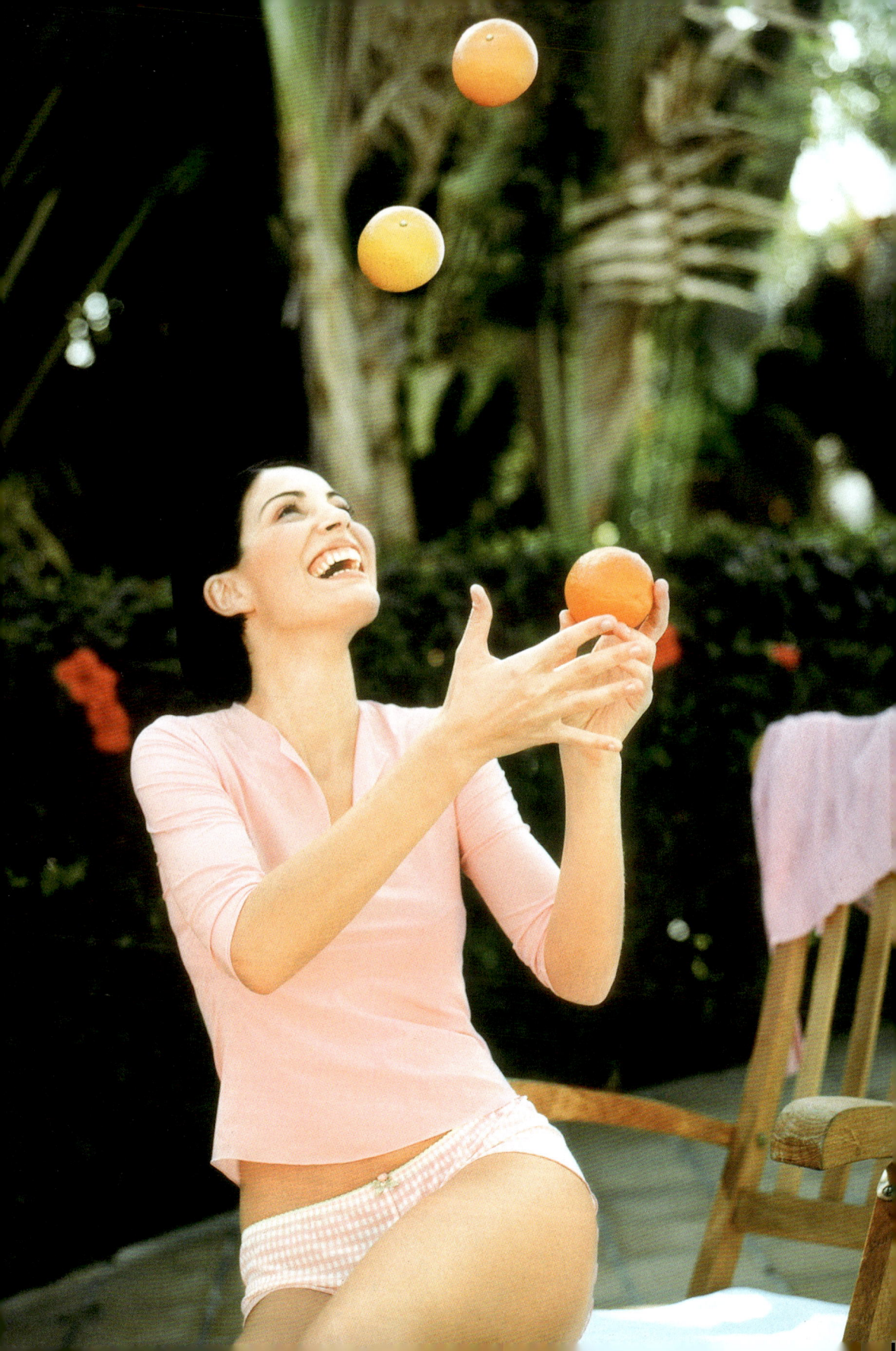

DAS GLYX-SPIEL KANN BEGINNEN

STELLEN SIE SCHON MAL IHRE STEINCHEN AUF:
In drei Stufen und mit 30 Spielregeln geht's jetzt ab in die Leichtigkeit des Seins. Fangen Sie gleich an: mit dem Trampolinprogramm und den Fatburner-Suppentagen. Und schauen Sie schon mal ins Rezept-Baukastensystem. Ab der dritten Stufe können Sie dort rauspicken, auf was Sie Lust haben.

135

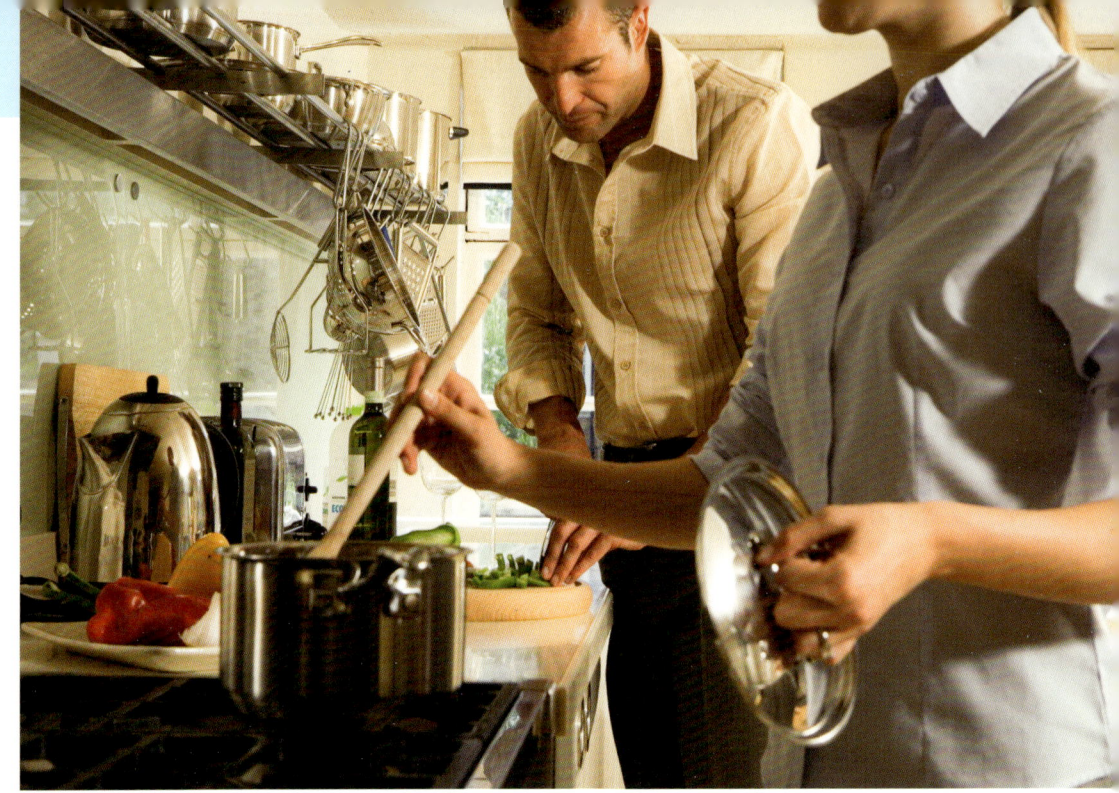

DAS 3-STUFEN-GLYX-
DIÄTPROGRAMM

Erste Stufe:
Fatburner-Suppentage

Mit zwei Suppentagen (Sie dürfen auch drei machen!) kommen Sie raus aus der GLYX-Falle (Süßes, Heißhunger, Süßes …) und entschlacken Ihren Körper. Die Suppen verwöhnen mit Gesundstoffen und Flüssigkeit und putzen so richtig durch. Fast wie beim Fasten, nur dass Sie keinen Hunger haben, weil Sie so viel essen dürfen, wie Sie wollen.

Die Fatburner-Suppen entgiften auf vier Ebenen: Verdauungstrakt, Lymphe, Herz-Kreislauf- und Immunsystem. Mineralstoffe, viel Wasser und Vitalstoffe verbessern die Durchblutung, was allen Organen guttut. Vitamine wie Vitamin C, E und Beta-Carotin

trainieren das Immunsystem. Und das Trampolin ist der ideale Begleiter, um Kreislaufsystem und Lymphe in Schwung zu bringen.

So geht's

✗ Kochen Sie sich, so oft Sie wollen, einen großen Pott Suppe Ihrer Wahl. Die Rezepte finden Sie auf Seite 177.

✗ Halten Sie sich an die 30 GLYX-Spielregeln ab Seite 142. Außer an die Eiweißformel: Während dieser zwei Tage brauchen Sie kein Eiweiß extra.

✗ Essen Sie so viel Suppe, wie Sie wollen. Sind Sie außer Haus, nehmen Sie am besten immer eine Thermoskanne voll mit.

✗ Trinken Sie jede Stunde ein Glas Wasser. Gut: mit Zitronensaft. Auch Gemüsesäfte (außer Rote Bete und Karotte), Kräuter- und Früchtetees sind erlaubt.

✶ Es kann sein, dass Sie sich müde und schlecht gelaunt fühlen. Kein Wunder, der Körper setzt Gifte frei. Das gibt sich in ein paar Tagen. Steigen Sie aufs Trampolin und springen Sie ein bisschen. Und viel trinken!

✶ Haben Sie nach dem ersten Tag schon genug? Dann starten Sie gleich mit der zweiten Stufe. Sie müssen sich nicht zwingen. Auch *ein* Suppentag ist gesund. Und: Leider gibt es Menschen, die stehen mental nicht mal einen Suppentag durch. Sie starten einfach direkt mit der Fatburner-GLYX-Woche.

✶ Natürlich beginnen Sie auch gleich mit Ihrem Trampolinprogramm (Seite 152).

✶ Wenn Sie schlechte Laune haben, traurig sind oder im Stress, dann wenden Sie die Sonnenatem-Übung von Seite 122 an.

✶ Wenn Sie Currywurst oder Pralinen essen wollen, dann machen Sie zuerst die Übung für schlanke Gefühle von Seite 121.

Zweite Stufe: Fatburner-GLYX-Woche

Eine Woche lang jeden Tag ein Pfund verlieren – dabei hilft die clevere Kombi GLYX-niedrig und Fatburner satt.

✶ Zum Frühstück gibt es den fruchtigen Fatburner-Drink. Die Menge reicht für ein weiteres Glas am Nachmittag. Oder Sie essen den GLYX-Obstsalat (Seite 180/181).

✶ Lesen Sie noch einmal die »Spielregeln« ab Seite 142. Und halten Sie sich daran, vor allem an die Eiweißformel auf Seite 92.

✶ Essen Sie dreimal am Tag. Wenn Sie Hunger haben: fünfmal. Halten Sie sich bitte an die Reihenfolge: Das Abendessen muss aus GLYX-niedrig-Lebensmitteln bestehen.

✶ Trinken Sie jeden Tag ein großes Glas Gemüsesaft – frisch oder aus dem Reformhaus. In dieser Woche sollte es kein Karotten- oder

Rote-Beten-Saft sein, diese beiden Gemüse haben einen hohen GLYX.

✶ Als Vorspeise können Sie einen Fatburner-Salat oder eine Fatburner-Suppe essen. Als Nachspeise dürfen Sie mittags Obst mit niedrigem GLYX essen.

✶ Essen Sie nicht mehr als ein Stück à ca. 40 g GLYX-niedrig-Brot am Tag (Seite 172).

✶ Sie können die Gemüseportionen im Rezept beliebig erhöhen. Und Sie können das Gemüse (GLYX-niedrig) mit Olivenöl dünsten. Auch die Eiweißportion (Fisch, Geflügel, Tofu & Co) dürfen Sie erhöhen.

✶ Trinken Sie jede Stunde ein Glas Wasser. Gut: mit Zitronensaft. Kräuter- und Früchtetees können Sie trinken, so viel Sie wollen. Auch Kaffee (zwei Tassen) und Tee ist erlaubt. Und abends ein Glas trockener Wein.

✶ Natürlich machen Sie mit Ihrem Trampolinprogramm ab Seite 152 weiter.

✶ Wenn Sie schlechte Laune haben, traurig sind oder im Stress, dann holt Sie der Sonnenatem von Seite 122 aus dem Tief. Wenn Sie Lust auf Dickmacher haben, kommen Sie mit der Übung von Seite 121 zurück zur Leichtigkeit des Seins.

TIPP Tauschen erlaubt

Wenn Ihnen ein Rezept im Wochenplan auf Seite 138 nicht zusagt, können Sie im Baukastensystem unter den Rubriken »Imbiss« oder »Hauptmahlzeiten« ein anderes auswählen. Das ist auch ganz wichtig für die, die unter einer Lebensmittelunverträglichkeit leiden. Achten Sie nur darauf, dass es viel Eiweiß enthält. Und essen Sie abends keine Beilagen – außer gedünstetem Gemüse Ihrer Wahl (GLYX-niedrig). Am siebten Tag der zweiten Stufe dürfen Sie auch Pasta essen.

FATBURNER-WOCHE
Rezeptvorschläge für die zweite Stufe

In dieser Woche regulieren Sie den Insulin-spiegel, kurbeln die Fettverbrennung an und spüren, wie gut Ihnen GLYX tut.

1. Tag

* **Frühstück:** GLYX-Obstsalat oder Fruchtiger Fatburner-Drink (Seite 180/181)
* **Mittagessen:** Zucchini in scharfer Joghurt-soße (Seite 190)
* **Abendessen:** Pangasiusfilet auf Shiitake-Paprika-Gemüse (Seite 199)

2. Tag

* **Frühstück:** GLYX-Obstsalat oder Fruchtiger Fatburner-Drink (Seite 180/181)
* **Mittagessen:** Puten-Carpaccio mit Sellerie-Vinaigrette (Seite 186)
* **Abendessen:** Ofen-Gemüse mit Zitronen-Kapern-Dip (Seite 201)

3. Tag

* **Frühstück:** GLYX-Obstsalat oder Fruchtiger Fatburner-Drink (Seite 180/181)
* **Mittagessen:** Tomaten-Feldsalat mit Ziegen-käse (Seite 191)
* **Abendessen:** Forellen-Kräuter-Päckchen (Seite 199) und Salat mit GLYX-Vinaigrette (Seite 175)

4. Tag

* **Frühstück:** GLYX-Obstsalat oder Fruchtiger Fatburner-Drink (Seite 180/181)
* **Mittagessen:** Blumenkohl-Salat mit Mee-resfrüchten (Seite 189)
* **Abendessen:** Gemüse-Tortilla (Seite 201)

5. Tag

* **Frühstück:** GLYX-Obstsalat oder Fruchtiger Fatburner-Drink (Seite 180/181)
* **Mittagessen:** Rote Linsensuppe mit Feta (Seite 189)
* **Abendessen:** Kalbsgeschnetzeltes mit Spinat (Seite 197)

6. Tag

* **Frühstück:** GLYX-Obstsalat oder Fruchtiger Fatburner-Drink (Seite 180/181)
* **Mittagessen:** Geflügel-Pilz-Salat (Seite 185)
* **Abendessen:** Ratatouille mit Mozzarella (Seite 202)

7. Tag

* **Frühstück:** GLYX-Obstsalat oder Fruchtiger Fatburner-Drink (Seite 180/181)
* **Mittagessen:** Lachs-Teller mit Rettich und Zucchini (Seite 187)
* **Abendessen:** Tomaten-Feta in Folie (Seite 203) oder Pasta mit Gemüsesoße (Seite 206)

Beilage

Morgens oder mittags 1 Seibe GLYX-niedrig-Brot (ca. 40 Gramm)

Für Hungertypen

Essen Sie in dieser Woche zwischendurch Gemüsestreifen mit Dip oder einen anderen Snack (ab Seite 192), oder trinken Sie Ihren Fatburner-Drink. Auch gut: eine der Fatburner-Suppen (ab Seite 177).

Dritte Stufe: GLYX-Baukastensystem

Nun haben Sie ein Gefühl bekommen für die GLYX-Küche. Sie können ab jetzt selbst unter den Rezepten wählen. Essen Sie weiterhin drei Mahlzeiten am Tag, wenn Sie zu den Eiweißtypen zählen – und wenn Ihnen das guttut. Wenn Sie mehr brauchen, ein Hunger- oder Kohlenhydrattyp sind, dann fünf: ein Frühstück, einen Fatburner-Drink, einen Imbiss, einen Snack, eine Hauptmahlzeit.

✖ Für Zeitlose haben wir ab Seite 211 lauter Vorschläge für »Schnell gemacht«.

✖ Kochen Sie, wenn Sie Zeit haben, auf Vorrat. Die Rezepte finden Sie ab Seite 170.

✖ Sorgen Sie für Abwechslung, sodass es jeden Tag etwas anderes gibt. Essen Sie nicht zweimal am Tag Fleisch – und nicht täglich.

✖ Essen Sie ruhig dreimal die Woche Fisch. Es darf auch mehr sein!

✖ Achten Sie auf Ihre Eiweißformel: Jeden Tag brauchen Sie pro Kilogramm Körpergewicht mindestens 1,5 Gramm Eiweiß. Unter den Rezepten steht, wie viel Eiweiß Ihnen ein Gericht liefert. Wenn Sie viel wiegen, dann müssen Sie Ihre Eiweißportion erhöhen: mit einem Lebensmittel aus der Tabelle auf Seite 95. Oder mithilfe eines Eiweißkonzentrats, das Sie in Ihre Buttermilch, Ihren Gemüsesaft oder Ihren Fatburner-Drink mixen.

✖ Von Gemüse mit niedrigem GLYX sollten Sie essen, so viel Sie können. Obst passt am besten zu den Mahlzeiten. Gemüse knabbern können Sie zwischendurch. Und ein GLYX-niedriger Apfel oder Beeren hieven auch über ein Ich-muss-was-essen-Tief.

✖ Sie wollen ins Restaurant? Kein Problem. Auf Seite 141 steht ein Restaurantführer.

✖ Kreuzt ein Braten, ein Sieben-Gänge-Menü Ihren Weg? Dann legen Sie am nächsten Tag einfach einen Fatburner-Suppentag ein. Wenn Sie wollen, peppen Sie die Suppen-Hauptmahlzeit mit Fisch, Meeresfrüchten, Tofu oder Geflügel auf.

✖ Bleiben Sie bei Ihrem Wasser-Ritual (Seite 113). Kochen Sie sich Tee. Und wenn Sie wollen, können Sie abends gerne ein Glas trockenen Wein trinken.

✖ Natürlich machen Sie mit Ihrem Trampolinprogramm ab Seite 152 weiter.

✖ Wenn Sie schlechte Laune haben, traurig sind oder im Stress, dann suchen Sie nach der Ursache, versuchen, diese zu beseitigen oder springen kurz auf dem Trampolin – und machen die Übung »Sonnenatem« (Seite 122).

✖ Glyxen kann jeder, auch unter speziellen Bedingungen: Darum finden Sie ab Seite 149 vier Wochenpläne – für die Familie, für Berufstätige, für Vegetarier und für Zeitlose.

Guten Appetit, viel Spaß – und viel Glück!

Lernen Sie Gemüse lieben. Unsere Rezepte helfen Ihnen dabei. Wetten, dass ...?

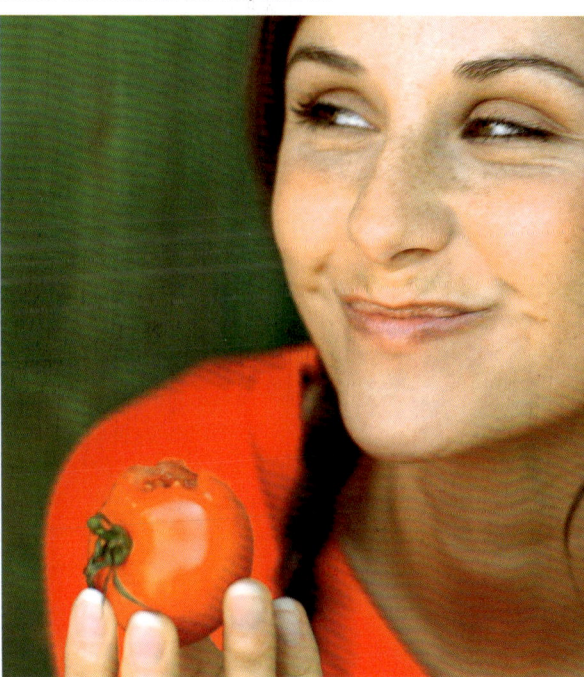

Und nach der Diät?

Es gibt kein danach. Nach vier Wochen haben Sie ein Gefühl. Ein Gefühl dafür, was Ihrem Körper, Ihrer Seele guttut. Und dieses Gefühl ist so stark, dass Sie das, was Ihnen guttut, beibehalten wollen.

Schlankbleiben ist so einfach ...

Solange Sie Zucker als ein Gewürz verwenden, Weißmehl und andere Lebensmittel mit GLYX-hoch nur in kleinen Portionen genießen, Fatburner in Ihr Leben einbauen, nehmen Sie ab – und bleiben schlank.

Lassen Sie sich nicht nur von der Industrie ernähren. Stecken Sie einfach ein bisschen mehr Zeit in Ihr Essen. Machen Sie aus Dingen, die Ihnen guttun, ein Ritual. Aus Obst und Gemüse, aus dem Trampolin, aus Fisch, aus dem Einkaufen, aus dem Wasser- oder Teetrinken. Natürlich sollte Bewegung weiterhin wie das Atmen zu Ihrem Leben gehören. Beginnen Sie den Tag, Ihren Tag, mit dem Trampolin. Und bauen Sie kleine Fatburner-Bewegungseinheiten in Ihren Alltag ein. Benutzen Sie das Auto weniger, den Aufzug weniger, setzen Sie dafür Ihre Füße, Ihre Muskeln mehr ein.

Keine Angst: Verzichten muss keiner. Notieren Sie sich, auf welche »Dickmacher« Sie momentan nicht verzichten wollen, weil sie Sie glücklich und zufrieden machen. Und diese Dinge bauen Sie in Ihr neues Leben ein. Die Praline für gute Laune, die Pizza am Samstagabend. Den Braten bei Mama. Das Sieben-Gänge-Menü beim Sternekoch.

Denn, und das ist der wichtigste Satz in diesem Buch: Hier und da einen Faultag einzulegen oder genussvoll zu »sündigen«, macht nicht dick; wohl aber, wenn Sie 365 Tage im Jahr im Sessel sitzen, den Gaumen mit Genussvermittlern glücklich machen – und dabei Ihre 70 Billionen Körperzellen vergessen. Die brauchen *Leben*smittel.

Bald spüren Sie: Glyxen tut man fürs Leben gern – für ein fröhliches, gesundes, fittes Leben.

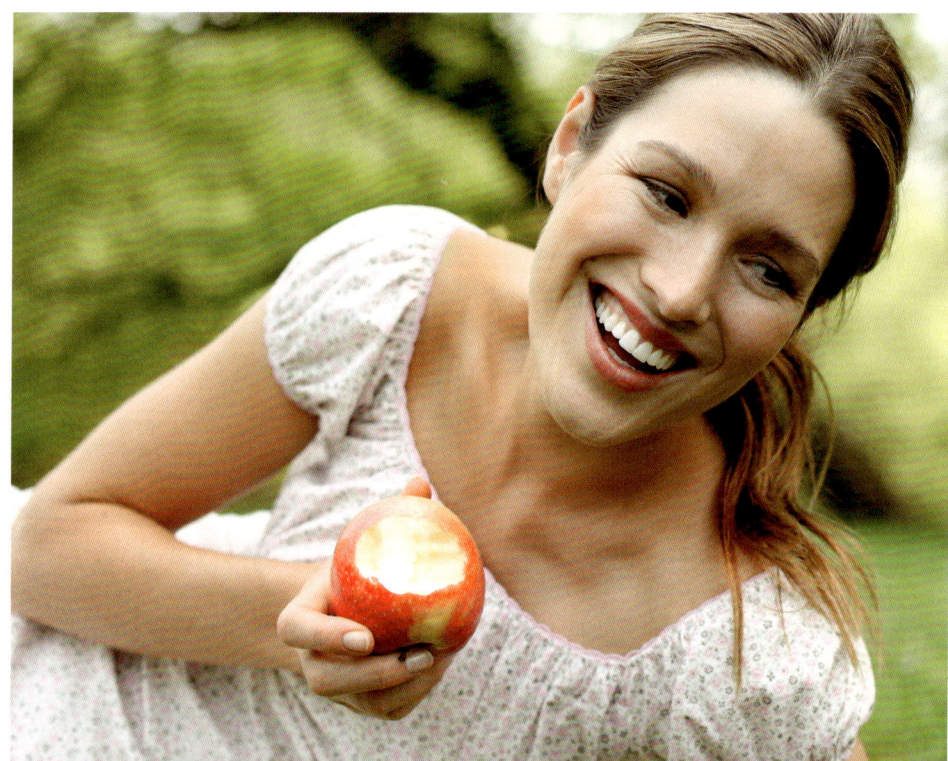

Glyxlich leben – und weiter abnehmen

* **Ihre GLYX-Form haben Sie in diesen vier Wochen gefunden:** Der eine isst einfach nur »Grün« aus der Tabelle, hat den kleinen GLYX-Kompass immer dabei. Der andere liebt das Kochen, holt sich Anregung aus den GLYX-Kochbüchern (Seite 218) oder switcht die eigenen Rezepte mit dem neuen Wissen auf GLYX-tauglich um.

* **Auszeiten einplanen.** Wenn man weiß, dass in diesem Monat das Abnehmen unmöglich ist, weil man sich dafür zu sehr disziplinieren müsste – dann versucht man, das Gewicht nur zu halten. Bitte: weiter Sport treiben.

* **Zwei-Kilo-Grenze:** Man kann in einem Monat Auszeit zehn Kilo zulegen. Das sollte man tunlichst vermeiden … Aber zwei Kilo, die schnell drauf gehen, gehen auch schnell wieder runter.

* **Nach fest kommt locker …** Ein Festmenü-Kilo wird man locker wieder los, wenn man einen Gemüsesuppentag einlegt.

* **Nichts als eine Katastrophe sehen:** Auch ein Croissant kann mit der nächsten Mahlzeit ausgeglichen werden. Einfach dann die Kohlenhydrate weglassen – den Fisch nur mit Gemüse essen, den Quark mit Kräutern statt mit Obst.
Ein Junkfood-Ausflipper oder ein Sieben-Gänge-Menü kann man am folgenden Tag ausgleichen: drei GLYX-Mahlzeiten, abends die Kohlenhydrate weglassen.
Ein Ich-lass-mich-gehen-Wochenende kann im Laufe der Woche ausgeglichen werden. Mit einem Gemüsesuppentag und mit vier GLYX-Tagen. Und wenn man will: zweimal abends ohne Beilage.

TIPP GLYX-Führer durchs Restaurant

Natürlich können Sie auch essen gehen. Hier schlanke Tipps:

* **Beim Griechen:** Fischplatte, ohne Panade. Fleischgerichte, ohne Kartoffeln oder Reisnudeln. Artischockenböden mit Zaziki. Gebratene Aubergine. Bauernsalat. Wenig Brot, Pita ist besser als Weißbrot. Dazu trockenen Rotwein.

* **Beim Italiener:** Gemischte Vorspeisen aus Gemüse, Pilzen, Meeresfrüchten. Kein oder wenig Brot dazu essen. Pizza ist tabu. Dafür dürfen Sie sich durch die Nudelkarte essen. Auch gut: Fisch vom Grill, Saltimbocca. Dazu ein trockener Weißwein. Nachtisch: Früchte, Sorbet. Espresso mit wenig Zucker.

* **Beim Inder:** Verzichten Sie auf die Vorspeisen. Die frittierten Taschen sind sehr fetthaltig, oft mit Kartoffeln gefüllt. Halten Sie sich an die Hauptspeisen. Ob Currygerichte, Gemüse, Tintenfisch, rote Linsen – alle sind Fatburner. Mit Basmatireis (GLYX-mittel) bleibt der Blutzucker auch unten. Dazu Lassi oder Jasmintee trinken.

* **Beim Deutschen:** Als Vorspeise eine Suppe wie Bouillon oder Tomatensuppe. Als Hauptgericht Wild, Geflügel oder Fisch wählen. Mit einer großen Portion gedünstetem Gemüse, zwei kleinen Kartöffelchen oder einer kleinen Portion Reis. Dazu Wasser oder ein Glas Wein.

* **Beim Chinesen:** Asiaten kochen »light«. Essen Sie ein Gemüse- oder Hühnergericht mit wenig Reis. Rot zeigt die Ampel nur bei Frühlingsrollen und süß-sauren Soßen. Trinken Sie dazu grünen Tee.

* **Beim Japaner:** Ideales Fatburner-Restaurant. Roher Fisch, Algen, fettarmes Rinderfilet, Reis … Alles erlaubt.

DIE 30 SPIELREGELN DER GLYX-DIÄT

Sie haben sich entschlossen, wollen sich von Ihren Pfunden trennen. Oder wie Karl Lagerfeld so schön sagt: »Das einzige Spiel spielen, bei dem Sie gewinnen, wenn Sie verlieren.« Dann lesen Sie die Gebrauchsanleitung, und spielen Sie los.

1. Kontrolle ist besser

Die GLYX-Diät ist gesund. Trotzdem sollten Sie mit Ihrem Arzt sprechen – vor allem, wenn Sie gesundheitliche Probleme haben, regelmäßig Medikamente nehmen. Gut ist, wenn er Sie während der Diät begleitet, Ihnen individuell Präparate für Ihren Vitalstoffbedarf verschreibt und mithilfe der Bio-Impedanz-Analyse-Waage Ihren Fett- und Muskelanteil kontrolliert. Oder Sie schaffen sich selbst so eine Waage an. Wenn Sie Diätfehler machen – zu wenig essen –, dann baut Ihr Körper nämlich Muskeln ab. Und das darf nicht sein. Weil dann alles Abnehmen stagniert und Sie Monate brauchen, den Fehler wieder auszumerzen.

2. Luftsprünge für die Seele

Wenn Sie jeden Tag ein Pfund loswerden wollen, dann sollten Sie jeden Morgen auf dem Trampolin trainieren. Und wer das kann: nüchtern. Dann wird das Fett verbrannt, welches das Wachstumshormon nachts aus den Fettzellen befreit und in den Blutkreislauf geschickt hat. Sie dürfen aber auch einen Apfel vorher essen – oder noch besser: Eiweiß. Besorgen Sie sich ein Trampolin und eine Pulsuhr. Machen Sie morgens Ihr Fatburner-Programm (ab Seite 154). Natürlich: Wer morgens nicht kann, hüpft eben abends. Auch das verbrennt Fett.

┌─ **TIPP** Was Sie zu Hause haben sollten

✖ **Nahrungsergänzung** besorgen Sie sich, wenn Sie es in Absprache mit Ihrem Arzt für nötig halten, aus der Apotheke: Vitamin- und Mineralstoff-Präparate, Fischölkapseln (wenn Sie nicht mindestens zweimal die Woche Seefisch essen). Bei starkem Übergewicht kann ein Eiweißpräparat sinnvoll sein (Bezugsquelle Seite 219).

✖ Im Sportgeschäft: Ein **Trampolin** für Ihre Gewichtsklasse und zwei **Flexbänder** mit unterschiedlicher Stärke (Seite 153). Beides können Sie sich auch nach Hause liefern lassen, eine Bestelladresse finden Sie auf Seite 219.

✖ Im Fachhandel: Eine **Waage,** die per Bio-Impedanz-Analyse den Wasser- und Fettgehalt Ihres Körpers misst. Oder Sie lassen das bei Ihrem Arzt oder in der Apotheke messen.

✖ **Zutaten** aus dem Reformhaus oder Bioladen: Kristallsalz, Weizenkeime, Haferkleie, Leinöl, Olivenöl, Rapsöl, Walnussöl und, wenn Sie wollen, kleine Gourmet-Fläschchen von den anderen Ölen, die Sie in unseren Rezepten finden. Wenn Sie Ihrem Leitungswasser nicht trauen: einen guten **Wasserfilter.**

✖ Überlebenswichtig: Ein guter, kraftvoller **Mixer** für Ihren Fatburner-Drink.

✖ Mit einem **Dörrapparat** können Sie sich glyxniedrige Snacks zaubern, eine **Getreidemühle** gehört in die echte GLYX-Backstube. Bezugsquelle Seite 219.

✖ Einen genauen Überblick verschafft Ihnen die **Vorratsliste,** die Sie im GLYX-Guide finden.

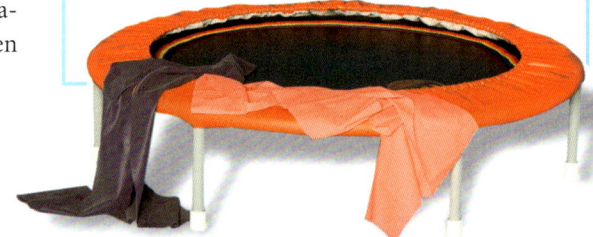

3. Machen Sie abends Ihr Muskel-Workout

Die Nachrichten gucken Sie sowieso, da können Sie auch Ihre Muskeln ein bisschen spielen lassen – auf dem Trampolin mit dem Flexband. Investieren Sie zehn Minuten in mehr Muskeln, die mehr Fett verbrennen, in Powerhormone, die Fett wegschmelzen, in eine straffere Haut und einen aktiveren Energiestoffwechsel, der auch dann noch Fett verbrennt, wenn Sie den Krimi gucken und mit dem Sandmännchen schäkern. Sie können auch alle zwei Tage 20 Minuten in Ihre Muskeln investieren. Oder Sie hängen die zehn Minuten für die Muskeln an Ihr Ausdauertraining an. 30 Minuten hat jeder!

4. Wie viel Kohlenhydrat-Beilage?

Schieben Sie ruhig mal die Beilage – Kartoffel, Brot, Nudel … – an den Rand und gucken Sie, wie viel Sie davon brauchen, um satt zu werden. Das ist oft weniger, als man denkt. Wer viel abnehmen will, lässt die Beilage mit dem Dessert dreimal die Woche abends weg. Siehe »Dinner-Canceling«, Seite 148.

5. Trinkregel

Auf dem Nachttisch stehen 0,2 Liter Wasser: Vor dem Aufstehen trinken – das sorgt für eine geregelte Verdauung! Trinken Sie tagsüber jede Stunde 0,2 Liter Wasser. Stilles Wasser fordert das Entgiften. Es kann ruhig aus dem Wasserhahn kommen. Mit einem guten Filter gehen Sie auf Nummer sicher. Pressen Sie in jedes Glas ½ Zitrone (wenn Ihnen das guttut). Auch okay: Kaffee (nicht mehr als zwei Tassen) oder Tee regen mit Koffein die Fettverbrennung an. Meiden Sie alle Getränke, die Zucker enthalten – mit hohem GLYX: Limonaden, Cola-Getränke, Säfte mit Zuckerzusatz. Verzichten Sie auf Bier (hoher GLYX) und Hochprozentiges. Ein Gläschen trockenen Wein können Sie getrost trinken. Allerdings nicht an den ersten beiden Fatburner-Suppentagen. Und: Trinken Sie täglich einen Fatburner-Drink (Seite 180/181) – wenn Ihnen das schmeckt.

6. Dicke Notwendigkeit: Fettsäuren

Täglich sollten Sie zwei Esslöffel Olivenöl, einen Esslöffel Rapsöl (oder Walnussöl) und einen Teelöffel Leinöl zu sich nehmen. Es dürfen auch ruhig mehr sein. Fit-Fett macht nicht dick. Weitere Öle brauchen Sie nicht – aus Genießergründen darf es aber auch mal der eine oder andere Esslöffel eines anderen pflanzlichen Öls sein.

7. Eiweiß-Shake – ja oder nein?

Die GLYX-Diät ist auf ausreichend Eiweiß ausgelegt. Wenn Sie keine Zeit zum Kochen haben, löffeln Sie einen Quark, Joghurt oder Hüttenkäse mit Obst oder Gemüse. Oder Sie besorgen sich ein gutes Eiweißkonzentrat. Eines ohne künstliche Zusatzstoffe. Manche

---

TIPP Achten Sie auf die Eiweißformel

Wenn Sie arg übergewichtig sind, kommen Sie vielleicht nicht auf Ihre Formel: 1,5 Gramm Eiweiß pro Kilo Körpergewicht pro Tag. Dann müssen Sie selbstständig auffüllen. Mit Soja- oder Buttermilch, mit ein bis zwei Joghurts nach dem Essen, mit Fisch, Tofu oder Sojasprossen. Magere Eiweißlieferanten, mit denen Sie jede Mahlzeit anreichern können, finden Sie in der Tabelle auf Seite 95.

Oder Sie besorgen sich ein gutes Eiweißkonzentrat (mit möglichst wenig Kohlenhydraten, Seite 219) und shaken sich eine Extraportion zum Essen oder tun zwei Extralöffel in den Fatburner-Drink.

Menschen mögen das, andere nicht. Das möchte ich Ihnen überlassen. Das brauchen Sie auch bitte nur, bis das Gewicht unten ist. Wenn Sie eine Mahlzeit ausfallen lassen, mixen Sie sich 20 bis 40 Gramm Eiweißpulver in einen Shake und essen das mit Obst oder Gemüse. Das dürfen Sie aber nur, wenn Sie wirklich jede Stunde Ihr Glas Wasser trinken, weil der Körper sonst übersäuert. Informieren Sie sich gut, denn Billigpräparate machen nur eines leichter: Ihren Geldbeutel.

8. Starten Sie mit den Fatburner-Suppentagen

Entlasten Sie zwei (bis drei) Tage lang Ihren Stoffwechsel, entgiften Sie Ihren Körper mit Gemüsesuppe. Schleichen Sie sich erst einmal aus der GLYX-Falle. Die ersten zwei Tage sollten Sie nichts anderes zu sich nehmen als Wasser, Tees und warme Suppe, die Sie auch in der Thermoskanne mitnehmen können. Zur Abwechslung auch mal püriert. Davon sollten Sie essen, so viel Sie können. Je mehr, desto besser. Anleitung für Ihre Suppentage finden Sie auf Seite 136.

9. Die GLYX-Fatburner-Woche

Dann, ab Seite 137, finden Sie die anschließende 7-Tage-Biostoff-Diät. Auch an diesen Tagen stehen nur gesunde Kohlenhydrate auf dem Plan – und natürlich Fatburner-Lebensmittel. Gut ist, wenn Sie für den Hunger zwischendurch eine Fatburner-Suppe parat haben. Alle Rezepte finden Sie ab Seite 170.

TIPP Führen Sie Tagebuch!

Notieren Sie Ihre Erfolge! Nichts motiviert mehr. Im Extra-Guide finden Sie auf der Seite 46 eine Vorlage: einscannen, ausdrucken – und jeden Tag ausfüllen.

---

10. Dann folgen GLYX-Wochen mit dem Baukastensystem

Drei Wochen sollten Sie die GLYX-Diät weitermachen. Denn es dauert vier Wochen, bis Sie wirklich spüren, wie gut Ihnen das tut. Und in dieser Zeit bekommen Sie auch ein Gefühl für Lebensmittel, die Sie schlank und fröhlich machen, die Ihnen die neu errungene Leichtigkeit des Seins erhalten. Dabei hilft Ihnen das Baukastensystem ab Seite 139. Und die GLYX-Tabelle im Extra-Guide.

11. Mut zur Abwechslung

Nach dem 9-Tage-Fatburning-Programm müssen Sie sich nicht sklavisch an die Rezepte halten. Sie dienen nur dazu, Ihnen ein Gefühl für »richtiges Essen« zu vermitteln. Wählen Sie aus dem Baukastensystem, was Ihnen schmeckt, was Sie vertragen. Die einzige Voraussetzung: Sie müssen abwechseln. Essen Sie nicht jeden Tag das Gleiche. Die Gemüse/Salat-Angaben dürfen Sie beliebig erweitern. Frühstücksmuffel können den Tag auch nur mit Obst und einem Milchprodukt beginnen (ideal!), Zeitlose mit einem GLYX-Brot (Seite 172) mit Olivenöl, Käse und Tomatenscheiben. Oder mit der Fatburner-Marmelade (Seite 171) – nur eben nicht jeden Tag.

12. Unverträglichkeiten?

Wenn Sie ein Lebensmittel aus den Rezepten nicht vertragen, dann lassen Sie es weg, ersetzen es durch ein gleichwertiges – oder Sie picken sich aus dem Baukastensystem einfach ein anderes Rezept heraus.

13. Geteilte Freude

Bringen Sie doch Ihren Partner dazu, mitzumachen. Zu zweit haben Sie doppelt so viel Spaß. Die Gerichte können Sie getrost auch für die ganze Familie kochen oder wenn Freunde kommen. Multiplizieren Sie einfach

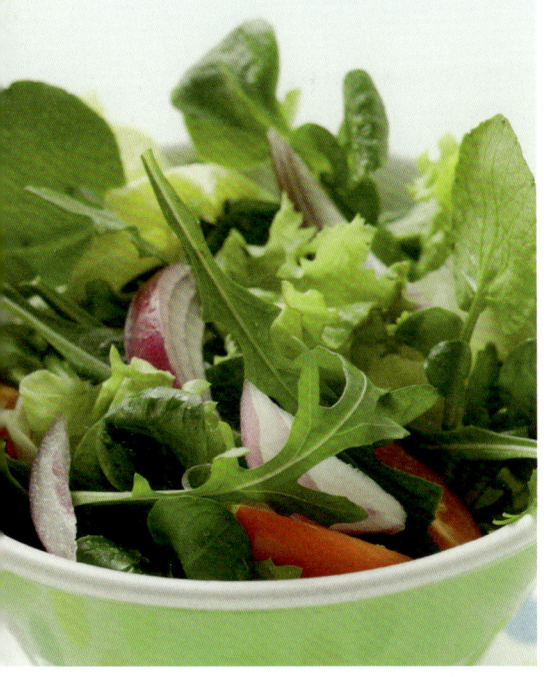

Vor dem Essen eine Schüssel Salat mit Essig und Olivenöl wirkt Wunder beim Abnehmen.

die Zutatenmengen mit der Anzahl der Personen. Sie finden Rezepte für eine oder zwei Personen. Denn Glyx tut auch dem Partner gut. Wenn Sie als Single ein 2-Personen-Rezept kochen, dann frieren Sie die andere Hälfte ein – oder essen sie am nächsten Tag.

14. Bitte mehr!

Sie dürfen nicht hungern. Das tut weder Seele noch Körper gut. Für Salat, Gemüse gibt es keinerlei Mengenbeschränkung. Die Eiweißportion dürfen Sie auch getrost aufstocken: mehr Fisch, mehr Geflügel, mehr Milchprodukte. Das ist sogar wichtig, wenn Sie viel wiegen und viel Hunger haben. Obst (GLYX-niedrig) können Hungertypen auch zwischendurch essen. Alle anderen hängen es an die Mahlzeit an. Und knabbern Sie Gemüsestreifen. Von Vollkornreis und Pasta können Sie auch eine größere Portion genießen, als im Rezeptteil angegeben ist – wenn eine noch größere Portion Gemüse dabei ist. Und wenn

Sie vorher Ihre Fatburner-Suppe oder eine große Schüssel Salat gegessen haben. Sie müssen satt werden!!!

15. Vor dem Essen: Rohkost oder Salat

Eine ideale Vorspeise, die Sie vor jede Mahlzeit schieben können: eine große Schüssel Salat. Nehmen Sie als Dressing eine der GLYX-Vinaigrette-Varianten von Seite 175. Oder Sie essen einen Teller mit Rohkost. Rezepte für Gemüsestreifen mit Dip finden Sie ab Seite 193. Natürlich können Sie auch eine der Fatburner-Suppen vorher löffeln (Seite 177).

16. Drei oder fünf Mahlzeiten?

Finden Sie heraus, was für Sie besser ist. Wenn Sie nur drei Mahlzeiten essen, dann hat Ihr Körper zwischendurch genug insulinfreie Zeit, um Fett abzubauen. Sie können die süßen oder herzhaften Snacks auch mal vor oder nach dem Essen genießen. Hungertypen (Test auf Seite 45) brauchen aber mehr, denn hungern darf man nicht:
Sie können einen GLYX-niedrig-Snack (ab Seite 192) zwischendurch genießen – oder einen Fatburner-Drink (Seite 180).
Auch gut: 1 Joghurt mit 1 TL Akazienhonig.
2 Scheiben Schinken, um Gemüse gewickelt.
1 Avocado. Hüttenkäse mit Kräutern und Tomate. Oder etwas anderes, das einen grünen Schlank-&-fit-Faktor hat (Tabelle Seite 80).

> **TIPP** Nutzen Sie die Kraft der Rituale
>
> Sicherlich müssen Sie mit einigen Gewohnheiten brechen. Der Griff in die Pralinenschachtel, wenn der Chef brüllt, das schnelle Brötchen morgens ... Tauschen Sie das gegen neue Rituale ein. Verschiedene Anleitungen finden Sie ab Seite 126.

17. Lust auf Nachspeise und etwas zum Knabbern

Sie haben noch Lust auf eine Nachspeise? Die Rezepte finden Sie ab Seite 207. Knabbern können Sie zum Beispiel die Zucchinichips, Rezept Seite 175. Oder die Gemüsestreifen mit Dip (Seite 193/194). Oder Dörrgemüse.

18. GLYX-Tricks

Wenn Sie Lust auf ein Lebensmittel mit hohem GLYX haben, dann gönnen Sie sich eine ganz kleine Portion. Und essen Sie ein Lebensmittel mit niedrigem GLYX dazu – als große Portion. Beispiel: ein Rippchen Schokolade mit einem Apfel, eine große Schüssel Salat mit einem Scheibchen Baguette.

TIPP Einfach dörren

Bauern dörrten früher Gemüse und Obst, um es haltbar zu machen. Pilze und Tomaten gewinnen durch den Wasserverlust an Aroma und Geschmack. Möhren, Aprikosen und Äpfel mausern sich zum süßen Snack für zwischendurch.
Unser Körper freut sich: Trockenobst liefert Energie. Es knackt vor Mineralstoffen, und die vielen Ballaststoffe kurbeln die Verdauung an.
Mit Gedörrtem kann man auch wunderbar kochen: Vor der Zubereitung bedeckt man es fünf bis zehn Minuten mit kochend heißem Wasser. Anschließend abgießen und daraus leckere Antipasti, Reis-Gemüse-Pfannen und Pastasoßen zaubern.
Ein guter Dörrapparat kostet um die 100 Euro. Er trocknet Apfelringe, Pflaumen, Pilze und Zucchinistreifen quasi über Nacht. Währenddessen regelt er die Temperatur, die Belüftung und die Dauer des Dörrens (Bestelladresse siehe Seite 219).

---

19. Ein Leben ohne Fertigprodukte kostet zu viel Zeit?

Nein. Sie können natürlich die Convenience-Produkte aus der Tiefkühltruhe nutzen. Fisch, Gemüse, Fleisch, Obst gibt es küchenfertig zubereitet – auch ohne Soße. Wechseln Sie aber ab mit frischen Produkten, denn diese bieten einfach noch ein bisschen mehr Gesundheit. Ein Fisch in der Pfanne kostet Sie fünf Minuten, ein Stück kurz gebratenes Fleisch nicht viel mehr. Sie haben sicherlich öfter mal keine Zeit zu kochen. Dafür haben wir ein paar Rezepte parat, die Sie auf Vorrat zubereiten können. Berufstätige finden Rezepte zum Mitnehmen. Zeitlose finden die »Alles, nur nicht Kochen«-Küche.

20. Auf Vorrat

Haben Sie schon mal Brot gebacken? Ihr eigenes Brot? Das ist ein Erlebnis. Probieren Sie es aus. Und genießen Sie es mit allen Sinnen. Stecken Sie Zeit in Ihr Essen – dann, wenn Sie sie haben. Und genießen Sie, wenn Sie keine Zeit haben. Beides macht Freude. Unsere Fatburner-Vorratsrezepte finden Sie ab Seite 170. Das 10-Minuten-Brot, die Fatburner-Marmelade, ein GLYX-Müsli, die GLYX-Vinaigrette für Ihre tägliche Schüssel Salat. Antipasti-Mix, Zucchinichips zum Knabbern – und sogar ein Eis.

21. Resteküche

Bleibt beim Kochen Gemüse übrig – genießen Sie es im Salat, als Rohkost mit Dip. Oder Sie dörren es … Sie können auch ruhig eine größere Portion kochen, sie am nächsten Tag essen – oder einfrieren.

22. Meer- oder Kristallsalz statt Natriumchlorid

Kristallsalz ist teurer. Aber Ihrem Körper geht es damit besser, weil es über 80 Mineralien enthält und nicht nur drei wie das jodierte

Natriumchlorid (Kochsalz), das auch Allergien auslösen kann. Würzen Sie also mit Kristallsalz oder Meersalz. Aber vergessen Sie nicht: Sie müssen auch trinken.

23. Restaurant-Anleitung

Sie wollen auswärts essen? Kein Problem. Bestellen Sie einfach Salat (selbst anmachen mit Olivenöl und Essig) mit einem mageren Stück Fleisch vom Grill oder Fisch. Auch erlaubt: gedünstetes Gemüse mit Geflügel/ Fisch/ Fleisch, Tomaten mit Mozzarella (und einem winzigen Scheibchen Brot), Nizzasalat, Spaghetti (gut auch aus Vollkorn) mit Garnelen oder Tomatensoße. Naturreis mit Gemüse. Austernpilze auf Blattsalaten. Von all dem dürfen Sie ruhig einen großen Teller essen. Halten Sie sich einfach an die Lebensmittel mit grünem Ampelmännchen (Tabelle im Guide). Noch mehr Restaurant-Tipps finden Sie auf Seite 141.

24. Auf Körpersignale hören

Mittags tickt die Uhr Kantinenzeit. Sie gehen essen? Entziehen Sie sich künftig der Diktatur der Uhr, lauschen Sie auf die Signale Ihres Körpers. Essen Sie, wenn Sie Hunger haben. Warten Sie also das Gefühl »leichter Hunger« ab – aber lassen Sie ihn nicht wachsen. Und spüren Sie nach, worauf Ihr Körper Appetit hat – Ihr Körper, nicht der Kopf. Denn Ihr Körper sagt bestimmt nicht: »Schweinebraten mit Knödel!« Danach haben Sie sich nie richtig wohlgefühlt. Sie waren müde, pappsatt, reif für ein Schläfchen. Es könnte aber sein, dass Ihr Körper sagt: »Erdbeeren mit Quark oder eine große Schüssel frischen Salat mit einem Stück Putenschnitzel.« Denn damit hat er gute Erfahrungen gemacht! Beachten Sie also Ihre Körpersignale. Und achten Sie auch darauf, wie Sie sich nach dem Essen fühlen: Müde? Oder könnten Sie Berge versetzen?

> **TIPP Einkauf organisieren.**
>
> Legen Sie sich einen GLYX-Vorrat zu – und packen Sie alles, was bei Ihnen zu Hause steht und nicht der GLYX-Philosophie entspricht, in eine Kiste. Ganz weit weg verstauen (oder verschenken).
> Sobald der Vorrat zur Neige geht, notieren Sie sich auf einer Liste, was Sie nachkaufen müssen. Eine Vorratsliste finden Sie im Extra-Guide.
> Alle zwei bis drei Tage kaufen Sie frisches Gemüse und Obst ein. Können Sie nicht, dazu haben Sie keine Zeit? Suchen Sie sich einen Einzelhändler in Ihrer Nähe, dem Sie telefonisch die Liste durchgeben. Dann brauchen Sie die Tüten nur noch abzuholen. Vielleicht hat der Händler ja auch einen Lieferservice.
> Tipp für Bio-Freunde: Im Internet finden Sie unter dem Begriff »Bio-Kiste« Lieferanten, die einmal pro Woche eine Kiste mit frischen Lebensmitteln zu Ihnen nach Hause liefern, von Nudeln über Milch- und Sojaprodukte, Brot, Käse, Wurst, Fleisch bis zu Obst und Gemüse der Saison.

25. Schoko-Lust

Will die Schokolade nicht aus Ihrem Kopf? Dann genießen Sie einen Riegel Bitterschokolade. Oder springen Sie ein paar Takte auf dem Trampolin – dabei bekommen Sie schöne, wichtigere Gedanken.

26. Brotauswahl

Die ersten zwei Tage verzichten Sie ganz auf Brot. In der darauf folgenden Fatburner-Woche essen Sie nicht mehr als eine Scheibe pro Tag. Am besten Roggensauerteigbrot. Dann sind zwei erlaubt.
Nageln Sie Ihren Bäcker beim Einkaufen darauf fest, dass es wirklich Vollkornbrot oder

Schrotbrot ist – ohne Weißmehl. Bei abgepacktem Brot hilft das Etikett weiter. Nehmen Sie Brot aus kontrolliert-biologischem Anbau – da steckt dann noch eine »GLYX«-gesunde Philosophie dahinter. Natürlich können Sie auch die GLYX-Brote von Seite 172/173 selber backen.

27. Nudel-Fans

… müssen überhaupt nicht verzweifeln. Probieren Sie einfach mal die Vollkornnudeln (italienisch: Pasta integrale). Sie schmecken genauso gut. Und auch Nudeln aus Hartweizengrieß haben einen niedrigen GLYX. Das Gleiche gilt für Naturreis.

28. Null Waagenfrust

Achten Sie nicht so sehr darauf, was die Waage anzeigt. Denn Sie werden, wenn Sie täglich Sport treiben, Muskeln zulegen und Fett abbauen. Nur: Muskeln sind schwerer als Fett. Die Lieblingsjeans und Ihr prüfender Blick sagen mehr als der Waagenzeiger. So mancher nimmt mit dem Maßband ein paar Zentimeter ab, bevor sich der Waagenzeiger um

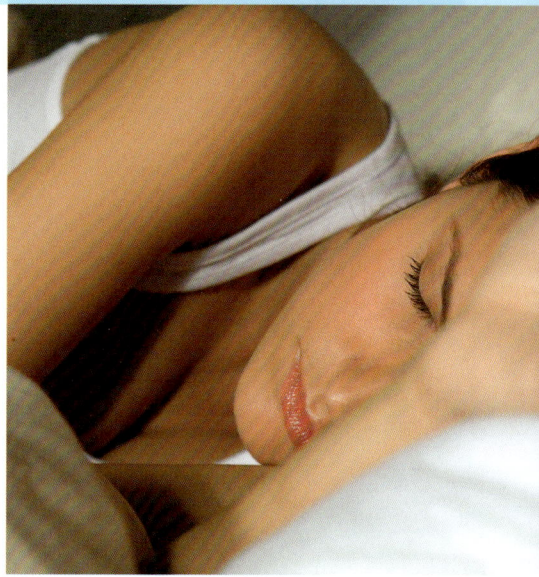

Kann man sich schlank schlafen? Ja, wenn man dreimal die Woche abends die Beilage weglässt.

ein Kilo bewegt. Ideal wäre, wenn Sie einen Arzt kennen, der per Bio-Impedanz-Analyse den Fett- und Muskelgehalt im Körper bestimmt. Und der ihn auch während der Diät immer mal wieder kontrolliert. Aber nicht häufiger als einmal die Woche.

29. Kümmern Sie sich um Ihre hungrige Seele

Wenn Sie traurig sind, gefrustet, genervt oder gestresst, machen Sie bitte etwas anderes als zu essen. Dieses Programm in Ihrem Kopf »Negatives Gefühl – nur essen hilft« müssen Sie langsam löschen. Lenken Sie sich ab, auf dem Trampolin oder mit mentalen Übungen (ab Seite 117). Spüren Sie die Ursache für Ihre negativen Gefühle auf. Und überlegen Sie, was Sie aktiv dagegen tun können.

30. Schlafen Sie gut!

Denn nachts sind die Schlankhormone aktiv. Wer zu wenig schläft, weniger als acht Stunden, leidet eher an Übergewicht. Und träumen Sie von Ihrer Vision – die trägt Sie in ein neues, schlankes, leichtes Leben.

> ## TIPP Dinner-Cancelling
>
> Das Abendessen wegzulassen macht schlank. Allerdings ist das nicht sehr fröhlich. Besser: Essen Sie nur Eiweiß plus Vitalstoffe. Fisch plus Gemüse. Geflügel plus Salat. So haben Sie mit einem kleinen Trick eine 16 Stunden dauernde insulinfreie Fastenphase. Sie fallen nachts in ein Insulintief, das lockt das Wachstumshormon. Das baut Fett ab und Muskeln auf. Das sollten Sie aber nicht häufiger als drei-, viermal die Woche tun, weil sich der Körper sonst dran gewöhnt. Auch wirkungsvoll: Morgens die Kohlenhydrate weg lassen.

GLYXEN KANN JEDER
Wochenpläne spezial

Ob Sie gerade sehr wenig Zeit haben, tagsüber im Job sind, eine Familie bekochen müssen oder Vegetarier sind – hier finden Sie Vorschläge für eine passende Rezeptauswahl.

TIPP Für Hungertypen

Essen Sie zwischendurch Gemüsestreifen mit Dip oder einen anderen Snack von Seite 192. Oder trinken Sie Ihren Fatburner-Drink. Auch gut: eine der Fatburner-Suppen (ab Seite 177).

Für Berufstätige

1. Tag

* **Frühstück:** GLYX-Obstsalat oder Fruchtiger Fatburner-Drink (S. 180/181)
* **Imbiss:** Antipasti-Mix mit Brot (S. 173) oder Brotsalat mit Tomaten und Mozzarella (S. 191)
* **Warme Mahlzeit:** Schollenfilets in Parmesanhülle mit Gurkensalat (S. 199)

2. Tag

* **Frühstück:** GLYX-Marmeladen-Brot mit Quark (S. 171)
* **Imbiss:** Matjes-Bohnen-Salat (S. 187)
* **Warme Mahlzeit:** Pasta mit Pesto und Gemüse (S. 174)

3. Tag

* **Frühstück:** Erdbeer-Cottage-Cheese-Müsli (S. 181)
* **Imbiss:** Sauerkrautsalat mit Bündner Fleisch (S. 185)
* **Warme Mahlzeit:** Tomaten-Feta in Folie (S. 203)

4. Tag

* **Frühstück:** Käse-Gurken-Brötchen (S. 182) oder Tomatenbrot mit Lachsschinken (S. 183)
* **Imbiss:** Zucchini in scharfer Joghurtsoße (S. 190)
* **Warme Mahlzeit:** Forellen-Kräuter-Päckchen und Salat mit GLYX-Vinaigrette (S. 199 und 175)

5. Tag

* **Frühstück:** Porridge mit Birne (S. 182)
* **Imbiss:** Asiatischer Glasnudelsalat mit Shrimps (S. 188)
* **Warme Mahlzeit:** Gemüse-Tortilla (S. 201)

6. Tag

* **Frühstück:** Lachsquark mit Pumpernickel oder Beerenquark auf Brötchen (S. 182)
* **Imbiss:** Mediterranes Gemüse mit Frischkäse (S. 190)
* **Warme Mahlzeit:** Rindersteak mit warmer Paprika-Joghurt-Soße (S. 196)

7. Tag

* **Frühstück:** Käse-Petersilien-Omelett (oder Variante, S. 183)
* **Imbiss:** Nizzasalat mit Makrele (S. 189) oder Lachsteller mit Rettich und Zucchini (S. 187)
* **Warme Mahlzeit:** Pasta mit Gemüse- oder Walnuss-Pilz-Soße (S. 206)

Für die Familie

1. Tag

* **Frühstück:** GLYX-Obstsalat oder Fruchtiger Fatburner-Drink (S. 180/181)
* **Imbiss:** Kohlrabipuffer mit Sesam-Dip (S. 190)
* **Warme Mahlzeit:** Zucchini-Lachs-Ragout (S. 200)

2. Tag

* **Frühstück:** GLYX-Marmeladen-Brot mit Quark (S. 171)
* **Imbiss:** Tatarfrikadellen mit Zaziki (S. 186)
* **Warme Mahlzeit:** Ratatouille mit Mozzarella (S. 202)

3. Tag

* **Frühstück:** Beerenquark (S. 182)
* **Imbiss:** Röstpaprika-Salat mit Thunfisch (S. 188)
* **Warme Mahlzeit:** Pasta mit Brokkoli-Nuss-Soße (S. 205)

4. Tag

* **Frühstück:** Käse-Gurken-Brötchen oder Tomatenbrot mit Lachsschinken (S. 182/183)

* **Imbiss:** Rote Linsensuppe mit Feta (S. 189)
* **Warme Mahlzeit:** Forellen-Kräuter-Päckchen und Salat mit GLYX-Vinaigrette (S. 199 und 175)

5. Tag

* **Frühstück:** Porridge mit Birne (S. 182)
* **Imbiss:** Eichblattsalat mit Schinken-Omelett-Röllchen (S. 185)
* **Warme Mahlzeit:** Orientalisches Kichererbsen-Curry (S. 202)

6. Tag

* **Frühstück:** Erdbeer-Cottage-Cheese-Müsli (S. 181)
* **Imbiss:** Brotsalat mit Tomaten und Mozzarella (S. 191)
* **Warme Mahlzeit:** Pasta mit Blitz-Bolognese (S. 205)

7. Tag

* **Frühstück:** Lachsquark mit Pumpernickel oder Beerenquark auf Brot (S. 182)
* **Imbiss:** Hähnchenspieße mit scharfem Krautsalat (S. 186)
* **Warme Mahlzeit:** Gemüse-Tortilla (S. 201)

Für Vegetarier

1. Tag

* **Frühstück:** GLYX-Obstsalat (S. 181)
* **Imbiss:** Nizzasalat – mit Räuchertofu statt Makrele (S. 189)
* **Warme Mahlzeit:** Tomaten-Feta in Folie (S. 203)

2. Tag

* **Frühstück:** Fruchtiger oder Gemüse-Fatburner-Drink (S. 180/181)

* **Imbiss:** Brotsalat mit Tomaten und Mozzarella (S. 191)
* **Warme Mahlzeit:** Gratinierter Brokkoli mit Quark (S. 203)

3. Tag

* **Frühstück:** Beerenquark (S. 182)
* **Imbiss:** Tomaten-Feldsalat mit Ziegenkäse (S. 191)
* **Warme Mahlzeit:** Orientalisches Kichererbsen-Curry (S. 202)

4. Tag

* **Frühstück:** Käse-Gurken-Brötchen (S. 182)
* **Imbiss:** Rote Linsensuppe mit Feta (S. 189)
* **Warme Mahlzeit:** Pasta mit Walnuss-Pilz-Soße (S. 206)

5. Tag

* **Frühstück:** Erdbeer-Cottage-Cheese-Müsli (S. 181)
* **Imbiss:** Spargel (oder Brokkoli oder Romanesco) mit Tofu-Dressing (S. 184)
* **Warme Mahlzeit:** Gemüse-Tortilla (S. 201)

6. Tag

* **Frühstück:** Tomatenbrot – mit Mozzarella statt Lachsschinken (S. 183)
* **Imbiss:** Kohlrabipuffer, Sesam-Dip (S. 190)
* **Warme Mahlzeit:** Ratatouille mit Mozzarella (S. 202)

7. Tag

* **Frühstück:** Käse-Petersilien-Omelett (S. 183)
* **Imbiss:** Zucchini in scharfer Joghurtsoße (S. 190)
* **Warme Mahlzeit:** Ofen-Gemüse mit Zitronen-Kapern-Dip (S. 201)

Für Zeitlose

1. Tag

* **Frühstück:** GLYX-Obstsalat oder Fruchtiger Fatburner-Drink (S. 180/181)
* **Imbiss:** Mozzarella mit Tomaten-Salsa (S. 211)
* **Warme Mahlzeit:** Rotbarschfilet auf Spitzkohl (S. 217)

2. Tag

* **Frühstück:** Beerenquark (S. 182)
* **Imbiss:** Linsensalat mit Hähnchenfilet (S. 213)
* **Warme Mahlzeit:** Zucchini mit Joghurt Dip (S. 214)

3. Tag

* **Frühstück:** Tomatenbrot mit Lachsschinken oder Käse-Gurken-Brötchen (S. 182/183)
* **Imbiss:** Makrele mit Meerrettichquark (S. 214)
* **Warme Mahlzeit:** Pasta aglio e olio mit Gemüse (S. 205)

4. Tag

* **Frühstück:** Porridge mit Birne (S. 182)
* **Imbiss:** Paprika-Bohnen-Salat (S. 212)
* **Warme Mahlzeit:** Saltimbocca mit Tomatensoße (S. 216)

5. Tag

* **Frühstück:** Erdbeer-Cottage-Cheese-Müsli (S. 181)
* **Imbiss:** Blitz-Gazpacho (S. 212)
* **Warme Mahlzeit:** Italienische Thunfisch-Nudeln (S. 217)

6. Tag

* **Frühstück:** Beerenquark oder Räuchertofu-Linsen-Aufstrich auf Brot (S. 182/183)
* **Imbiss:** Sauerkrautsalat mit Bündner Fleisch (S. 185)
* **Warme Mahlzeit:** Curry-Gemüse mit Reis (S. 214)

7. Tag

* **Frühstück:** Käse-Petersilien-Omelett – oder eine Variante (S. 183)
* **Imbiss:** Chinakohlsalat mit Forelle (S. 213)
* **Warme Mahlzeit:** Blitz-Thai-Suppe (S. 215)

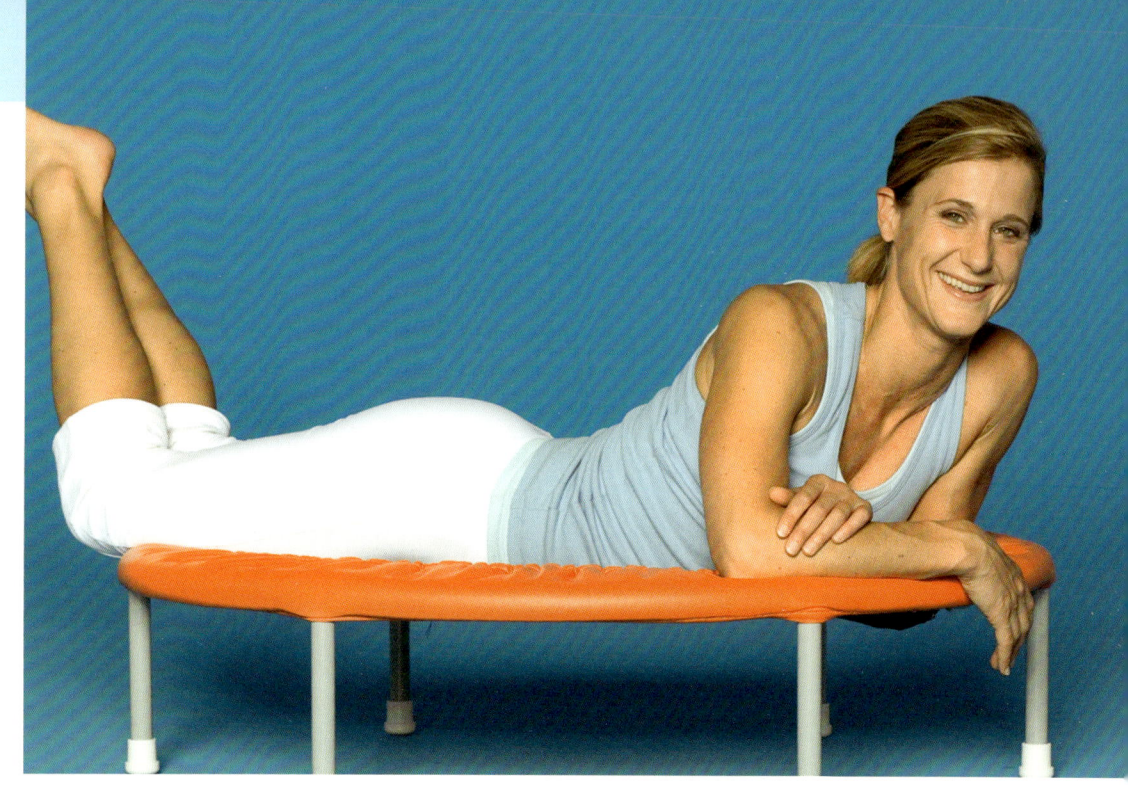

DAS TRAMPOLIN-PROGRAMM

Sie haben sich entschlossen, etwas in Ihrem unbewegten Leben zu ändern? Gut so. Hier finden Sie das Fatburner-Programm für Anfänger, Fortgeschrittene und Experten. Es hievt Sie fröhlich in den Tag. Auch das wartet auf Sie: ein Muskel-Workout und ein kurzes, aber sehr effektives Dehnprogramm. Das alles hat Sportwissenschaftlerin Holle Bartosch für Sie entwickelt.

Das Fatburner-Programm

Starten Sie morgens mit dem leichten Ausdauerprogramm. In 20 Minuten verbrennen Sie Fett, regen den Stoffwechsel an, tanken gute Laune, werden fit und wach für den Tag – und kreativ. Beginnen Sie mit dem Anfängerprogramm. Sobald es Ihnen langweilig wird, machen Sie das Fortgeschrittenenprogramm. Und wenn Sie fitter sind, dann hüpfen Sie ins Expertenprogramm

Das Fatburner-Programm ...

✖ kurbelt den Fettstoffwechsel an
✖ steigert den Grundumsatz (Energieverbrauch in Ruhe)
✖ erhöht den Energieumsatz
✖ steigert die körperliche Leistungsfähigkeit
✖ lockt Gute-Laune-Botenstoffe
✖ stärkt das Herz
✖ verbessert die Immunabwehr
✖ vitalisiert durch mehr Sauerstoff
✖ halbiert das Herzinfarktrisiko
✖ halbiert das Risiko für Stoffwechselerkrankungen (zum Beispiel Diabetes)

* senkt die Blutfettwerte
* senkt hohen Blutdruck
* fördert den Lymphfluss und entschlackt
* macht kreativ – regt die Kommunikation zwischen beiden Hirnhälften an

Das Muskel-Workout

Abends, beim Nachrichtengucken, machen Sie das Zehn-Minuten-Programm für mehr Muskeln (die ja wieder Fett verbrennen) und einen schöneren, strafferen Körper.

Sie haben keine Zeit für zwei Workouts am Tag? Dann machen Sie das Fatburner- und Kraftprogramm direkt hintereinander. Das sind 30 Minuten, die sich lohnen.

Das Muskel-Workout schenkt Ihnen ...

* mehr Kraft, Dynamik und Vitalität
* mehr Muskelmasse
* ein strafferes Gewebe
* wohlgeformte Körperpartien
* eine bessere Haltung
* verbesserte Stabilität und Führung der Wirbelsäule und der Gelenke und damit weniger Beschwerden und Verschleiß
* stärkere Knochen

TIPP Flexband-Test

Machen Sie beim Kauf einen kleinen Test:
* Nehmen Sie das Band doppelt. Seine Länge sollte Ihrer Schulterbreite entsprechen. Ziehen Sie jetzt das Band mit ausgestreckten Armen mehrmals auseinander.
* Schaffen Sie 20 Wiederholungen, eignet sich das Band für den Einstieg. Besorgen Sie sich ein weiteres, stärkeres Band.
* Kommen Sie mit dem zweiten Band schon bei der zehnten Wiederholung ins Schwitzen, haben Sie die richtige Bandstärke fürs Muskel-Workout gefunden.

---

* Power- und Junghormone, die Ihnen Energie und den Fetten den Laufpass geben.

Das Dehnprogramm

Die Muskeln sind die Power-Generatoren für Ihren Körper. Sie sollten sie pflegen und geschmeidig halten. Machen Sie nach Fatburner-Programm und Muskel-Workout ein kurzes Dehnprogramm. Es dauert keine fünf Minuten – und es verbessert Ihre Beweglichkeit, Bewegungskoordination und Haltung. Macht Sie jung.

Sie brauchen: Ein Trampolin und zwei Flexbänder

* Ein Mini-Trampolin bekommen Sie in jedem größeren Sportgeschäft. Es lohnt sich, etwas mehr zu investieren. Denn die teuren Geräte sind elastischer – das schont die Gelenke, wirkt intensiver und macht einfach mehr Spaß. Vor allem, wenn Sie starkes Übergewicht haben, brauchen Sie ein hochelastisches Minitramp. Wichtig: Das Trampolin muss zum Gewicht passen. Preis: 150 bis 230 Euro.

Kleiner Shopping-Tipp: Sie wollen ein Trampolin, das Ihnen nach Hause geliefert wird, eventuell im Paket mit Flexbändern? Natürlich für vier Gewichtsklassen ausgelegt? Auf Seite 219 finden Sie die Bezugsadresse.

* Ideal wäre auch ein Pulsmessgerät. Sie tragen die Uhr am Handgelenk, lesen den aktuellen Puls ab, den ein Brustgurt um den Oberkörper misst. Gibt's ab 50 Euro.

* Für Ihr Muskeltraining brauchen Sie außerdem zwei Flexbänder, je 2,20 Meter lang. Ein schwächeres für den Anfang und ein stärkeres, wenn Sie schon Muskeln aufgebaut haben. In etwa drei Wochen ist es so weit. Sie bekommen die Bänder in Sportgeschäften und medizinischen Fachhäusern. In der Regel ideal für dieses Programm: die beiden mittleren Stärken.

Das Fatburner-Programm

Beginnen Sie den Morgen auf dem Mini-tramp mit dem leichten Fröhlich-in-den-Tag-Programm. 20 Minuten reichen völlig. Wenn Sie fühlen, dass Ihnen 10 Minuten eigentlich besser tun, dann splitten Sie das Programm in zwei Hälften.

Achten Sie auf Ihren Puls

Der Puls ist der Drehzahlmesser für Ihren Körper. Er zeigt Ihnen an, wie stark Sie sich belasten. Je mehr Sie sich anstrengen, desto schneller schlägt Ihr Herz, desto höher klettert Ihr Puls.

Wie ein Automotor sollte auch Ihr Herz mitteltourig laufen. Belasten Sie sich zu stark, geraten Ihre Muskeln in Sauerstoffnot. Dann schalten sie von Fett- auf Zuckerverbrennung um. Die Pfunde bleiben auf der Hüfte. Und Sie machen schlapp, weil die Muskeln den Leistungskiller Milchsäure produzieren, sobald sie in Sauerstoffnot geraten.

Strengen Sie sich dagegen zu wenig an, dann verbrauchen Sie auch weniger Energie. Die Fettpolster bleiben genauso liegen. Trainieren Sie also am besten mit einer Pulsuhr. Auf der nächsten Seite können Sie Ihren Trainingspuls, den Sie nicht überschreiten sollten, mit einer neuen Formel berechnen.

Der Risiko-Check

Bevor Sie mit dem Workout beginnen, sollten Sie Ihren Gesundheitszustand überprüfen. Haben Sie schon seit Langem keinen Sport mehr getrieben? Oder sind Sie über 40 Jahre alt? Dann sollten Sie einen Arzt aufsuchen und sich durchchecken lassen.

Grundsätzlich ist das Minitrampolin völlig ungefährlich. Für jedes Alter, für alle Fitness-Klassen. Man sollte sich nur erst mal damit vertraut machen. Und: Auf keinen Fall sollten Sie auf dem Minitramp trainieren, wenn Sie krank sind. Gönnen Sie Ihrem Körper Ruhe zur Genesung. Danach können Sie mit neuer Energie das Programm fortsetzen.

Lesen Sie die folgenden Fragen. Wenn Sie auch nur eine mit »ja« beantworten, sprechen Sie erst einmal mit Ihrem Arzt:

✖ Haben Sie eine Herzerkrankung?

✖ Häufig hohen Blutdruck?

✖ Geraten Sie beim Treppensteigen oder wenn Sie schnell gehen manchmal in Atemnot, wird Ihnen dann schwindelig, oder spüren Sie ein Brennen, Stechen oder Engegefühl in der Brust?

✖ Fühlen Sie sich oft sehr müde und abgeschlagen?

✖ Haben Sie stärkere Beschwerden mit Gelenken und/oder der Wirbelsäule?

✖ Wenn Sie Bandscheiben- oder Gelenkprobleme haben, sollten Sie extreme Sprünge meiden. Besprechen Sie dieses Programm doch mit Ihrem Physiotherapeuten.

Neu: Computer-Trainer fürs Trampolin

Zum Personal Coach mutiert das Trampolin, wenn man es an den Computer hängt. Sensoren messen alles, was sich da so auf der Sprungmatte tut und leiten es weiter zu einem Softwareprogramm im Computer. Man macht ein Fatburner-Programm – und kriegt Anweisungen: wippen, joggen, hüpfen, höher, schneller, langsamer … Sensoren messen, wie viel Leistung man bringt, wie viele Kalorien man verbrennt. Danach sieht man ganz genau: Wie viele Schritte oder Sprünge hat man darauf getan, wie lange hat man trainiert, wie viele Kalorien sind auf der Matte geblieben und wie hat sich die Leistung verbessert. So kann man sein Training individuell gestalten, langsam aufbauen und stets objektiv kontrollieren. Das motiviert ungemein. Sensoren plus Softwareprogramm gibt es im Sportfachhandel.

Der optimale Fettverbrennungspuls

Der optimale Fettverbrennungspuls ist abhängig von Ihrem Alter und Ihrer Fitness und Ihrem Geschlecht. Frauenherzen schlagen höher! Und zwar auf allen Belastungsstufen. Nur die Unterschiede zum männlichen Puls nehmen mit steigender Belastung ab. Auch interessant: Die maximale Herzfrequenz ist bei Frauen und Männern gleich hoch. Darum hat Professor Dr. Kuno Hottenrott eine neue Pulsformel entwickelt, die den Fitnesslevel (Leistungsfaktor), das Trainingsziel (Trainingszielfaktor) und das Geschlecht berücksichtigt. Diese Formel ist für Einsteiger ideal, vor allem für Frauen.

Die neue Fatburner-Pulsformel

Trainingspuls = HF max · 0,7 · LF · TZ · GF

Und das steckt dahinter:
HF max: maximale Herzfrequenz
Die findet der Sportmediziner genau heraus – oder Sie nehmen die Faustregel:
HF max = 220 minus Lebensalter

LF: Fitnesslevel (Leistungsfaktor)
Dafür setzen Sie folgende Zahl ein:
Einsteiger = 1,0
Fitnesssportler = 1,03
Leistungssportler = 1,06

TZ: Ziel (Trainingszielfaktor)
Was möchten Sie erreichen?
Fettstoffwechseltraining = 1,0
Herz-Kreislauf-Training = 1,1
Intensives Ausdauertraining = 1,2

Die meisten Pulsformeln berücksichtigen nicht, dass Frauenherzen anders schlagen.

GF: Geschlechtsfaktor
Frauen:
bei Fettstoffwechseltraining
    (niedrige Intensität) = 1,1
bei Herz-Kreislauf-Training
    (mittlere Intensität) = 1,06
bei intensivem Ausdauertraining
    (hohe Intensität) = 1,03

Männer:
bei allen Belastungsbereichen = 1,0

Ein Beispiel

Möchte eine 30-jährige unsportliche Frau ein Fettstoffwechseltraining machen, dann sieht die Formel so aus:
Trainingspuls = 190 · 0,7 · 1 · 1 · 1,1 = 146
Ein Mann hätte mit den gleichen Bedingungen einen Puls von 133.
Für Fitnesssportler: Frau 151, Mann 137
Leistungssportler: Frau 155, Mann 141

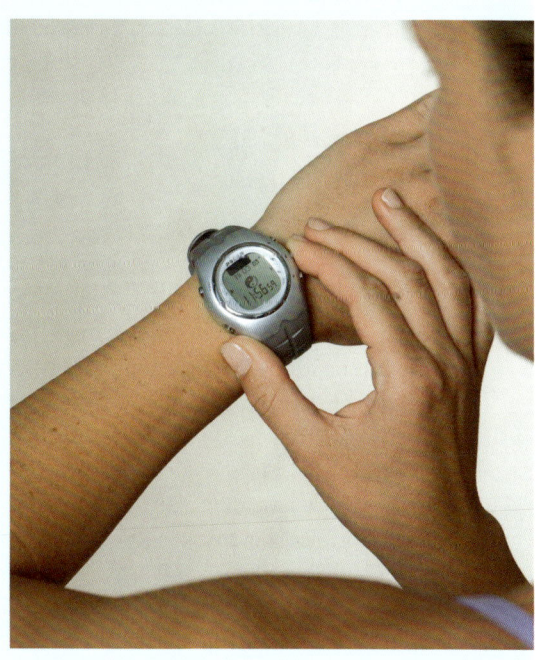

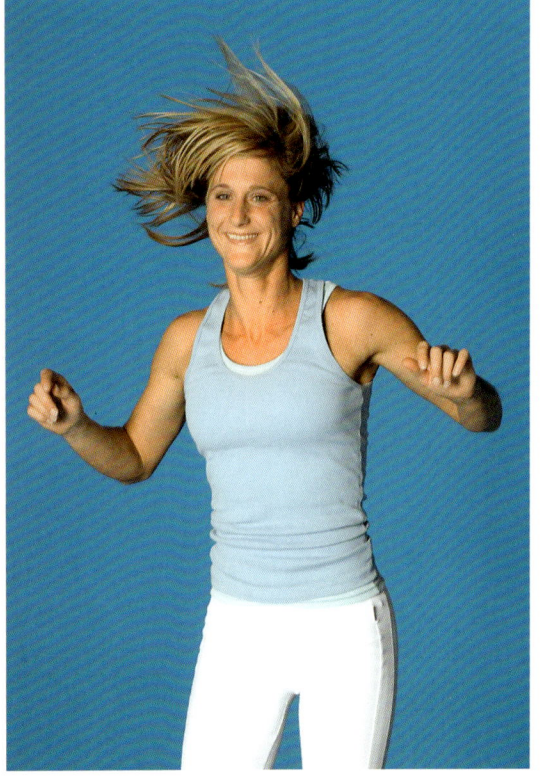

Das Trampolin ist erst einmal eine kleine Herausforderung für die Balance und die Koordination – dann schult es beides.

Hand auf den linken Oberarm, und wippen Sie. Spüren Sie, wie sich der Oberarm beim Wippen ständig an- und entspannt? Jeder Muskel Ihres Körpers, jede Zelle wird bewegt und schwingt mit.

3 Trauen Sie sich ruhig auch mal, die Augen zu schließen. Das fördert die Körperwahrnehmung, denn Sie richten jetzt all Ihre Sinne nach innen. Verlagern Sie Ihr Gewicht vom rechten zum linken Bein und zurück, dann von der Ferse zum Fußballen und zurück.

4 Verlagern Sie das Gewicht von einem Bein auf das andere. Entlasten Sie dabei immer ein Bein ganz. Das andere Bein lassen Sie bewusst in die Sprungmatte einsinken. Wenn die Bewegung flüssig wird, dann fangen Sie langsam an zu gehen. Setzen Sie die Arme wie beim Walking gegengleich ein.

5 Laufen Sie ganz locker, und lassen Sie die Arme seitlich am Körper herunterhängen. Dann nehmen Sie die Arme gegengleich mit und laufen so mit Armeinsatz beschwingt auf dem Trampolin. Verlagern Sie beim Laufen Ihr Körpergewicht Richtung Vorfuß. Jetzt können Sie die ersten kleinen Sprünge wagen.

Machen Sie sich erst mit dem Trampolin vertraut

1 Steigen Sie ohne Schuhe auf das Minitramp, am besten barfuß. Mit Socken rutschen Sie zu leicht aus. Tragen Sie Socken mit Rutschstopp (Gumminoppen) oder Ballettschlappen, wenn Sie kalte Füße haben.

2 Gewöhnen Sie sich langsam an das Gerät mit seinen dynamischen Eigenschaften. Stellen Sie sich auf das Minitramp, Füße etwa hüftbreit. Die Füße zeigen leicht nach außen (leichte V-Stellung). Schwingen Sie ganz leicht, und spüren Sie die Spannung in Ihrem Körper. Wie der ganze Körper mitfedert. Kleiner Test: Spreizen Sie Ihren linken Arm ab und winkeln Sie ihn an. Legen Sie die rechte

TIPP Schwierigkeiten mit der Arm-Bein-Koordination?

Oft bekommen wir durch zu viel Konzentration den natürlichen, automatischen Ablauf der Gehbewegung nicht auf die Reihe. Koordination kann man trainieren:

✳ Kamelgang: Gehen Sie erst mal auf dem Minitramp, ohne an die Arme zu denken. Dann heben Sie immer gleichzeitig Knie und Arm der gleichen Körperseite.

✳ Überkreuz: Heben Sie Ihr linkes Knie, und ziehen Sie gleichzeitig den rechten Ellbogen zum Knie hin. Dann rechtes Knie und linken Ellbogen.

Die wichtigsten Regeln

✻ **Auge auf den Puls:** Vergessen Sie nicht, bei den Übungen Ihren Puls zu beobachten. Schießt er hoch, dann legen Sie eine kurze Walking- oder Federeinheit ein, bis der Puls wieder unter Ihren Grenzpuls (Formel siehe Seite 155) gesunken ist.

✻ **Keine Kondition?** Wenn Sie gar keine Kondition haben, dann beginnen Sie einfach mit fünf Minuten – und das machen Sie öfter am Tag. Sie sollten aber insgesamt auf 20 Minuten kommen. Und das Muskeltraining machen Sie erst dann, wenn Sie sich fit dafür fühlen.

✻ **Die richtige Haltung:** Heben Sie Ihr Brustbein leicht an. Die Schultern locker nach hinten-unten ziehen und die Schulterblätter Richtung Wirbelsäule. Die Hände können offen sein und leicht auswärts gedreht. So bekommen Sie eine ganz natürliche aufrechte Haltung. Kopf heben, so als hingen Sie am Hinterkopf an einem Faden im All. Ziehen Sie den Bauchnabel leicht nach innen-oben für eine gute Rumpfspannung. Das stabilisiert die Wirbelsäule.
Wenn Sie in aufrechter Haltung auf dem Trampolin federn, durchsaftet und stärkt das die Bandscheiben und Gelenke, es lockert und kräftigt die Muskeln. Eine krumme Haltung, zum Beispiel im Hohlkreuz, führt zu einer einseitigen Belastung und häufig zu Überlastungen und Beschwerden.

✻ **Vorfußlauf:** Da Sie barfuß auf dem Trampolin laufen, federn Sie locker über die Fußballen ab. Das vermindert die Stoßbelastung auf die Gelenke.

✻ **Atmung:** Achten Sie auf eine tiefe, rhythmische Atmung. Nur dann werden Ihre Zellen optimal mit Sauerstoff versorgt. Wenn Sie da-

─ **TIPP** Wenn Sie sich schlecht fühlen ...

... dann geben Sie nicht gleich auf. Sie könnten schon beim ersten Wippen oder nach zwei bis drei Tagen das Gefühl bekommen: Mir geht's nicht gut. Könnten sich schlapp fühlen. Vielleicht ein bisschen Kopfschmerzen haben. Es könnten sogar Lymphknoten anschwellen. Das zeigt nur: Die Entgiftung läuft auf Hochtouren. Das gibt sich binnen zwei bis drei Tagen.
Wenn das Problem nicht verschwindet, gehen Sie bitte zum Arzt.

gegen die Luft anhalten, geht den Muskeln der Sauerstoff aus, und der Blutdruck steigt stark an.

✻ **Nüchtern und an der frischen Luft:** Beginnen Sie das Fatburner-Programm am besten gleich nach dem Aufstehen. Machen Sie das Fenster auf. Wenn Sie können, stellen Sie das Gerät auf die Terrasse hinaus. Legen Sie sich eine CD mit heißen Rhythmen auf. Dann macht das Training viel mehr Spaß. Oder schalten Sie den Fernseher an.

✻ **Schluss nach 5 Minuten.** Es kann sein, dass Sie nach 5 Minuten schon genug haben, dass Ihr Körper einfach sagt: »Das reicht mir aber.« Dann zwingen Sie sich nicht, sondern wippen Sie sich noch kurz aus – und hören Sie auf. Hängen Sie dann einfach jeden Tag eine wertvolle Minute an.

✻ **Zugabe.** Vielleicht verlangt Ihr Körper aber auch nach mehr. Vielleicht macht es Ihnen ja Spaß, mehr Fett zu verbrennen. Ob das Nebenwirkungen hat? Olympioniken trainieren stundenlang.

Was man auf dem Trampolin so alles machen kann

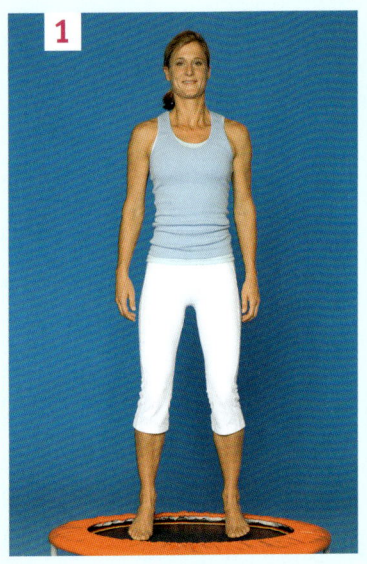
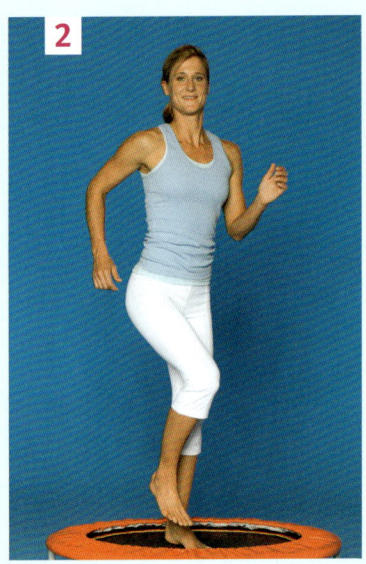
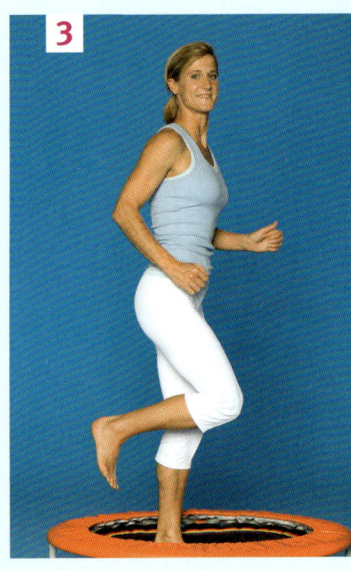

1 Wippen/Federn: Als 3-Minuten-Einstieg in jedes Programm. Es entstresst, wärmt auf und entgiftet.

2 Gehen: Anfänger gehen so lange, bis der Puls und die Fitness erlauben, dass man läuft.

3 Laufen: 20 Minuten hier sind so effektiv wie 30 Minuten im Wald. Und gut zu den Gelenken.

7 Grätschsprünge: Ganz einfach! Beine zur Seite öffnen und wieder schließen.

8 Schrittsprünge: Wechsel der Schrittstellung im Sprung.

9 Hüpfen einbeinig: Sieht leichter aus, als es sich anfühlt. Deswegen hüpfen Sie nur kurz, und achten Sie auf eine gerade Hüfte. So wird sich Ihre Beinkraft potenzieren.

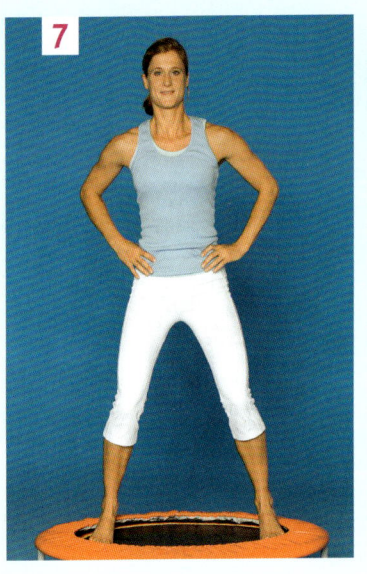
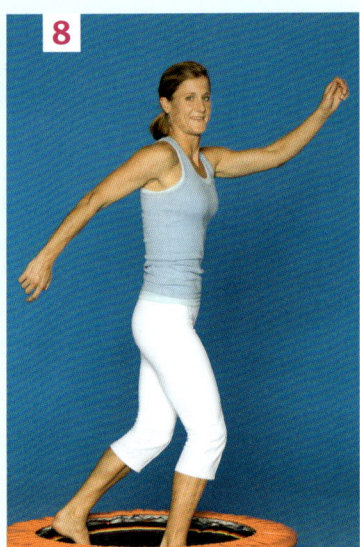
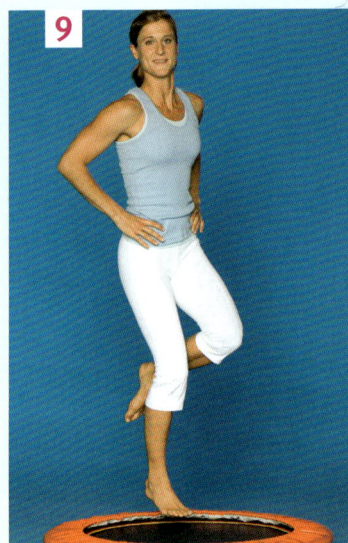

Holen Sie sich hier Anregungen. Auf den folgenden Seiten finden Sie
Ihr individuelles Fatburner-Programm zu diesen Übungen.

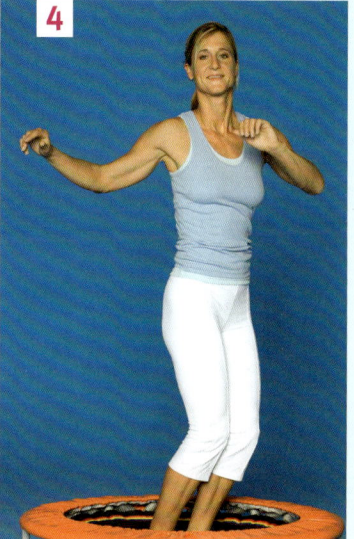
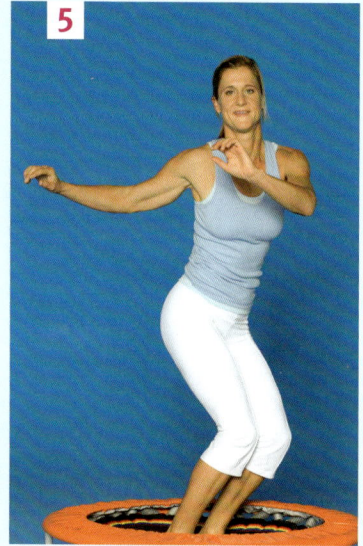
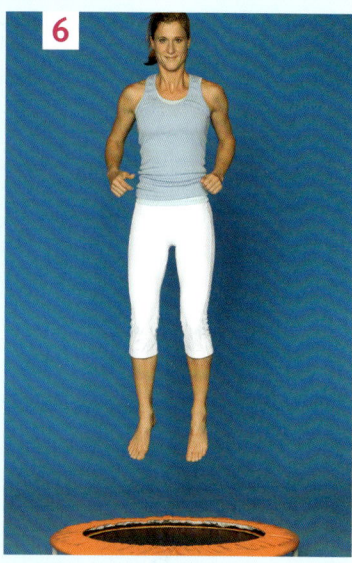

4 Twisten Sie für Ihre Taille, denn bei diesen Gegendrehungen muss der Rumpf ganze Arbeit leisten ...
5 ... und dabei tief in die Knie gehen: So sind Oberschenkel und Po auch zu 100 Prozent im Einsatz.
6 Springen: Spüren Sie, wie Ihr Körper kurz schwebt. Ein herrliches Gefühl, das Laune macht ...

10/11 Hampelmann: Stellen Sie sich vor, mit wie viel Elan und Freude Sie als Kind gesprungen wären.
12 Springen und in der Luft die Beine leicht anhocken, wenn der Raum hoch genug ist.
Nur wenn Sie mit dem Trampolin bereits auf intensive Tuchfühlung gegangen sind, können Sie diese
beiden Sprungvarianten ausprobieren.

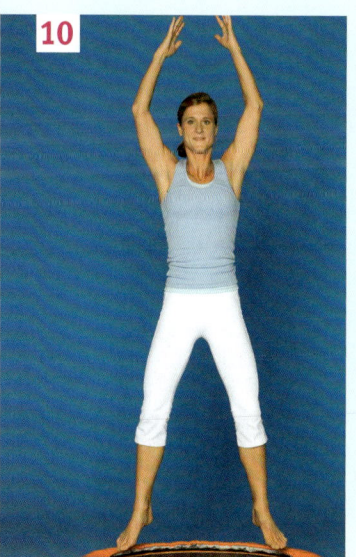
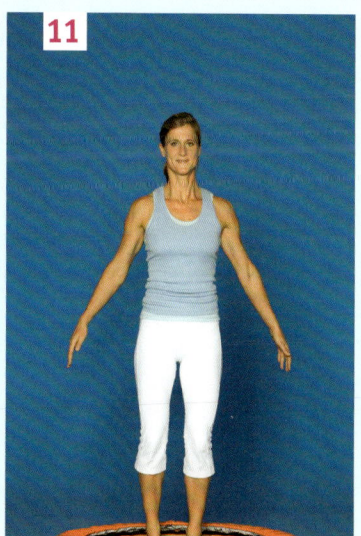
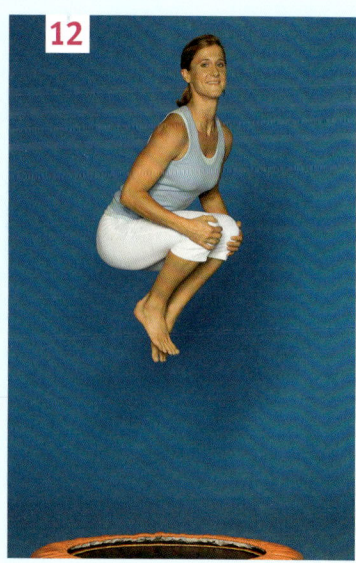

Das Fatburner-Programm für Anfänger

Braucht man ein Programm? Nein, nicht unbedingt. Sie können auch einfach so trainieren. Wecken Sie erst das Kind in sich. Laufen Sie sich drei Minuten lang locker warm, oder wippen Sie leicht auf und ab. Dann tun Sie einfach, was Ihnen in den Sinn kommt. Entdecken Sie den Spaß am Trampolin. Was man so alles auf dem Minitramp machen kann, sahen Sie auf den letzten Seiten.

Sobald Sie warm sind, können Sie 20 Minuten lang walken oder laufen – je nach Kondition. Mit Musik – und ohne groß zu denken. Sie können aber auch mehr. Ein kleines Programm machen. Das haben wir hier für Sie zusammengestellt.

Der richtige Fatburner-Puls

Beachten Sie nur, dass Sie nicht über den Fettverbrennungspuls hinaus hüpfen. Ihren Puls errechnen Sie nach der Pulsformel auf Seite 155 mit folgenden Faktoren:

LF: Leistungsfaktor
Einsteiger = 1,0
TZ: Trainingszielfaktor
Fettstoffwechseltraining = 1,0
GF: Geschlechtsfaktor
Frauen: Fettstoffwechseltraining (niedrige Intensität) = 1,1
Männer: alle Belastungsbereiche = 1,0

✖ Sind Ihnen 20 Minuten zu viel? Der Puls schnellt ständig hoch? Dann trainieren Sie einfach 2-mal 10 Minuten oder 4-mal 5 Minuten. Und steigern Sie langsam die Dosis.

✖ Auch das Basisprogramm macht Sie zu einem effektiven Fettverbrenner. Nur wenn Sie Lust haben, wenn es Ihnen langweilig wird, dann springen Sie über zum Fortgeschrittenenprogramm. Das kann am zweiten Tag sein, nach einer Woche, nach vier Wochen … oder nie. Es liegt allein an Ihnen.

✖ Wichtig: Lassen Sie's in der ersten Woche etwas ruhiger angehen. So gewöhnen Sie sich an die Belastung und bekommen ein Gefühl für den Puls.

Und so geht's

Die Fotos dazu finden Sie auf Seite 158/159.

1 Drei Minuten leicht auf- und abschwingen. Achten Sie auf Ihren Puls, denn je höher Sie schwingen, desto höher geht der Puls. Arme und Schultern schwingen locker mit. Spüren Sie in Ihren Körper hinein, wie alles mitschwingt. Genießen Sie das Gefühl. Fühlen Sie, wie Sie leichter und leichter werden. Wie Sie entspannen und gleichzeitig Ihren Kreislauf aktivieren.

2 Drei Minuten Gehen. Verlagern Sie das Gewicht von einem Bein aufs andere. Heben Sie das unbelastete Bein leicht an, und beginnen Sie zu gehen. Setzen Sie die Arme mit ein. Sie dürfen beim Gehen federn.

3 Drei Minuten kleine Schrittsprünge. Schwingen Sie die Arme gegengleich mit. Achten Sie auf Ihren Puls. Steigt er zu sehr an: Gehen. Neustart, sobald der Puls unten ist.

4 Zwei Minuten Gehen. Schön federn, an was Leichtes denken.

5 Drei Minuten Grätschsprünge. Öffnen und schließen Sie die Beine hüpfend.

6 Drei Minuten Gehen. Der Puls sinkt wieder etwas herunter...

7 Drei Minuten Twister. Beginnen Sie, leicht zu twisten. Schwingen Sie auf und ab, bleiben Sie mit den Füßen auf der Matte, und drehen Sie Hüften und Knie gegen Rumpf und Schulter. Die Arme sind leicht abgespreizt und unterstützen aktiv die Bewegung. Dann heben Sie in dieser Bewegung leicht mit den Füßen ab. Twisten, twisten, twisten …

8 Zum Schluss: Auswippen. Ganz entspannt wie am Anfang.

Das Fatburner-Programm für Fortgeschrittene

Fordern Sie Ihre Muskeln noch stärker, und puschen Sie Ihren Puls etwas höher.

✘ Das Programm für Fortgeschrittene besteht aus kurzen Laufeinheiten und anspruchsvollen Sprüngen, die die Beine und den Rumpf kräftigen und gleichzeitig die Koordination schulen. Sie trainieren insgesamt 20 Minuten.

✘ Sie haben das Gefühl, dass Sie Ihren Körper überlasten? Dann sind Sie noch nicht so weit. Machen Sie statt der zweiminütigen Laufeinheiten Geh-und Federeinheiten, oder springen Sie zurück ins Basisprogramm.

✘ Machen Sie bei den Sprungeinheiten ruhig kleine Federpausen, wenn Sie sich zu stark gefordert fühlen.

Der richtige Fatburner-Puls

Haben Sie ein Auge auf Ihren Puls. Da Sie schon ein wenig trainiert sind, können Sie ihn ruhig etwas höher puschen. Berechnen Sie Ihren Fatburner-Puls nach der Formel auf Seite 155 mit diesen Faktoren:

LF: Leistungsfaktor
Fitnesssportler = 1,03
TZ: Trainingszielfaktor
Fettstoffwechseltraining = 1,0
GF: Geschlechtsfaktor
Frauen: Fettstoffwechseltraining (niedrige Intensität) = 1,1
Männer: alle Belastungsbereiche = 1,0

Und so geht's

Fotos dazu finden Sie auf Seite 158/159.

1 Beginnen Sie, indem Sie drei Minuten lang auf- und abschwingen. Arme und Schultern schwingen mit. Entweder schwingen Sie die Arme gegengleich oder beide Arme gleichzeitig nach vorn und nach hinten. Spüren Sie in

---

TIPP Es gibt so Tage …

… da will man einfach nur aufs Trampolin – und nichts denken. Walken, Laufen, Twisten, Hüpfen, wie es einem gerade in die Beine kommt, ohne auch nur einen Blick auf die Uhr zu werfen. Tun Sie das. Überlassen Sie sich Ihren Gefühlen.

Ihren Körper hinein, wie alles mitschwingt. Genießen Sie das Gefühl.

2 Zwei Minuten Laufen. Laufen Sie wie ein Jogger los, nur auf der Stelle und im Vorfußlauf: Rollen Sie die Füße sanft vom Ballen zu den Fersen hin ab. Die Knie bleiben leicht gebeugt. Die Arme schwingen gegengleich mit.

3 Drei Minuten Hampelmann. Öffnen Sie hüpfend die Beine, gleichzeitig schließen Sie kopfüber die Arme, indem Sie in die Hände klatschen. Dann hüpfen Sie und schließen dabei die Beine, gleichzeitig öffnen Sie die Arme zur Seite. Und so weiter. Sie kennen den Hampelmann vielleicht noch aus Ihren Kinderjahren. Achten Sie auf Ihren Puls. Steigt er zu sehr an, kommen Sie zurück zum Laufen oder Federn. Und starten dann wieder mit abgesunkenem Puls.

4 Drei Minuten Laufen.

5 Drei Minuten Grätschsprünge und Schrittsprünge. Öffnen und schließen Sie die Beine hüpfend 4-mal. Dann wechseln Sie zu Schrittsprüngen und schwingen die Arme aktiv mit.

6 Zwei Minuten Laufen.

7 Drei Minuten Twister. Twisten Sie. Die Arme sind auf Schulterhöhe abgespreizt. Heben Sie in dieser Bewegung leicht mit den Füßen ab. Twisten Sie abwechselnd mit fast gestreckten Beinen und dann wieder mit stark gebeugten Beinen. Das gibt den Ober- und Unterschenkeln, Po und Rücken eine Extraportion Kraft.

8 Eine Minute Wippen. Ganz entspannt zum Abschluss, so wie am Anfang.

Das Fatburner-Programm für Experten

Sie beherrschen inzwischen das Fortgeschrittenenprogramm? Das kann für manche nach einer Woche sein, für andere nach vier Wochen. Nun brauchen Sie Abwechslung und sind reif für neue Herausforderungen.

✖ Das Expertenprogramm bringt Ihre Rumpf- und Beinmuskeln auf Vordermann. Sie können nach Lust und Laune auch andere Sprünge ausprobieren.

✖ Investieren Sie in das Programm wenigstens 20 Minuten. Geben Sie noch fünf Minuten dazu, dann verbrennen Sie noch effektiver Fett – solange Sie auf Ihren Puls achten.

✖ Machen Sie bei den Sprungeinheiten ruhig kleine Federpausen, wenn Sie sich zu stark gefordert fühlen.

Der richtige Fatburner-Puls

Da Sie schon zu den Experten zählen, dürfen Sie sich ruhig fordern und Ihren Trainingspuls ein wenig höher ansetzen. Berechnen Sie ihn nach der Formel auf Seite 155 mit den folgenden Faktoren.

INFO Es gibt so Tage …

… da möchten Sie mehr. Sich viel stärker auspowern. Tun Sie das. Auch hier ist der Puls ein Gefühl. Hauptsache, Sie gewinnen so richtig Freude an der Bewegung. Denn dann haben Sie gewonnen. Forscher haben in einer Studie festgestellt, dass Menschen, die regelmäßig Ausdauersport treiben, um 54 Prozent mehr Energie verbrennen als Menschen, die einen gemütlichen Pakt mit der Couch geschlossen haben. Sie glauben nicht, wie schnell plötzlich das Fett verbrennt.

LF: Leistungsfaktor
Fitnesssportler = 1,03
TZ: Trainingszielfaktor
Herz-Kreislauf-Training = 1,1
GF: Geschlechtsfaktor
Frauen: bei Herz-Kreislauf-Training (mittlere Intensität) = 1,06
Männer: alle Belastungsbereiche = 1,0

Und so geht's

1 Drei Minuten laufen. Die Arme schwingen kräftig mit. Spüren Sie in Ihren Körper hinein, und freuen Sie sich auf ein Power-Workout am Minitrampolin.

2 Zwei Minuten tiefer Twister. Twisten Sie mit stark gebeugten Beinen. Strecken Sie den Po leicht nach hinten, und spannen Sie den Bauch an, als ob Sie sich auf einen Stuhl setzen wollten. Das gibt den Ober- und Unterschenkeln, Po und Rücken eine Extraportion Kraft. Vergessen Sie dabei Ihren Puls nicht. Steigt er zu sehr an, kommen Sie wieder etwas nach oben und twisten entspannt mit leicht gebeugten Beinen.

3 Zwei Minuten Laufen.

4 Zwei Minuten Hocksprünge. Hüpfen Sie hoch, und hocken Sie die Beine gebeugt an. Und führen Sie die Hände an die Knie. Machen Sie danach ein paar Zwischenhüpfer und sammeln Sie Kraft für den nächsten Sprung.

5 Zwei Minuten Laufen.

6 Zwei Minuten Grätschsprung. Hüpfen Sie hoch, und führen Sie die Beine möglichst gestreckt nach oben in die Grätsche. Auch hier machen Sie Zwischenhüpfer und bereiten sich so auf den nächsten Sprung vor.

7 Zwei Minuten Laufen.

8 Zwei Minuten einbeinig hüpfen. Hüpfen Sie abwechselnd für jeweils 30 Sekunden auf einem Bein. Versuchen Sie dabei, die Hüfte stabil zu halten und nicht absinken zu lassen.

9 Drei Minuten Wippen. Wippen Sie am Schluss noch einmal ganz entspannt.

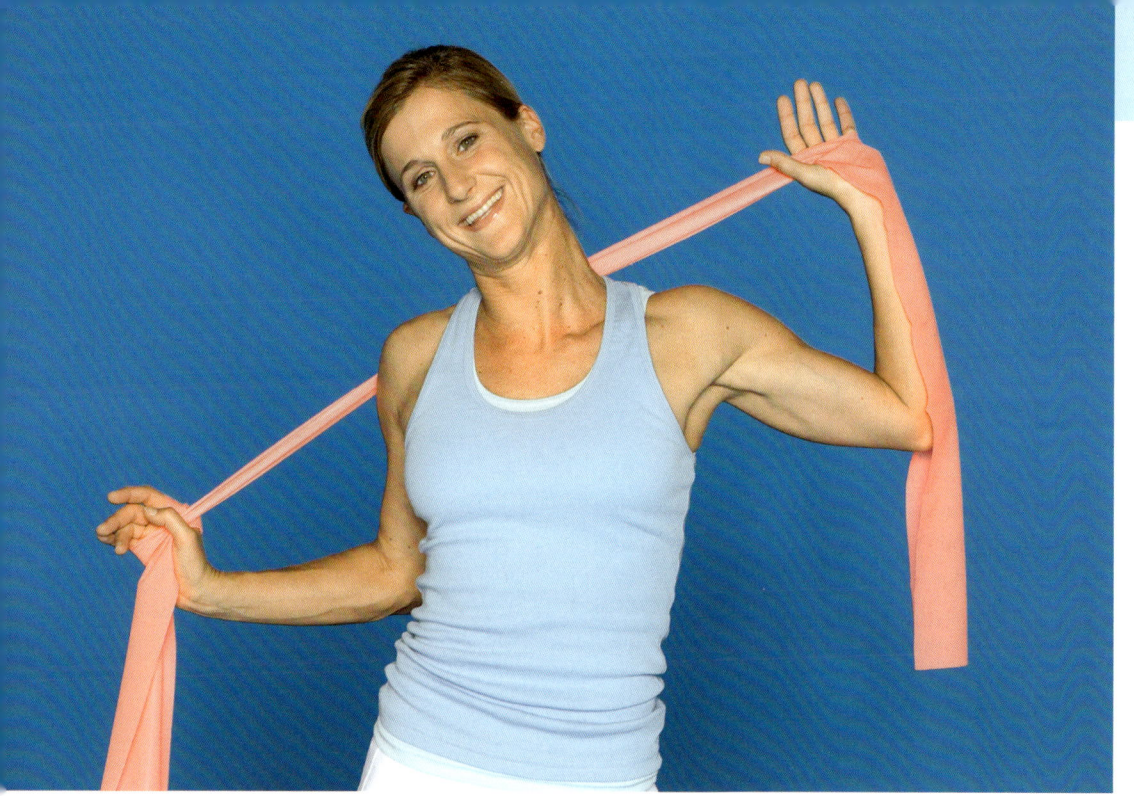

DAS MINITRAMP-
MUSKEL-WORKOUT

Ab dem 30. Lebensjahr verlieren Sie an Muskulatur, und damit schwinden auch Ihre Jugendlichkeit, Ihre Fettverbrennungsöfchen und Ihre Gesundheit. Wissenschaftliche Studien belegen allerdings, dass man die Muskulatur bis ins hohe Alter weitgehend erhalten kann: Wenn man die Muskeln mit Kraftübungen daran erinnert, dass sie noch gebraucht werden. 20 Minuten Krafttraining zwei- bis dreimal pro Woche reichen völlig, es muss dabei nur jede Muskelpartie zweimal die Woche drankommen.

Keine Zeit? Dann teilen Sie clever auf. Sie können das 20-Minuten-Workout auch auf 2-mal 10 Minuten aufteilen und so 4- bis 6-mal pro Woche immer 10 Minuten Muskeln und damit Fettverbrennungsöfchen ernten.

Und so geht's

✖ Beim Minitramp-Muskel-Workout machen Sie sechs effektive Übungen, die alle wichtigen Muskelgruppen gleichzeitig trainieren. Nebenbei schütten Sie Hormone aus, die Ihr Fett wegschmelzen. Dazu gibt es noch zwei Fleißübungen.

✖ Natürlich ist das Ganze auch ein Problemzonenprogramm. Damit straffen Sie Ihr Gewebe an den Armen, den Beinen und in der Taillen-Hüft-Po-Region.

✖ Legen Sie sich zwei Bänder in unterschiedlichen Stärken zu. Sie werden feststellen, dass nach drei Wochen regelmäßigem Workout Ihre Kraft schon zugenommen hat und Sie auf ein stärkeres Band umsteigen müssen.

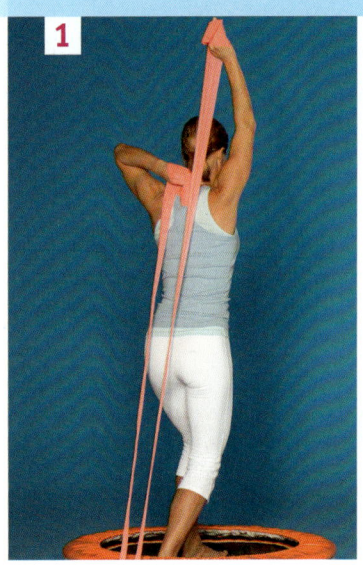
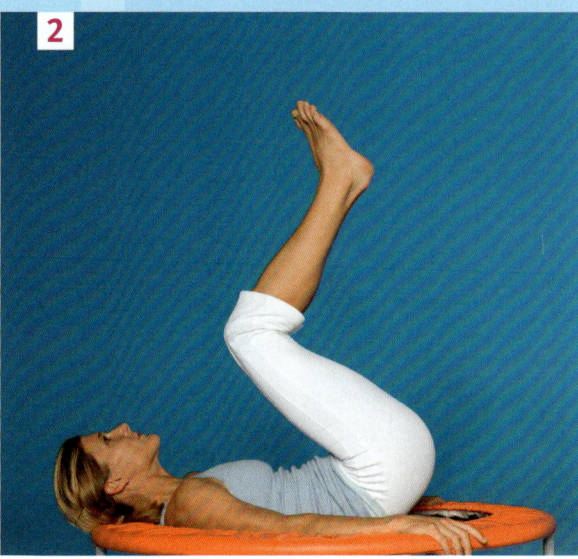

Grundregeln für das Muskel-Workout

✳ Bauen Sie eine Grundspannung im gesamten Körper auf. Ziehen Sie die Schulterblätter an die Wirbelsäule – für eine gerade Brustwirbelsäule. Ziehen Sie den Bauchnabel nach innen-oben, das stützt die Lendenwirbelsäule.

✳ Führen Sie die Bewegungen langsam und kontrolliert aus.

✳ Achten Sie auf eine tiefe, fließende Atmung. Bei Belastung ausatmen, bei Entlastung einatmen.

✳ Machen Sie 10 bis 20 Wiederholungen. Oder führen Sie die Übung 40 Sekunden lang durch. Hören Sie erst auf, wenn die Übung Sie spürbar anstrengt. Denn Muskeln wachsen nur, wenn man sie fordert, wenn man sie über eine gewisse Zeit unter Höchstspannung setzt.

✳ Nach einer kurzen Erholungspause von etwa 30 Sekunden wiederholen Sie die gleiche Übung noch einmal.

✳ Machen Sie das Programm dreimal pro Woche. Oder hängen Sie zehn Minuten an Ihr Ausdauertraining an.

✳ Sie können die Übungen ohne Minitramp machen und das Band mit dem Fuß fixieren.

Übung 1: Kräftige Schultern, starke Arme

1 Legen Sie das Flexband um einen Fuß des Minitramps. Stellen Sie sich in Schrittstellung mit dem Rücken zum Band auf das Sprungtuch. Wickeln Sie die Bandenden ein- bis zweimal um die Hände.

2 Nehmen Sie beide Hände mitsamt den Bandenden in den Nacken. Die Ellbogen zeigen nach oben. Spannen Sie den Bauch an, und gehen Sie nicht ins Hohlkreuz.

3 Aus dieser Ausgangsstellung strecken und beugen Sie abwechselnd einmal den linken und dann den rechten Arm, jeweils 15- bis 20-mal. Wenn Sie sicher stehen, dürfen Ihre Beine die Armarbeit leicht wippend begleiten. Achten Sie auf Ihre Haltung!

Übung 2: Der Waschbrettbauch

1 Legen Sie sich auf den Rücken in die Mitte des Minitramps. Winkeln Sie Ihre Beine leicht an und führen Sie die Knie in Richtung Oberkörper. Die Arme liegen etwas abgespreizt vom Oberkörper, die Hände auf dem Rand des Minitramps. Legen Sie den Kopf ab. Der Blick ist zur Decke gerichtet.

2 Heben Sie jetzt den Po mitsamt den Beinen nach oben, und drücken Sie die Lendenwir-

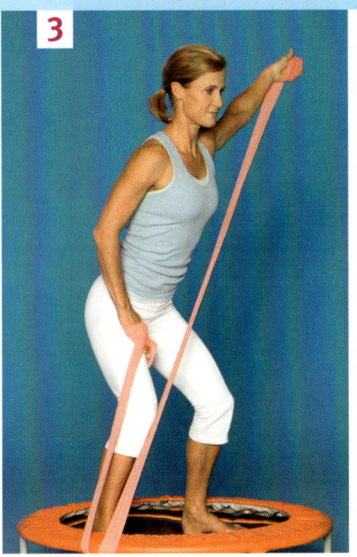 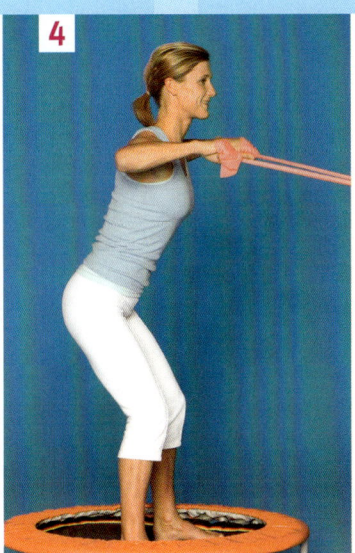 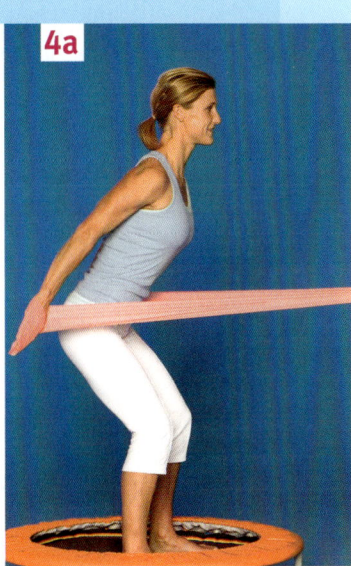

belsäule in das Sprungtuch. Drücken Sie auch die Hände in den Rand des Minitramps, so helfen Schultern und Arme mit.

3 Der Bauch ist während der ganzen Übung möglichst angespannt. Auch wenn Sie den Po zum Sprungtuch absenken, geben Sie die Bauchspannung nicht auf.
Versuchen Sie, den Po 10- bis 15-mal auf diese Weise anzuheben.

✗ Diese Übung bringt Ihnen kräftige Bauchmuskeln und einen Panzer gegen Rückenschmerzen. Und wenn Sie spielen wollen, dann versuchen Sie es doch mal wippend. Das macht Spaß.

Übung 3: Starker Rücken, kräftige Schultern

1 Legen Sie das Flexband um einen Minitrampfuß. Nehmen Sie beide Bandenden in die Hände, und stellen Sie sich links vom Band auf das Sprungtuch.

2 Beugen Sie die leicht gegrätschten Beine, und schieben Sie den Po weit nach hinten, als ob Sie sich auf einen Stuhl setzen wollten. Spannen Sie den Bauch an. Stützen Sie die rechte Hand mit einem Bandende auf den rechten Oberschenkel.

3 Führen Sie mit der linken Hand das andere Bandende von Hüfthöhe auf Kopfhöhe und wieder zurück. Der linke Arm ist dabei gestreckt. Das wiederholen Sie möglichst 10- bis 15-mal. Seitenwechsel nicht vergessen!

✗ Ist Ihnen die Übung zu schwer, dann können Sie den linken Arm beugen und strecken und so näher am Körper arbeiten.

✗ Die Übung kräftigt den unteren Rücken, das Gesäß und macht die Schultern stark.

Übung 4: Oberer Rücken

1 Befestigen Sie das Flexband an einer Türklinke, nehmen Sie beide Enden in Ihre Hände, und stellen Sie sich auf das Minitramp. Strecken Sie die Arme nach vorn, und halten Sie das Band so, dass es straff ist. Schulterblätter sind in Richtung Wirbelsäule gezogen.

2 Ziehen Sie nun die Ellenbogen auf Höhe der Schulter nach hinten, und beugen Sie dabei die Arme. Dann die Arme wieder nach vorne strecken. 15- bis 20-mal.

3 Variation (Foto 4a): Ziehen Sie die gestreckten Arme am Oberkörper vorbei nach hinten.

✗ Sie können während der Kräftigungsübung auf dem Minitramp gehen. Doch arbeiten Sie immer mit Bandspannung.

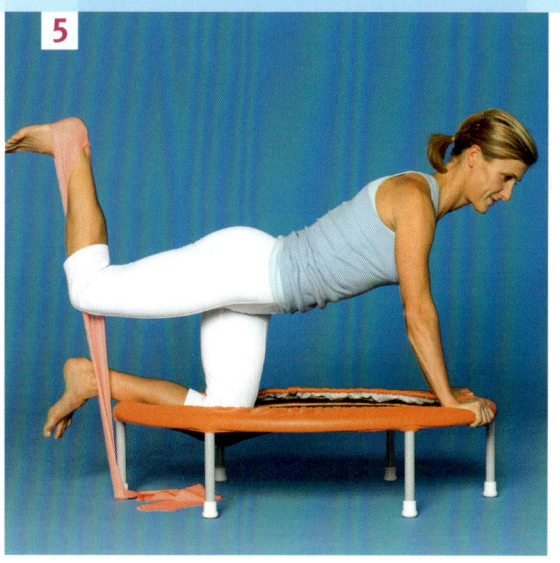

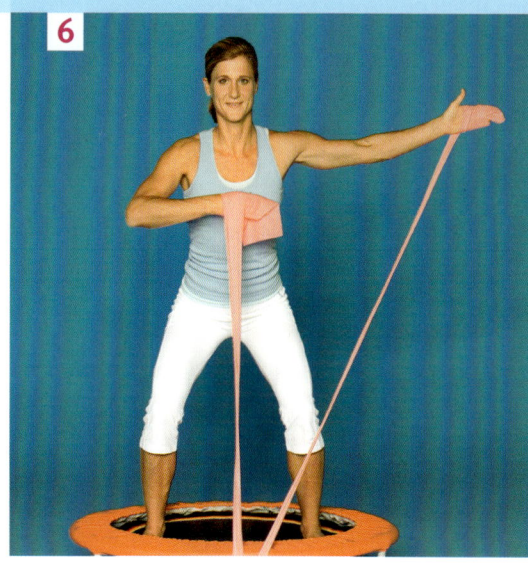

Übung 5: Knackiger Po

1 Fixieren Sie die Bandenden unter einem Minitrampfuß, sodass sich eine Schlaufe bildet. Gehen Sie auf dem Minitramp in den Vierfüßlerstand. Die Hände stützen sich an der Kante des Trampolins ab, die Arme sind gestreckt. Hüfte und Knie sind um 90 Grad gebeugt. Der Rücken ist gerade. Legen Sie das Band breit über die rechte Ferse.

2 Führen Sie das Bein langsam gegen den Widerstand des Bandes nach oben und zurück, 15- bis 20-mal. Das Knie bleibt gebeugt. Spannen Sie den Bauch fest an, damit Sie nicht ins Hohlkreuz gehen. Seitenwechsel.

✶ Ohne Minitramp: Wickeln Sie die Bandenden um die Hände. Das Band verläuft an den Oberschenkelinnenseiten.

✶ Die Übung kräftigt Gesäßmuskulatur und Oberschenkelrückseite.

Übung 6: Starke Beine und Schultern

1 Legen Sie das Flexband um einen Minitrampfuß. Wickeln Sie die Bandenden um die Hände, und stellen Sie sich mit gegrätschten und gebeugten Beinen vor das Band auf das Trampolin. Führen Sie die Handflächen an Ihre Brust , und spreizen Sie die Ellenbogen ab.

2 Führen Sie den linken Arm auf Schulterhöhe zur Seite in die Streckung, und gehen Sie dabei mehr in die Kniebeuge. Po nach hinten rausstrecken und Bauch anspannen.

3 Führen Sie den linken Arm zurück in die Ausgangsstellung, und lösen Sie die Kniebeuge leicht auf.

4 Dann machen Sie dasselbe mit dem rechten Arm. Die Kniebeuge nicht vergessen. Jeden Arm 10- bis 15-mal zur Seite strecken.

✶ Ohne Minitramp: Treten Sie mit einem Fuß auf das Band, statt es um einen Minitrampfuß zu legen.

✶ Diese Kombinationsübung kräftigt Schultern, Po und Beine. Führen Sie die Bewegung achtsam aus, denn sie erfordert auch Koordination.

Zwei Fleißübungen für die Figur

Die Übungen 1 bis 5 trainieren alle wichtigen Muskelgruppen. Wer mehr will, kann Nr. 7 und 8 zusätzlich machen.

Übung 7: Straffe Hüften

1 Legen Sie sich auf dem Minitramp auf die Seite. Das untere Bein ist gebeugt, das obere gestreckt, die Hüfte leicht vorgeschoben.

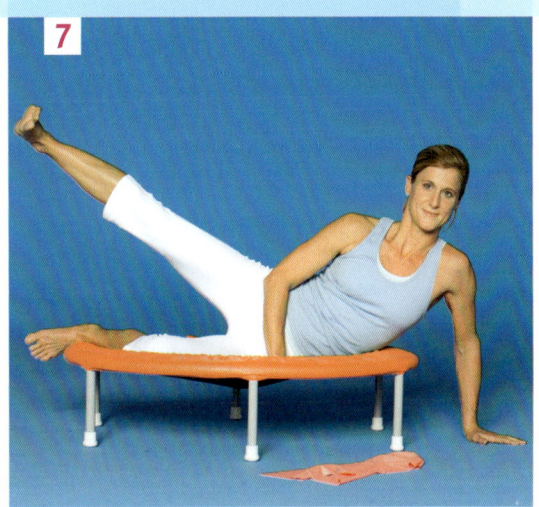

2 Grätschen Sie das obere Bein langsam hoch und wieder zurück. Achten Sie darauf, dass Knie und Fuß nach vorn zeigen und dass die Hüfte nicht nach hinten kippt.

3 Schaffen Sie locker mehr als 20 Wiederholungen? Dann fordern Sie Ihre Muskeln, indem Sie das Flexband einsetzen (Foto 7a). Nehmen Sie es doppelt, und machen Sie einen Knoten, sodass es eine Schlaufe bildet. Hängen Sie die Schlaufe in einen Fuß des Minitramps, und schlüpfen Sie mit dem Fuß des oberen Beines durch die Schlaufe. Arbeiten Sie mit dem oberen Bein gegen den Widerstand des Bandes. Wenn Sie ohne Minitramp am Boden üben, hängen Sie die Schlaufe am Fuß Ihres unteren Beins ein. Seitenwechsel nicht vergessen.

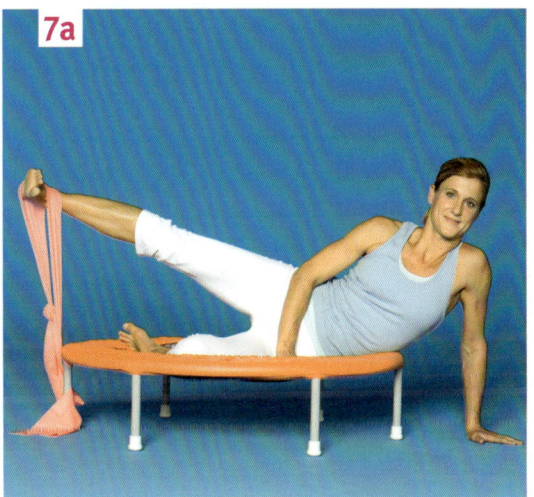

Übung 8: Schlanke Taille

1 Gehen Sie im Seitstütz auf das Minitramp: Stützen Sie sich mit dem linken Unterarm so auf dem Trampolin ab, dass sich der Ellenbogen unter der Schulter befindet. Halten Sie Ihren Körper gestreckt. Die Füße stehen leicht versetzt auf dem Boden auf. Der obere Fuß ist vorn, der untere hinten.

2 Jetzt heben Sie Ihre Hüfte, bis der ganze Körper eine Gerade bildet. Halten Sie diese Position 15 bis 20 Sekunden lang. Oder heben und senken Sie die Hüfte nun 10- bis 15-mal. Wenn möglich, ohne abzusetzen.

3 Dann Seitenwechsel: Stützen Sie sich seitlich mit dem anderen Arm auf, und heben Sie wieder die Hüfte ab.

✳ Diese Übung kräftigt die seitliche Rumpf- und die schräge Bauchmuskulatur. Sie bekommen eine Wespentaille.

✳ Ist Ihnen die Übung zu schwer, dürfen Sie sich zusätzlich mit dem oberen Arm auf dem Trampolin abstützen. Und: Wenn Sie am Boden üben, dann stützen Sie den Ellenbogen auf einem Kissen ab. Das macht die Übung bequemer.

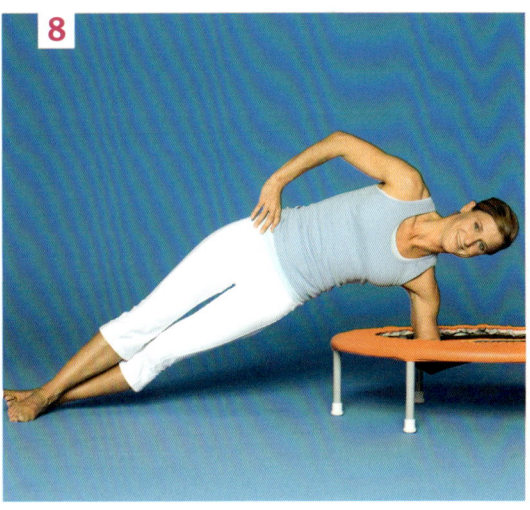

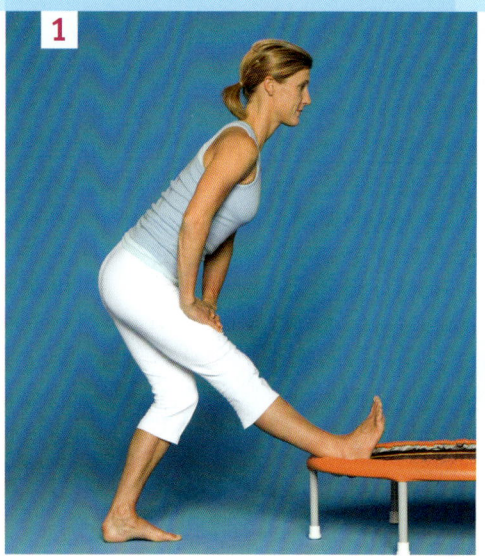

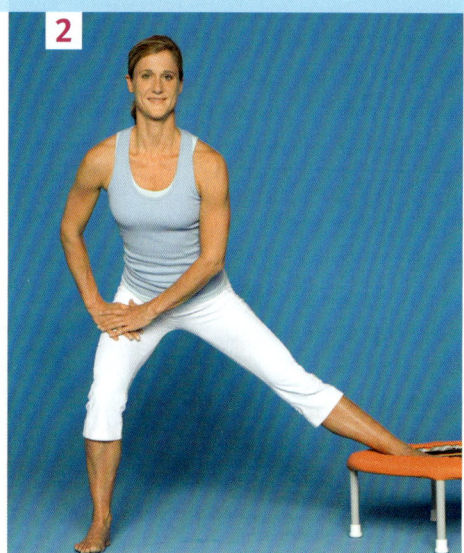

Das Dehnprogramm

Sie sollten Ihr Trainingsprogramm immer mit Stretchingübungen ergänzen (auch wenn in der Zeitung steht: Dehnen bringt nichts). Sie entspannen die Muskeln, werden insgesamt beweglicher, beugen Rücken- und Gelenkbeschwerden, Sehnen- und Muskelverletzungen vor.

Wählen Sie unter den folgenden Übungen ein paar aus, die Sie im Anschluss an das Fatburner-Programm oder das Muskel-Workout ausführen. Nach dem Fatburner-Programm sollten Sie vor allem Dehnübungen für die Beine machen, nach dem Kraftprogramm Übungen für den Oberkörper.

Und so geht's

✻ Gehen Sie beim Dehnen vorsichtig vor. Sie dürfen ein kräftiges Ziehen spüren – aber keine Schmerzen.

✻ Halten Sie die Dehnposition statisch 15 bis 20 Sekunden lang. Auf keinen Fall währenddessen wippen!

✻ Achten Sie auf eine gute, aufrechte Haltung.

✻ Halten Sie nicht die Luft an, sondern atmen Sie tief und ruhig.

✻ Wie beim Krafttraining gilt auch hier: Zwei Übungsdurchläufe steigern die Effizienz. Aber: Einmal ist besser als keinmal.

Übung 1: Oberschenkelrückseite und Wade

1 Stellen Sie sich aufrecht hin, und legen Sie das rechte Bein gestreckt nach vorn auf das Minitramp – oder auf einen Hocker oder eine Treppenstufe.

2 Neigen Sie den Oberkörper mit geradem Rücken nach vorn über das ausgestreckte rechte Bein. Führen Sie den Po nach hinten. Ziehen Sie gleichzeitig die Zehen nach oben in Richtung Knie. Das linke Bein ist dabei leicht gebeugt. Halten Sie die Position 15 Sekunden lang. Dann linkes Bein.

✻ Die Übung dehnt die gesamte Beinrückseite von der Wade bis zum Oberschenkel.

Übung 2: Oberschenkelinnenseite

1 Stellen Sie sich seitlich neben das Minitramp oder eine Treppe. Stellen Sie Ihr linkes Bein gestreckt seitlich auf dem Sprungtuch oder einer Treppenstufe ab.

2 Beugen Sie nun das rechte Bein leicht an, und verlagern Sie Ihr Gewicht nach rechts.

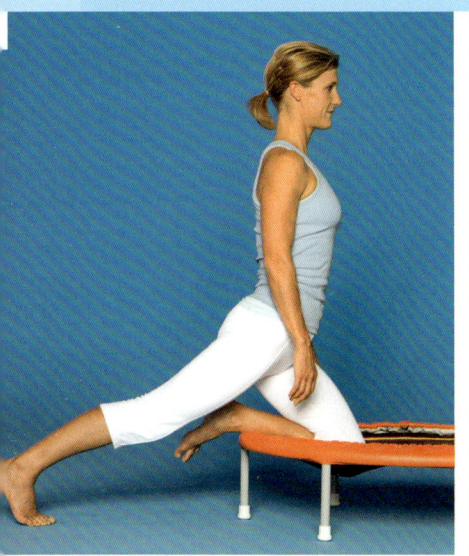
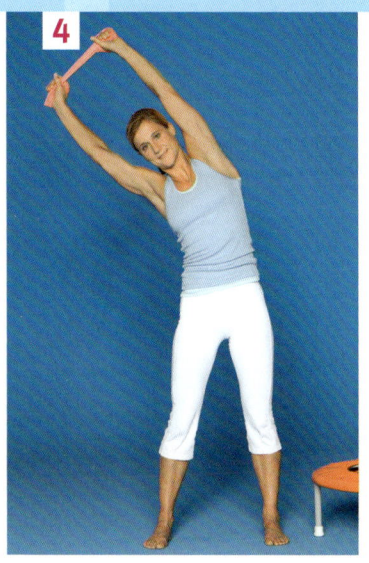
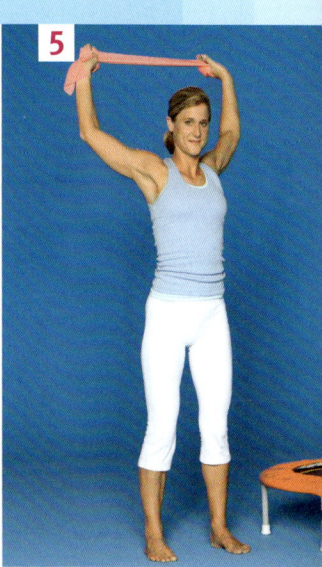

15 Sekunden in dieser Position verharren. Dann Seitenwechsel.

✗ Diese Übung dehnt die Oberschenkelinnenseite, die sogenannten Adduktoren.

Übung 3: Hüftbeuger

1 Knien Sie sich mit dem linken Bein auf das Trampolin. Das rechte Bein ist nach hinten ausgestreckt und steht auf dem Fußballen hinter dem Trampolin. Strecken Sie das Knie des hinteren Beines ganz durch.

2 Richten Sie den Oberkörper mit angespanntem Bauch auf. Achten Sie unbedingt darauf, dass Sie kein Hohlkreuz machen. 15 Sekunden lang halten. Dann Wechsel.

✗ Diese Übung dehnt die Hüftbeugemuskulatur und ist ein wirksames Mittel gegen ein Hohlkreuz.

✗ Spüren Sie kein Ziehen, dann setzen Sie das rechte Bein nicht hinter, sondern vor das Trampolin, während das linke Bein auf dem Trampolin kniet. Und gehen so in die Spagatstellung, bis es in der linken Leiste zieht.

Übung 4: Schultern und seitlicher Rumpf

1 Stellen Sie sich schulterbreit gegrätscht und aufrecht auf den Boden. Nehmen Sie das Flexband doppelt, und wickeln Sie es so weit um Ihre Hände, dass sSie es etwa schulterbreit halten.

2 Führen Sie die gestreckten Arme nach oben. Neigen Sie dann Arme und Oberkörper langsam zur rechten Seite. Drücken Sie Ihre rechte Hüfte nach vorn – so steht die Hüfte gerade, und die Dehnung kommt wirklich in der linken Körperseite an. 10 Sekunden halten, dann Seitenwechsel.

✗ Die Übung dehnt den Schultergürtel und die seitliche Rumpfmuskulatur.

Übung 5: Brustmuskulatur

1 Ausgangsposition wie bei Übung 4. Nur sollte jetzt die Länge des Flexbandes etwas mehr als Ihrer Schulterbreite entsprechen.

2 Führen Sie das Band mit leicht gebeugten Armen nach hinten-oben. Versuchen Sie, Ihre Muskeln dabei locker zu lassen und sich von der Spannung des Bandes dehnen zu lassen. Halten Sie die Dehnposition etwa 15 Sekunden lang.

✗ Diese Übung öffnet den ganzen Brustkorb, dehnt die Brust- und vordere Schultergürtelmuskulatur, sorgt für eine bessere Haltung und stabilisiert den Rücken.

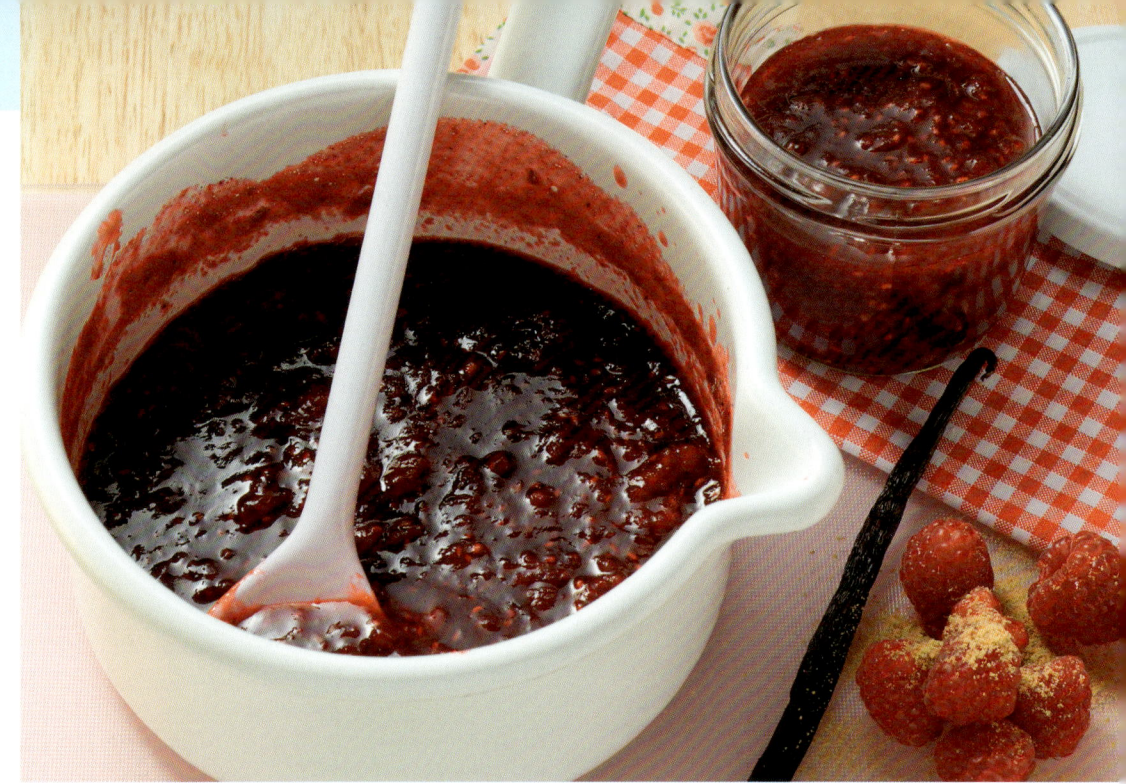

AUFTAKT ZUR GLYX-DIÄT: GLÜCK AUF VORRAT

Stecken Sie Zeit ins Essen – dann, wenn Sie sie haben. Und genießen Sie, wenn Sie zum Kochen keine Zeit haben. Legen Sie sich also eine kleine GLYX-Basis an.

GLYX-Müsli

Für ca. 600 g: 100 g Haferflocken | 100 g Dinkelflocken | 100 g Sojaflocken | 50 g Haferkleie | je 25 g Kürbiskerne, Sonnenblumenkerne und Sesam | 50 g getrocknete Aprikosen | 25 g getrocknete Apfelringe | 50 g Rosinen | 50 g geschroteter Leinsamen

Zubereitung: 10 Min.
Eiweiß pro Portion à 30 g (3 EL): 5 g

1 Die Hafer-, Dinkel- und Sojaflocken in einer Schüssel mit der Haferkleie vermischen.
2 Die Kürbiskerne grob hacken, mit den Sonnenblumenkernen und dem Sesam in einer Pfanne ohne Fett leicht anrösten. Vom Herd nehmen, etwas abkühlen lassen.
3 Die Aprikosen und Apfelringe in kleine Würfel schneiden, mit den Kernen, Rosinen und Leinsamen unter die Flocken mischen.
Die Mischung in eine gut verschließbare Dose füllen und an einem kühlen und trockenen Ort aufbewahren.

Variante Peppen Sie die Müslimischung mit Aroma auf: Die fein abgeriebene Schale von einer Bio-Zitrone oder einer Bio-Orange sorgt für eine fruchtig-frische Note.

✖ Kaltgerührte GLYX-Marmelade

(Foto links)

Grundrezept für 2 Gläser (à ca. 150 ml): 300 g festes, nicht zu saftiges Obst (zum Beispiel Apfel, Brombeeren, Erdbeeren, Pfirsiche, Pflaumen) | 50 g flüssiger Akazienhonig | ¼ TL gemahlener Zimt, Nelken, Vanille oder Ingwer (nach Belieben)

Zubereitung: 10 Min.
Eiweiß pro 1 EL (15 g): 0 g

1 Früchte verlesen, waschen, putzen und im Mixer oder mit einem Stabmixer fein zerkleinern, bis eine homogene Masse entstanden ist. Mit Honig und eventuell einem der Gewürze abschmecken.
2 Fruchtmasse in saubere Gläser mit Schraubdeckel füllen und im Kühlschrank aufbewahren. Dort hält sie sich 1–2 Wochen.

Tipp Falls die Marmelade zu dünn geraten ist, können Sie noch 1–2 EL geriebene Nüsse, Mandeln oder 1–2 g Johannisbrotkernmehl (Reformhaus) zum Andicken unterrühren.

Varianten Im Winter und Frühjahr können Sie statt der frischen Früchte auch Tiefkühlobst oder getrocknete Früchte verwenden. Gefrorene Früchte antauen lassen, Dörrobst mit etwa der gleichen Menge an Wasser oder Fruchtsaft einweichen, dann pürieren.
Klassisch krönt die GLYX-Marmelade (fast) jedes Frühstücksbrot. Sie kann aber noch weit mehr:
✖ ein Müsli statt mit Honig oder Dicksaft süßen,
✖ einen Quark mit Farbe und Aroma aufpeppen,
✖ einen Obstsalat verfeinern,
✖ eine pikante Soße, zum Beispiel zu Wild oder Geflügel, abrunden oder auch mal eine Vinaigrette. Probieren Sie es aus!

✖ Gekochte GLYX-Marmelade

Grundrezept für 3 Gläser (à ca. 200 g): 500 g Obst (zum Beispiel Erdbeeren, Heidelbeeren, Himbeeren, Johannisbeeren, Aprikosen, Pfirsiche, Pflaumen, Zwetschgen) | 7 g (3 TL) Apfelpektin (Reformhaus) | 250 g flüssiger Akazienhonig | 2 EL Zitronensaft | ½ TL gemahlener Zimt, Vanille, Nelken, Ingwer, Anis oder Kardamom (nach Belieben)

Zubereitung: 15 Min.
Eiweiß pro 1 EL (15 g): 0 g

1 Die Früchte verlesen, waschen, putzen, größere Früchte klein schneiden oder mit dem Stabmixer grob oder fein pürieren.
2 Das Obst in einem Topf mit dem Pektin, Honig, Zitronensaft und Gewürz nach Wahl vermischen, aufkochen und 1–3 Min. kochen lassen, dann kräftig durchrühren.
3 Die Fruchtmasse randvoll in saubere Gläser füllen. Sofort mit einem Schraubdeckel verschließen, auf den Kopf stellen, bis die Marmelade erkaltet ist.
Kühl und dunkel aufbewahren. Ungeöffnet hält sie sich bis zu einem Jahr, geöffnet 4–8 Wochen im Kühlschrank.

Varianten Köstliche Kombinationen:
✖ Johannisbeeren, Himbeeren und Erdbeeren mit Ahornsirup und Vanille;
✖ Aprikosen mit Sauerkirschen oder Stachelbeeren, Honig und Ingwer;
✖ Rhabarber mit Erdbeeren, Vollrohrzucker, Orangenschale und -saft;
✖ Birnen mit Holunderbeeren, Birnendicksaft und Zimt.

Tipp Wenn Sie frische und getrocknete Früchte kombinieren – zum Beispiel Pflaumen mit Dörraprikosen oder Heidelbeeren mit getrockneten Birnen –, können Sie die Menge an Süßungsmittel etwa um die Hälfte reduzieren.

🏃 GLYX-Sauerteigbrot

Für 1 Laib von ca. 1,4 kg: 1 Päckchen flüssiger Natursauerteig (150 g) | 500 g fein gemahlener Roggen | 200 g fein gemahlener Dinkel | 1 Würfel Hefe (ca. 42 g) | 1 TL flüssiger Honig | 2–3 TL Meersalz | je 1 TL gemahlener Anis, Kümmel und Koriander | Öl für die Kastenform | feines Roggenmehl zum Bestäuben

Zubereitung: 30 Min. | Gärzeit: 12 Std.
Gehzeit: 1¾ Std. | Backzeit: 60 Min.
Eiweiß pro Scheibe (40 g): 3 g

1 Den Sauerteig mit ⅛ l Wasser und 50 g Roggenmehl verrühren und über Nacht an einem warmen Ort zugedeckt gären lassen.
2 Am nächsten Tag das übrige Roggen- und das Dinkelmehl in eine große Schüssel geben, in die Mitte eine Mulde drücken. Hefe hineinbröckeln, mit 5 EL lauwarmem Wasser und dem Honig verrühren. Mit einem Tuch abdecken und an einem warmen Ort 15 Min. gehen lassen, bis die Hefe Blasen wirft.
3 Dann noch 450 ml warmes Wasser (etwa 40 °C), das Salz, die Gewürze und den Sauerteig-Ansatz zugeben und alles mit den Knethaken des elektrischen Handmixers 5–10 Min. kräftig durchkneten. Den Teig mit einem Tuch abdecken und nun 1 Std. lang an einem warmen Ort gehen lassen.
4 Den Teig nochmals durchkneten, in eine gefettete, mit Mehl ausgestäubte Brot-Kastenform geben und noch einmal 30 Min. gehen lassen, bis sich sein Volumen verdoppelt hat.
5 Den Backofen auf 220° (Umluft 200°) vorheizen. Eine ofenfeste Schale mit kochend heißem Wasser hineinstellen, das Brot in den Ofen schieben (2. Schiene von unten) und 30 Min. lang anbacken. In weiteren 30 Min. bei 180° (Umluft 160°) fertig backen. Das Brot ist durchgebacken, wenn es beim Klopfen auf die Unterseite hohl klingt. Auf einem Kuchengitter auskühlen lassen.

Variante Für ein besonders eiweißreiches Brot die Hälfte des Roggenmehls durch geschrotete Sojabohnen ersetzen.

🏃 Sauerteigbrötchen

Für 35 Stück à ca. 40 g: 1 Päckchen flüssiger Natursauerteig (150 g, Reformhaus) | 450 g fein gemahlener Roggen | 300 g fein gemahlener Dinkel | 100 g geschroteter Leinsamen | 2 TL Meersalz | je 1 TL gemahlener Fenchel und Koriander | 1 Würfel Hefe (ca. 42 g) | 1 EL flüssiger Akazienhonig | 100 ml Buttermilch | Backpapier für die Bleche | Sonnenblumenkerne, Sesam und kernige Haferflocken zum Bestreuen

---

INFO GLYX-Brot

Das hätte mal meine Idee sein sollen: Ein GLYX-Brot auf den Markt bringen. Mit einem GLYX von 38. Nun, das haben andere gemacht. Und ehrlich gesagt: ziemlich gut. Es schmeckt wunderbar. Es enthält nur natürliche, gesunde Zutaten. Das heißt: Es passt zur GLYX-Philosophie. Es kriegt 'nen grünen Schlank-&-fit-Faktor-Punkt. Das Brot gibt's in 2000 Bäckereien. Wo? Die Info-Adresse steht auf Seite 219.

Zubereitung: 40 Min. | Gärzeit: 12 Std.
Gehzeit: 3 ½ Std. | Backzeit: pro Blech 30 Min.
Eiweiß pro Stück: 3 g

1 Den Sauerteig mit 100 ml lauwarmem
Wasser und 50 g Roggenmehl verrühren. Zugedeckt 12 Std. über Nacht gären lassen.
2 Am nächsten Tag das Dinkelmehl in eine
große Schüssel geben, Leinsamen, Salz und
Gewürze darauf verteilen. Hefe und Honig in
der lauwarmen Buttermilch auflösen, mit dem
Sauerteigansatz, dem übrigen Roggenmehl
und 350 ml lauwarmem Wasser in die Schüssel geben. Mit den Knethaken des elektrischen Handmixers 10 Min. kneten. Zugedeckt
an einem warmen Ort 2 Std. gehen lassen.
3 Teig nochmals 5 Min. durchkneten, noch
1 Std. an einem warmen Ort gehen lassen.
4 Zwei Backbleche mit Backpapier belegen.
Aus dem sehr weichen Teig mit einem Esslöffel kleine Teigportionen abstechen, runde
Brötchen formen und auf die Bleche setzen,
30 Min. gehen lassen.
5 Backofen auf 200° (Umluft 180°) vorheizen.
Eine ofenfeste Schale mit kochend heißem
Wasser hineinstellen. Brötchen nach Belieben
mit Wasser bestreichen und mit Sonnenblumenkernen, Sesam und Getreideflocken bestreuen. Nacheinander im Ofen (Mitte) 30–35
Min. backen. Auf einem Kuchengitter abkühlen lassen.

10-Minuten-Brot

Für 1 Laib von ca. 1,2 kg: 300 g fein gemahlener
Dinkel | 200 g grob geschroteter Roggen | 50 g
Sonnenblumenkerne | 50 g Sesam | 50 g Lein-
samen | 1 Würfel Hefe (ca. 42 g) | 2 TL Meersalz |
1 EL Essig | 1 EL Birnendicksaft | Öl und Mehl
für die Form

Zubereitung: 10 Min. | Backzeit: 60 Min.
Eiweiß pro Scheibe (ca. 40 g): 3 g

1 Dinkel mit Roggen, Sonnenblumenkernen,
Sesam und Leinsamen in einer Schüssel mischen, eine Mulde hineindrücken. Die Hefe in
diese Mulde bröckeln, mit Salz, Essig, Birnendicksaft und etwas Mehl verrühren. ½ l lau-
warmes Wasser in die Schüssel gießen und
alles mit den Knethaken des Handmixers zu
einem geschmeidigen Teig verkneten.
2 Eine ofenfeste Schale mit kochend heißem
Wasser in den Backofen stellen. Eine Kasten-
form (30 cm lang) einfetten und mit Mehl bestäuben. Teig einfüllen und auf dem Rost in
den kalten Ofen (Mitte) schieben. Die Temperatur auf 180° (Umluft 160°) schalten und das
Brot in 60 Min. backen.
Mit einem Tuch abgedeckt auf einem Kuchengitter auskühlen lassen.

Tipp Das Brot gelingt auch super im Brotback-
automaten.

Antipasti-Mix

Für 4 Portionen à ca. 200 g: 3 junge Zucchini
(à ca. 100 g) | je 1 gelbe und rote Paprikaschote
| 200 g kleine Champignons | 2 kleine rote Zwie-
beln | 2 Knoblauchzehen | 6 EL Olivenöl | Salz |
Pfeffer | 1 Zweig Rosmarin | 4 Zweige Thymian |
4 EL Aceto balsamico | 2 EL Zitronensaft

Zubereitung: 45 Min.
Eiweiß pro Portion: 4 g

1 Backofen auf 200° (Umluft 180°) vorheizen.
Zucchini waschen, putzen und in 1 cm dicke
Scheiben schneiden. Paprikaschoten vierteln,
entkernen, waschen und in Stücke schneiden.
Champignons putzen und abreiben. Zwiebeln
abziehen und in knapp ½ cm dicke Scheiben
schneiden. Knoblauch schälen und hacken.
2 Gemüse und Knoblauch in einer Schüssel
mit dem Olivenöl vermischen, kräftig mit Salz
und Pfeffer würzen. Rosmarin und Thymian
abbrausen, Blättchen abstreifen und mit dem

Gemüse mischen. Auf einem Backblech verteilen und im Ofen (Mitte) 20 Min. backen, bis das Gemüse leicht angeröstet ist.

3 Gemüse herausnehmen, mit dem Aceto balsamico und Zitronensaft beträufeln, abkühlen lassen. In Gläser mit Schraubdeckel füllen und mit Olivenöl bedecken. Hält sich im Kühlschrank ca. 1 Woche.

Tipp Die Antipasti schmecken als leichtes Mittagessen oder Abendbrot mit Vollkornbrot als Beilage. Sie können sie aber auch unter gekochte Nudeln mischen oder als Belag für ein Vollkornbrötchen nehmen.

🏃 Scharfe Tomatensoße

Für 4 Portionen (à 150 g): 1 kg vollreife Tomaten | 2 rote Chilischoten | 1 Knoblauchzehe | 2 kleine Zwiebeln | 2 EL Olivenöl | 50 g scharfes Ajvar (Paprikamark) | 1 TL getrocknete italienische Kräuter | Salz | Pfeffer | Tabasco

Zubereitung: **60 Min.**
Eiweiß pro Portion: **1 g**

1 Tomaten kreuzweise einritzen, kurz in kochendem Wasser ziehen lassen, abschrecken und häuten, Tomatenfleisch würfeln. Chilischoten putzen und entkernen, Knoblauch und Zwiebeln abziehen, alles fein würfeln.

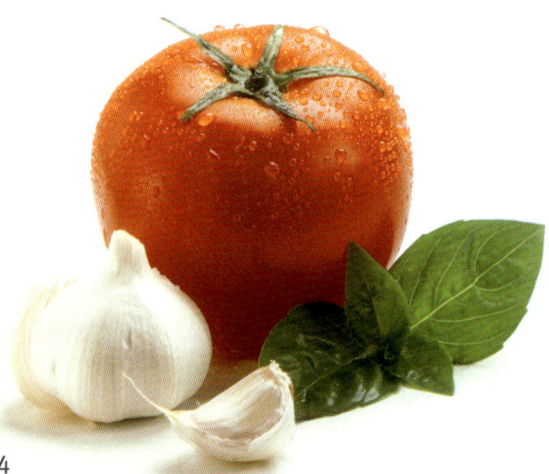

2 Öl in einem breiten Topf erhitzen, Zwiebeln darin glasig dünsten, Knoblauch und Chilis dazugeben, 2 Min. mitdünsten. Ajvar und Tomaten dazugeben, mit den Kräutern, Salz und Pfeffer würzen. Aufkochen und offen bei mittlerer Hitze in 30 Min. dicklich einkochen lassen. Mit Tabasco scharf abschmecken.

3 Soße in Gläser mit Schraubdeckel füllen und verschließen. Hält sich im Kühlschrank etwa 2 Wochen.

Tipp Die Tomatensoße passt zu Nudeln, gegrilltem, gebratenem Fleisch oder Fisch, sie schmeckt als Basis einer Suppe oder passt zu einem Nudelauflauf.

Variante Für einen orientalischen Touch die Soße mit Kreuzkümmel und Koriander statt mit italienischen Kräutern würzen.

🏃 Pesto

Für 4 Portionen à 2 EL (40 g): 30 g Pinienkerne | 1 Bund Basilikum (ca. 30 g Basilikumblätter) | 1 Knoblauchzehe | 6 EL kalt gepresstes Olivenöl | 4 EL Gemüsebrühe | 30 g frisch geriebener Parmesan | Salz | Pfeffer

Zubereitung: **10 Min.**
Eiweiß pro Portion: **4 g**

1 Die Pinienkerne in einer Pfanne ohne Fett goldbraun rösten, abkühlen lassen und klein hacken. Basilikumblätter abzupfen, abreiben und grob hacken. Knoblauch schälen und ebenfalls hacken.

2 Pinienkerne, Basilikum, Knoblauch, Olivenöl und Brühe in einen Mixbecher geben, alles mit dem Stabmixer fein pürieren. Parmesan unterrühren, mit Salz und Pfeffer würzen.

3 Pesto in ein Schraubdeckelglas füllen, mit Olivenöl bedecken. Bis zum Verzehr im Kühlschrank aufbewahren, innerhalb einer Woche verbrauchen. Immer wieder mit Öl bedecken.

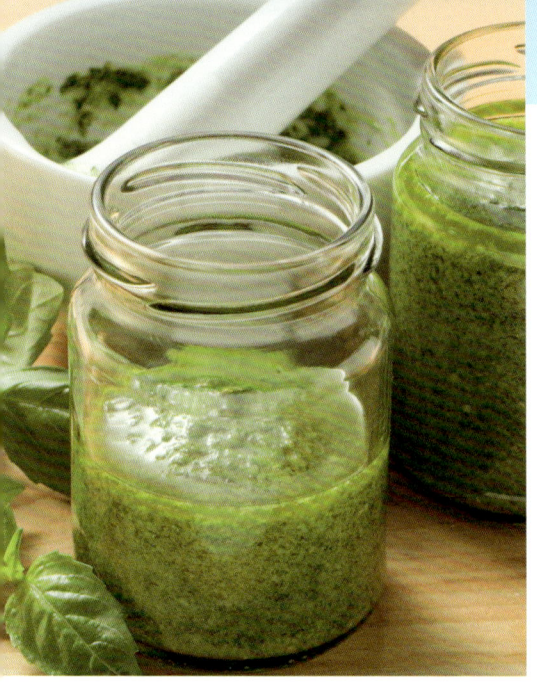

Glyxliches Fastfood: Nudeln al dente kochen, Pesto drauf. Fertig. Hmmmmm!

Tipp Pesto schmeckt nicht nur zur Pasta – es passt auch in die Minestrone (Seite 178), auf Pizza und Tarte, in Vinaigrette oder Quark.

GLYX-Vinaigrette

Grundrezept für 4 Portionen à 2 EL: 2 EL Weißweinessig | Salz | Pfeffer | ½ TL Senf | 2 EL Olivenöl | 2 EL Rapsöl | 1 EL Lein- oder Walnussöl

Zubereitung: 5 Min.
Eiweiß pro Portion: 0 g

1 Essig, Salz, Pfeffer und Senf mit dem Schneebesen gründlich verquirlen.
2 Nach und nach das Oliven-, Raps- und Lein- oder Walnussöl unter ständigem Weiterschlagen unterrühren, bis die Soße cremig ist.

Varianten Passt zu allen Blattsalaten und lässt sich nach Lust und Laune verfeinern:
× 1 EL Zwiebel- oder Schalottenwürfel dazugeben, 1 fein gehackte Knoblauchzehe oder 2 EL frisch gehackte Kräuter (wie Petersilie, Schnittlauch, Dill, Basilikum) unterrühren.

× Auch mit 1 TL Tomatenmark, geriebenem Meerrettich oder Chilisoße statt Senf wird aus der Vinaigrette ein völlig neues Geschmackserlebnis.
× Für eine Kefir-, Joghurt- oder Buttermilch-Vinaigrette den Essig durch 2 EL des entsprechenden Sauermilchprodukts ersetzen oder zusätzlich zum Essig geben. Harmoniert prima mit kräftigen Salaten wie Endivie oder Radicchio und mit Mittelmeergemüsen wie Paprika, Zucchini, Gurken und Tomaten.
× Für eine Zitronen-, Grapefruit- oder Orangen-Vinaigrette statt Essig 2 EL Saft einer Zitrusfrucht nehmen. Passt gut zu zarten Blattsalaten, Chicorée und geriebenem Wurzelgemüse wie Sellerie.

Würzige Zucchinichips

Für ca. 60 g: 600 g junge Zucchini | Meersalz, rosenscharfes Paprikapulver oder Currypulver zum Bestreuen | Öl für die Bleche

Zubereitung: 15 Min. | Backzeit: 1 ½ Std.
Eiweiß pro Portion (5 g): 1 g

1 Die Zucchini waschen, putzen und mit Küchenpapier gut abtrocknen. Auf dem Gemüsehobel in 3 mm dünne Scheiben schneiden.
2 Backofen auf 80° Umluft vorheizen. Zucchini auf zwei leicht geölten Backblechen nebeneinander auslegen, sodass sich die einzelnen Scheiben nicht berühren. Nach Wunsch mit Salz, Paprika- oder Currypulver bestreuen und im Ofen (2. Schiene von unten und Mitte) 1 ½ Std. backen.
3 Zucchinichips herausnehmen, trocknen und auskühlen lassen, dann in Cellophanbeutel oder Blechdosen verpacken.

Tipp Zucchinichips schmecken als Snack zwischendurch oder auch als kleine Beigabe zu einem Gemüse- oder Reisgericht.

🏃 Fruchtiges GLYX-Eis

Grundrezept für 12 Portionen à 50 ml: 500 g reife, geputzte Früchte (zum Beispiel Beeren, Pfirsiche, Pflaumen, Kirschen, Birnen, Aprikosen, Mango) | 50–100 g flüssiger Akazienhonig (je nach Obstsorte) | 1 Prise Salz | 1 TL gemahlene Vanille, Zimt, Ingwer, Anis, abgeriebene Schale von Bio-Zitrone oder Limette (nach Belieben) | 1 Eiweiß

Zubereitung: 15 Min. | **Gefrierzeit:** 1 Std. in der Eismaschine, 3–4 Std. im Eisfach
Eiweiß pro Portion (50 ml): 1 g

1 Die geputzten, eventuell grob zerteilten Früchte mit dem Stabmixer glatt pürieren oder mit einer Gabel fein zerdrücken. Fruchtmasse nach Belieben durch ein feines Sieb streichen, um die Kernchen zurückzubehalten.

Fruchtiges GLYX-Eis bringt nur die Waage zum Schwitzen – die fürchtet um ihren Job.

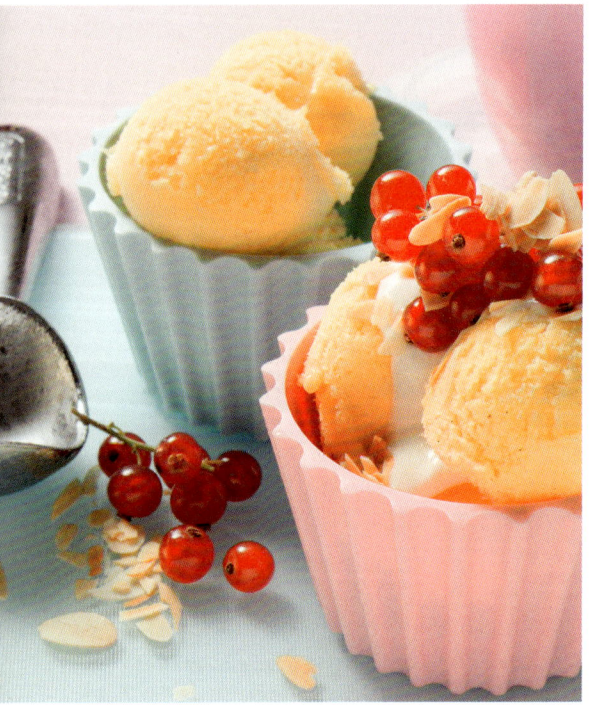

Honig, Salz und passende Gewürze dazugeben und unterrühren.
2 Das Eiweiß steif schlagen, unter die Fruchtpüreemasse heben und in der Eismaschine gefrieren lassen. Oder die Masse in eine Metallschüssel füllen, ins Tiefkühlfach stellen und alle 20–30 Min. kurz und kräftig durchrühren, bis das Sorbet fest ist.

Varianten Das Grundrezept lässt sich nach Belieben abwandeln.

✱ Ersetzen Sie zum Beispiel die Hälfte der Fruchtmasse durch ein Sauermilchprodukt wie Joghurt, saure Sahne, Dickmilch, Buttermilch oder Kefir.

✱ Oder bereichern Sie die Fruchtmasse mit Kokosmilch (Dose), Sojadrink oder püriertem Seidentofu.

✱ Knusprig wird's mit gehackten, gerösteten Hasel-, Erd- und Pecanüssen, Mandeln, Pistazien und Pinienkernen.

Tipps Aus dem fertigen Fruchteis können Sie im Nu die tollsten Desserts zaubern:

✱ Leicht antauen lassen, Eiskugeln abstechen und mit frischem Obst, Fruchtpürees, gehackten Nüssen und einem Klecks Joghurt, Crème fraîche oder Schmand in kleinen Schalen oder Eisbechern anrichten.

✱ Oder nehmen Sie das Eis als Grundlage für einen (Sauer-)Milchshake – köstlich!

✱ Wie wäre es mit einer prickelnden Erfrischung? Sorbet mit Fruchtsaft-Schorle oder Mineralwasser übergießen und als Snack zwischendurch genießen.

✱ Oder überraschen Sie Ihre Gäste mit einer eiskugeligen Nachspeise: Eine Kaltschale, etwa mit Beeren oder Pfirsichen, in einen tiefen Teller füllen. Mit einem Melonenkugelausstecher kleine Eisbällchen abstechen und in die Suppe geben. Mit Minze garnieren.

✱ Sie können das Fruchteis auch auftauen und cremig rühren: So wird daraus eine feine Soße zu frischem Obst.

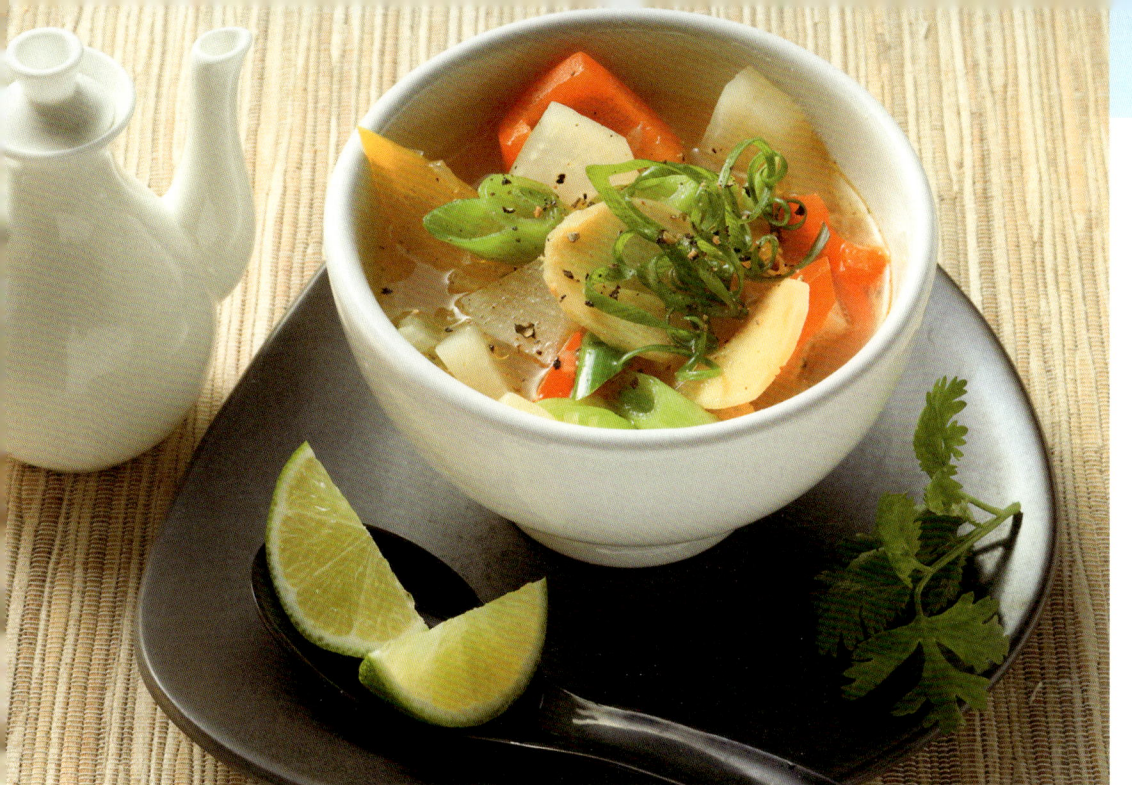

DIE FATBURNER-
SUPPEN

✖ Suchen Sie sich für die ersten zwei Fatburner-Tage die Suppen aus, die Sie anlächeln. Kochen Sie einen großen Topf davon. Sie können Suppe essen, so viel Sie wollen – auch die Zutaten verdoppeln.

✖ Während der anschließenden GLYX-Diät können Sie die Suppen prima als Vorspeise oder einfach zwischendurch genießen – schließlich sind sie die reinsten Fatburner.

✖ Kreuzt ein Sieben-Gänge-Menü Ihr Leben, dann machen Sie aus dem nächsten Tag einfach einen Fatburner-Suppentag. Dazu können Sie die Suppe mit weiteren Fatburnern aufwerten: mit Fisch, Krustentieren oder Geflügel.

✖ Kochen Sie auf Vorrat. Es ist immer gut, wenn eine Suppe für den schnellen Hunger in der Tiefkühltruhe parat liegt.

🏃 Ingwer-Limetten-Suppe

(Foto oben)

Für 4 Portionen: 80 g frischer Ingwer | 2 Knoblauchzehen | 2 Zwiebeln | 1 Bund Frühlingszwiebeln | je 1 rote und gelbe Paprikaschote | 250 g Rettich | 2 EL Öl | 1 l Gemüsebrühe | 4 EL Limettensaft | 4 EL Sojasoße | Salz | Pfeffer | 5 Zweige Koriandergrün oder Petersilie

Zubereitung: 35 Min.
Eiweiß pro Portion: 4 g

1 Ingwer schälen und in Scheiben schneiden. Knoblauch abziehen und fein hacken. Zwiebeln schälen und würfeln. Frühlingszwiebeln und Paprikaschoten waschen, putzen und beides in grobe Stücke schneiden. Rettich putzen, schälen, längs vierteln und in Scheiben schneiden.

2 Das Öl in einem großen Topf erhitzen. Ingwer und Zwiebel darin hellbraun anbraten. Frühlingszwiebeln, Paprika, Rettich und Knoblauch dazugeben, 3–4 Min. mitbraten. Mit der Brühe aufgießen, alles zugedeckt bei mittlerer Hitze 10 Min. kochen.

3 Die Suppe mit Limettensaft, Sojasoße, Salz und Pfeffer abschmecken. Koriandergrün oder Petersilie waschen, trocken schütteln, abzupfen, hacken und auf die Suppe streuen.

Tipp Für eine sättigende Asia-Suppe pro Portion 25 g (Rohgewicht) Parboiled-Naturreis zusammen mit der Brühe in die Suppe geben und bis zum Schluss mitgaren.

Variante Wer es feurig wie die Thailänder mag, kann die Suppe abwandeln: 1 Stange Zitronengras von den Hüllblättern befreien, die unteren 10 cm in Stücke schneiden und mitkochen. 2 EL Sojasoße durch Fischsoße ersetzen, und die Suppe zusätzlich mit 2–3 TL roter Currypaste (Asienregal) abschmecken.

INFO Fatburner Kohl

Die einzig wahre All-you-can-eat-Philosophie: Je mehr Kohlsuppe Sie essen, desto mehr Pfunde schmelzen. Denn der Körper verbraucht mehr Energie, um Kohl aufzubereiten, als der mit gerade mal 22 kcal pro 100 Gramm liefert. Zu 95 Prozent besteht er aus Wasser. Der Rest sind reichlich Ballaststoffe, etwas Eiweiß und natürlich kaum Kohlenhydrate. Umso mehr Vitalstoffe hat er zu bieten: B-Vitamine aktivieren den Stoffwechsel, Vitamin C kurbelt die Fettverbrennung an. Auch Mineralien wie Magnesium, Kalzium, Eisen, Jod und Zink helfen beim Sich-schlank-Essen.

🏃 Minestrone

Für 4 Portionen: 250 g Blumenkohl | 2 Möhren (ca. 150 g) | 2 Stangen Staudensellerie | 1 zarte Stange Lauch | 1 Zwiebel | 2 Knoblauchzehen | 2 EL Olivenöl | 1 ¼ l Gemüsebrühe | 150 g Zucchini | 2 Tomaten | Salz | Pfeffer | 2 EL Pesto (fertig gekauft oder selbst gemacht) | etwas Basilikum

Zubereitung: 30 Min.
Eiweiß pro Portion: 7 g

1 Blumenkohl waschen, putzen und in Röschen teilen. Möhren putzen und schälen, Sellerie putzen. Beides in dicke Scheiben schneiden. Lauch waschen, putzen und in 3 cm dicke Ringe schneiden. Zwiebel abziehen und würfeln. Knoblauchzehen pellen.

2 Das Öl in einem großen Topf erhitzen, darin Zwiebel, Blumenkohl, Möhren, Sellerie und Lauch 2–3 Min. andünsten. Knoblauch dazupressen. Mit der Brühe aufgießen und bei mittlerer Hitze 10 Min. kochen lassen.

3 Inzwischen die Zucchini putzen, waschen, längs vierteln und in 2 cm dicke Scheiben schneiden. Tomaten waschen, vierteln, Stielansätze entfernen, entkernen und würfeln. Beides in die Suppe geben, weitere 5 Min. garen. Mit Salz und Pfeffer würzen.

4 Pesto zur Suppe geben oder extra reichen und bei Tisch unterrühren. Mit Basilikumblättern garnieren.

Tipp Eine Portion Minestrone kann mit 25 g (Rohgewicht) Nudeln eine warme Mahlzeit ersetzen.

🏃 Spitzkohlsuppe mit Fenchel

Für 4 Portionen: 1 kleiner Kopf Spitz- oder junger Weißkohl (ca. 500 g) | 250 g grüne Bohnen | 1 Fenchelknolle (ca. 350 g) | 1 Zwiebel | 2 Knoblauchzehen | 2 EL Olivenöl | ½ TL zerdrückte

Fenchelsamen | Salz | Pfeffer | 1¼ l Gemüsebrühe | 100 g Kirschtomaten | ½ Bund Petersilie | ½ TL abgeriebene Schale einer Bio-Zitrone

Zubereitung: 40 Min.
Eiweiß pro Portion: 7 g

1 Den Kohl waschen, putzen, Strunk entfernen, Kohl in feine Streifen schneiden. Bohnen waschen, putzen und halbieren. Fenchelknolle putzen, vierteln, vom Strunk befreien und in dünne Scheiben schneiden. Zwiebel und Knoblauch abziehen und fein würfeln.
2 Das Öl in einem großen Topf erhitzen, Zwiebel und Fenchelstreifen darin 2–3 Min. anschwitzen, dann Bohnen, Knoblauch und Kohlstreifen dazugeben. Mit Fenchelsamen, Salz und Pfeffer kräftig würzen und mit der Gemüsebrühe auffüllen.
3 Die Suppe zum Kochen bringen und zugedeckt bei mittlerer Hitze 10 Min. garen. Inzwischen die Tomaten waschen und halbieren. Petersilie abbrausen, trocken schütteln und grob hacken. Beides in die Suppe geben, mit Salz, Pfeffer und Zitronenschale abschmecken, 2–3 Min. auf der abgeschalteten Herdplatte ziehen lassen.

Tipp Für eine komplette Mahlzeit pro Portion 125 g Kichererbsen aus der Dose in der Suppe erwärmen.

🏃 Gemüsecremesuppe mit Kräutern

Für 4 Portionen: 500 g gemischtes Gemüse (zum Beispiel Brokkoli, Lauch, Knollensellerie, Champignons) | 1 mittelgroße Kartoffel | 1 Zwiebel | 1 Knoblauchzehe | 1 EL Öl | 850 ml Gemüsebrühe | Salz | Pfeffer | 1 Bund gemischte Kräuter (zum Beispiel Petersilie, Schnittlauch, Kerbel, Kresse) | frisch geriebene Muskatnuss

Zubereitung: 45 Min.
Eiweiß pro Portion: 5 g

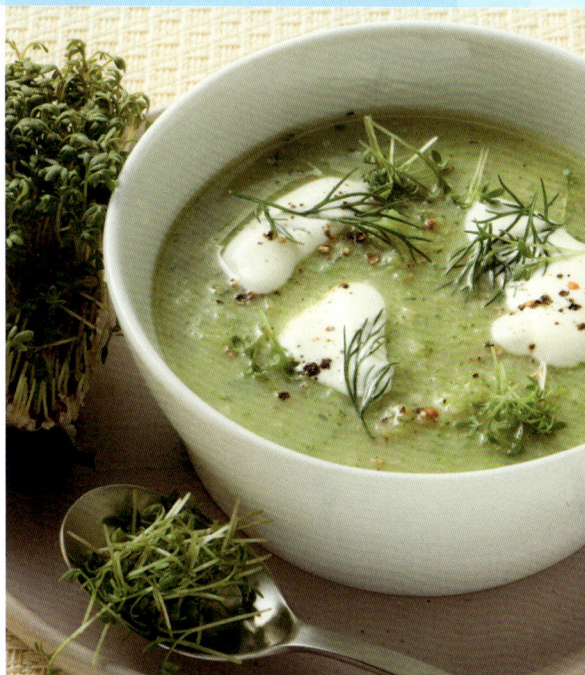

Alles Grün! Gute Wahl. Gemüsecremesuppe mit Brokkoli, Lauch, Sellerie – einfach herrlich!

1 Das Gemüse waschen und putzen oder schälen und klein schneiden. Kartoffel schälen, waschen und würfeln. Zwiebel und Knoblauch abziehen und fein würfeln.
2 Das Öl erhitzen. Zwiebel und Knoblauch glasig dünsten, dann Gemüse und Kartoffel dazugeben und 2–3 Min. mitdünsten. Mit der Brühe aufgießen, salzen und pfeffern. Aufkochen und zugedeckt bei mittlerer Hitze in 15–20 Min. weich kochen.
3 Inzwischen die Kräuter abbrausen, trocken schütteln, abzupfen und fein hacken. Gemüse in der Brühe mit dem Stabmixer fein pürieren, mit Salz, Pfeffer und Muskat abschmecken. Kräuter unterrühren, 2–3 Min. ziehen lassen.

Tipp Verfeinern: Suppe vom Herd ziehen, pro Portion 50 g Joghurt als Kleckse obendrauf setzen.

Variante Lieber rot als grün? Dann wählen Sie orange und rote Paprikaschoten, Aubergine und Tomaten als Gemüse für die Suppe.

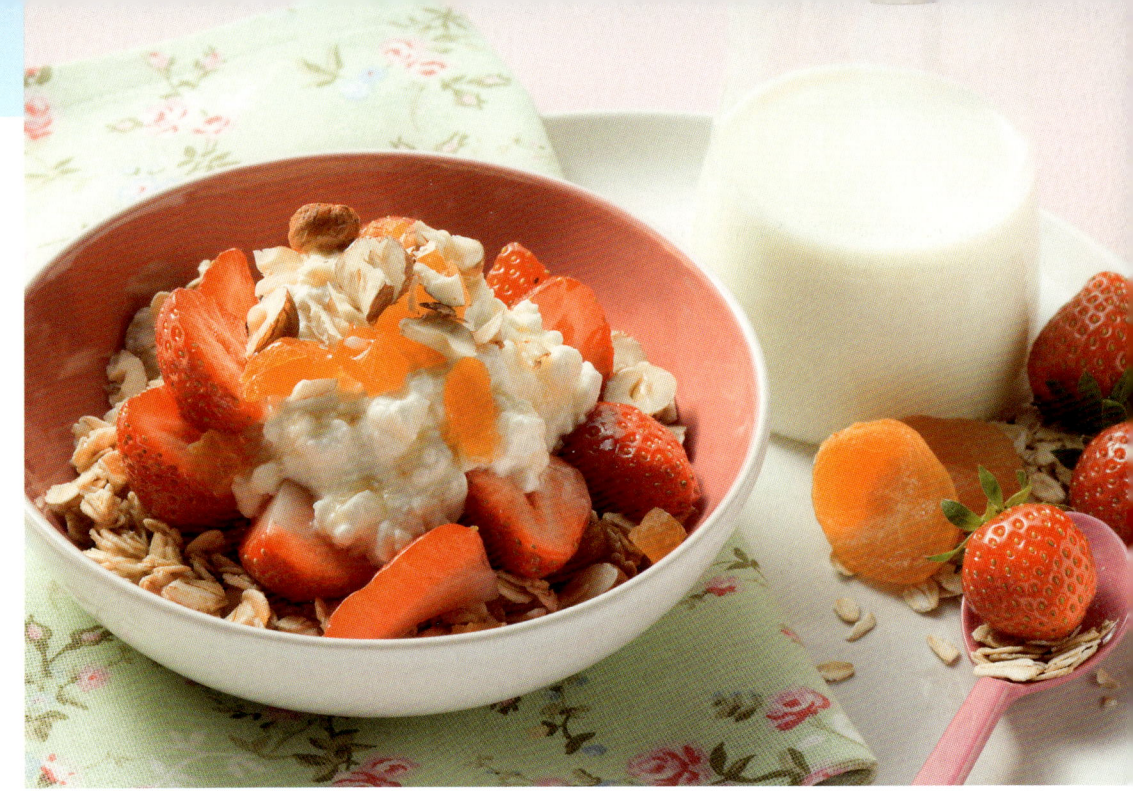

GUTE-LAUNE-FRÜHSTÜCK

✖ In der ersten intensiven GLYX-Woche starten Sie jeden Tag mit einem Fatburner-Drink oder mit dem GLYX-Obstsalat.

✖ In den folgenden drei Wochen picken Sie sich einfach aus den Frühstücksvorschlägen heraus, was Ihnen den Morgen mit guter Laune versüßt. Wer gerne pikant frühstückt, kommt natürlich auch auf seine Kosten.

Fruchtiger Fatburner-Drink

Für 2 Portionen à ca. ¼ l: 80 g frische oder tiefgekühlte gemischte Beeren (zum Beispiel Erdbeeren, Himbeeren, Heidelbeeren) | 1 rosa Grapefruit | 1 Orange | 2 EL Zitronensaft | 2 EL Sanddorn-Vollfrucht mit Honig | ⅜ l Buttermilch oder Kefir | 2 TL Agavendicksaft (Reformhaus) | 1 TL Leinöl | 4 TL Hefeflocken

Zubereitung: 5–10 Min.
Eiweiß pro Portion: 12 g

1 Frische Beeren verlesen und putzen, nur wenn nötig waschen. Erdbeeren klein schneiden. Tiefkühl-Beeren 10 Min. antauen lassen. Grapefruit sorgfältig schälen und klein schneiden, mit den Beeren, dem ausgepressten Orangensaft, Zitronensaft und Sanddornmark in den Mixer geben, alles in Sekundenschnelle fein zerkleinern.

2 Buttermilch oder Kefir, Dicksaft, Leinöl und Hefeflocken dazugeben und alles kurz und kräftig durchmixen. Eine Hälfte zum Frühstück genießen, die andere Hälfte bei Bedarf.

Varianten

* Milchprodukt mal durch Sojadrink ersetzen.
* Den Drink zusätzlich mit ¼ TL gemahlener Vanille oder Zimt würzen.
* Für einen Frischekick die abgezupften und gehackten Blätter von 2 Minze- oder Zitronenmelissezweigen mitpürieren.

🏃 Gemüse-Fatburner-Drink

Für 2 Portionen à ca. ¼ l: 200 g Minigurke | 4 kleine Strauchtomaten | 2 Schalotten | 2 EL Limettensaft | 6–8 gehackte Basilikumblätter | ¼ l Tomatensaft | ¼ l Buttermilch oder Kefir | 1 TL Leinöl | 4 TL Hefeflocken | Salz | Tabasco

Zubereitung: 10 Min.
Eiweiß pro Portion: 11 g

1 Gurke schälen, Strauchtomaten waschen, Schalotten abziehen, alles würfeln und mit Limettensaft, Basilikumblättern und Tomatensaft im Mixer fein pürieren.
2 Buttermilch oder Kefir, Leinöl und Hefeflocken dazugeben, nochmals alles kurz und kräftig durchmixen. Mit Salz und einigen Spritzern Tabasco abschmecken. Eine Hälfte zum Frühstück genießen, die andere bei Bedarf.

🏃 GLYX-Obstsalat

Für 1 Portion: 2 EL Orangensaft | 1 EL Zitronensaft | 1 TL flüssiger Akazienhonig | 1 kleine(r) Apfel oder Birne | 100 g gemischte Beeren (frisch oder aufgetaute Tiefkühl-Beeren) | 150 g Quark (20 % Fett) | 2 EL Joghurt (3,5 % Fett)

Zubereitung: 10 Min. **Eiweiß:** 20 g

1 In einer Schüssel den Orangen- und Zitronensaft mit dem Honig verrühren. Apfel oder Birne waschen, vierteln, entkernen und quer in kleine Stücke schneiden. Beeren nur wenn

nötig abbrausen, verlesen und klein schneiden. Obst vorsichtig in der Marinade wenden.
2 Quark und Joghurt cremig rühren, auf den Obstsalat geben. Gleich servieren.

🏃 Erdbeer-Cottage-Cheese-Müsli

(Foto links)

Für 1 Portion: 2 getrocknete Softaprikosen | 2 EL kernige Haferflocken | 1 TL gehackte Haselnüsse | 5 EL Milch (3,5 % Fett) | 200 g Erdbeeren | 150 g körniger Frischkäse | 2 TL flüssiger Honig

Zubereitung: 10 Min. **Eiweiß:** 27 g

1 Die Aprikosen klein würfeln. Mit den Haferflocken und Nüssen in einer kleinen Schüssel mischen. Die Milch darübergießen.
2 Erdbeeren kurz abbrausen, Kelchblätter entfernen, Beeren halbieren oder vierteln. Zwei Drittel davon auf dem Müsli verteilen. Frischkäse darauf geben, mit den übrigen Erdbeeren belegen. Honig darüberträufeln.

Variante Keine Erdbeeren im Angebot? Dann nehmen Sie stattdessen eine andere Obstsorte der Saison, zum Beispiel Apfel, Kirschen, Pfirsiche oder Feigen.

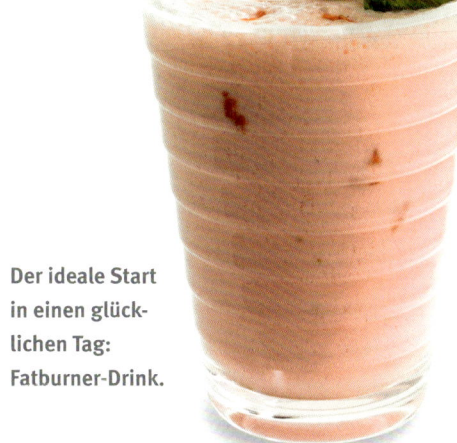

Der ideale Start in einen glücklichen Tag: Fatburner-Drink.

🏃 Beerenquark

Für 1 Portion: 150 g gemischte Beeren (frische oder aufgetaute Tiefkühl-Beeren) | 200 g Quark (20 % Fett) | 2 TL flüssiger Akazienhonig | 1 EL kernige Haferflocken

Zubereitung: 10 Min.
Eiweiß: 27 g

1 Die Beeren verlesen, putzen und je nach Sorte grob zerteilen. Zwei Drittel davon mit einer Gabel zerdrücken, mit Quark und Honig locker vermischen.
2 Den Beerenquark in eine kleine Schüssel geben, mit den übrigen Beeren belegen. Die Haferflocken aufstreuen.

Variante Beeren bis auf 1 EL in den Mixer geben. Quark und Honig dazugeben, alles fein pürieren. Mit $\frac{1}{8}$ l stillem Mineralwasser auffüllen. Drink in ein großes Glas geben und mit den restlichen Beeren dekorieren. Haferflocken aufstreuen.

🏃 Porridge mit Birne

Für 1 Portion: 2 gehäufte EL zarte Vollkornhaferflocken | 150 ml Milch (3,5 % Fett) | 1 Prise Salz | 1 kleine Birne | 2 TL Birnendicksaft | $\frac{1}{4}$ TL Zimt | 100 g Dickmilch

Zubereitung: 10 Min.
Eiweiß: 12 g

1 Die Haferflocken mit Milch und Salz kurz aufkochen, von der Herdplatte ziehen und abgedeckt 2–3 Min. stehen lassen.
2 Inzwischen die Birne waschen, vierteln, entkernen und in kleine Stückchen schneiden.
3 Haferbrei mit Birnendicksaft süßen und mit Zimt würzen, in einen tiefen Teller füllen. Birnenstückchen und Dickmilch auf dem Porridge anrichten.

🏃 Käse-Gurken-Brötchen

Für 1 Portion: 1 Roggen- oder Dinkel-Vollkornbrötchen | 2 TL Tomatenmark | 2 Scheiben Gouda oder Edamer (ca. 30 g; 30 % Fett) | 2 EL Ricotta oder Frischkäse | 1 Bio-Minigurke | etwas Schnittlauch (nach Belieben)

Zubereitung: 10 Min.
Eiweiß: 14 g

1 Das Brötchen aufschneiden und mit dem Tomatenmark bestreichen. Mit je 1 Scheibe Käse belegen. Ricotta oder Frischkäse darauf verteilen.
2 Die Gurke waschen, abtrocknen und in dünne Scheiben schneiden. Auf den Brötchenhälften leicht überlappend anrichten. Nach Belieben mit Schnittlauch garnieren.

Variante Knackig-frisch schmeckt's auch mit Radieschen statt mit Gurken belegt.

🏃 Lachsquark mit Pumpernickel

Für 1 Portion: 100 g Quark (20 % Fett) | 1–2 EL Mineralwasser | Salz | Pfeffer | 2 Scheiben Räucherlachs (ca. 50 g) | 3–4 Radieschen | $\frac{1}{2}$ Kästchen Kresse | 1 Scheibe Pumpernickel

Zubereitung: 10 Min. **Eiweiß:** 29 g

1 Quark mit Mineralwasser, Salz und Pfeffer verrühren. Lachs in kurze Streifen schneiden. Radieschen waschen, putzen und in dünne Scheiben schneiden oder hobeln. Kresse vom Beet schneiden, einen Büschel zum Garnieren aufheben.
2 Lachs, Radieschen und Kresse unter den Quark heben. Restliche Kresse aufstreuen.
3 Pumpernickel diagonal zerteilen, zu dem Lachsquark servieren.

Variante Der Quark schmeckt auch prima mit geräucherter Forelle statt mit Räucherlachs.

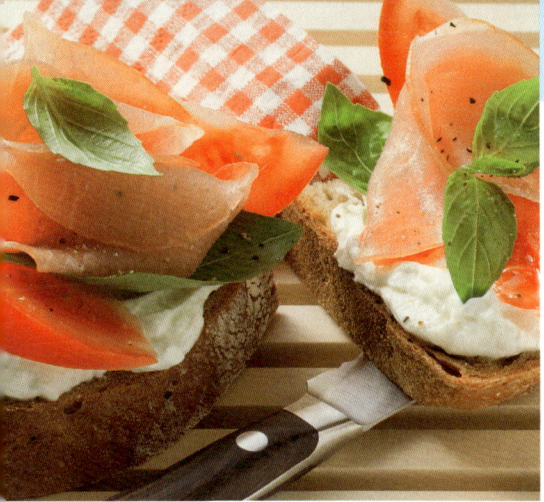

Da freut sich mit dem Gaumen jede Körperzelle:
Tomatenbrot mit Lachsschinken.

🏃 Tomatenbrot mit Lachsschinken

Für 1 Portion: 1 Tomate | 1 Scheibe Roggen-
Sauerteigbrot | 2 EL Quark (20 % Fett) | 3 Schei-
ben Lachsschinken (ca. 30 g; oder 30 g Mozza-
rella) | Salz | Pfeffer | 2 Basilikumblätter

Zubereitung: 10 Min.
Eiweiß: 7 g

1 Die Tomate waschen, vom Blütenansatz
befreien und in Scheiben schneiden.
2 Das Brot mit Quark bestreichen. Mit Toma-
ten- und Schinkenscheiben locker belegen,
leicht salzen und pfeffern und mit den Basilikumblättern garnieren.

Variante Als Brotaufstrich: Tomate halbieren,
entkernen und ebenso wie den Schinken in
kleine Würfel schneiden. Beides unter den
Quark mischen, salzen, pfeffern. Hält sich im
Kühlschrank 2–3 Tage.

🏃 Räuchertofu-Linsen-Aufstrich

Für 2 Portionen (ca. 160 g): 100 g Räuchertofu |
2 EL Linsen (Dose) | 1 kleine Schalotte | 1 EL
Ajvar (Paprikapaste) | 2 TL Zitronensaft | Salz |
Pfeffer | ¼ Bund Schnittlauch | 1 Scheibe Rog-
gen-Sauerteigbrot

Zubereitung: 10 Min.
Eiweiß pro Portion: 9 g

1 Tofu würfeln. Linsen gut abtropfen lassen.
Schalotte abziehen und fein würfeln. Tofu,
Linsen und Schalotte mit Ajvar und Zitronensaft fein pürieren. Mit Salz und Pfeffer abschmecken.
2 Schnittlauch waschen, trocken schütteln
und fein schneiden. Das Brot mit dem halben
Aufstrich bestreichen, den Schnittlauch darüber streuen.
Der Aufstrich hält sich in einem Schraubdeckelglas 2–3 Tage im Kühlschrank frisch.

🏃 Käse-Petersilien-Omelett

Für 1 Portion: 2 Eier | Salz | Pfeffer | 4 Zweige
Petersilie | 20 g geriebener Gouda | 1 EL Öl |
1 Tomate | ½ Roggen-Sauerteigbrötchen

Zubereitung: 15 Min. **Eiweiß:** 21 g

1 Die Eier mit Salz und Pfeffer verquirlen.
Petersilie abbrausen, trocken schütteln und
hacken. Mit dem Käse unter die Eier rühren.
2 Das Öl in einer kleinen beschichteten Pfanne erhitzen, die Eiermasse darin in 2–3 Min.
stocken lassen.
3 Tomate waschen und in Scheiben schneiden, mit dem Omelett anrichten, salzen und
pfeffern. Das Brötchen dazu reichen.

Varianten Wandeln Sie das Omelett ganz
nach Lust und Laune ab:
✗ Japanisch wird's ohne Käse und mit einer
Füllung aus gebratenem Tofu und Frühlingszwiebeln, gewürzt mit Sojasoße.
✗ Spanisch schmeckt es mit gewürfelter roter
Paprika und Tomaten als Füllung, darauf ge-
raspelter Manchego (Schafkäse).
✗ Italienisch abrunden lässt sich das Omelett
mit Ricotta statt Gouda im Teig und hauchdün-
nem Parmaschinken als Füllung.

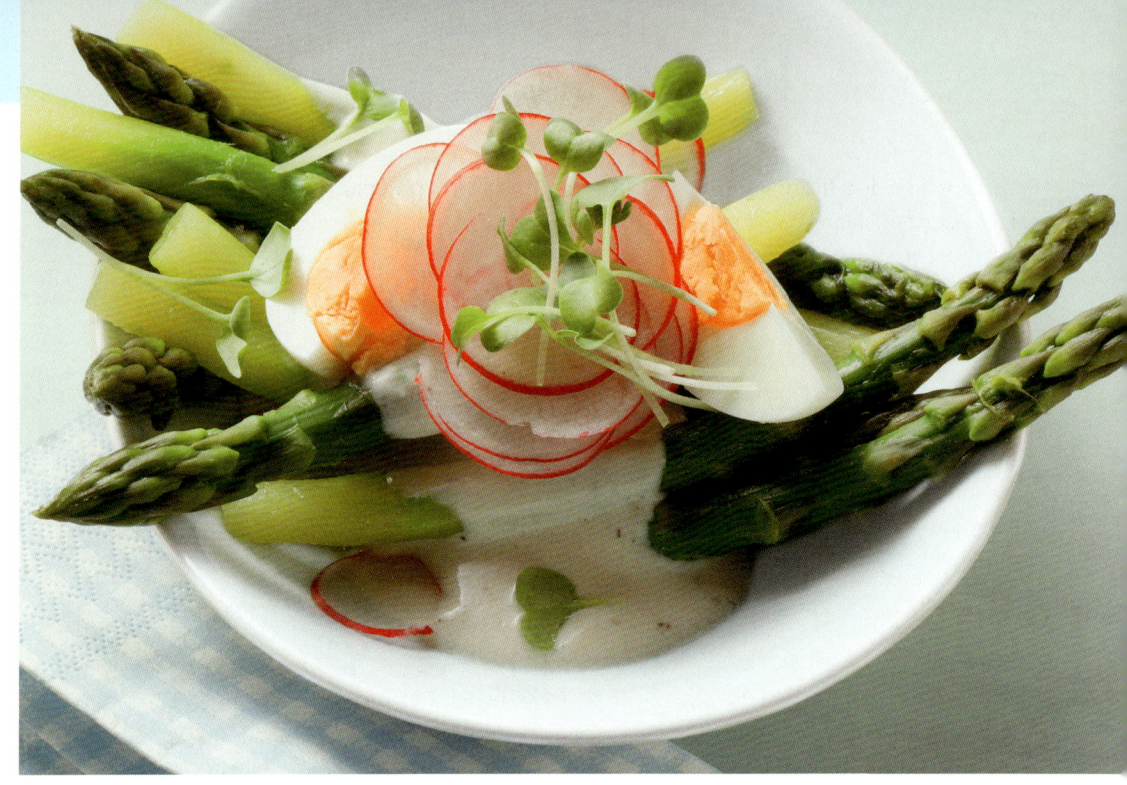

DER SCHNELLE FATBURNER-IMBISS

Hier finden Sie 19 Rezepte für kalte und warme Gerichte, die Sie mittags oder abends schnell zubereiten können. In maximal 30 Minuten sind sie fertig. Sie lassen sich auch gut vorbereiten und mit ins Büro nehmen.

✕ Die mit * gekennzeichneten Rezepte passen in Ihre erste Fatburner-Woche.

✕ Wer will, isst vorher eine Fatburner-Suppe oder einen gemischten Salat. Und danach gibt es ein Stück GLYX-niedriges Obst.

✕ Sind keine Beilagen angegeben, dann können Sie wählen zwischen:
1 Scheibe Vollkornbrot (GLYX-niedrig, ca. 40 g) oder 40 g Naturreis oder 2 kleinen Pellkartoffeln (ca. 80 g). Diese Beilagen tragen so zu Ihrer Eiweißversorgung bei: Vollkornbrot 3 g, Naturreis 4 g, Pellkartoffeln 1,5 g.

🏃 Spargel mit Tofu-Dressing

(Foto oben)

Für 1 Portion: 1 kleine Knoblauchzehe | 100 g Seidentofu (Reformhaus) | 1 EL Rotweinessig | Salz | Pfeffer | 1 EL Olivenöl | 1 Ei | 250 g grüner Spargel | 4 Radieschen | ½ Kästchen Kresse

Zubereitung: 20 Min. **Eiweiß:** 17 g

1 Den Knoblauch schälen und grob hacken. Mit Tofu, Essig, Salz, Pfeffer und Öl mit dem Stabmixer fein pürieren.
2 Das Ei anstechen und in kochendem Wasser 10 Min. kochen, dann abschrecken, pellen und längs halbieren.
3 Inzwischen den Spargel waschen, nur im unteren Drittel schälen, dabei die holzigen

Enden abschneiden. In kochendem Salzwasser 5 Min. garen, dann herausnehmen, abtropfen lassen und auf einem Teller anrichten. Salzen und pfeffern. Das Tofu-Dressing darübergeben.

4 Radieschen putzen, waschen und in dünne Scheiben schneiden, auf dem Spargel verteilen. Mit der Kresse garnieren. Das Ei dazu anrichten.

Das schmeckt dazu: 2 Scheiben Vollkorn-Baguette (40 g)

Variante Außerhalb der Spargelsaison Brokkoli oder Romanesco nehmen.

🏃 Eichblattsalat mit Schinken-Omelett-Röllchen

Für 1 Portion: 4–5 Blätter grüner Eichblattsalat | 75 g Kirschtomaten | 1 Ei | Salz | Pfeffer | 1 TL + 1 EL Rapsöl | 2–3 Scheiben Lachsschinken (ca. 30 g) | 1 EL Zitronensaft | ½ TL flüssiger Akazienhonig

Zubereitung: 25 Min. **Eiweiß:** 9 g

1 Den Salat waschen, putzen, trocken schleudern und mundgerecht zerzupfen. Tomaten waschen und vierteln.

2 Das Ei mit 1 EL Wasser, Salz und Pfeffer verschlagen. Eine kleine beschichtete Pfanne (Ø 20 cm) mit 1 TL Öl einstreichen und stark erhitzen. Die Eiermischung hineingeben und 1–2 Min. stocken lassen.

3 Schinkenscheiben auf dem Omelett verteilen, aufrollen und etwas abkühlen lassen.

4 Inzwischen den Zitronensaft, 2 EL Wasser, Honig, Salz, Pfeffer und 1 EL Öl verrühren. Salat und Tomaten anrichten, mit der Vinaigrette beträufeln. Omelett in 2–3 cm breite Röllchen schneiden und darauf anrichten. Sofort servieren.

Das schmeckt dazu: 1 kleine Scheibe Roggen-Vollkornbrot (40 g).

🏃 Sauerkrautsalat mit Bündner Fleisch

Für 1 Portion: 2 getrocknete Softaprikosen | 75 g Joghurt (3,5 % Fett) | 2 TL Rapsöl | Salz | Cayennepfeffer | 100 g Sauerkraut | 1 Frühlingszwiebel | 1 kleiner Chicorée | 2–3 Zweige Petersilie | 50 g Bündner Fleisch

Zubereitung: 15 Min. **Eiweiß:** 23 g

1 Aprikosen würfeln, mit 3 EL Wasser fein pürieren und mit dem Joghurt und Öl verrühren. Mit Salz und Cayennepfeffer würzen.

2 Sauerkraut zerpflücken. Die Frühlingszwiebel abrausen, putzen und in feine Scheiben teilen, beides unter das Dressing mischen.

3 Chicorée putzen und in Blätter zerlegen, auf einem Teller auslegen. Krautsalat in die Mitte geben. Petersilie hacken und daraufstreuen. Bündner Fleisch dazu anrichten.

Das schmeckt dazu: 1 kleine Scheibe Roggen-Sauerteigbrot (40 g).

🏃 Geflügel-Pilz-Salat *

Für 1 Portion: 100 g gegarte Hähnchenbrust (aus dem Kühlregal) | 1 kleine Bio-Gurke (ca. 125 g) | 1 Frühlingszwiebel | 1 Mini-Römersalat | ¼ Bund Schnittlauch | 1 EL Weißweinessig | ¼ TL scharfer Senf | Salz | Pfeffer | 1 EL Olivenöl | 100 g kleine Champignons oder Egerlinge

Zubereitung: 20 Min. **Eiweiß:** 27 g

1 Die Hähnchenbrust in kleine Würfel schneiden. Das Gemüse waschen, die Gurke längs halbieren und in dünne Scheiben schneiden. Frühlingszwiebel putzen und in feine Ringe schneiden, den Salat mundgerecht zerpflücken, den Schnittlauch fein schneiden.

2 In einer Schüssel Essig, 1 EL Wasser, Senf, Salz, Pfeffer und das Öl verrühren. Die vorbereiteten Zutaten untermischen.

3 Die Pilze putzen, abreiben und feinblättrig schneiden. Eine Pfanne ohne Fett stark erhitzen, die Champignons darin 1–2 Min. anbraten, salzen und pfeffern. Mit dem Schnittlauch auf den Salat streuen.

Das schmeckt dazu: 1 kleine Scheibe Roggen-Sauerteigbrot (40 g).

🏃 Puten-Carpaccio mit Sellerie-Vinaigrette *

Für 1 Portion: 3 TL + 1 EL Olivenöl | Salz | Pfeffer | 100 g gegarter Putenbrust-Aufschnitt (in dünnen Scheiben) | 100 g Staudensellerie | 4 grüne Oliven (ohne Stein) | 2 TL weißer Balsamessig | 10 g Parmesan

Zubereitung: 15 Min. **Eiweiß:** 29 g

1 Einen großen Teller mit 1 TL Olivenöl einpinseln, mit Salz und Pfeffer bestreuen. Fleischscheiben überlappend darauflegen.
2 Den Staudensellerie putzen, waschen, längs halbieren und in feine Scheibchen schneiden. In einer Pfanne 2 TL Öl stark erhitzen, den Sellerie darin unter Wenden 3 Min. braten. Salzen, pfeffern und auf dem Fleisch verteilen.
3 Für die Soße die Oliven fein würfeln. Mit Essig, 2 EL Wasser, Salz, Pfeffer und 1 EL Öl verrühren, über Fleisch und Gemüse träufeln. Parmesan in Streifen hobeln und auf dem Carpaccio verteilen. Mit Pfeffer übermahlen.

Das schmeckt dazu: 1 kleines Roggen-Vollkornbrötchen (40 g).

🏃 Hähnchenspieße mit scharfem Krautsalat

Für 1 Portion: 100 g Spitzkohl | Salz | ½–1 TL Cayennepfeffer | 1 kleine Möhre | 100 g Salatgurke | 1 EL Limettensaft | ½ TL flüssiger Aka-

zienhonig | 1 EL + 1 TL Öl | 3 Zweige Petersilie | 150 g Hähnchenbrustfilet | 2 Schaschlick- oder Satéspieße

Zubereitung: 25 Min. **Eiweiß:** 38 g

1 Den Kohl waschen, putzen und in feine Streifen schneiden. Mit Salz und Cayennepfeffer leicht verkneten. Möhre und Gurke schälen. Gurke längs halbieren, entkernen und mit der Möhre in feine Stifte schneiden.
2 Kohl, Möhre und Gurke mit Limettensaft, Honig, Salz und 1 EL Öl mischen. Die Petersilie abbrausen, trocken schütteln, abzupfen, hacken und untermischen. Den Krautsalat 10 Min. ziehen lassen.
3 Inzwischen das Hähnchenbrustfilet abbrausen, trockentupfen und in feine Streifen schneiden, wellenförmig auf die Spieße stecken. Mit Salz und Cayennepfeffer würzen.
4 Das übrige Öl in einer Grillpfanne verstreichen, stark erhitzen. Die Spieße in 4–5 Min. rundherum braun braten. Zu dem Krautsalat servieren.

Das schmeckt dazu: 1 kleines Roggen-Sauerteigbrötchen (40 g).

🏃 Tatarfrikadellen mit Zaziki

Für 1 Portion: 1 EL kernige Haferflocken | 1 kleine Schalotte | 100 g Tatar | 1 Eigelb | Salz | Pfeffer | ¼ TL Chiliflocken | 1 EL Olivenöl | 125 g Quark (20 % Fett) | 1 EL Joghurt (3,5 % Fett) | ½ Knoblauchzehe | 100 g Salatgurke | 3 Zweige Dill

Zubereitung: 20 Min. **Eiweiß:** 43 g

1 Die Haferflocken in 2 EL lauwarmem Wasser 5 Min. quellen lassen. Schalotte abziehen und fein würfeln, mit den Haferflocken, Tatar, Eigelb, Salz, Pfeffer und Chiliflocken zu einem Hackteig verkneten. Mit leicht angefeuchteten Händen zu drei kleinen Frikadellen formen.

2 Das Öl in einer Pfanne erhitzen, die Frikadellen darin von jeder Seite ca. 4–5 Min. bei
mittlerer Hitze braten.
3 Inzwischen den Quark und Joghurt verrühren. Knoblauch abziehen und dazupressen,
unterrühren. Die Gurke schälen, längs halbieren, entkernen und in kleine Würfel schneiden. Dill abbrausen, trocken schütteln, abzupfen und fein hacken. Beides untermischen,
leicht mit Salz und Pfeffer würzen.
4 Die Frikadellen warm oder kalt zu dem Zaziki reichen.
Das schmeckt dazu: 1 kleines Roggen-Vollkornbrötchen (40 g).

⚐ Lachs-Teller mit Rettich und Zucchini *

Für 1 Portion: 150 g Rettich | 1 junger Zucchino
(ca. 125 g) | 100 g Räucherlachs (in dünnen
Scheiben) | 1 EL Weißweinessig | ½ TL flüssiger
Akazienhonig | ½ TL scharfer Senf | Salz |
Pfeffer | 1 EL Olivenöl | ¼ Bund Dill | 1 EL saure
Sahne

**Vorsicht Mundraub! Wenn Sie die Tartar-
frikadellen mit Zaziki ins Büro mitnehmen …**

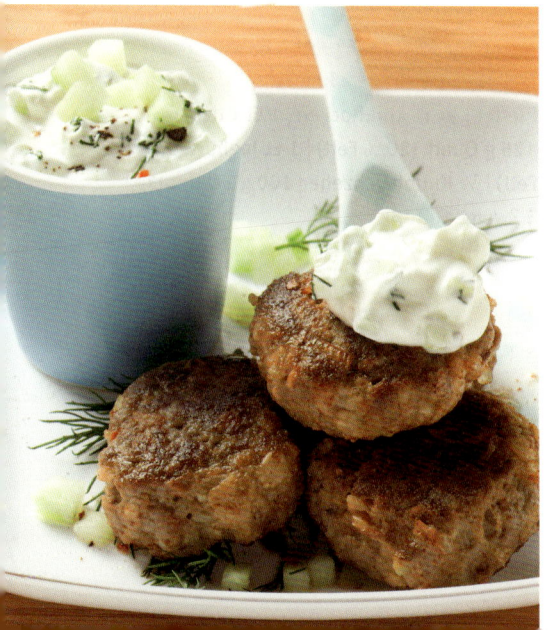

Zubereitung: 20 Min. **Eiweiß:** 32 g

1 Den Rettich putzen, schälen und in dünne
Scheiben hobeln. Zucchino putzen, waschen
und ebenfalls in dünne Scheiben schneiden.
Rettich- und Zucchinischeiben leicht überlappend auf einem großen Teller anrichten. Räucherlachs in grobe Stücke schneiden und
obendrauf verteilen.
2 Essig, Honig, Senf, Salz und Pfeffer verquirlen, das Öl und 1 EL Wasser unterrühren. Den
Dill waschen, trockentupfen und abzupfen,
bis auf ein paar Zweiglein grob hacken und
unterheben.
3 Dillmarinade über den Teller träufeln. Die
saure Sahne daraufgeben. Mit Dill garnieren.
Das schmeckt dazu: 2 Scheibchen Vollkorn-
Baguette (40 g).

⚐ Matjes-Bohnen-Salat

Für 1 Portion: 125 g grüne Bohnen | Salz |
1 Frühlingszwiebel | 75 g Kirschtomaten |
2 Matjesfilets (ca. 100 g) | 1 EL Weißweinessig |
Pfeffer | 1 EL Olivenöl | ½ Beet Kresse

Zubereitung: 20 Min. **Eiweiß:** 21 g

1 Die grünen Bohnen waschen, putzen und
quer halbieren. In kochendem Salzwasser in
8 Min. bissfest garen.
2 Inzwischen die Frühlingszwiebel waschen,
putzen und in feine Ringe schneiden. Tomaten
waschen und vierteln. Matjes schräg in Streifen schneiden.
3 In einer Schüssel Essig, 2 EL Wasser, Salz,
Pfeffer und Öl verrühren. Bohnen abgießen,
abschrecken und abtropfen lassen. Mit der
Frühlingszwiebel, den Tomaten und dem Matjes unter die Soße heben. Kresse abschneiden und obendrauf streuen.
Das schmeckt dazu: 1 Scheibe Pumpernickel
(30 g).

🏃 Röstpaprika-Salat mit Thunfisch

Für 2 Portionen: je 1 rote und gelbe Paprikaschote | 1 Ei | 1 kleine rote Zwiebel | 1 Dose Thunfisch naturell (140 g Abtropfgewicht) | 2 EL Zitronensaft | Salz | Pfeffer | 1 Knoblauchzehe | 2 EL Olivenöl | 1 kleiner Radicchio | ½ Bund Petersilie

Zubereitung: 30 Min. **Eiweiß pro Portion:** 20 g

1 Den Elektrogrill auf höchster Stufe oder den Backofen auf 250° (Umluft nicht geeignet) vorheizen. Die Paprikaschoten halbieren, putzen und mit der runden Seite nach oben auf den Rost legen. 8–10 Min. backen, bis die Haut schwarz wird.

2 Inzwischen das Ei in 10 Min. hart kochen. Zwiebel abziehen, halbieren und in feine Scheiben schneiden. Thunfisch abtropfen lassen und zerpflücken. Die Paprika aus dem

Ofen nehmen und etwas abkühlen lassen, enthäuten und in Streifen schneiden. Ei abschrecken, pellen und hacken.

3 Zitronensaft, Salz und Pfeffer verquirlen. Knoblauch pellen und dazupressen. Olivenöl unterschlagen. Paprika, Zwiebel, Thunfisch und Ei unterheben.

4 Radicchio in Blätter zerlegen, waschen, trocken schleudern und grob zerzupfen, auf zwei Tellern auslegen. Thunfisch-Mischung daraufgeben. Petersilie waschen, trocken schütteln und obendrauf streuen.

Das schmeckt dazu: pro Portion 2 Scheibchen Vollkorn-Baguette (40 g).

Vorsicht Suchtgefahr! Den muss man immer wieder haben: Asiatischen Glasnudelsalat.

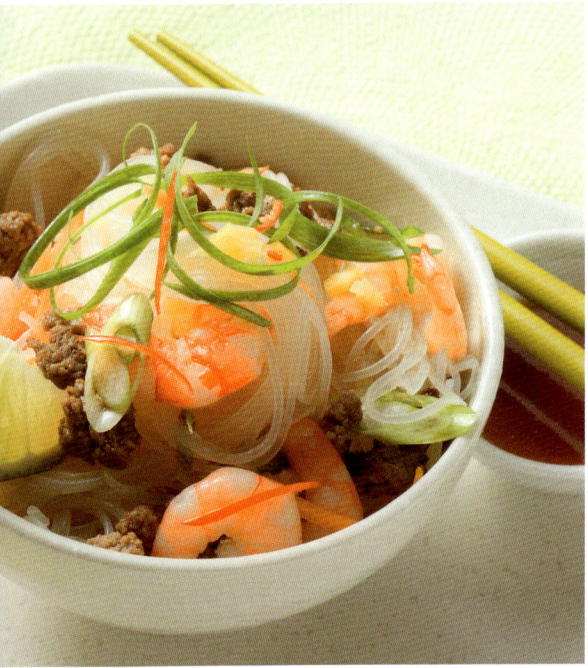

🏃 Asiatischer Glasnudelsalat mit Shrimps

Für 1 Portion: 40 g Glasnudeln | 1 rote Chilischote | 1 kleine Möhre | 1 Frühlingszwiebel | 1½ EL Öl | 80 g Tatar | 1 EL Limettensaft | 1 EL Sojasoße | 80 g geschälte und gegarte Shrimps (Kühlregal) | Pfeffer

Zubereitung: 20 Min. **Eiweiß:** 35 g

1 Die Glasnudeln mit kochendem Wasser übergießen, 10 Min. quellen lassen. Dann in einem Sieb abtropfen lassen und mit einer Schere in 10 cm lange Stücke schneiden.

2 Inzwischen die Chilischote putzen und fein würfeln. Möhre schälen und in Stifte schneiden. Frühlingszwiebel waschen, putzen und in dünne Scheiben schneiden.

3 In einer Pfanne ½ EL Öl erhitzen. Chili, Tatar und Möhre dazugeben und unter Rühren bei mittlerer Hitze 5 Min. braten, bis das Fleisch braun und krümelig ist. Frühlingszwiebel dazugeben, Tatar vom Herd nehmen.

4 Für das Dressing Limettensaft, Sojasoße und übriges Öl in einer Schüssel verrühren. Glasnudeln, Tatarmischung und Shrimps darin wenden. Mit Pfeffer abschmecken.

🏃 Nizzasalat mit Makrele

Für 1 Portion: 1 fest kochende Kartoffel (ca. 100 g) | Salz | 1 kleine grüne Paprikaschote | 1 Tomate | ½ kleine rote Zwiebel | 1 Römersalatherz | 1 Räuchermakrelenfilet (ca. 120 g) | 2–3 EL Gemüsebrühe | 1 EL Weißweinessig | 3 schwarze Oliven | 1 EL Olivenöl | Pfeffer

Zubereitung: 25 Min. **Eiweiß:** 29 g

1 Die Kartoffel schälen, in Scheiben schneiden und in Salzwasser in 5–6 Min. bissfest kochen.
2 Inzwischen die Paprikaschote halbieren, putzen und in feine Streifen schneiden. Die Tomate waschen, vom Blütenansatz befreien und in Spalten schneiden. Die Zwiebel abziehen und in dünne Halbringe schneiden. Den Salat abbrausen, trocken schütteln, putzen und in Stücke zupfen. Das Makrelenfilet von der Haut befreien, in Stücke schneiden.
3 Die Kartoffelscheiben abgießen und mit der Brühe und dem Essig beträufeln. Gemüse, Makrele und Oliven dazugeben, mit dem Öl beträufeln. Gut mischen, mit Salz und Pfeffer abschmecken.

🏃 Blumenkohl-Salat mit Meeresfrüchten *

Für 1 Portion: 150 g Blumenkohl | 50 g junger Blattspinat | Salz | Pfeffer | 1 EL Öl | ½ Packung Tiefkühl-Meeresfrüchte-Mischung, naturell (gekocht, 125 g Abtropfgewicht) | 2 EL ungesüßte Kokosmilch (Dose) | 1 TL Erdnussmus | 1 EL Limettensaft | 1 TL Curry | 50 g Joghurt (3,5 % Fett)

Zubereitung: 25 Min. **Eiweiß:** 24 g

1 Den Blumenkohl putzen, waschen und in möglichst gleich große Röschen teilen. Spinat gründlich waschen, putzen und verlesen, grobe Stiele entfernen.

2 Blumenkohl in kochendem Salzwasser in 6 Min. bissfest garen, abgießen, abschrecken und abtropfen lassen. Mit dem Spinat mischen, salzen und pfeffern.
3 Das Öl in einer Pfanne erhitzen. Die Meeresfrüchte unaufgetaut dazugeben und bei mittlerer Hitze 5–6 Min. andünsten.
4 Für das Dressing Kokosmilch, Erdnussmus, Limettensaft, Curry und Joghurt verrühren. Salzen und pfeffern. Meeresfrüchte abtropfen lassen, unter das Gemüse mischen. Salat anrichten, mit dem Dressing überziehen.
Das schmeckt dazu: 1 kleine Scheibe Roggen-Sauerteigbrot (ca. 40 g).

🏃 Rote Linsensuppe mit Feta *

Für 1 Portion: 25 g rote Linsen | 1 kleine Schalotte | 1 kleine Knoblauchzehe | 1 EL Olivenöl | 200 g gehackte Tomaten (Dose) | 6 EL Gemüsebrühe | 1 getrocknete rote Chilischote | Salz | Pfeffer | 60 g Feta | 1–2 TL Zitronensaft | 50 g Joghurt (3,5 % Fett)

Zubereitung: 25 Min. **Eiweiß:** 19 g

1 Die LInsen in einem Sieb waschen und gut abtropfen lassen. Schalotte und Knoblauch abziehen und fein würfeln, in dem Öl andünsten. Linsen dazugeben, mit gehackten Tomaten und Brühe auffüllen. Aufkochen lassen. Die Suppe mit der zerbröselten Chilischote, Salz und Pfeffer würzen und 15 Min. bei mittlerer Hitze kochen lassen.
2 Inzwischen den Feta würfeln und in einem Schälchen bereitstellen.
3 Die Linsensuppe pürieren, mit dem Zitronensaft abschmecken, anrichten und mit dem cremig gerührten Joghurt garnieren. Feta obendrauf streuen.
Das schmeckt dazu: 1 kleines Roggen-Sauerteigbrötchen (40 g).
Tipp Die Suppe warm oder kalt servieren.

⚘ Kohlrabipuffer mit Sesam-Dip

Für 2 Portionen: 1 zarter Kohlrabi (ca. 300 g) | 1 Schalotte | ½ Bund Petersilie | 200 g körniger Frischkäse | 1 Ei | 1 EL feines Dinkelvollkornmehl | Salz | Pfeffer | frisch geriebene Muskatnuss | 1 EL Sesam | 50 g Joghurt (3,5 % Fett) | 2 EL Öl

Zubereitung: 30 Min. **Eiweiß pro Portion:** 21 g

1 Den Kohlrabi putzen, schälen und grob raffeln. Schalotte schälen und klein würfeln. Petersilie abbrausen, trocken schütteln, abzupfen und hacken. Alles gut mischen.
2 50 g Frischkäse, Ei und Mehl unter die Masse rühren, mit Salz, Pfeffer und Muskat würzen. 10 Min. durchziehen lassen.
3 Für den Dip den Sesam in einer Pfanne ohne Fett goldbraun rösten, vom Herd nehmen. Übrigen Frischkäse und Joghurt verrühren, salzen. Zwei Drittel Sesam unterrühren, Rest obendrauf streuen.
4 Nacheinander je 1 EL Öl in einer großen beschichteten Pfanne erhitzen. Mit einem Esslöffel von der Kohlrabimasse kleine Bratlinge hineinsetzen und in zwei Portionen in 3–4 Min. von beiden Seiten goldbraun braten. Mit dem Dip warm oder kalt genießen.

Tipp Puffer und Dip extra verpacken und als Schmankerl mit zum Picknick nehmen.

⚘ Mediterranes Gemüse mit Frischkäse

Für 2 Portionen: 1 kleine Aubergine (ca. 250 g) | 1 Zucchino (ca. 150 g) | 1 kleine rote Zwiebel | 3 EL Olivenöl | Salz | Pfeffer | 2 große Tomaten | 1 EL Zitronensaft | 1 ½ EL Aceto balsamico | 1 TL gehackter Rosmarin (frisch oder getrocknet) | 150 g Ricotta | 50 g Frischkäse | 2–3 Stängel Basilikum

Zubereitung: 30 Min. **Eiweiß pro Portion:** 14 g

1 Die Aubergine und Zucchino waschen, putzen und in ½ cm dicke Scheiben schneiden. Zwiebel abziehen und in dünne Scheiben schneiden.
2 In einer großen Pfanne nacheinander je 1 EL Öl erhitzen, Auberginen- und Zucchinischeiben darin in zwei Portionen 4–5 Min. von beiden Seiten braten. Die Zwiebelringe kurz mitbraten. Gemüse herausnehmen, salzen, pfeffern.
3 Die Tomaten waschen und in dicke Scheiben schneiden. Alles Gemüse abwechselnd überlappend auf zwei Tellern auslegen. Zitronensaft, Aceto balsamico, Salz, Pfeffer, Rosmarin und übriges Olivenöl verrühren, darüberträufeln. 10 Min. marinieren.
4 Inzwischen den Ricotta und Frischkäse vermischen, salzen und pfeffern, mit einem Teelöffel Nocken abstechen und wie »Sahnetupfer« auf die Gemüseteller setzen. Basilikumblätter von den Stängeln zupfen und daraufstreuen.
Das schmeckt dazu: pro Portion 2 Scheiben Vollkorn-Baguette (40 g)

⚘ Zucchini in scharfer Joghurtsoße *

Für 1 Portion: 250 g junge Zucchini | 1 kleine rote Peperoni | 1 kleine Knoblauchzehe | 1 TL Zitronensaft | Salz | Pfeffer | 1 EL Olivenöl | 80 g Feta | 100 g Joghurt (3,5 % Fett) | 1 TL Chiliflocken | Olivenöl für die Form

Zubereitung: 30 Min. **Eiweiß:** 18 g

1 Den Backofen auf 200° (Umluft 180°) vorheizen. Zucchini waschen, putzen, längs vierteln und in 4–5 cm lange Stifte schneiden. Peperoni waschen, putzen und in dünne Ringe, Knoblauch schälen und in Scheibchen schneiden. Alle drei mit Zitronensaft, Salz, Pfeffer und Olivenöl mischen. Auf ein geöltes Blech oder in eine Tarteform geben und im

Ofen (2. Schiene von unten) 10 Min. backen. Den Feta zerbröckeln, über das Gemüse streuen und weitere 10 Min. backen.

2 Joghurt mit Salz und ½ TL Chiliflocken verrühren. Über die warmen Zucchini verteilen. Abkühlen lassen, mit den übrigen Chiliflocken bestreuen.

Das schmeckt dazu: 1 Scheibe Roggen-Sauerteigbrot (40 g)

Tomaten-Feldsalat mit Ziegenkäse *

Für 2 Portionen: 2 EL Sonnenblumenkerne | 100 g Feldsalat | 50 g Frisée- oder Bataviasalat | 4 getrocknete Tomaten (in Öl) | 2 kleine, runde Ziegenfrischkäse | Salz | Pfeffer | 2 TL flüssiger Akazienhonig | 1 EL Apfelessig | ½ TL Senf | 2 EL Walnussöl

Zubereitung: 20 Min. **Eiweiß pro Portion:** 10 g

1 Den Backofen auf 180° (Umluft 160°) vorheizen. Die Sonnenblumenkerne in einer trockenen Pfanne unter Wenden goldbraun rösten, vom Herd nehmen.

2 Salate gründlich waschen, trocken schleudern, putzen und zerpflücken. Tomaten abtropfen lassen, in feine Streifen schneiden.

3 Die Ziegenkäse in eine kleine ofenfeste Form setzen, mit Salz und Pfeffer würzen, mit dem Honig beträufeln. Im heißen Ofen (Mitte) 3–4 Min. backen.

4 Inzwischen den Essig, Senf, Salz, Pfeffer und Walnussöl verrühren. Die Blattsalate und Tomaten auf zwei Tellern anrichten, jeweils 1 Ziegenkäse in die Mitte setzen. Dressing darüberträufeln, mit den Kernen bestreuen.

Das schmeckt dazu: 1 kleine Scheibe Roggen-Sauerteigbrot (40 g)

Tipp Fürs Büro den Ziegenkäse nicht backen, auf Salat anrichten, mit Dressing beträufeln.

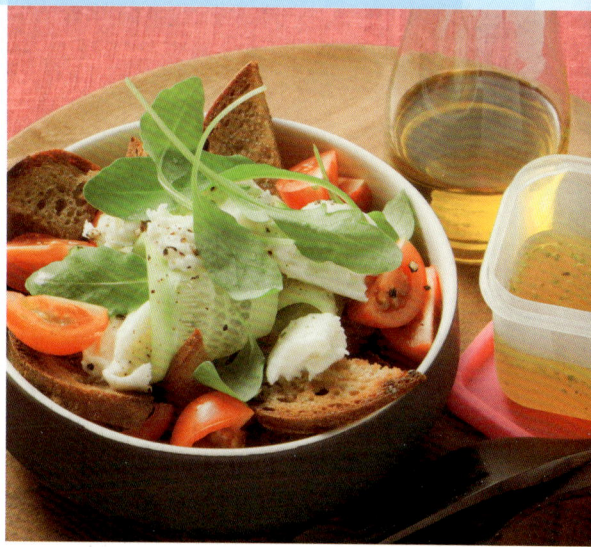

Amore geht so durch den Magen: Brotsalat mit Tomaten und Mozzarella.

Brotsalat mit Tomaten und Mozzarella

Für 1 Portion: 40 g Roggen-Vollkornbrot | 1 EL Olivenöl | 4 Kirschtomaten | 1 Minigurke (ca. 100 g) | 30 g Rucola | 125 g Mozzarella | 5 EL Gemüsebrühe | ½ EL Zitronensaft | Salz | Pfeffer

Zubereitung: 20 Min. **Eiweiß:** 30 g

1 Das Brot entrinden, in ca. 2 cm große Würfel schneiden und in ½ EL Olivenöl 5 Min. anrösten, dabei wenden.

2 Die Tomaten waschen und vierteln. Gurke schälen, längs vierteln und in Scheiben schneiden. Rucola waschen, putzen und dicke Stiele entfernen, Blätter grob hacken. Mozzarella würfeln. Brot, Mozzarella, Gurken und Tomaten vermengen.

3 Für das Dressing die Brühe, Zitronensaft, Salz, Pfeffer und übriges Olivenöl verrühren. Über den Salat gießen.

Tipp Einfach mitnehmen: Salatzutaten und Vinaigrette extra verpacken, Soße erst kurz vor dem Servieren über den Salat geben.

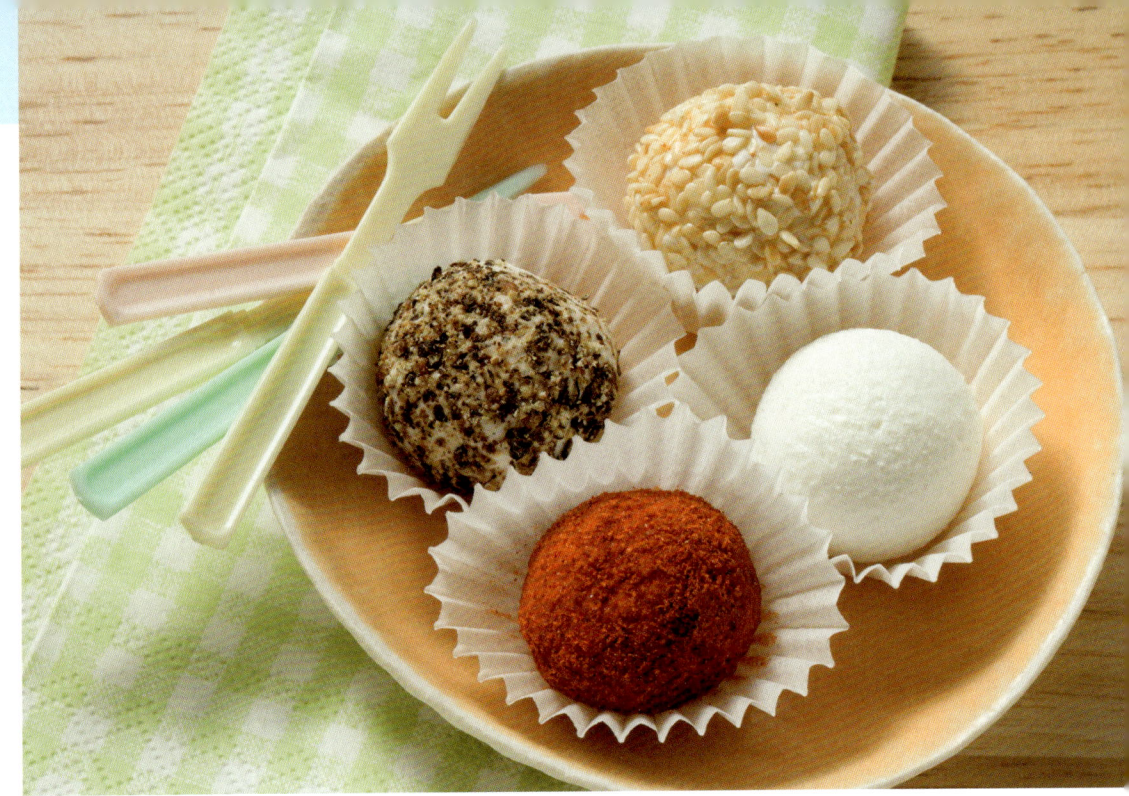

KLEINE ZWISCHENDURCH-SNACKS

Für Tage, an denen Sie hungrig sind – und für diejenigen, die einfach ihre fünf Mahlzeiten brauchen. Alle Snacks eignen sich auch für die Fatburner-Woche.

✖ Wählen Sie hier zwei Snacks aus.
✖ Jedes Rezept ist für 1 Portion berechnet.
✖ Die Gemüsesticks können Sie als Vitalstoff-Doping den ganzen Tag über begleiten. Keine Angst: Sie locken kein Insulin.

🏃 Radieschen-Happen

1 3 große Radieschen waschen, putzen und halbieren. Ein Stück Gouda (ca. 30 g) dritteln.
2 Gouda und Radieschen wie »Sandwiches« zusammensetzen, mit Holzstäbchen fixieren.
Eiweiß: 7 g

🏃 Ziegenkäse-Kugeln

(Foto oben)

1 1 Ziegenfrischkäse-Taler (ca. 40 g) vierteln, mit angefeuchteten Händen zu Kugeln drehen.
2 Wahlweise in Sesam, Pfeffer oder edel-süßem Paprikapulver wälzen.
Eiweiß: 8 g

🏃 Feta-Gurken-Sticks

1 40 g Feta in vier Würfel schneiden, mit 2 TL Olivenöl beträufeln, in 1 EL Sesam wenden. 50 g Bio-Minigurke in 8 Scheiben schneiden.
2 Jeweils einen Fetawürfel zwischen zwei Gurkenscheiben auf 4 kleine Holzspieße stecken.
Eiweiß: 8 g

⚐ Mini-Tomaten-Mozzarella-Salat

1 4 Kirschtomaten waschen und halbieren, 4 kleine Mozzarellakugeln halbieren oder 40 g normalen Mozzarella in Würfel schneiden.
2 Beides mischen, mit 1 TL Olivenöl und 1 TL Aceto balsamico beträufeln, pfeffern. 2 Basilikumblätter hacken, aufstreuen.
Eiweiß: **8 g**

⚐ Gemüsesticks mit Ajvar-Quark-Dip

1 250 g Gemüse (zum Beispiel rote Paprikaschote, Staudensellerie, Kohlrabi, Möhre) putzen und in Streifen schneiden.
2 75 g Quark (20 % Fett) mit 2 TL Ajvar, Salz und Pfeffer verrühren, 2 TL Schnittlauchröllchen aufstreuen. Als Dip zum Gemüse reichen.
Eiweiß: **13 g**

⚐ Spitzpaprika mit Frischkäse

1 1 Spitzpaprika (ca. 75 g) halbieren, putzen und waschen.
2 80 g körnigen Frischkäse mit Salz, Pfeffer und ¼ TL rosenscharfem Paprikapulver vermischen, in die Paprikahälften füllen. ½ Kästchen Kresse abschneiden, aufstreuen.
Eiweiß: **13 g**

⚐ Gurken-Kefir

1 1 Minigurke (ca. 100 g) schälen, längs halbieren, entkernen und grob raspeln, mit Salz bestreuen und in ein kleines Glas füllen.
2 125 g Kefir darübergießen, mit 1 TL Leinöl beträufeln. Mit einem Löffel genießen.
Eiweiß: **5 g**

⚐ Marinierte Artischocken

1 2 Artischockenherzen (Dose) abtropfen lassen und vierteln.

2 2 TL Zitronensaft, Salz, Pfeffer und 2 TL Olivenöl verrühren, über die Herzen gießen. Mit 1 EL gehackter Petersilie bestreuen. Am besten über Nacht im Kühlschrank ziehen lassen.
Eiweiß: **2 g**

⚐ Gefüllte Ricotta-Tomaten

1 2 kleine Strauchtomaten waschen, einen flachen Deckel abschneiden und entkernen.
2 1 EL Ricotta mit 2 klein gewürfelten schwarzen Oliven, Salz und Pfeffer vermischen. In die Tomaten füllen, mit 1 Basilikumblatt bedecken, Tomatendeckel auflegen.
Eiweiß: **2 g**

⚐ Sprossen-Frischkäse auf Kohlrabi

1 2 EL körnigen Frischkäse mit Salz und Pfeffer würzen, 1 fein gewürfelte getrocknete Tomate unterheben.
2 Auf zwei etwa 1 cm dicke Scheiben Kohlrabi verteilen, mit 30 g Rettich- oder Radieschensprossen bestreuen.
Eiweiß: **4 g**

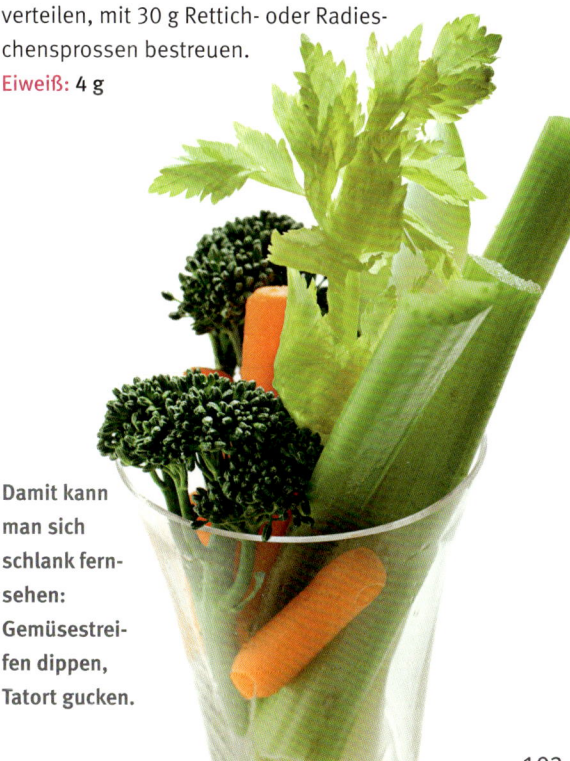

Damit kann man sich schlank fernsehen: Gemüsestreifen dippen, Tatort gucken.

⚡ Rettich mit Schnittlauch-Quark

1 1 Stück Rettich (ca. 10 cm) putzen, schälen und in kräftige Stifte schneiden.
2 100 g Quark (20 % Fett) mit 1 EL Mineralwasser, Salz, Pfeffer und 2 TL Zitronensaft mischen. 1 EL fein geschnittenen Schnittlauch unterheben. Zu den Rettich-Sticks reichen.
Eiweiß: **13 g**

⚡ Gorgonzolacreme mit Chicorée

1 30 g Gorgonzola mit 100 g körnigem Frischkäse vermischen, salzen und pfeffern.
2 1 kleinen Kolben Chicorée putzen und in Blätter zerlegen, mit der Käsecreme anrichten. 1 EL Schnittlauchröllchen darüberstreuen.
Eiweiß: **21 g**

Wissen Sie, warum Putenröllchen glücklich machen? Ganz einfach: Weil sie schnell gehen, den kleinen Appetit mit Freude würzen – und jede Menge Eiweiß für Power und gute Laune liefern.

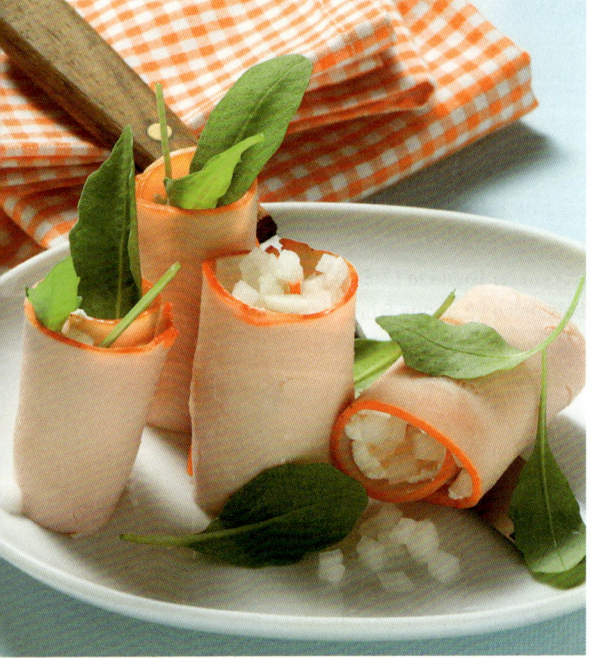

Varianten Abwechslung gefällig? Kombinieren Sie bunte Gemüse-Sticks mit diesen Dips:
✖ Tofu-Dip: 100 g Seidentofu (Reformhaus) mit ½ zerdrückten Knoblauchzehe, 1–2 TL Zitronensaft und 1 EL Rapsöl glatt pürieren. Mit Salz, Pfeffer und ¼ TL abgeriebener Schale von 1 Bio-Zitrone würzen.
✖ Avocado-Dip: ¼ reife Avocado schälen, mit 75 g Joghurt (3,5 % Fett), 1 EL Milch und 1 EL Limettensaft pürieren. Mit Salz, Pfeffer und einigen Spritzern Tabasco abschmecken.

⚡ Dill-Ei

1 1 Ei in 10 Min. hart kochen, abschrecken, pellen und fein hacken. 1 kleine Frühlingszwiebel putzen und klein würfeln.
2 Ei und Zwiebel mit 1 EL Joghurt (3,5 % Fett) vermischen, salzen und pfeffern. 3 Zweige Dill abzupfen, hacken und untermischen.
Eiweiß: **7 g**

⚡ Lachspäckchen mit Meerrettich-Dip

1 2 Scheiben Räucherlachs (ca. 50 g) längs zusammenklappen, pfeffern und mit einigen Dillspitzen bestreuen. Lachs aufrollen und auf Cocktailspießchen stecken.
2 Je 1 EL Quark (20 % Fett) und Joghurt (3,5 % Fett) mit 1–2 TL geriebenem Meerrettich (Glas) und Salz verrühren, dazu reichen.
Eiweiß: **16 g**

⚡ Gefüllte Putenröllchen

1 2 Scheiben Putenbrust-Aufschnitt (ca. 40 g) mit 1 TL Senf und 2 TL Frischkäse bestreichen.
2 1 Stück Rettich (ca. 50 g) schälen, fein würfeln und auf der Putenwurst verteilen.
3 Das Ganze salzen, mit einigen Blättern Rucola bestreuen und zu Röllchen drehen.
Eiweiß: **11 g**

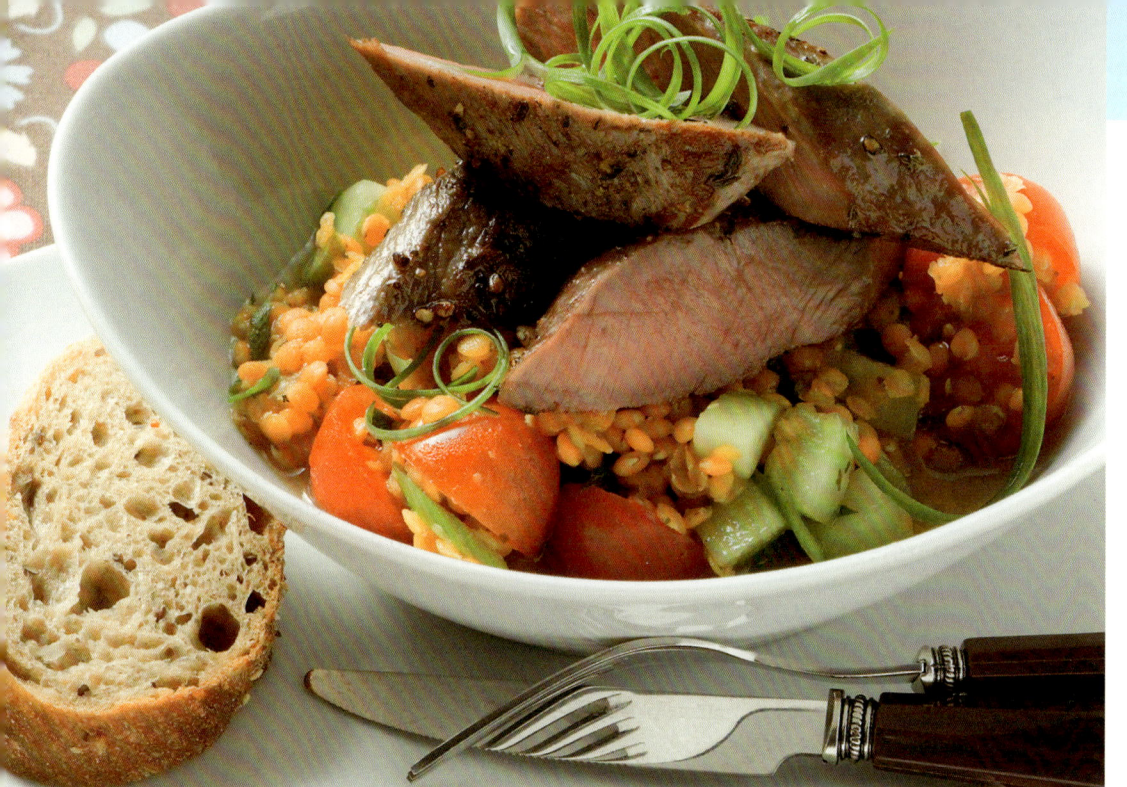

LAUTER KÖSTLICHE
HAUPTSACHEN

Kochen Sie sich einmal am Tag etwas, worauf Sie Lust haben.

✻ Die Rezepte für die Fatburner-Woche sind mit * markiert. Lassen Sie in dieser Woche (außer am letzten Tag) abends die Kohlenhydrat-Beilage weg (Kartoffeln, Nudeln, Reis, Brot). Essen Sie vorweg Suppe oder Salat.

✻ Die Gemüseportionen dürfen Sie beliebig erhöhen. Bei Bedarf auch mehr Eiweiß tanken (Fisch, Geflügel, Fleisch).

✻ Ab der zweiten GLYX-Diät-Woche picken Sie sich einfach heraus, worauf Sie Lust haben. Sorgen Sie für Abwechslung. Nicht jeden Tag Fleisch, öfter mal Fisch und Vegetarisches quer durchs Gemüsebeet.

✻ Für Nudeln und Reis als Beilage ist immer das Rohgewicht angegeben.

🏃 Lammlende mit Linsensalat

(Foto oben)

Für 1 Portion: ⅛ l Gemüsebrühe | 50 g rote Linsen | 150 g Lammlende | Salz | Pfeffer | ½ TL getrockneter Thymian | 1 EL Olivenöl | 2 TL Aceto balsamico | 2 dünne Frühlingszwiebeln | 100 g Salatgurke | 75 g Kirschtomaten

Zubereitung: 30 Min. **Eiweiß:** 42 g

1 Die Brühe aufkochen, Linsen hineinstreuen und zugedeckt bei kleiner Hitze in 6–7 Min. bissfest garen. Auf einem Sieb abtropfen, Brühe auffangen.

2 Die Lende waschen, trockentupfen und rundherum mit Salz, Pfeffer und Thymian einreiben. ½ EL Öl in einer Pfanne stark erhitzen,

Fleisch auf jeder Seite 2 Min. scharf anbraten, bei mittlerer Hitze 4 Min. weiterbraten. Lende in Alufolie wickeln, 10 Min. ruhen lassen.

3 Inzwischen die Linsenbrühe (ca. 50 ml) mit Essig, Salz, Pfeffer und übrigem Öl verrühren. Über die Linsen gießen.

4 Frühlingszwiebeln waschen, putzen und in feine Scheiben schneiden. Gurke schälen und würfeln. Tomaten waschen und halbieren. Alles drei unter die Linsen heben, nachwürzen. Fleisch schräg in 2 cm dicke Scheiben schneiden, mit dem Linsensalat anrichten.

Das schmeckt dazu: 2 Scheibchen Vollkorn-Baguette (40 g).

🏃 Lammfilet mit Tomaten-Rucola-Gemüse

Für 1 Portion: 2 Lammfilets (à 80 g) | Salz | Pfeffer | 175 g Kirschtomaten | 1 kleine Knoblauchzehe | 2 Thymianzweige | 1 Handvoll Rucola | 1 EL Olivenöl | 2 EL Orangensaft

Zubereitung: 20 Min. Eiweiß: 35 g

1 Die Lammfilets waschen, trockentupfen, rundherum salzen und pfeffern. Kirschtomaten waschen. Knoblauch abziehen und in dünne Scheibchen schneiden. Thymian abbrausen. Rucola waschen, trocken schleudern, grobe Stiele entfernen, Blätter hacken.

2 Das Öl in einer beschichteten Pfanne erhitzen. Die Lammfilets mit dem Thymian bei starker Hitze in 3 Min. rundherum braten. Filets herausnehmen, in Alufolie wickeln und 2–3 Min. ziehen lassen.

3 Die Tomaten mit den Knoblauchscheiben im Bratensatz 2–3 Min. braten. Mit Orangensaft ablöschen, salzen und pfeffern. Rucola unter das Gemüse mischen. Lammfilets schräg in Scheiben schneiden und dazu servieren.

Das schmeckt dazu: 2 Scheibchen Vollkorn-Baguette (40 g).

🏃 Rindersteak mit warmer Paprika-Joghurt-Soße

Für 1 Portion: 1 mageres Rinderhüftsteak (ca. 150 g) | 3 TL Olivenöl | ½ TL Kräuter der Provence | 1 kleine rote Paprikaschote | 1 kleine Zwiebel | 1 kleine Knoblauchzehe | Salz | Pfeffer | 1 TL Paprika- oder Tomatenmark | 75 ml Hühnerbrühe | 75 g Naturjoghurt (3,5 % Fett) | ¼ Bund Schnittlauch

Zubereitung: 30 Min. Eiweiß: 38 g

1 Das Fleisch trockentupfen, auf beiden Seiten mit 2 TL Öl und den Kräutern der Provence einreiben. Die Paprikaschote waschen, halbieren, putzen und in kleine Würfel schneiden. Zwiebel abziehen und fein würfeln, Knoblauch schälen.

2 Eine Pfanne stark erhitzen. Das Steak von jeder Seite 1–2 Min. anbraten. Herausnehmen, salzen und pfeffern und in Alufolie wickeln.

3 Die Zwiebel im übrigen Öl glasig dünsten. Knoblauch dazupressen, Paprika hinzufügen und 2–3 Min. andünsten. Paprika- oder Tomatenmark einrühren, Brühe dazugießen und alles unter gelegentlichem Rühren bei mittlerer Hitze 3–4 Min. einkochen lassen.

4 Pfanne vom Herd nehmen, Joghurt unterrühren. Gezogenen Fleischsaft und Steak in die Soße geben, zugedeckt kurz ziehen lassen. Schnittlauch abbrausen, fein schneiden, über Steak und Soße streuen.

Das schmeckt dazu: 2 kleine Pellkartoffeln (ca. 80 g).

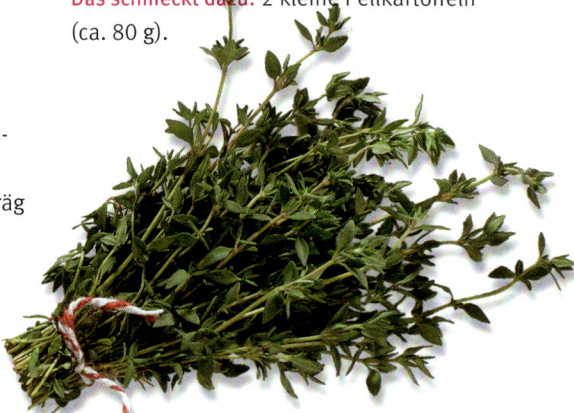

🏃 Kalbsgeschnetzeltes mit Spinat *

Für 1 Portion: 150 g Kalbsschnitzel | Salz | Pfeffer | 100 g Champignons | 75 g junger Blattspinat (ersatzweise aufgetauter TK-Blattspinat) | 1 kleine Zwiebel | 1 kleine Knoblauchzehe | 2 TL Pinienkerne | 1 EL Olivenöl | 50 ml Gemüsebrühe | 2 TL Kapern und 1 TL Kapernsud

Zubereitung: 25 Min. **Eiweiß:** 37 g

1 Das Fleisch trockentupfen und in feine Streifen schneiden, mit Salz und Pfeffer würzen. Pilze abreiben, putzen und in dünne Scheiben schneiden. Spinat putzen, waschen und trocken schleudern. Zwiebel und Knoblauch abziehen und fein würfeln.
2 Die Pinienkerne in einer Pfanne ohne Fett goldbraun rösten, herausnehmen. Das Öl in der Pfanne erhitzen, Fleisch in 1–2 Min. braun anbraten. Auf einem Teller warm halten.
3 Zwiebel und Knoblauch im übrigen Bratfett kurz andünsten. Pilze dazugeben und 2 Min. mitbraten. Mit der Brühe ablösen. Fleisch, Spinat und Kapern untermischen, kurz erwärmen. Mit Salz, Pfeffer und Kapernsud würzen, Pinienkerne darüberstreuen.
Das schmeckt dazu: 40 g kleine Penne-Nudeln.

🏃 Tomaten-Hähnchen mit Mandel-Gremolata

Für 1 Portion: 1 Hähnchenbrustfilet (ca. 160 g) | Salz | Pfeffer | 1 Schalotte | 1 kleine Knoblauchzehe | 1 EL Olivenöl | 1 Dose gehackte Tomaten (200 g Inhalt) | 1 Messerspitze Zimt | ½ Bio-Zitrone | ¼ Bund Petersilie | 2 TL gehackte Mandeln

Zubereitung: 30 Min. **Eiweiß:** 42 g

1 Das Hähnchenfilet waschen, trockentupfen, beidseitig salzen und pfeffern. Schalotte und Knoblauchzehe abziehen und fein hacken.

2 In einer Pfanne das Öl erhitzen, Hähnchenfilet darin von jeder Seite 2–3 Min. scharf anbraten. Herausnehmen und warm stellen.
3 Danach Schalotte und Knoblauch im Bratfett andünsten. Tomaten und 3 EL Wasser dazugeben, mit Salz, Pfeffer und Zimt würzen. Offen 5 Min. einkochen lassen.
4 Inzwischen für die Gremolata die Zitrone heiß waschen, abtrocknen und die Schale fein abreiben. Petersilie waschen, trocken schütteln, abzupfen und fein hacken. Beides mit den Mandeln gut mischen.
5 Hähnchenfilet in die Soße einlegen und zugedeckt bei milder Hitze noch 6–7 Min. mitschmoren. Mit der Gremolata bestreuen.
Das schmeckt dazu: 40 g Naturreis oder ½ Roggen-Sauerteigbrötchen (40 g)

🏃 Gefüllte Hähnchenbrust mit Feta

Für 2 Portionen: 2 Hähnchenbrustfilets (à 170 g) | 75 g Feta | 20 g grüne Oliven (ohne Stein) | 1 kleiner Zweig Rosmarin | Salz | Pfeffer | 1 Fenchelknolle (ca. 300 g) | 1 kleine Zwiebel | 1 Knoblauchzehe | 2 EL Olivenöl | 80 g Parboiled-Naturreis | 200 ml Gemüsebrühe | 1 EL Zitronensaft | kleine Holzstäbchen

Zubereitung: 45 Min.
Eiweiß pro Portion: 52 g

1 Die Hähnchenfilets waschen, trockentupfen und längs auf-, aber nicht durchschneiden. Feta und Oliven fein würfeln. Rosmarin abbrausen, trocken schütteln, Blätter abzupfen und hacken. Mit Feta und Oliven mischen, in die Filets füllen, mit Holzstäbchen zustecken, salzen, pfeffern.
2 Den Fenchel waschen, putzen, vierteln und in feine Streifen schneiden. Zwiebel abziehen und fein würfeln, Knoblauch schälen.
3 1 EL Öl erhitzen, Zwiebel glasig dünsten. Reis und Fenchel einrühren, Knoblauch dazu-

197

pressen, kurz mit braten. Mit der heißen Brühe auffüllen und offen 20 Min. garen, dabei ab und zu umrühren.

4 Inzwischen das übrige Öl in einer (Grill-)Pfanne stark erhitzen. Hähnchenfilets von jeder Seite 6–7 Min. braten.

5 Den Fenchelreis mit Salz, Pfeffer und Zitronensaft würzen und zu den Filets servieren.

🏃 Puten-Päckchen mediterran

Für 1 Portion: 1 festkochende Kartoffel (ca. 80 g) | 125 g Zucchini | 1 Tomate | 1 kleiner Zweig Rosmarin | 3 Zweige Thymian | 150 g Putenbrustfilet | 1 ½ EL Olivenöl | Salz | Pfeffer | 1 Bogen Backpapier (ca. 40 x 40 cm)

Zubereitung: 25 Min. (plus 25 Min. Garzeit im Ofen) Eiweiß: 42 g

1 Kartoffel schälen, Zucchini waschen, beides in 1 cm große Würfel schneiden. Tomate waschen, halbieren, entkernen und das Fruchtfleisch würfeln. Rosmarin und Thymian abbrausen, Blättchen abstreifen und hacken.

Damit kann man sich auch Freunde machen: Kerzenlicht, guter Wein, Spitzkohl-Wok mit Ente.

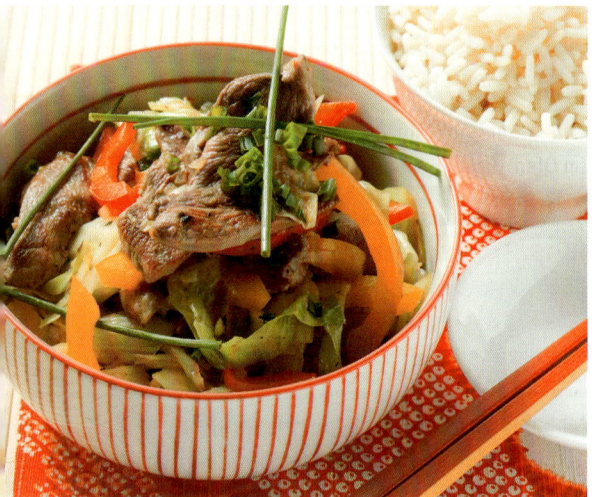

2 Den Backofen auf 200° (Umluft 180°) vorheizen. Das Putenfilet trockentupfen. In einer Pfanne ½ EL Olivenöl erhitzen, das Fleisch darin 2 Min. anbraten. Herausnehmen, salzen und pfeffern.

3 Kartoffel- und Zucchiniwürfel im Bratfett 2 Min. unter Wenden braten. Mit Salz, Pfeffer und Kräutern würzen.

4 Das Putenfilet auf das Backpapier legen. Kartoffel, Zucchini und Tomate darauf verteilen. Mit 1 EL Öl beträufeln. Das Papier über dem Fleisch zusammenfalzen und an den Seiten mit Küchengarn wie ein Bonbon zubinden. Die Päckchen auf ein Backblech legen. Im Ofen (2. Schiene von unten) 25 Min. backen.

🏃 Spitzkohl-Wok mit Ente

Für 2 Portionen: 200 g Spitzkohl (oder zarter Weißkohl) | je 1 kleine rote und gelbe Paprika | 1 kleine Zwiebel | 1 Knoblauchzehe | 1 Entenbrustfilet (ca. 350 g) | 2 EL Öl | Salz | Pfeffer | 75 ml Gemüsebrühe | 2–3 EL Sojasoße | 1 g Johannisbrotkernmehl | ½ Bund Schnittlauch

Zubereitung: 35 Min. Eiweiß pro Portion: 35 g

1 Kohl und Paprikaschoten halbieren, putzen, waschen und in feine Streifen schneiden. Zwiebel und Knoblauch abziehen und fein hacken. Die fette Hautschicht vom Entenfilet abziehen und wegwerfen, das schiere Fleisch in dünne Streifen schneiden.

2 Erst den Wok, dann 1 EL Öl darin stark erhitzen. Fleisch kräftig in 2–3 Min. unter Wenden anbraten. Herausnehmen, salzen und pfeffern.

3 Das übrige Öl im Wok erhitzen. Zwiebel und Knoblauch kurz anbraten. Kohl- und Paprikastreifen dazugeben und 2–3 Min. unter Rühren braten. Brühe und Sojasoße dazugießen, alles 3 Min. dünsten. Johannisbrotkernmehl einrühren, Fleisch untermischen. Schnittlauch abbrausen, trocken schütteln, fein schneiden und zum Schluss obendrauf streuen.

Das schmeckt dazu: pro Portion 40 g Parboiled-Naturreis.

🏃 Schollenfilets in Parmesanhülle mit Gurkensalat

Für 2 Portionen: 350 g Schollenfilets (ersatzweise Pangasius- oder Forellenfilets) | 3 EL Zitronensaft | Salz | Pfeffer | 1 Ei | 7 EL Milch (3,5 % Fett) | 2 EL geriebener Parmesan | 2 EL Weizenmehl (Type 1050) | 2 EL Olivenöl | 75 g Joghurt (3,5 % Fett) | 1 Frühlingszwiebel | 300 g Salatgurke

Zubereitung: 25 Min. **Eiweiß** pro Portion: 41 g

1 Die Schollenfilets waschen, trockentupfen, mit 2 EL Zitronensaft beträufeln und mit Salz und Pfeffer würzen. Das Ei mit 4 EL Milch und Parmesan verrühren. Fischfilets erst im Mehl wenden, dann durch die Eiermasse ziehen.
2 Das Öl in einer großen beschichteten Pfanne erhitzen. Die Schollenfilets darin von jeder Seite 2–3 Min. anbraten.
3 Inzwischen den Joghurt mit dem übrigen Zitronensaft, 3 EL Milch, Salz und Pfeffer verrühren. Frühlingszwiebel waschen, putzen und fein schneiden. Gurke schälen, in dünne Scheiben schneiden oder hobeln, zusammen untermischen. Den Gurkensalat zum Fisch servieren.
Das schmeckt dazu: pro Portion ½ Roggen-Sauerteigbrötchen (40 g).

🏃 Pangasiusfilet auf Shiitake-Paprika-Gemüse *

Für 1 Portion: 200 g Pangasiusfischfilet | 1 EL Zitronensaft | Salz | Pfeffer | je ½ rote und gelbe Paprikaschote | 75 g Shiitakepilze (ersatzweise

Egerlinge) | 1 kleine rote Zwiebel | 1 EL Olivenöl | ⅛ l Gemüsefond (Glas) oder -brühe | 1 TL gehackter Thymian | 3–4 Basilikumblätter

Zubereitung: 30 Min. **Eiweiß:** 50 g

1 Das Fischfilet abbrausen, trockentupfen, beidseitig mit Zitronensaft beträufeln, salzen und pfeffern. Paprikaschoten waschen, halbieren, putzen und in 2 cm große Stücke schneiden. Shiitake abreiben, Stiele entfernen, Pilzkappen vierteln. Die Zwiebel abziehen, vierteln und in feine Streifen schneiden.
2 Das Öl in einem Topf erhitzen. Zwiebel darin glasig dünsten. Paprika und Shiitake dazugeben und 2 Min. mitdünsten. Den Fond oder die Brühe dazugießen. Mit Salz, Pfeffer und Thymian würzen. Fischfilet auf das Gemüse legen und zugedeckt bei mittlerer Hitze 8–10 Min. dünsten.
3 Basilikumblätter abreiben, grob hacken und vor dem Servieren aufstreuen.
Das schmeckt dazu: 40 g Parboiled-Naturreis.

🏃 Forellen-Kräuter-Päckchen *

Für 1 Portion: 1 küchenfertige, ausgenommene Forelle (350–400 g) | 1 kleine Knoblauchzehe | 1 EL Olivenöl | Salz | Pfeffer | ½ Bund Kräuter (etwa Petersilie, Schnittlauch, Dill, Basilikum) | ½ Bio-Zitrone | Öl zum Einfetten | Alufolie

Zubereitung: 20 Min. (plus 20–30 Min. Garzeit im Ofen) **Eiweiß:** 79 g

1 Den Backofen auf 200° (Umluft 180°) vorheizen. Forelle unter kaltem Wasser gut waschen und trockentupfen. Knoblauchzehe schälen, zerdrücken und mit dem Olivenöl, Salz und Pfeffer verrühren. Forelle innen und außen mit dem Gewürzöl einstreichen. Kräuter abbrausen, trocken schütteln, Blätter abzupfen und hacken. Die Zitrone heiß waschen, abtrocknen und in Scheiben schneiden.

2 Ein ausreichend großes Stück Alufolie mit Öl einfetten, mit den Zitronenscheiben belegen. Die Hälfte der Kräuter darauf verteilen. Die gewürzte Forelle darauflegen, die Folie über dem Fisch zusammenfalzen. Seiten fest zusammenrollen, Enden nach oben klappen. Päckchen auf ein Blech legen und im Ofen (Mitte) 20–30 Min. backen. Vor dem Servieren mit den übrigen Kräutern bestreuen.

Das schmeckt dazu: 2 kleine Pellkartoffeln (100 g) und ein Blattsalat mit GLYX-Vinaigrette (Rezept Seite 175).

und Safran hineingeben, 3 Min. mitdünsten. Fond dazugießen, aufkochen lassen und alles 10 Min. bei mittlerer Hitze garen.

3 Inzwischen das Fischfilet waschen, trockentupfen und in mundgerechte Stücke schneiden. In die Suppe geben und noch 5 Min. bei milder Hitze mitkochen lassen. Suppe mit Salz und Pfeffer würzen und mit der Sojacreme verfeinern. Fenchelgrün hacken, aufstreuen.

Das schmeckt dazu: 1 kleine Scheibe Roggen-Sauerteigbrot (40 g).

🏃 Fischsuppe mit Fenchel

Für 1 Portion: 1 zarte Fenchelknolle (ca. 200 g) | 1 kleine Möhre | 1 Schalotte | 1 kleine Knoblauchzehe | ½ EL Olivenöl | ½ Döschen gemahlener Safran | ¼ l Fischfond (Glas) | 150 g Bio-Rotbarschfilet | Salz | Pfeffer | 2 EL Sojacreme (Reformhaus)

Zubereitung: 30 Min. **Eiweiß:** 35 g

1 Die Fenchelknolle waschen, putzen und das Fenchelgrün beiseitelegen. Die Knolle vierteln, vom Strunk befreien und in feine Streifen schneiden. Möhre putzen, schälen und in dünne Scheiben schneiden. Schalotte und Knoblauch abziehen und fein würfeln.

2 In einem Topf das Öl erhitzen, Schalotte und Knoblauch darin andünsten. Gemüse

🏃 Zucchini-Lachs-Ragout

Für 2 Portionen: 300 g Lachsfilet (ohne Haut) | Salz | Pfeffer | 1–2 TL Zitronensaft | 300 g junge Zucchini | 1 kleine Zwiebel | 1 EL Olivenöl | 2 TL feines Dinkel-Vollkornmehl | 200 ml Gemüsebrühe | 1 EL Schmand | 2 TL scharfer Senf | ½ Bund Dill

Zubereitung: 30 Min. **Eiweiß** pro Portion: 32 g

1 Lachsfilet kalt abbrausen, trockentupfen und in 2 cm große Würfel schneiden. Mit Salz, Pfeffer und Zitronensaft würzen. Zucchini waschen, putzen und in 1 cm dicke Stifte schneiden. Zwiebel abziehen und fein würfeln.

2 Das Öl in einer großen Pfanne erhitzen, Zucchini und Zwiebel darin 2 Min. braten. Mit dem Mehl bestäuben, kurz anrösten. Brühe dazugießen, unter Rühren aufkochen und offen bei mittlerer Hitze 5 Min. garen.

3 Schmand und Senf einrühren. Lachs dazugeben und alles zugedeckt weitere 6–7 Min. bei milder Hitze kochen lassen.

4 Inzwischen den Dill abbrausen, trocken schütteln, abzupfen und hacken. Ragout salzen und pfeffern, Dill aufstreuen.

Das schmeckt dazu: pro Portion 40 g Naturreis-Wildreis-Mischung oder 2 kleine Pellkartoffeln (80 g), in 2 TL Olivenöl goldbraun gebraten.

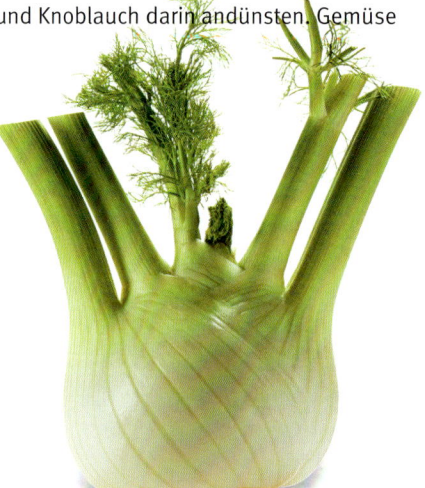

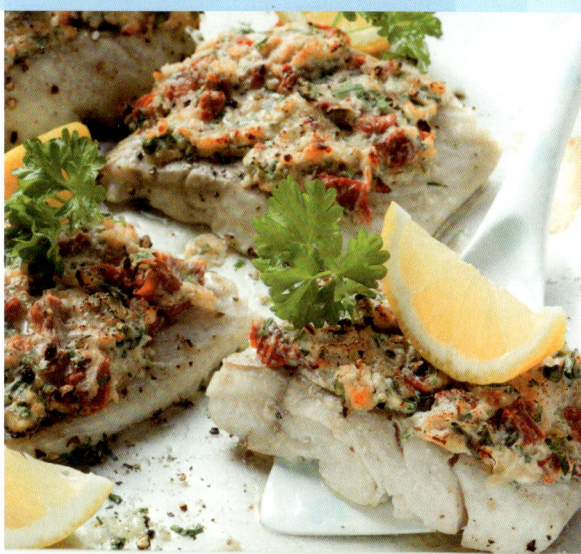

🏃 Seelachsfilet mit Tomatenkruste

Für 2 Portionen: 400 g Seelachsfilet | Salz | Pfeffer | 2 EL Zitronensaft | ½ Bund Petersilie | 4 getrocknete Tomaten in Öl (ca. 20 g) | 2 EL geriebener Parmesan | 2 EL Ricotta | Öl für die Form

Zubereitung: 25 Min. **Eiweiß pro Portion:** 43 g

1 Den Backofen auf 200° (Umluft 180°) vorheizen. Die Fischfilets waschen, trockentupfen, beidseitig salzen und pfeffern und mit Zitronensaft beträufeln. Eine Gratinform einfetten, Fischfilets hineinlegen.
2 Petersilie abbrausen, abzupfen und hacken. Tomaten abtropfen lassen und in kleine Würfel schneiden. Mit Petersilie, Parmesan und Ricotta vermischen, salzen und pfeffern. Die Mischung auf dem Fisch verteilen. Im Ofen (Mitte) 20 Min. überbacken.
Das schmeckt dazu: pro Portion 40 g Parboiled-Naturreis, darunter eine Handvoll grob gehackten Rucola mischen.

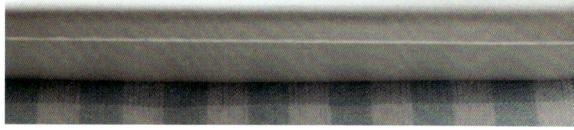

Da läuft einem das Meer im Mund zusammen: Seelachsfilet mit Tomatenkruste ...

🏃 Gemüse-Tortilla *

Für 1 Portion: ½ zarter Kohlrabi (ca. 150 g) | 50 g Zuckerschoten | 1 Tomate (ca. 100 g) | 1 Schalotte | 1 Handvoll Rucola | ½ EL Olivenöl | 2 Eier | 2 EL Milch (3,5 % Fett) | Salz | Pfeffer | edelsüßes Paprikapulver

Zubereitung: 30 Min. **Eiweiß:** 21 g

1 Die Kohlrabihälfte schälen, halbieren und in dünne Scheiben schneiden. Die Zuckerschoten waschen, putzen und schräg halbieren. Die Tomaten abbrausen und in dünne Spalten schneiden. Die Schalotte abziehen und in feine Streifen schneiden. Den Rucola waschen, trocken schütteln, Stiele abknipsen, Blätter grob hacken.
2 In einer kleinen Pfanne das Öl erhitzen. Schalottenstreifen darin glasig dünsten. Kohl-rabi und Zuckerschoten dazugeben, 3 Min. bei mittlerer Hitze andünsten. Die Tomaten zum Gemüse geben.
3 Die Eier mit der Milch verquirlen, mit Salz, Pfeffer und Paprika würzen. Über das Gemüse gießen. Die Tortilla mit dem Rucola bestreuen und in der geschlossenen Pfanne bei milder Hitze 8–10 Min. stocken lassen.
Das schmeckt dazu: 1 kleine Scheibe Roggen-Sauerteigbrot (40 g).

🏃 Ofen-Gemüse mit Zitronen-Kapern-Dip *

Für 2 Portionen: 300 g Blumenkohl | 150 g grüne Bohnen (tiefgefroren) | 2 Knoblauchzehen | 2 Zweige Rosmarin | 5 Zweige Thymian | Salz | Pfeffer | 3 EL Olivenöl | 150 ml Gemüsebrühe | 150 g Kirschtomaten | 250 g Quark (20 % Fett) | 6 EL Milch (3,5 % Fett) | 1 Bio-Zitrone | 2 TL Senf | 1 EL Kapern

Zubereitung: 15 Min. (plus 30 Min. Backzeit im Ofen Eiweiß pro Portion: 22 g

1 Den Backofen auf 200° (Umluft nicht empfehlenswert) vorheizen. Eine Blechform, zum Beispiel Tarte- oder Quicheform, mit vorheizen. Gemüse waschen und putzen oder schälen. Blumenkohl in Röschen schneiden. Bohnen antauen lassen. Knoblauchzehen schälen und in feine Scheiben schneiden.
2 Kräuter abbrausen, trocken schütteln, mit dem Gemüse mischen, salzen und pfeffern. In die Form im Ofen geben. Mit Öl und Brühe begießen. Im Ofen (2. Schiene von unten) 30 Min. backen. Die Tomaten waschen, nach 15 Min. zum Gemüse geben.
3 Für den Dip Quark und Milch cremig rühren. Zitrone heiß waschen und abtrocknen. Die Schale fein abreiben, mit 2 TL Zitronensaft und dem Senf unter den Quark rühren. Salzen und pfeffern. Kapern daraufstreuen. Quark-Dip zum Gemüse servieren.
Das schmeckt dazu: pro Portion 2 kleine Pellkartoffeln (80 g) oder 40 g Bulgur.

Orientalisches Kichererbsen-Curry darf auf der GLYX-Gourmet-Weltreise nicht fehlen.

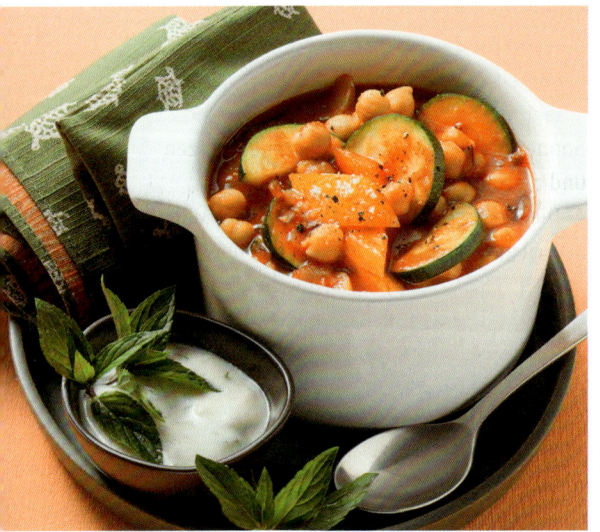

⚐ Orientalisches Kichererbsen-Curry

Für 2 Portionen: 1 kleine gelbe Paprikaschote | 1 junger Zucchino | 1 rote Zwiebel | 1 Dose Kichererbsen (240 g Abtropfgewicht) | 1 EL Olivenöl | 2 TL Curry | ⅛ l Gemüsebrühe | Salz | Pfeffer | 200 ml Tomatensaft | 150 g Seidentofu (cremig gerührt; Reformhaus) | 1 EL Zitronensaft | 1 EL fein gehackte Minze

Zubereitung: 25 Min. Eiweiß pro Portion: 27 g

1 Die Paprikaschote und Zucchino waschen und putzen, Paprika in Würfel, Zucchino längs halbieren und in Scheiben schneiden. Zwiebel abziehen und würfeln. Die Kichererbsen in einem Sieb abbrausen und abtropfen lassen.
2 Das Öl in einem breiten Topf erhitzen, Zwiebel darin glasig dünsten. Paprika und Zucchino 2 Min. mitdünsten. Mit Curry bestäuben, kurz anschwitzen. Brühe dazugießen, mit Salz und Pfeffer würzen. Tomatensaft und Kichererbsen einrühren, alles zugedeckt bei milder Hitze 10 Min. kochen.
3 Den Seidentofu mit Zitronensaft und Minze pürieren. Das Curry noch mal abschmecken, den Tofu-Dip dazu reichen.

Tipp Eine typisch orientalische Note bringt 1 TL gemahlener Kreuzkümmel.

⚐ Ratatouille mit Mozzarella *

Für 2 Portionen: 1 Zwiebel | 1 Knoblauchzehe | 1 kleine gelbe Paprikaschote | 200 g Aubergine | 150 g Zucchini | 350 g Tomaten | 2 EL Olivenöl | 6 EL Gemüsebrühe | Salz | Pfeffer | 2 TL Kräuter der Provence | 250 g Mozzarella | einige Basilikumblätter

Zubereitung: 35 Min. Eiweiß pro Portion: 29 g

1 Die Zwiebel abziehen, halbieren und quer in dünne Scheiben schneiden. Knoblauch abziehen und hacken. Paprikaschote, Aubergine und Zucchini putzen und waschen. Paprika in 2 cm große Würfel schneiden. Aubergine längs vierteln, Zucchino längs halbieren, beides in Scheiben schneiden. Tomaten überbrühen, kalt abschrecken, häuten und vierteln.

2 In einer großen Pfanne das Öl erhitzen. Zwiebel darin kurz andünsten. Paprika, Auberginen- und Zucchinischeiben sowie Knoblauch dazugeben und unter Rühren 3 Min. anbraten. Tomaten untermischen. Brühe dazugießen. Mit Salz, Pfeffer und Kräutern der Provence würzen. Zugedeckt bei mittlerer Hitze 8–10 Min. schmoren.

3 Inzwischen Mozzarella abgießen, in Scheiben schneiden und auf das Gemüse legen. Deckel auflegen und bei milder Hitze noch 5 Min. ziehen lassen, bis der Käse geschmolzen ist. Mit Basilikum bestreut servieren.

Das schmeckt dazu: pro Portion 40 g Hartweizen-Nudeln oder 1 kleine Scheibe Roggen-Sauerteigbrot (40 g).

Tomaten-Feta in Folie *

Für 1 Portion: 1 Scheibe Feta (ca. 150 g) | 1 große Tomate | 30 g grüne Oliven mit Paprikafüllung | 1 Knoblauchzehe | 3–4 Zwelge frischer Oregano | Pfeffer | 1 EL Olivenöl | extrastarke Alufolie | Olivenöl zum Einfetten

Zubereitung: 25 Min. **Eiweiß:** 22 g

1 Den Backofen auf 220° (Umluft 200°) vorheizen. Fetascheibe quer halbieren. Tomate waschen, vom Stielansatz befreien, in knapp 1 cm dicke Scheiben schneiden. Oliven in Scheibchen schneiden, Knoblauch abziehen und ebenfalls in dünne Scheiben schneiden. Oregano abbrausen.

2 Ein Stück Alufolie (ca. 35 x 25 cm) mit Olivenöl bestreichen. Darauf die Tomaten- und Fetascheiben abwechselnd überlappend schichten. Mit Oliven und Knoblauch bestreu-

en, die Oreganozweige darauflegen und alles pfeffern. Mit dem Olivenöl beträufeln. Die Alufolie über dem Käse und an der Seite schließen. Im Ofen (Mitte) 10–15 Min. garen.

Das schmeckt dazu: 2 Scheibchen Vollkorn-Baguette (40 g).

Gratinierter Brokkoli mit Quark

Für 2 Portionen: 300 g Brokkoli | 1 zarte Stange Lauch | Salz | 2 EL Sonnenblumenkerne | Pfeffer | 6 EL Gemüsebrühe | 2 Eier | 125 g Quark (20 % Fett) | 100 ml Milch (3,5 % Fett) | 1 EL Olivenöl | 2 EL frisch geriebener Parmesan | ½ Bund Petersilie | Öl für die Form

Zubereitung: 20 Min. (plus 20 Min. Backzeit im Ofen) **Eiweiß** pro Portion: 28 g

1 Den Brokkoli waschen, putzen, in Röschen zerlegen, Stiele schälen und in Stücke schneiden. Lauch waschen, putzen und schräg in Scheiben schneiden. Brokkoli in kochendem Salzwasser 3 Min., Lauch 2 Min. blanchieren. Zusammen abgießen, abschrecken und gut abtropfen lassen.

2 Backofen auf 200° (Umluft nicht empfehlenswert!) vorheizen. Die Sonnenblumenkerne in einer trockenen Pfanne goldbraun rösten, abkühlen.

3 Eine Gratinform einfetten, Gemüse und Sonnenblumenkerne darin verteilen, salzen und pfeffern. Brühe angießen.

4 Die Eier trennen. Eigelbe mit Quark, Milch und Öl gründlich verrühren, salzen und pfeffern. Eiweiß steif schlagen, mit dem Käse unterheben. Die Quarkmasse auf dem Gemüse verteilen. Im Ofen auf der 2. Schiene von unten 20–25 Min. backen. Petersilie waschen, trocken schütteln, abzupfen und hacken. Vor dem Servieren darüberstreuen.

Das schmeckt dazu: pro Portion 2 kleine Pellkartoffeln (80 g).

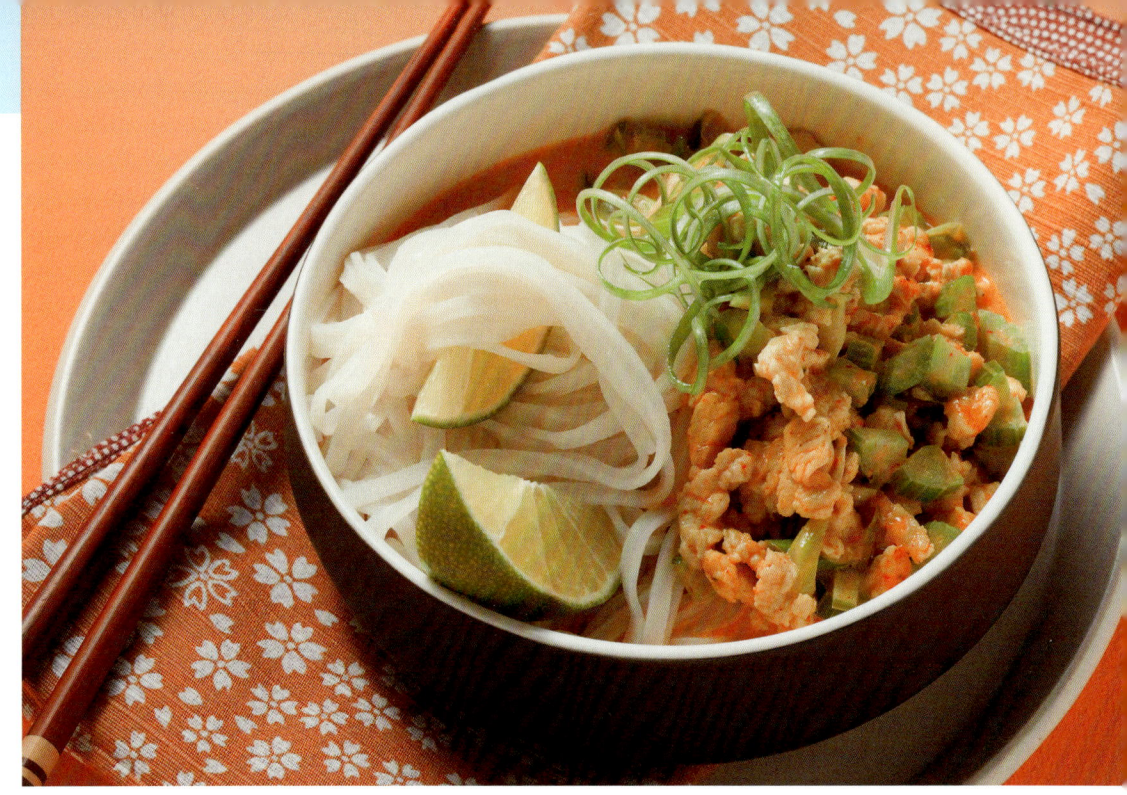

PLUS: NIX BASTA MIT PASTA

✖ Wer keine Lust hat, aufwendig zu kochen, ist mit einer schnellen Nudelsoße gut bedient. Dazu pro Portion 40 g Nudeln (Rohgewicht) – wie Spaghetti, Linguine, Tagliatelle, Penne, Rigatoni, Spirelli – al dente kochen, während Sie die Soße zubereiten.

✖ Fehlt noch Eiweiß für den Tag? Einfach mit einem Milch- oder Sojaprodukt Ihrer Wahl aufstocken.

✖ Wenn die Rezepte für 2 Portionen berechnet sind, Sie aber nur 1 Portion brauchen, dann schmeckt die Soße sicher auch am nächsten Tag noch mal – oder Sie frieren die zweite Portion einfach ein.

✖ Gäste kommen? Dann das Soßenrezept einfach vervielfachen und für die Gäste die Nudelportion auf 100 g pro Portion erhöhen.

🏃 Kokos-Curry-Soße mit Pute

(Foto oben)

Für 2 Portionen: 100 g Putenbrustfilet | 2 Frühlingszwiebeln | 1 Stange Staudensellerie | 1 EL Öl | 150 g ungesüßte Kokosmilch (Dose) | 1–2 TL gelbe Currypaste (Asienregal) | Salz | Pfeffer | 1–2 TL Limettensaft

Zubereitung: 20 Min.
Eiweiß pro Portion: 14 g

1 Fleisch waschen, trockentupfen und sehr fein würfeln. Frühlingszwiebeln waschen, putzen, das Weiße und Hellgrüne in feine Ringe schneiden. Sellerie putzen und klein würfeln.
2 Öl erhitzen, Fleisch in 2–3 Min. anbraten. Das Weiße der Zwiebeln und Sellerie dazu-

geben, kurz andünsten. Mit der Kokosmilch aufgießen, aufkochen lassen. Currypaste einrühren und offen bei mittlerer Hitze 5–6 Min. garen, bis die Soße sämig ist. Mit Salz, Pfeffer und Limettensaft abschmecken. Das Grüne der Frühlingszwiebeln aufstreuen.

Das passt dazu: 40 g Reisnudeln pro Portion, wie auf dem Foto – für echtes Asia-Feeling.

🏃 Blitz-Bolognese

Für 2 Portionen: 1 kleine Zwiebel | 1 Knoblauchzehe | 1 EL Olivenöl | 50 g Tiefkühl-Suppengrün | 150 g Tatar | 75 ml Fleischbrühe | 1 Dose gehackte Tomaten (200 g Inhalt) | 1 TL getrocknete italienische Kräuter | Salz | Pfeffer

Zubereitung: 20 Min.
Eiweiß pro Portion: 18 g

1 Zwiebel und Knoblauch abziehen, fein würfeln und in dem Öl kurz anbraten. Gefrorenes Suppengrün dazugeben, Tatar untermischen und alles bei starker Hitze 5 Min. dünsten, bis das Fleisch braun ist.
2 Mit der Brühe ablöschen, Tomaten und Kräuter dazugeben. Alles bei mittlerer Hitze ohne Deckel 10 Min. schmoren lassen. Mit Salz und Pfeffer abschmecken.

🏃 Ultraschnell: Alio e olio

Für 2 Portionen: 3 Knoblauchzehen | 1 rote Peperoni | 4 EL Olivenöl | Pfeffer

Zubereitung: 10 Min.
Eiweiß pro Portion: 0 g

1 Die Knoblauchzehen schälen und in dünne Scheiben schneiden. Die Peperoni waschen, putzen und sehr fein würfeln.
2 Das Olivenöl erhitzen, Knoblauch und Peperoni darin leicht anbraten, kräftig pfeffern.

🏃 Thunfischsoße

Für 2 Portionen: 1 kleine Zwiebel | 1 EL Olivenöl | 1 TL feines Dinkel- oder Weizenvollkornmehl | 150 ml Milch (3,5 % Fett) | 150 ml Gemüsebrühe | 1 Dose Thunfisch naturell (140 g Abtropfgewicht) | Salz | Pfeffer | 1–2 TL Zitronensaft | 1–2 TL Kapern | 4 Zweige Petersilie

Zubereitung: 20 Min.
Eiweiß pro Portion: 17 g

1 Zwiebel abziehen, fein würfeln und im Öl glasig dünsten. Mit Mehl bestäuben, kurz anschwitzen. Mit Milch und Brühe ablöschen, aufkochen und bei milder Hitze 5 Min. kochen.
2 Den Thunfisch abgießen, abtropfen lassen und zerpflücken. Die Hälfte davon in die Soße geben und glatt pürieren. Mit Salz, Pfeffer und Zitronensaft würzen. Übrigen Thunfisch und Kapern unterrühren. Petersilie waschen, trocken schütteln, hacken und aufstreuen.

🏃 Brokkoli-Nuss-Soße

Für 2 Portionen: 1 EL Haselnüsse, gehobelt oder gehackt | 300 g Brokkoliröschen | Salz | 100 g Frischkäse | Pfeffer | geriebene Muskatnuss

Zubereitung: 25 Min.
Eiweiß pro Portion: 12 g

1 Die Nüsse in einer Pfanne ohne Fett anrösten, vom Herd nehmen und abkühlen lassen.
2 Brokkoli waschen, in kleine Röschen zerlegen. In kochendem Salzwasser 3 Min. blanchieren, abgießen, 4–5 EL Kochsud auffangen. Brokkoli abschrecken und abtropfen lassen. Die Hälfte mit der Brühe glatt pürieren.
3 Den Frischkäse unter Rühren erhitzen, das Brokkolipüree untermischen, kurz aufkochen lassen. Mit Salz, Pfeffer und Muskat würzen. Die übrigen Brokkoliröschen unterheben und die Nüsse darüberstreuen.

☝ Gemüsesoße

Für 2 Portionen: 100 g Zucchini | 1 kleine gelbe Paprikaschote | 1 kleine Zwiebel | 1 Knoblauchzehe | 1 EL Olivenöl | 1 Dose geschälte Tomaten (240 g Abtropfgewicht) | Salz | Pfeffer | 1 TL Kräuter der Provence

Zubereitung: 25 Min.
Eiweiß pro Portion: 3 g

1 Zucchini und Paprika waschen, putzen und in kleine Würfel schneiden. Zwiebel und Knoblauch abziehen und fein würfeln.
2 Das Öl erhitzen, Zwiebel darin glasig dünsten. Paprika und Zucchini dazugeben, 2–3 Min. mitdünsten. Knoblauch hinzufügen. Tomaten samt Saft einrühren, Tomaten mit einem Kochlöffel zerdrücken, salzen und pfeffern. Mit den Kräutern würzen. Das Ganze 10 Min. bei mittlerer Hitze ohne Deckel einkochen lassen. Nochmal abschmecken.

Mal wieder zeitlos? Blitzschnell, supergesund, turboköstlich: Pasta mit bunter Gemüsesoße

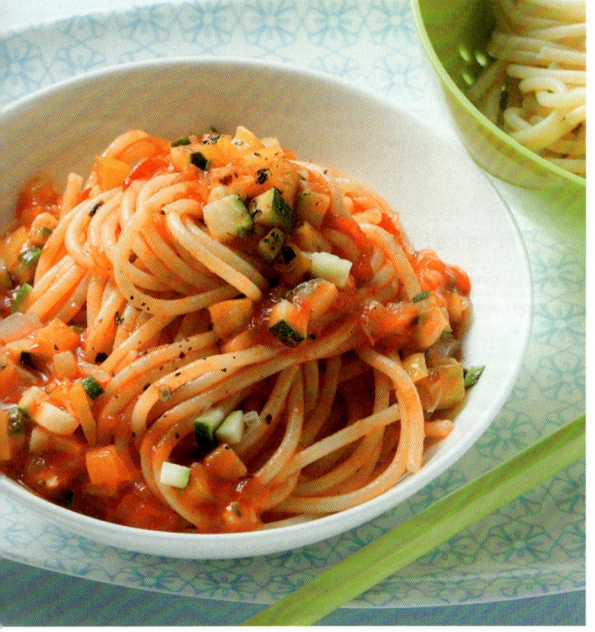

☝ Spinat-Feta-Soße

Für 2 Portionen: 1 Schalotte | 1 Knoblauchzehe | 1 EL Olivenöl | 125 g Tiefkühl-Blattspinat | 6 EL Gemüsebrühe | 100 g Feta | 1 EL Schmand (oder saure Sahne) | Pfeffer | 1–2 TL Zitronensaft

Zubereitung: 20 Min.
Eiweiß pro Portion: 9 g

1 Schalotte und Knoblauch abziehen, fein hacken. Öl erhitzen, Schalotte glasig dünsten. Gefrorenen Spinat und Knoblauch dazugeben, mit der Brühe aufgießen und zugedeckt bei mittlerer Hitze 6–8 Min. dünsten, ab und zu umrühren.
2 Feta und Schmand mit einer Gabel fein zerdrücken, unter den Spinat heben. 5 Min. erhitzen, aber nicht kochen lassen. Mit Pfeffer und Zitronensaft abschmecken.

☝ Walnuss-Pilz-Soße

Für 2 Portionen: 20 g Walnusskerne | 150 g Champignons oder Egerlinge | 1 Schalotte | 1 Knoblauchzehe | 1 EL Olivenöl | 75 ml Gemüsebrühe | 4 EL Sojacreme (Reformhaus) | Salz | Pfeffer | ¼ Bund Schnittlauch

Zubereitung: 20 Min.
Eiweiß pro Portion: 4 g

1 Nüsse grob hacken, in einer Pfanne ohne Fett anrösten. Abkühlen lassen.
2 Die Pilze abreiben, putzen, halbieren oder vierteln. Schalotte und Knoblauch abziehen und fein würfeln. Öl in einer Pfanne erhitzen, Schalotte glasig dünsten, Pilze und Knoblauch dazugeben, 2 Min. mitdünsten. Mit der Brühe ablöschen, aufkochen. Sojacreme einrühren, 2–3 Min. einkochen lassen. Mit Salz und Pfeffer würzen.
3 Nüsse in die Soße geben. Schnittlauch abbrausen, fein schneiden und daraufstreuen.

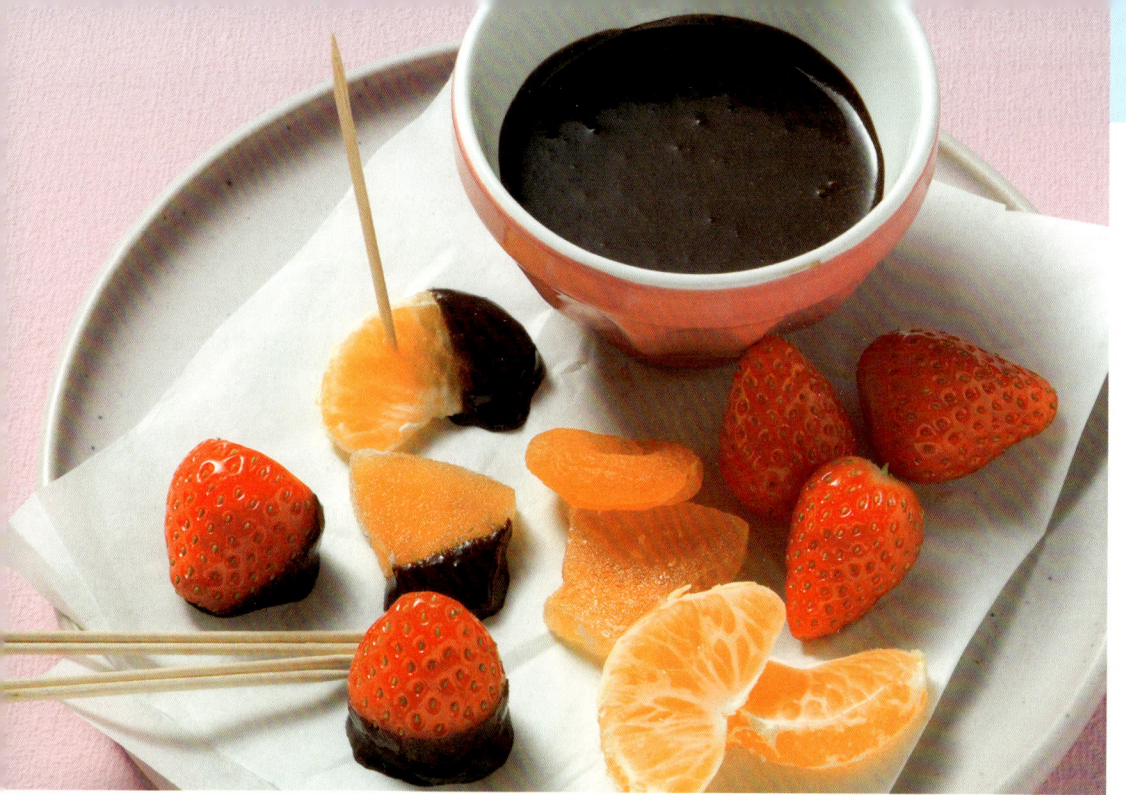

FÜR NASCHKÄTZCHEN
WAS SÜSSES

Auch auf Süßes muss man nicht verzichten. Greifen Sie ins Schatzkästchen der Natur, und zaubern Sie mit Früchten leckere Naschereien. Da darf auch ab und zu das Sahnehäubchen nicht fehlen.

✷ Genießen Sie die Süßigkeiten bitte immer gleich als Dessert nach dem Essen. Denn wer zwischendurch ins süße Naschkästchen greift, lockt Insulin. Und solange Insulin im Blut schwimmt, verbrennt der Körper kein Fett.

✷ Die folgenden Rezepte bis Seite 208 sind für 1 Portion berechnet.

✷ Übrigens: Auch Gäste freuen sich über ein Dessert à la GLYX. Dafür finden Sie ab Seite 209 besondere Dessert-Ideen. Alle Rezepte lassen sich ganz leicht für weitere Personen aufstocken.

🚶 Obstspieße mit Nüssen

1 1 kleine Nektarine waschen, halbieren, entsteinen und in Spalten schneiden. 50 g kleine Erdbeeren putzen. Auf 2 Holzspieße stecken.
2 1½ EL saure Sahne mit 1 TL Zitronensaft und 1 TL Akazienhonig glatt rühren, mit 1 TL gehackten Haselnüssen bestreut dazu reichen.
Eiweiß: 3 g

🚶 Schokofrüchte

(Foto oben)

1 50 g bittere Schokolade (mindestens 70 % Kakaoanteil) fein hacken, mit 50 ml kochend heißer Milch (3,5 % Fett) übergießen und rühren, bis die Schokolade geschmolzen ist.

2 50 g frisches Obst (zum Beispiel Erdbeeren, Mandarinenspalten), 50 g getrocknete Früchte (etwa Aprikosen, Apfelringe, Pflaumen) in die Schokolade tauchen. Sofort essen oder auf Backpapier legen und trocknen lassen.
Eiweiß: **5 g**

🏃 Frucht-Joghurt

1 50 g Himbeeren verlesen, 1 kleine rote oder gelbe Pflaume waschen, entsteinen und klein würfeln. Obst mischen und mit 1 TL flüssigem Akazienhonig süßen.
2 Die Obst-Mischung abwechselnd mit 100 g Joghurt (3,5 % Fett) in ein Glas schichten.
Eiweiß: **4 g**

🏃 Pfirsich-Dickmilch

1 1 Pfirsich waschen, halbieren und entsteinen. Die Fruchthälften in dünne Spalten schneiden und auf einem Teller kranzförmig auslegen.
2 100 g Dickmilch mit 1 TL Ahornsirup verrührt daraufgeben, mit 1 TL gehackten Pistazien bestreuen.
Eiweiß: **6 g**

🏃 Ricotta-Zwetschgen

1 3 Zwetschgen waschen, längs auf-, aber nicht durchschneiden.
2 30 g Ricotta mit 1 TL Akazienhonig vermischen, mit einem Teelöffel in die Mitte füllen. Mit 2 TL gehackten Pistazien bestreuen.
Eiweiß: **6 g**

🏃 Feigen mit Frischkäse

1 2 blaue Feigen waschen, quer in dünne Scheiben schneiden, auf einem Teller leicht überlappend auslegen. Mit 2 TL Zitronensaft beträufeln.

2 75 g körnigen Frischkäse in die Mitte geben, mit 1 TL Agavendicksaft beträufeln und mit ¼ TL Zimt bestäuben.
Eiweiß: **11 g**

🏃 Brombeer-Kaltschale

1 100 g Tiefkühl-Brombeeren 10 Min. antauen lassen. Mit 125 ml Wasser, 6 EL Orangensaft und 1 EL Ahornsirup glatt pürieren.
2 Auf einen tiefen Teller geben, 1 EL ganze Brombeeren und 1 EL Sahnejoghurt daraufgeben, leicht marmorieren.
Eiweiß: **2 g**

🏃 Heidelbeer-Shake

1 100 g Heidelbeeren mit 125 ml kalter Buttermilch fein pürieren.
2 1 TL flüssigen Honig, 2 TL Sanddornmark mit Honig und 3 zerstoßene Eiswürfel kurz und kräftig unter die Heidelbeermilch mixen.
3 Den Drink in ein großes Glas gießen und mit einem Trinkhalm servieren.
Eiweiß: **5 g**

🏃 Erdbeer-Vanille-Quark

1 100 g Quark (20 % Fett), 1 EL Joghurt (3,5 % Fett) und 1 TL flüssiger Akazienhonig mit ¼ TL Naturvanillepulver glatt rühren.
2 100 g Erdbeeren waschen, putzen, halbieren oder vierteln und bis auf einige Erdbeeren unter den Quark heben. Übrige Erdbeeren obendrauf verteilen
Eiweiß: **14 g.**

🏃 Geeister Latte macchiato

1 5 Eiswürfel zerstoßen, in ein großes Becherglas geben. 100 ml starken, frisch gebrühten Espresso mit 2 TL braunem Vollrohrzucker verrühren, über das Eis gießen.

2 125 ml eiskalte Milch (3,5 % Fett) mit dem Stabmixer schaumig aufschlagen, obendrauf verteilen.

Eiweiß: **5 g**

Besondere Desserts

Darf es mal etwas Besonderes sein? Eine feine GLYX-Nachspeise zum Verwöhnen. Beeindruckend – und ohne viel Aufwand.

× Diese Desserts sind für 2 Portionen berechnet, wenn nicht anders angegeben. Sie lassen sich wunderbar vorbereiten und machen wenig Arbeit, aber viel Freude.

Beerensalat mit Kokos-Zabaione

1 300 g gemischte Beeren (zum Beispiel Erdbeeren, Himbeeren, Blaubeeren) verlesen, eventuell klein schneiden und mit 2 TL Agavendicksaft und 1 EL Limettensaft beträufeln.
2 1 Eigelb mit 1 EL Agavendicksaft, 50 g Kokosmilch (Dose, ungezuckert) und etwas abgeriebener Limettenschale in einer Metallschüssel verrühren. Im leicht siedenden Wasserbad mit dem Schneebesen 5 Min. cremig aufschlagen.
3 Sofort über die Beeren verteilen. Mit 1 EL gerösteten Kokosraspeln bestreuen.

Eiweiß **pro Portion: 3 g**

Herbstlicher Obstsalat

1 2 EL Orangensaft, ½ TL abgeriebene Schale von 1 Bio-Orange, 2 EL Wasser und 2 TL flüssigen Akazienhonig verrühren.
2 4 Zwetschgen, 1 Birne und 50 g Weintrauben waschen, putzen und klein schneiden.
3 Früchte in der Marinade wenden und auf zwei Schälchen verteilen. Mit 1 EL gehackten Walnüssen bestreuen und mit jeweils 2 EL Dickmilch anrichten.

Eiweiß **pro Portion: 2 g**

Orangen-Carpaccio mit Mokka-Ricotta

1 2 Orangen schälen (mit der weißen Haut), den Orangensaft auffangen. Orangenscheiben ringförmig auf zwei Tellern anrichten.
2 Den aufgefangenen Orangensaft mit 250 g Ricotta, 2 TL flüssigem Honig und ½ TL Zimt cremig rühren, in die Mitte geben.
3 2 TL Espressopulver mit 2 TL Vollrohrzucker und 3 EL Wasser aufkochen und sirupartig bis auf 1–2 EL einkochen. Etwas abgekühlt über den Ricotta träufeln.

Eiweiß **pro Portion: 15 g**

So herrlich erfrischend gesund kann Naschen sein: Beerensalat mit Kokos-Zabaione.

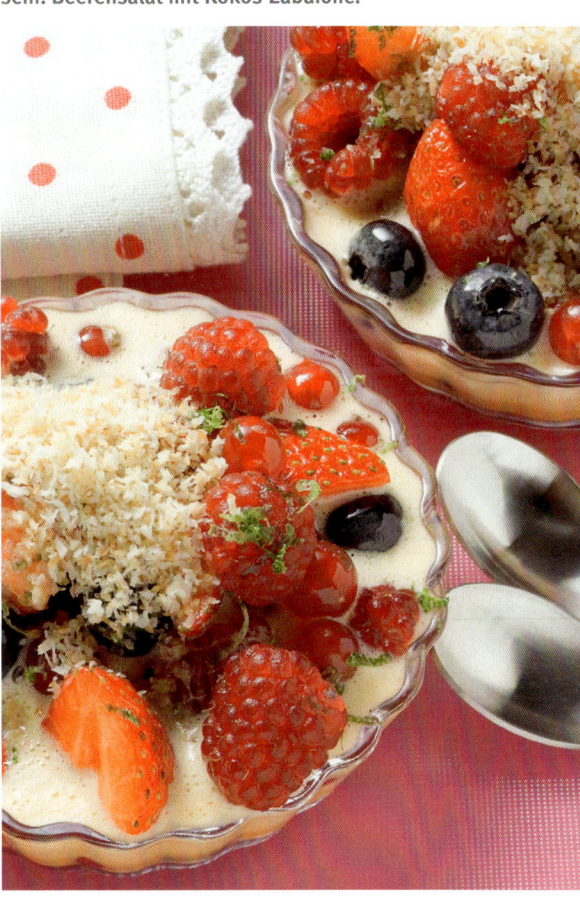

🏃 Joghurt-Minze-Mousse

1 250 g Joghurt (3,5 % Fett), 20 Minzeblätter und 1 EL flüssigen Akazienhonig pürieren.
2 3 Blatt weiße Gelatine einweichen, bei milder Hitze auflösen, unter den Joghurt rühren.
3 50 g Sahne steif schlagen, unterheben. Masse in zwei Förmchen füllen, 2 Std. kalt stellen, stürzen. Mit Minze garnieren.
Eiweiß pro Portion: 7 g

🏃 Schoko-Flammerie mit Birne

1 Von 200 ml Milch (3,5 % Fett) 3 EL abnehmen und mit ½ TL Agar-Agar verquirlen. Übrige Milch mit 1 EL Vollrohrzucker, 20 g Bitterschokolade (mind. 70 % Kakaoanteil) und 1 Prise Salz aufkochen. Agar-Agar-Milch in die heiße Schokomilch rühren, 2 Min. bei milder Hitze kochen lassen. In zwei kalt ausgespülte Förmchen gießen, 2–3 Std. kalt stellen.
2 Vor dem Servieren 1 reife Birne waschen, vierteln, entkernen und in Spalten schneiden. Flammeries stürzen, mit den Birnenspalten anrichten.
Eiweiß pro Portion: 5 g

🏃 Apfel-Quarkspeise

1 2 kleine Äpfel waschen, vierteln, schälen, entkernen und in kleine Stücke schneiden. Mit 1 Stück Bio-Zitronenschale, 1 Gewürznelke und 75 ml ungesüßtem Apfelsaft aufkochen. 7–8 Min. bei milder Hitze kochen, mit ½ EL Ahornsirup süßen.
2 Inzwischen 1 EL gehobelte Mandeln in einer beschichteten Pfanne ohne Fett goldbraun rösten.
3 250 g Quark (20 % Fett) mit ½ EL Ahornsirup und ½ TL Zimt glatt rühren. Kompott und Quark abwechselnd in Schalen schichten, mit den Mandeln bestreuen.
Eiweiß pro Portion: 17 g

🏃 Zwetschgenkompott mit Nusskrokant

1 300 g Zwetschgen waschen, halbieren und entsteinen. In 100 ml Apfelsaft mit 1 Sternanis 3–4 Min. dünsten. Dann mit 1 EL Ahornsirup süßen.
2 30 g gehackte Haselnüsse in einer beschichteten Pfanne ohne Fett rösten, 2 TL flüssigen Honig dazugeben. Nüsse darin wenden. Vom Herd nehmen, abkühlen lassen.
3 Kompott mit 100 g Joghurt (3,5 % Fett) anrichten, mit dem Krokant bestreuen.
Eiweiß pro Portion: 10 g

🏃 Beerengrütze

Für 6 Portionen à 125 g
1 300 g gemischte Beeren (z. B. Erdbeeren, Johannisbeeren, Himbeeren) und 200 g Tiefkühl-Sauerkirschen mit 2 EL Vollrohrzucker, 250 ml Bio-Sauerkirschsaft (Reformhaus) und 3 TL (10 g) Apfelpektin (Reformhaus) aufkochen und 2 Min. bei mittlerer Hitze kochen. Vom Herd nehmen, abkühlen lassen.
2 200 g Dickmilch mit 1 EL flüssigem Akazienhonig und ½ TL Naturvanillepulver verrühren, daraufgeben.
Eiweiß pro Portion: 2 g

🏃 Himbeer-Joghurt-Sorbet

Für 8 Portionen à 50 ml
1 150 g Tiefkühl-Himbeeren 10 Min. antauen lassen. Mit 200 g Joghurt (3,5 % Fett), 50 g Schmand, 1 ½ EL Vollrohrzucker und ½ TL Naturvanillepulver (Reformhaus) pürieren.
2 Masse in einer Metallschüssel füllen, 2 Std. gefrieren lassen, zwischendurch umrühren.
3 Vom fertigen Sorbet Kugeln abstechen, mit Zitronenmelisse und 50 g frischen Himbeeren anrichten.
Eiweiß pro Portion: 1 g

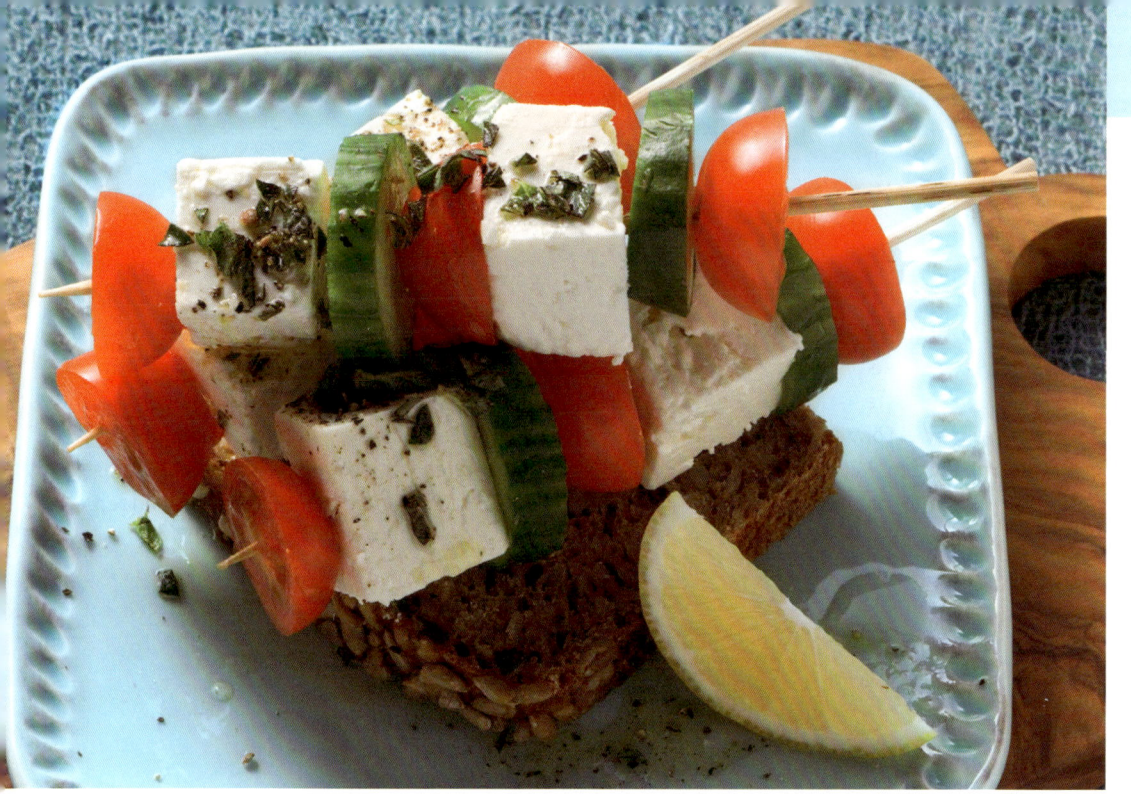

DIE »ALLES, NUR NICHT KOCHEN!«-KÜCHE

Glyxlich kochen, quick und easy? Keine Zeit, ein saftiges Fischfilet zu panieren oder fünferlei Gemüse wokgerecht zu schnippeln? Da hilft die »Alles, nur nicht Kochen!«-Küche: Hier finden Sie 39 Rezepte vom Corned-Beef-Sandwich bis zum Currygemüse, Krebs-Cocktail oder Blitz-Thai-Suppe. Fastfood, jeweils für 1 Person. Sitzen mehr Hungrige am Tisch? Dann vervielfachen Sie einfach die Zutaten. Alles ist im Handumdrehen ohne großen Aufwand gemacht – auch von Kocheinsteigern. Um Ihnen möglichst viele Rezepte aus der Schnellkoch-Zauberkiste bieten zu können, verzichten wir darauf, das Waschen und Putzen von Gemüse und Obst jeweils anzuleiten, und beschreiben stattdessen nur die weitere Verwendung.

🏃 Griechische Fetaspieße

(Foto oben)

1 6 Kirschtomaten halbieren, 1 Minigurke in 6 dicke Scheiben, 60 g Feta in 4 Würfel schneiden. Alles abwechselnd auf zwei Holzspieße stecken.
2 Eine Marinade aus 1 EL Zitronensaft, Salz, Pfeffer, ½ TL getrocknetem Oregano und 1 EL Olivenöl rühren, darüberträufeln.
Dazu: 1 Scheibe Vollkornbrot (40 g).
Eiweiß: **13 g**

🏃 Mozzarella mit Tomaten-Salsa

1 2 Tomaten und 1 kleine rote Zwiebel klein würfeln und vermischen.

211

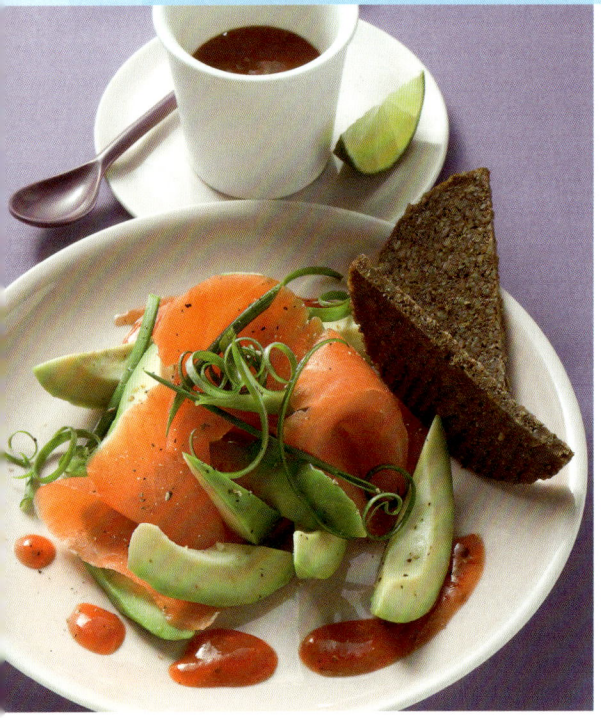

Der Alles-nur-nicht-Kochen-Avocado-Lachs-Teller liefert Fit-Fett im Doppelpack – und Genuss zum Abheben.

2 Mit 1 EL Limettensaft, $\frac{1}{2}$ TL Honig, Salz und 2–3 Spritzern Tabasco abschmecken.

3 125 g Mozzarella in Scheiben schneiden, dazu anrichten. Mit 3–4 Blättern Basilikum garnieren.

Dazu: 1 Scheibe Roggen-Sauerteigbrot (40 g).
Eiweiß: **29 g**

Marinierte grüne Bohnen

1 150 g grüne Tiefkühl-Bohnen in Salzwasser 5 Min. kochen, dann abschrecken und abtropfen lassen. Mit 150 g halbierten Kirschtomaten mischen.

2 1 EL Zitronensaft, Salz, $\frac{1}{2}$ TL getrockneter Thymian, Pfeffer und 1 $\frac{1}{2}$ EL Olivenöl verrühren, über das Gemüse träufeln. 1 EL gehobelten Parmesan obendrauf streuen.

Dazu: 1 Roggen-Sauerteigbrötchen (40 g).
Eiweiß: **11 g**

Paprika-Bohnen-Salat

1 1 EL Rotweinessig mit Salz, Pfeffer und 1 EL Olivenöl verrühren.

2 125 g weiße Bohnen (Dose) abtropfen lassen. 1 rote Spitzpaprika in feine Streifen schneiden. 2 Hände voll Rucola zerpflücken. Bohnen und Gemüse unter das Dressing heben, mit 50 g zerbröckeltem Feta bestreuen.
Eiweiß: **17 g**

Blitz-Gazpacho

1 1 Minigurke, 1 rote und 1 grüne Spitzpaprika und 1 Schalotte klein würfeln, jeweils ein Drittel davon beiseitelegen. Den Rest mit 200 g stückigen Tomaten (Dose) und 75 ml Gemüsebrühe im Mixer glatt pürieren.

2 Das Gemüsegazpacho mit je 1 EL Rotweinessig und Olivenöl, Salz, Pfeffer und $\frac{1}{2}$ TL edelsüßem Paprikapulver abschmecken. Gemüsewürfel obendrauf verteilen.

Dazu: 2 Scheiben Vollkorn-Baguette (40 g).
Eiweiß: **14 g**

Rettichbrot

1 1 Scheibe Roggen-Vollkornbrot (40 g) mit 2 EL körnigem Frischkäse bestreichen.

2 50 g Rettich in dünne Scheiben hobeln, auf den Frischkäse legen. Salzen und mit 2 TL Schnittlauchröllchen bestreuen.
Eiweiß: **6 g**

Kichererbsenbrot

1 70 g Kichererbsen (Dose) mit 1 TL Olivenöl, $\frac{1}{2}$ TL Chilipulver, 2 EL Zitronensaft und 1 EL Joghurt glatt pürieren. 2 TL gehackte Petersilie unterheben, salzen und pfeffern.

2 Die Mischung auf 1 Scheibe Roggen-Sauerteigbrot (40 g) streichen. 1 Minigurke in Scheiben schneiden, obendrauf legen, salzen und pfeffern. Mit etwas grob gehackter Petersilie garnieren.

Eiweiß: 6 g

🏃 Antipasti-Brötchen

1 1 Roggen-Sauerteigbrötchen (ca. 60 g) aufschneiden und toasten. Die Hälften mit je 1 EL Frischkäse bestreichen und mit einigen Blättern Rucola belegen.

2 Darauf je 1 Scheibe Parmaschinken und 50 g abgetropfte Antipasti (Rezept Seite 173) legen. Mit Pfeffer übermahlen.

Eiweiß: 14 g

🏃 Erdbeer-Pumpernickel-Brot

1 Je 1 EL Joghurt und Quark mit ½ TL flüssigem Akazienhonig und ¼ TL Naturvanillepulver (Reformhaus) vermischen. 15 g Bitterschokolade hacken, unterheben.

2 Die Mischung auf 1 Scheibe Pumpernickel (ca. 30 g) streichen. 4–5 Erdbeeren in Scheiben schneiden, schuppenartig auflegen.

Eiweiß: 5 g

🏃 Corned-Beef-Sandwich

1 1 Roggen-Sauerteigbrötchen (ca. 60 g) aufschneiden. Die untere Hälfte mit ½ TL Senf bestreichen, mit 1 kleinem Salatblatt und einer Scheibe Corned Beef belegen.

2 1 gehäuften EL Sauerkraut darauf verteilen, 2 TL saure Sahne obendrauf geben, mit der zweiten Brötchenhälfte abdecken.

Eiweiß: 9 g

🏃 Linsensalat mit Hähnchenfilet

1 150 g braune Linsen (Dose) abtropfen lassen. 1 kleine rote Zwiebel fein würfeln, 1 Stange Staudensellerie in kleine Würfel schneiden. 4 Kirschtomaten vierteln.

2 1 EL Weißweinessig, Salz, Pfeffer und 1 EL Olivenöl verrühren. Linsen, Gemüse und 50 g gewürfelten Hähnchenbrust-Aufschnitt unterheben. 1 EL gehackte Petersilie daraufstreuen.

Eiweiß: 20 g

🏃 Chinakohl-Salat mit Forelle

1 2 EL Obstessig und 1 EL Wasser mit 2 TL Erdnussmus (Glas) und 1 EL Öl verrühren.

2 150 g Chinakohl in breite Streifen schneiden, 1 rote Spitzpaprika in feine Streifen, 1 Schalotte klein würfeln. Gemüse und 1 EL Schnittlauchröllchen unter die Soße mischen. Mit 1 geräuchertem Forellenfilet servieren.

Dazu: 1 Scheibe Vollkornbrot (40 g).

Eiweiß: 32 g

🏃 Avocado-Lachs-Teller

1 ½ reife Avocado in Spalten schneiden, mit 75 g Räucherlachs anrichten und mit 1 EL Limettensaft beträufeln.

2 2 EL Tomatenpüree, 1 EL Chilisoße, Salz und Pfeffer verrühren, darauf verteilen. 1 Frühlingszwiebel in feine Ringe schneiden, obendrauf streuen.

Dazu: 1 Scheibe Pumpernickel (30 g).

Eiweiß: 26 g

🏃 Thunfisch auf Tomaten

1 2 Tomaten in Scheiben schneiden, rosettenartig anrichten.

2 ½ kleine rote Zwiebel fein würfeln, mit 1 TL Kapern und 1 EL gehackter Petersilie unter 80 g zerpflückten Thunfisch im eigenen Saft (Dose; abgetropft) mischen. Mit Salz, Pfeffer und 2 TL Zitronensaft abschmecken. In der Mitte der Tomaten anrichten.

Dazu: ½ Roggen-Sauerteigbrötchen (40 g).

Eiweiß: 21 g

Makrele mit Meerrettichquark

1 100 g Quark mit 1 EL Milch, 2 TL geriebenem Meerrettich, Salz und Pfeffer verrühren.
2 Quark mit 1 geräuchertem Makrelenfilet (ca. 100 g) und 1 Tomate anrichten.
Dazu: 2 kleine Pellkartoffeln (80 g) oder 1 Scheibe Vollkornbrot (40 g).
Eiweiß: **34 g**

Krebs-Cocktail

1 125 g Krebsfleisch (Kühlregal) abtropfen lassen. 1 Minigurke in kleine Würfel, 2 Frühlingszwiebeln in feine Scheiben schneiden. 1 Handvoll Rucola zerpflücken.
2 Je 1 EL Joghurt und saure Sahne, 2 TL geriebener Meerrettich (Glas), 1–2 TL Zitronensaft, Salz und Pfeffer verrühren. Gemüse und Krebsfleisch unterheben.
Dazu: 1 Scheibe Pumpernickel (30 g).
Eiweiß: **27 g**

Gurken-Kaltschale mit Shrimps

1 1 Salatgurke (ca. 400 g) entkernen und würfeln. ⅔ davon mit 125 ml Kefir und ½ Bund Dill pürieren. Mit Salz, Cayennepfeffer und 1–2 TL Zitronensaft würzen.
2 Übrige Gurkenwürfel und 60 g Shrimps auf die Gurkensuppe geben. Mit Dill garnieren.
Dazu: 1 Scheibe Pumpernickel (30 g).
Eiweiß: **21 g**

Zucchini mit Joghurt-Dip

1 1 Knoblauchzehe hacken. 1 jungen Zucchino (ca. 150 g) längs in Scheiben schneiden, mit Salz und 1–2 TL Chiliflocken würzen. In einer großen Pfanne in 1–2 EL Olivenöl mit dem Knoblauch auf beiden Seiten 2–3 Min. braten.
2 100 g Joghurt mit 2 TL Zitronensaft, Salz und Pfeffer verrühren, dazu servieren.

Dazu: 2 Scheiben Vollkorn-Baguette (40 g).
Eiweiß: **8 g**

Zucchini-Pasta

1 40 g Penne in Salzwasser bissfest kochen.
2 1 jungen Zucchino (ca. 125 g) in kleine Würfel schneiden, in 1 EL Olivenöl 2–3 Min. unter Wenden braten. 1 EL Pinienkerne und 1 TL gehackter Thymian dazugeben, kurz mitbraten. Abgetropfte Nudeln untermischen, salzen und pfeffern.
Eiweiß: **8 g**

Curry-Gemüse mit Reis

1 40 g Parboiled-Naturreis in Salzwasser 10 Min. kochen.
2 250 g gemischtes Tiefkühl-Gemüse in 1 EL Öl 3–4 Min. dünsten. Mit Salz, 2 TL Curry und ¼ TL gemahlenem Ingwer würzen. 100 ml Milch und 1 EL Frischkäse einrühren, noch 2–3 Min. bei milder Hitze kochen. Gemüse zu dem abgetropften Reis servieren.
Eiweiß: **14 g**

Spargel-Couscous

1 150 g grünen Spargel schräg in dünne Scheiben schneiden, in 100 ml Salzwasser 2–3 Min. kochen, herausheben.
2 40 g Instant-Couscous in den Spargelsud einstreuen, vom Herd nehmen, 3 Min. quellen lassen. Couscous auflockern, Spargel und 1 EL Olivenöl untermischen, mit Salz und Pfeffer abschmecken. 4 Basilikumblätter grob hacken, unterheben.
Eiweiß: **7 g**

Bulgur mit Spinat

1 1 kleine Zwiebel und 1 Knoblauchzehe fein hacken, in 1 EL Olivenöl glasig dünsten.

2 125 g Tiefkühl-Blattspinat und 40 g Bulgur dazugeben. Mit 125 ml Gemüsebrühe ablöschen und zugedeckt bei milder Hitze 10 Min. garen. Mit Salz, Pfeffer und Muskat würzen.
Eiweiß: 8 g

🏃 Blitz-Minestrone

1 250 g Tiefkühl-Suppengemüse in 2 TL Olivenöl kurz andünsten, 1 kleine Knoblauchzehe schälen und dazupressen. Mit 400 ml Gemüsebrühe aufgießen, aufkochen und 5 Minuten garen.
2 80 g weiße Bohnen (Dose) und 50 g halbierte Kirschtomaten miterhitzen, salzen und pfeffern.
Eiweiß: 10 g

🏃 Linsensuppe

1 1 Bund Suppengrün klein schneiden, in 1 EL Öl 2–3 Min. andünsten.
2 400 ml Gemüsebrühe dazugießen, aufkochen. 130 g abgetropfte Linsen (Dose) hinzufügen und 5 Min. mitkochen. Mit Salz, Pfeffer und 1–2 EL Essig abschmecken. 4 Zweige Petersilie hacken und obendrauf streuen.
Eiweiß: 32 g

🏃 Blitz-Thai-Suppe

1 1 kleine rote Zwiebel in feine Streifen schneiden, 1 Knoblauchzehe hacken, beides in 1 EL Olivenöl andünsten. 250 g Tiefkühl-Chinagemüse kurz mitdünsten.
2 100 g ungesüßte Kokosmilch (Dose) und 300 ml Hühnerbrühe dazugießen, aufkochen.
3 1 TL rote Currypaste in die Suppe einrühren. 80 g Putenschnitzel würfeln und dazugeben. Alles 5 Min. bei milder Hitze garen. Mit Salz, Pfeffer und 1–2 TL Limettensaft abschmecken.
Eiweiß: 25 g

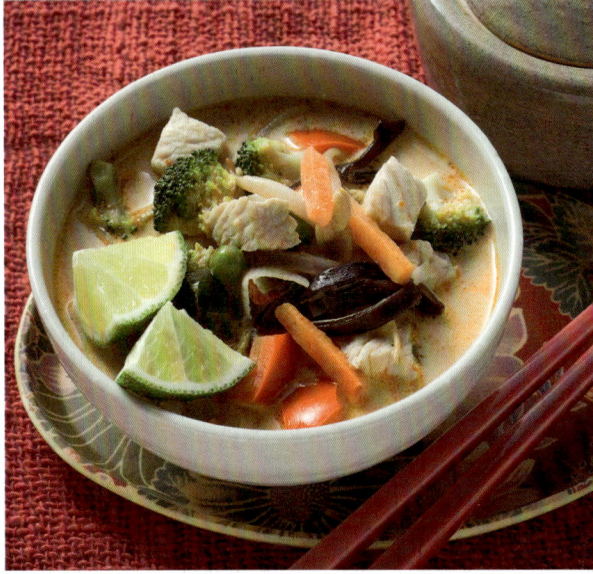

Die Blitz-Thai-Suppe müssen Sie nur angucken – und die Fettpölsterchen fliehen.

🏃 Champignons-Rührei

1 150 g weiße Champignons in Scheiben schneiden, in 1 EL Öl 3–5 Min. braten.
2 2 Eier mit 4 EL Milch, ½ TL getrocknetem Thymian, Salz und Pfeffer verquirlen, über die Champignons gießen und stocken lassen. Mit 1 EL Schnittlauchröllchen bestreuen.
Dazu: 1 Scheibe Roggen-Vollkornbrot (40 g).
Eiweiß: 23 g

🏃 Tomaten aus dem Ofen

1 Backofen auf 200° (Umluft 180°) vorheizen. 2 Tomaten quer halbieren, mit der Schnittfläche nach oben in eine kleine Gratinform setzen, salzen und pfeffern.
2 5 Zweige Petersilie hacken, mit 1 EL geriebenen Mandeln, ½ TL getrocknetem Thymian und 2 TL Zitronensaft vermischen. Auf den Tomaten verteilen und mit 1 EL Olivenöl beträufeln. Im Ofen (Mitte) 10 Min. backen.
Dazu: 2 Scheiben Vollkorn-Baguette (40 g).
Eiweiß: 6 g

🏃 Gratiniertes Pilz-Brot

1 Backofen auf 250° (keine Umluft) oder Elektro-Grill vorheizen. 60 g kleine Champignons in Scheiben schneiden, 1 kleine Zwiebel fein würfeln, beides in 1 EL Olivenöl 2–3 Min. braten, dann salzen und pfeffern.
2 2 kleine Scheiben Roggen-Sauerteigbrot (à ca. 40 g) mit der Pilzmischung belegen und mit 1 EL geriebenem Parmesan bestreuen.
3 Im Ofen (Mitte) 5 Min. überbacken. 1 EL Schnittlauchröllchen darüberstreuen.
Eiweiß: **12 g**

🏃 Vinschgauer-Pizza

1 Backofen auf 220° (Umluft 200°) vorheizen. ½ aufgeschnittenen Vinschgauer-Fladen mit 2 TL Olivenöl beträufeln und mit 2 EL Pizzatomaten (Dose) bestreichen.
2 1 Tomate und 60 g Mozzarella in Scheiben schneiden, überlappend auflegen. Mit Salz,

Vinschgauer-Pizza. Ideen muss man haben. Und diese schmeckt auch noch fantastisch.

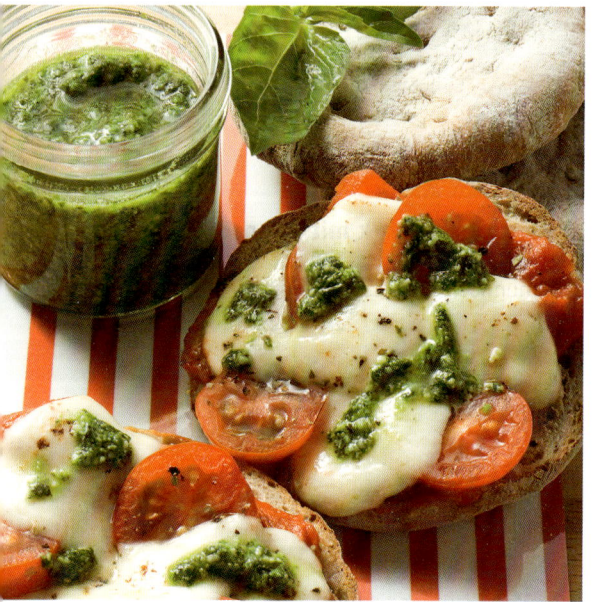

Pfeffer und ½ TL getrocknetem Oregano würzen. Im Ofen (Mitte) 8–10 Min. überbacken.
3 1 TL Pesto (Rezept Seite 174) obendrauf geben, mit 2–3 Blättern Basilikum garnieren.
Eiweiß: **24 g**

🏃 Hackfleisch-Reis-Pfanne

1 40 g Parboiled-Naturreis in Salzwasser 10 Min. garen.
2 1 kleine Zwiebel, 1 Knoblauchzehe und 1 kleine rote Paprikaschote klein würfeln und in 1 EL Olivenöl 2–3 Min. andünsten.
3 125 g Tatar dazugeben und 5 Min. mitbraten, mit 1 TL rosenscharfem Paprikapulver, Salz und Pfeffer würzen.
4 Reis und 100 g gehackte Tomaten (Dose) untermischen, kurz mitgaren. 2 EL Joghurt obendrauf geben.
Eiweiß: **33 g**

🏃 Lauch mit Bündner Fleisch

1 1 Stange Lauch schräg in 2 cm dicke Scheiben schneiden, in 1 EL Olivenöl 5 Min. sanft braten, mit Salz, Pfeffer und Muskat würzen.
2 Mit 30 g geriebenem Gouda und 1 EL gehackter Petersilie bestreuen. Mit 30 g Bündner Fleisch anrichten.
Dazu: 1 Scheibe Roggen-Sauerteigbrot (40 g).
Eiweiß: **22 g**

🏃 Saltimbocca mit Tomatensoße

1 1 Kalbsschnitzel (ca. 120 g), mit 2 Salbeiblättern belegt, zusammenklappen, mit Holzstäbchen zustecken, salzen, pfeffern. In 2 TL Öl beidseitig 3 Min. braten, herausnehmen.
2 200 g Pizzatomaten mit Oregano (Dose) zum Bratfond geben, 2–3 Min. bei milder Hitze kochen. Zum Schnitzel servieren.
Dazu: 40 g Tagliatelle.
Eiweiß: **33 g**

⚡ Hähnchenfilet mit Tomaten

1 1 Hähnchenbrustfilet (ca. 150 g) mit Salz, Pfeffer, ½ TL getrocknetem Rosmarin und 2 TL Zitronensaft einreiben. In einer leicht geölten Grillpfanne auf beiden Seiten 7–8 Min. braten.
2 125 g Kirschtomaten dazugeben, 2–3 Min. mitbraten. Mit 1–2 EL Zitronensaft beträufeln.
Dazu: 2 Scheiben Vollkorn-Baguette (40 g).
Eiweiß: **39 g**

⚡ Putenschnitzel mit Senf-Dip

1 1 Putenschnitzel (ca. 150 g) salzen, pfeffern. Eine Grillpfanne mit 1 TL Öl einstreichen, und das Schnitzel darin 4–5 Min. braten.
1 80 g Joghurt mit 1 EL Schmand, 2 TL körnigem Senf, Salz und Pfeffer verrühren. Zum Fleisch reichen.
Dazu: 1 Scheibe Roggen-Vollkornbrot (40 g).
Eiweiß: **40 g**

⚡ Chinagemüse-Nudeln

1 40 g Glasnudeln mit kochend heißem Wasser übergießen, 10 Min. quellen lassen.
2 300 g chinesisches Tiefkühl-Gemüse und 100 g gewürfeltes Hähnchenbrustfilet in 1 EL Öl 6–7 Min. unter Wenden braten.
3 Glasnudeln abtropfen lassen, in Stücke schneiden und unterheben. Mit 1–2 EL Sojasoße, 1 TL Sesamöl und Pfeffer würzen.
Eiweiß: **28 g**

⚡ Rotbarschfilet auf Spitzkohl

1 200 g Spitzkohl in Streifen schneiden, in 1 EL Öl etwa 2 Min. andünsten. 6 EL Orangensaft dazugießen, mit Salz und Cayennepfeffer würzen.
2 1 Bio-Rotbarschfilet (ca. 180 g) salzen und pfeffern, auf das Gemüse legen. Zugedeckt bei milder Hitze 10 Min. dünsten.

Dazu: 40 g Parboiled-Naturreis.
Eiweiß: **39 g**

⚡ Gemüse-Nudelsuppe mit Shrimps

1 1 kleine rote Paprikaschote in kleine Würfel, 2 Frühlingszwiebeln in Ringe schneiden.
2 375 ml Gemüsebrühe aufkochen, Paprika, Frühlingszwiebeln und 30 g Fadennudeln darin 5 Min. bei mittlerer Hitze kochen.
3 30 g abgetropfte Shrimps dazugeben, eben erwärmen. Mit je 1 EL Soja- und Fischsoße sowie Pfeffer abschmecken.
Eiweiß: **14 g**

⚡ Italienische Thunfisch-Nudeln

1 40 g Tagliatelle-Nudeln in Salzwasser bissfest kochen.
2 1 EL Olivenöl in einer heißen, beschichteten Pfanne erhitzen. 200 g unaufgetautes italienisches Tiefkühl-Pfannengemüse hineingeben, 4 Min. bei starker Hitze anbraten, dann noch 5 Min. bei mittlerer Hitze weiterbraten. Mehrmals wenden.
3 80 g Thunfisch im eigenen Saft (Dose) untermischen, salzen und pfeffern. Abgetropfte Nudeln unterheben. Mit 3–4 Basilikumblättern bestreuen.
Eiweiß: **28 g**

⚡ Thunfisch-Steak mit Avocado

1 1 Thunfischsteak (ca. 125 g) mit Salz, Pfeffer und 1 TL getrocknetem Rosmarin einreiben. In einer leicht geölten Grillpfanne von beiden Seiten je 3–4 Min. braten. Mit 2 TL Limettensaft beträufeln.
2 ½ reife Avocado in Spalten, 1 Tomate in Scheiben schneiden, mit dem Thunfischsteak anrichten.
Dazu: 2 Scheiben Vollkorn-Baguette (40 g).
Eiweiß: **34 g**

Bücher, die weiterhelfen

**Mehr von Marion Grillparzer
aus dem GRÄFE UND UNZER VERLAG**

■ **Die Diät-Nanny. Glücklich, satt und 30 Kilo leichter**

■ **GLYX – Der 4-Wochen-Powerplan**

■ mit Martina Kittler und Christa Schmedes: **Das große GLYX-Kochbuch**

■ mit Martina Kittler: **GLYX, Schnelle Rezepte**

■ mit Martina Kittler und Christa Schmedes: **Das große GLYX-Kochbuch**

■ **GLYX-Kompass.** Mit über 800 Lebensmitteln

■ **GU-Kompass: Meine GLYX-Zahlen.** Über 900 Lebensmittel mit ihren Nährwertangaben

■ **Fatburner.** So einfach schmilzt das Fett weg

■ **33 magische Suppen**

■ **KörperWissen.** Entdecken Sie Ihre innere Welt

■ **Mini-Trampolin.** Schlank & fit im Flug

**Weitere Bücher zum Thema
Ernährung und Diät**

■ Biesalski, H. K./Grimm, P.: **Taschenatlas der Ernährung.** Thieme Verlag

■ Elmadfa, I./Leitzmann, C.: **Ernährung des Menschen.** Verlag Ulmer

■ Frank, G.: **Lizenz zum Essen: Warum Ihr Gewicht mehr mit Stress zu tun hat als mit dem, was Sie essen.** Piper Verlag

■ Grimm, H.-U.: **Die Kalorienlüge: Über die unheimlichen Dickmacher aus dem Supermarkt.** Dr. Watson Books

■ Kasper, H.: **Ernährungsmedizin und Diätetik.** Urban & Fischer Verlag

■ Körber, K. v./Männle, Th./Leitzmann, C.: **Vollwert-Ernährung.** Haug Verlag

■ Storch, M./Cantieni, B./Hüther, G./Tschacher, W.: **Embodiment. Die Wechselwirkung zwischen Körper und Psyche verstehen und nutzen.** Huber Verlag

■ Strunz, U.: **Die neue Diät: Fit und schlank durch Metabolic Power.** Heyne Verlag

■ Watzl, B./Leitzmann, C.: **Bioaktive Substanzen in Lebensmitteln.** Hippokrates Verlag

... aus dem GRÄFE UND UNZER VERLAG

■ Bohlmann, F.: **Quickfinder: 5 Kilo weg**

■ Elmadfa, I. u. a.: **GU Kompass Nährwerte** und **Die große GU Nährwert-Kalorien-Tabelle** und **Gute Fette – schlechte Fette**

■ Hederer, M.: **Laufen statt Diät**

■ Heepen, Günther H.: **Schüßler-Salze. 12 Mineralstoffe für die Gesundheit**

■ Hofmann, I.: **Schlank ab 40**

■ Kraske, E.-M.: **Säure-Basen-Balance**

■ Münchhausen, M. v./Despeghel, M.: **Abnehmen mit dem inneren Schweinehund**

■ Tschirner, T.: **Fit mit Hanteln** und **Fit mit dem Thera-Band**

■ Trökes, A.: **Yoga. Mehr Energie und Ruhe** (mit Übungs-CD)

Infos online

■ **GLYX-TIPPS**

Unter **www.die-glyx-diät.de** kann man Fragen stellen, Erfahrungen austauschen und sich motivieren.

Blog der Autorin, in dem sie schreibt, was ihr zum Thema Gesundheit durch den Kopf geht: **www.xunt.de**

GLYX-Trainer (Ausbildung und Ausgebildete): **www.die-glyx-diaet.de**

Kostenlose **GLYX-Letter:** **www.mariongrillparzer.de**

Eiweißpulver und andere **Abnehmhelfer** aus der Natur: **www.fidolino.de**

Infos über GLYX-Seminare mit Stefan E. Breit, Facharzt für Allgemeinmedizin und Sportmediziner: **info@allgemeinmedizin-hof.de**

Mehr über GLYX-Restaurants: **www.glyxaurant.de**

■ GLYX-DIÄT-BROT

Unter **www.glyx-institut.de** (Rubrik GI-Siegel) finden Sie eine Liste der Bäckereien, in denen Sie das GLYX-Diät-Brot kaufen können.

■ INFOS FÜR VERBRAUCHER

www.verbraucherministerium.de
www.dge.de, www.aid.de
www.foodwatch.de

■ GLYX-DATENBANK AUF ENGLISCH

www.glycemicindex.com

■ SLOW FOOD, VEREINIGUNG FÜR GENIESSER

www.slowfood.de

■ FASTFOOD-KALORIEN-TABELLE

www.waszuessen.de (zum Abgewöhnen)

■ WISSENS-PORTALE

www.almeda.de,
www.wissenschaft.de,
www.aerztezeitung.de

■ HILFE BEI ESSSTÖRUNGEN

www.essprobleme.de, www.magersucht.de,
www.cinderella-rat-bei-essstoerungen. de

■ DIABETES-INFO-SEITEN

www.diabetes.uni-duesseldorf.de,
www.diabetes-world.net

■ LEBENSMANAGEMENT

www.seiwert.de,
www.psychologie.de,
www.therapeuten.de

TIPP Zu bestellen

Fatburner-Trampolin

Die deutsche Firma Heymans (25 Jahre Erfahrung in der Trampolinherstellung) hat für die Autorin ein Trampolin entwickelt: das Fatburner-Trimilin. Erhältlich für vier Gewichtsklassen. Es passt mit 1,02 Meter Durchmesser und abschraubbaren 20-Zentimeter-Beinen in jedes Wohnzimmer. Der fröhliche, orange Randbezug erinnert an den täglichen Workout. Die Sprungmatte mit höchster Elastizität und Lebensdauer garantiert optimalen Trainingseffekt. Die weiche Spezialfederung ist so ausgelegt, dass man auch mit 150 Kilo hüpfen kann. Selbstverständlich ist das Fatburner-Trimilin TÜV- und GS-geprüft. Gibt's ab 179,– € inkl. MwSt.

Galileo

Vibrationstraining für Zeitlose: Mit seitenalternierender Muskelstimulation trainiert man in wenigen Minuten Beine, Bauch und Rücken, stärkt die Knochen, baut Muskeln auf und Fett ab. Das medizinische Gerät gibt es in vier Ausführungen ab 3600,– €.

Auch im Sortiment

Mixer, GLYX-Mühle, GLYX-Flocken-Quetsche, Brotbackautomat, Dörrapparat, Schrittzähler, GLYX-Rad, Pulsuhr, Flexi-Bar und Körperfettwaage, Franks Eiweißpulver.

Bestellen und/oder informieren unter
www.fidolino.com

Fidolino berät Sie auch am Telefon – und liefert alles zu Ihnen nach Hause!

Telefon: 089/ 40 26 81 35
Fax: 089/ 40 26 81 34
E-Mail: info@fidolino.com

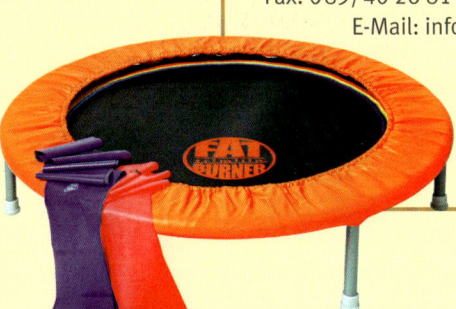

Sachregister

Rezepte

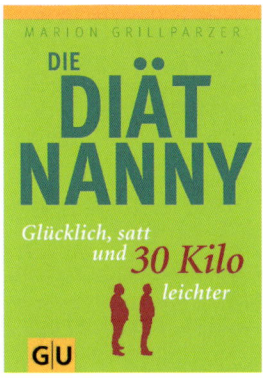
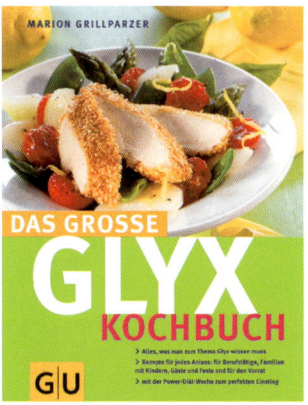
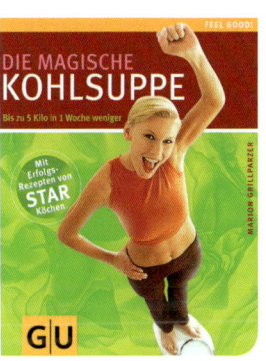
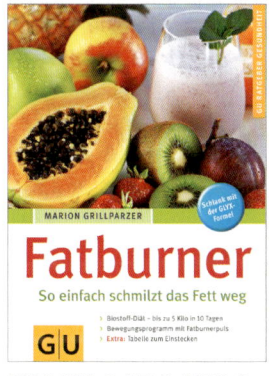
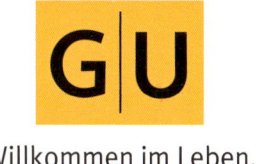
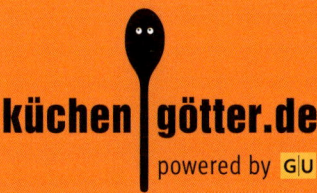

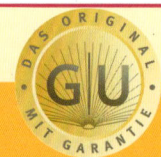

© 2009 GRÄFE UND UNZER VERLAG GmbH, München

Komplett überarbeitete, erweiterte Neuausgabe der »GLYX-Diät«, GRÄFE UND UNZER 2003, ISBN 3-7742-5785-X

Projektleitung: Ilona Daiker
Lektorat & Satz: Felicitas Holdau
Bildredaktion: Henrike Schechter
Layout: independent Medien-Design, Horst Moser, München
Herstellung: Markus Plötz
Repro: Longo AG, Bozen
Druck: Firmengruppe APPL, aprinta druck, Wemding
Bindung: Firmengruppe APPL, sellier druck, Freising

ISBN 978-3-8338-1504-1

4. Auflage 2011

Fotoproduktionen:
Rezepte: Martina Görlach, Studio Eising, München; Trampolinprogramm: Kay Blaschke, München

Weitere Abbildungen: alles-alltag: S. 34; Corbis: 42, 123, 129; D. Craven: Cover vorn; Getty: 2 (links), 6, 13, 17, 74, 104, 107, 110, 136, 148; GU-Archiv: 37, 132, 155 (K. Blaschke), 108 (R. Schmitz); Jalag: 3, 134; Jump: 31, 47, 60, 113, 140; Kampffmeyer: 172; H. Keitel: 33, 219; Mauritius: 8, 114, 118; Mediaco-lors: 23; Picture Press: 124; Plainpicture: 20, 41, 117; Stockfood: 2 (rechts), 5, 14, 44, 52, 62, 67, 69, 70, 72, 74, 77, 79, 80, 82, 84, 90, 92, 95, 99, 103, 127, 145, 174, 181, 193, 196, 200

Syndication:
www.jalag-syndication.de

DANK

Mein Dank gilt Martina Kittler und Cora Wetzstein für ihre Hilfe im Ökotrophologinnen-Team. Weiterhin danke ich der Sportwissenschaftlerin Holle Bartosch, meiner seit zehn Jahren treuen Lektorin Felicitas Holdau sowie Bianca und den anderen Glyxlern für ihre Erfahrungsbeiträge, den Experten für ihr Wissen – und Wolf für seine Liebe.

WICHTIGER HINWEIS

Die Ratschläge, Anwendungen und Übungen in diesem Buch wurden von der Autorin sorgfältig recherchiert und in der Praxis erprobt. Dennoch können nur Sie selbst entscheiden, ob und inwieweit Sie diese Vorschläge umsetzen. Lassen Sie sich in allen Zweifelsfällen zuvor durch einen Arzt oder Therapeuten beraten. Weder Autorin noch Verlag können für eventuelle Nachteile oder Schäden, die aus den im Buch gegebenen praktischen Hinweisen resultieren, eine Haftung übernehmen.

Umwelthinweis: Dieses Buch wurde auf chlorfrei gebleichtem Papier gedruckt. Um Rohstoffe zu sparen, haben wir auf Folienverpackung verzichtet.

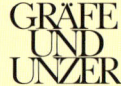

Ein Unternehmen der
GANSKE VERLAGSGRUPPE